図説 カラダ大辞典 ④

心臓と血管の病気

金沢医科大学

刊行にあたって

金沢医科大学理事長　竹　越　襄

　このシリーズは今回第4回目の刊行です。メタボリックシンドローム、がん、神経の病気に続いて今回の「心臓と血管の病気」です。このテーマは世界的に最もポピュラーな病気の一つで、日本においても近年の食生活の欧米化と共に発症頻度が増加しました。しかしこの方面の治療の進歩は急速で死亡率は減少しつつあります。循環器病医の努力が大きいことはもちろん、その発症に関わる危険因子（メタボリックシンドロームなど）のコントロールが各方面の専門医によってなされたことも無視できません。さらに医療機器の進歩、ことに放射線関係の診断機器は素晴らしい発展をとげております。このように診断と治療の進歩がこの循環器病学の発展に寄与しているわけです。

　このシリーズでは各項目にわたって若手からベテランの先生に執筆が依頼されていますが、いずれも最近の知見を取り入れてコンパクトに出来上がっているようです。

　つい最近、天皇陛下の狭心症の治療としてバイパス手術が行われ、その適応に関して種々論議されているようですが、虚血性心疾患の項を読みながら考えていただければ勉強になると思われます。

　この図説シリーズは、広く一般の方々、医学生、看護学生、医師と多くの幅広い方たちに分りやすい内容になっているようですので、是非ご一読願えれば幸甚です。なお、医学は日進月歩ですので今日の最新診断・治療は明日ではもはや古くなっていると思われますので、また別の形で提供できるように考えております。

推薦のことば

金沢医科大学学長　勝田省吾

　本学の教育・診療スタッフや元教員による「図説カラダ大辞典」シリーズ第4巻の「心臓と血管の病気」が出版されました。

　人間が日々健康で生きるために最も基本的な条件は、血液が体の隅々までくまなく流れ、全身に栄養や酸素が運ばれていることです。この全身に血液を送るのが心臓と血管です。心臓は休むことなく拍動を繰り返し、血液を送り出すポンプの役割をしており、心臓の動きは正に「命の鼓動」です。一方、血管は心臓から送り出された血液を全身に運ぶ管です。人間の血管の全長は約10万kmで、地球一周の約2倍半もの長さに達し、血管は全身をめぐる人体最大の臓器と言えます。私たちが生きるために大切な役割をしている心臓と血管に異常（病気）が発生すると、生命が脅かされることになります。従って、心臓と血管の病気について予防や早期診断法を含めて正確な知識を得ることは、健康な生活を送るうえで大変重要であります。

　本書の内容は一般の方々に取り組みやすいように、まず第1章で胸痛や動悸・息切れ、めまいなど、よく見られる症状について、その成り立ちの機序や原因、それに関係する病気を解説しています。第2章では、病気を理解するために必要な基礎知識（心臓の解剖や機能）、病気を診断するための検査方法を解説しています。

　第3章、第4章および第5章では多くの心臓の病気、血管の病気および血圧異常について記載されています。あまり身近でない病気もあるかも知れませんが、いずれも大切な病気ばかりです。特に今後ますます増加すると予想されているのが虚血性心疾患（狭心症、心筋梗塞）です。厚生労働省も2013年度からの「次期国民健康づくりプラン、健康日本21」で虚血性心疾患での死亡率のこれまで以上の減少を目指しています。虚血性心疾患から命を守るためにご活用いただければと思います。

　第6章では新しい医療技術が紹介されており、最後の第7章では心臓・血管の病気を持つ患者さん一人ひとりの生活の質を高めるための対応が述べられ、締めくくられています。

　本書は、執筆された先生方がイラスト・写真や表を多く用いておられるので、一般の方々に分かりやすい内容になっております。本書が多くの方々に読まれ、万人の願いである健康維持に役立つことを心から願って、推薦のことばといたします。

監修のことば

金沢医科大学出版局長　松井　忍

　「心臓と血管の病気」は、急性心筋梗塞症や大動脈破裂のように急激に発症し命を直接脅かす重篤な病気から、高血圧症のように目立った症状なく、長期間にわたり徐々に病気が進行し、最終的には心臓、腎臓、脳といった重要臓器に機能障害を来し死に至る病気まで極めて多彩です。また、「心臓と血管の病気」による死亡は、両者を合計すると我が国の死因の約30％にもなります。この数値は死因第1位のがんに匹敵します。さらに問題なのは、急激な高齢化社会の到来ならびに生活習慣の変化により、今後、「心臓と血管の病気」による患者数が著しく増えることが予測されていることです。

　近年、心エコー、X線CT, MRIやPETを中心とした画像診断技術のめざましい発展と、新しい治療薬の開発、種々のカテーテルによる血管内ならびに心臓内治療、ペースメーカー治療、遺伝子医療など近代医学ならびに工学の粋を駆使した治療技術の発展により、「心臓と血管の病気」の治療成績は著しく向上いたしました。

　このような状況にある現在、心臓や血管の病気を患われている方、ならびに、その周りの人たちにとって、病気に関する正しい情報を得ることは適切な治療を受ける上で必要不可欠であります。また、現在、健康な人たちにとっても、「心臓と血管の病気」の予防法や早期診断法に関する正しい知識を得ることは快適な生活を継続する上で大変重要であります。

　金沢医科大学出版局を通して出版される図説「カラダ大辞典」シリーズは、本学医療スタッフによる日常診療の経験をもとに実際の診療や教育に用いている資料やイラストを中心に、質の高い健康・医療情報を一般の方々に提供することを目的としております。

　本書はこの目的に沿って企画された本シリーズの出版書として「メタボリックシンドローム」「がん」「神経の病気」に次いで4冊目のものであります。一般の方々に取り組みやすいように、まず、「症状」から入っていただき、必要に応じて理解を深めるために「基礎知識」、「いろいろな病気」や「新しい医療技術」へと進んでいただく形をとっております。また、図説シリーズにふさわしく、ふんだんに図・写真や表が取り入れられており、一般の読者に十分ご理解いただける内容となっております。

　本書は一般の方々を主な読者として編集されておりますので、比較的平易に記述されておりますが、内容的には医学生、看護学生をはじめ医療職の方々においても「入門書」として活用していただけるものと期待しております。

編集者を代表して

金沢医科大学教授　梶　波　康　二

　「心臓」と「血管」は、血液を送る「ポンプ」と「パイプ」であり、ともに人間の生命維持に欠くことのできない重要かつ密接に連動した臓器です。脈拍や鼓動として私たち自身がその活動を直接察知できること、体内の様々な変化や環境刺激に反応し秒刻みに状態が変化すること、その障害により血液の流れが途絶すると分刻みで細胞、臓器、さらには生命が脅かされることなど、極めてダイナミックな点が特徴と言えましょう。また、生活習慣の欧米化に伴い急増する糖尿病や脂質異常症といった生活習慣病では、最終的に心臓と血管に病気がもたらされることも忘れてはいけません。

　今回刊行となった「心臓と血管の病気」では、7章55項目にわたって心臓ならびに血管の病気について皆さんに理解を深めていただけるよう専門医がわかりやすく解説しています。最初に、症状からのアプローチと題し頻度が高く重大な病気の可能性が高い7つの症状を取り上げました。これらの多くは、ほとんどの人が一度は経験すると思われるありふれた症状です。是非とも理解を深めていただければと思います。次に病気を理解するための基礎知識として体の構造と機能、診療に用いられる検査法について解説しています。皆さんに身近なものから専門施設での高度なものまで幅広く取り上げました。引き続き心臓の病気、血管の病気、血圧異常を解説しています。ヒトのカラダは個人差が大きく、本書に記載された内容がそのまま皆さん全員に当てはまらない場合もありますので、一般的な解説としてお読みいただければと思います。最後に今後の展望として、新しい医療技術と家庭医と専門医との連携を取り上げました。各項目においては、理解を助けるための図説を多数取り入れ、できるだけわかりやすい表現を心がけておりますが、何分スペースが限られた解説であり、理解が難しい部分がありました場合は、どうかご容赦ください。

　現代臨床医学の祖であるWilliam C. Oslerが「ヒトは血管とともに老いる」と指摘したとおり、心臓と血管の病気はわれわれの健康寿命に大きく影響します。本書を通じて心臓と血管の仕組みと病気について皆さんに少しでも理解を深めていただき、健やかな心臓と血管を保つことのお役に立つことができれば、編集者として望外の喜びです。最後に本書作成に係わっていただいたすべての方にお礼申し上げます。

目　次

刊行にあたって ……………………………………… 竹越　襄
推薦のことば ………………………………………… 勝田　省吾
監修のことば ………………………………………… 松井　忍
編集者を代表して …………………………………… 梶波　康二
企画・監修・編集・執筆者紹介

第1章　症状からのアプローチ

胸痛 …………………………………………………… 梶波　康二　　2
動悸・脈拍異常 ……………………………………… 津川　博一　　6
息切れ、呼吸困難 …………………………………… 浅地　孝能　 10
浮腫 …………………………………………………… 浅地　孝能　 15
ショック ……………………………………………… 浅地　孝能　 19
失神・めまい ………………………………………… 津川　博一　 23
足の痛み ……………………………………………… 四方　裕夫　 28

第2章　病気を理解するための基礎知識

解剖生理
心臓の解剖 ……………………………………… 秋田　利明　 32
心臓の機能 ……………………………………… 松井　忍　　 37
心臓の電気生理（不整脈） …………………… 倉田　康孝　 42
血圧調節 ………………………………… 大黒　正志、森本　茂人　 48

検査法
画像診断法 ……………………………………… 髙橋　知子　 51
循環器の診察法 ………………………………… 梶波　康二　 56
心電図 …………………………………………… 梶波　康二　 59
心エコー図 ……………………………………… 松井　忍　　 63
心臓カテーテル検査 …………………………… 北山　道彦　 71

疾患の実態（疫学）
循環器疾患の疫学 ……………………………… 中川　秀昭　 80

第3章　心臓の病気

先天性疾患
  心臓の発生と胎児循環 ………………………… 中村　常之　　84
  小児科でみられる循環器疾患：非チアノーゼ疾患　中村　常之　　86
  先天性心疾患の外科治療 ………………………… 秋田　利明　　87
  コラム① 成人先天性心疾患とは ……………… 秋田　利明　　93

虚血性心疾患
  動脈硬化の成り立ち ……………………………… 勝田　省吾　　94
  狭心症 ……………………………………………… 河合　康幸　　99
  急性心筋梗塞 ……………………………………… 河合　康幸　105
  冠動脈のカテーテル治療 ………………………… 本山　敦士　110
  虚血性心疾患の外科治療 ………………………… 秋田　利明　114

うっ血性心不全
  心不全の病態、診断 ……………………………… 浅地　孝能　121
  心不全の治療（急性・慢性） …………………… 浅地　孝能　127
  コラム② ペースメーカー治療（CRT） ……… 藤林　幸輔　134

後天性弁疾患
  弁膜症 ……………………………………………… 梶波　康二　136
  細菌性心内膜炎 …………………………………… 梶波　康二　141
  弁膜症の外科 ……………………………………… 森岡　浩一　144

不整脈
  徐脈性不整脈 ……………………………………… 藤林　幸輔　152
  頻脈性不整脈 ……………………………………… 藤岡　　央　156
  不整脈の治療：薬物療法 ………………………… 藤岡　　央　161
  不整脈の治療：非薬物療法 ……………………… 粕野　健一　166
  コラム③ 自動体外式除細動器（AED） ……… 青木　洋文　169

心筋・心膜疾患
  特発性心筋疾患 …………………………………… 若狭　　稔　171
  二次性心筋症 ……………………………………… 若狭　　稔　174

コラム④ 妊娠と循環器疾患	…………………	河合 康幸	180
心筋炎・心膜炎	………………………………	梶波 康二	181
心臓腫瘍	…………………………………………………	森岡 浩一	186

第4章　血管の病気

動脈疾患

末梢動脈疾患	………………………………………	小畑 貴司	192
大動脈瘤（胸部・腹部）	…………………	秋田 利明、小畑 貴司	197
コラム⑤ ステントグラフト	………………………	小畑 貴司	205
急性大動脈解離	……………………………………	秋田 利明	207
血管炎症候群	…………………………………………	梶波 康二	212
川崎病	………………………………………………………	高　永煥	214

静脈疾患

静脈疾患	……………………………………………………	四方 裕夫	217
肺高血圧症	……………………………………………	石田 良子	232
リンパ管疾患	………………………………………………	四方 裕夫	237

第5章　血圧異常

高血圧

本態性高血圧	…………………………………………	北川　泉	244
二次性高血圧	…………………………………………	中川　淳	251

低血圧・調節異常

低血圧	…………………………………	大黒 正志、森本 茂人	257
血管調節異常・起立性低血圧	………………………	岩垂 瑞穂	260

第6章　新しい医療技術

心臓移植	……………………………………………………	坂東　興	266
テーラーメード薬物療法	…………………………	斉藤 竜平	274

第7章　家庭医（総合医）と心血管病の関連領域

栄養と心血管病	中川　明彦	278
リハビリと心血管病	山本　千登勢	286
家庭医に必要なポイント	梶波　康二	290

企 画

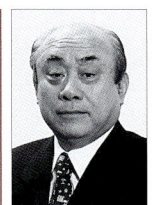
竹越 襄
金沢医科大学
理事長

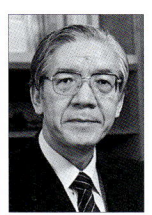
勝田 省吾
金沢医科大学
学長

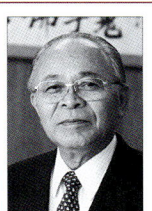
山下 公一
金沢医科大学
理事

監修・編集

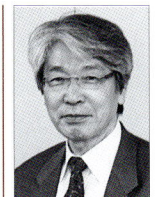
松井 忍
金沢医科大学教授
生活習慣病センター
出版局長

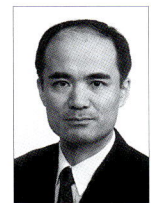
梶波 康二
金沢医科大学教授
循環器内科学

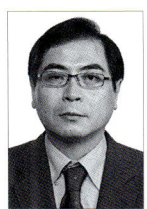
秋田 利明
金沢医科大学教授
心臓血管外科学

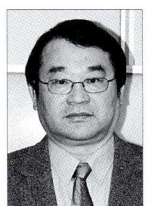
四方 裕夫
金沢医科大学教授
心臓血管外科学

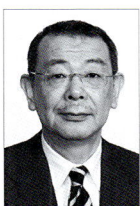
北山 道彦
金沢医科大学教授
循環器内科学

執 筆 (執筆順)

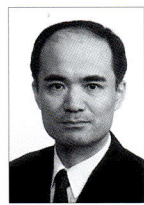
梶波 康二
金沢医科大学教授
循環器内科学

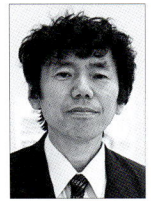
浅地 孝能
金沢医科大学准教授
生活習慣病センター

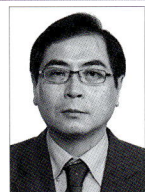
秋田 利明
金沢医科大学教授
心臓血管外科学

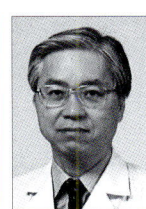
津川 博一
前 金沢医科大学教授(循環器内科学)
金沢医科大学循環器内科学客員教授
津川医院

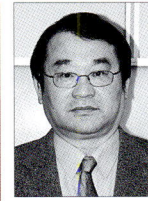
四方 裕夫
金沢医科大学教授
心臓血管外科学

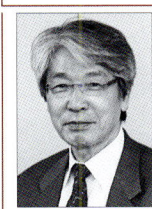
松井 忍
金沢医科大学教授
生活習慣病センター

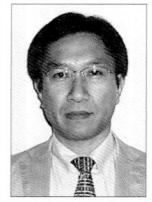
倉田 康孝
金沢医科大学准教授
生理学Ⅱ

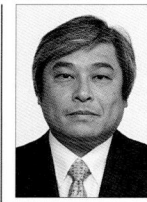
大黒 正志
金沢医科大学講師
高齢医学

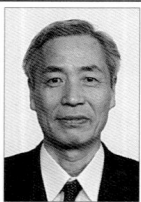
森本 茂人
金沢医科大学教授
高齢医学

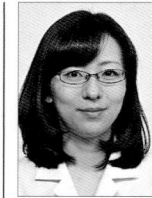
髙橋 知子
金沢医科大学助教
放射線医学

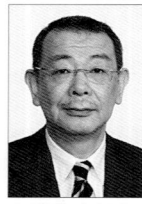
北山 道彦
金沢医科大学教授
循環器内科学

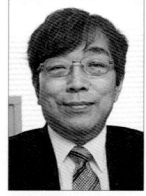
中川 秀昭
金沢医科大学教授
公衆衛生学

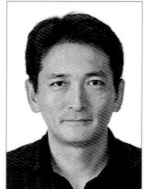
中村 常之
金沢医科大学准教授
小児科学

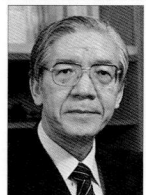
勝田 省吾
金沢医科大学名誉教授
病理学Ⅱ

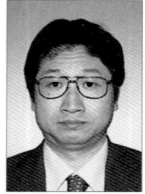
河合 康幸
金沢医科大学准教授
循環器内科学

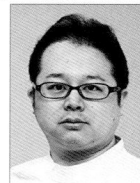
本山 敦士
金沢医科大学助教
循環器内科学

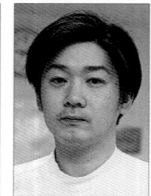
藤林 幸輔
金沢医科大学助教
循環器内科学

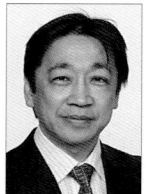
森岡 浩一
金沢医科大学准教授
心臓血管外科学

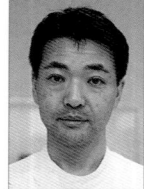
藤岡 央
金沢医科大学准教授
循環器内科学

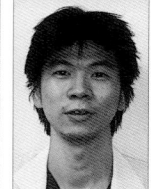
粕野 健一
金沢医科大学助教
循環器内科学

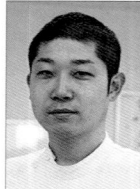
青木 洋文
金沢医科大学医員
循環器内科学

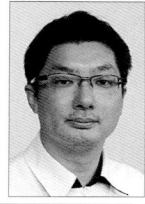
若狭 稔
金沢医科大学助教
循環器内科学

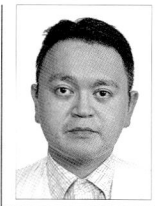
小畑 貴司
金沢医科大学助教
心臓血管外科学

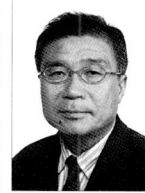
高 永煥
前 金沢医科大学教授（小児科学）
内灘こどもクリニック 院長

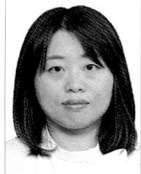
石田 良子
金沢医科大学助教
循環器内科学

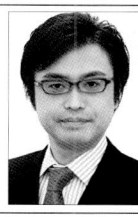
北川 泉
元 金沢医科大学助手（循環器内科学）
医療法人 沖縄徳州会 湘南鎌倉総合病院
総合内科部長

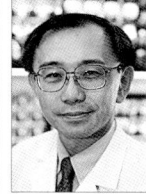
中川 淳
金沢医科大学准教授
糖尿病・内分泌内科学

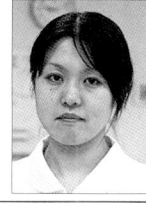
岩垂 瑞穂
金沢医科大学助教
循環器内科学

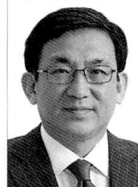
坂東 興
金沢医科大学 心臓血管外科学客員教授
国際医療福祉大学 心臓外科教授

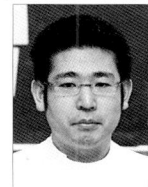
斉藤 竜平
金沢医科大学医員
循環器内科学

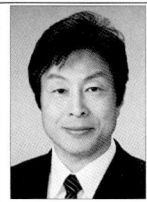
中川 明彦
金沢医科大学病院管理栄養士
栄養部門

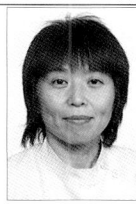
山本 千登勢
金沢医科大学病院理学療法士、心臓リハビリテーション指導士
心身機能回復技術部門

第1章

症状からのアプローチ

胸痛	2
動悸・脈拍異常	6
息切れ・呼吸困難	10
浮腫	15
ショック	19
失神・めまい	23
足の痛み	28

第1章　症状からのアプローチ

胸痛

梶波　康二

胸痛とは

　胸痛とは、胸部に感じる痛みや、胸部の圧迫感、絞扼感など胸部の皮膚から胸腔内臓器すべてを含む臓器、組織の障害に関する訴えの総称で、その原因は雑多です。「胸が痛い」、「胸が押さえつけられる」、「胸が重く感ずる」といった表現が多く使われます。

　胸痛を来す疾患のなかには、生命に直結するものが少なくないため、急性発症の場合は10分以内にトリアージすることが求められます。

胸痛のメカニズム

　胸痛が伝達される仕組みは二つに大別されます。第一は「体性痛」と呼ばれるもので、皮膚や粘膜、あるいは骨格筋や関節・腱に分布する神経終末から求心性知覚伝導路を介し大脳皮質表面へと伝えられるものです。第二は、「内臓痛」と呼ばれるもので、胸膜、腹膜、心臓、胆嚢などに分布する神経終末から交感神経の中に含まれる求心性知覚線維を介し大脳へ伝えられるものです。

　神経終末の分布は、皮膚、筋・筋膜・靭帯・肋骨・壁側胸膜、臓器の順に密度が低下、すなわち疎となることが知られ、よって感覚受容体が密に存在する皮膚では感覚の局在が明確なのに対し、臓器では疎に分布している受容体を刺激するには、よ

り広い範囲での刺激が必要となり、感覚の局在は不明確となります。

　痛みを惹起させる物質、つまり知覚神経終末を興奮させる物質については、心筋虚血時に関与するものとしてブラディキニン、カリウムイオン、乳酸などがありますが、その他、実験的には、水素イオン、アセチルコリン、ヒスタミン、セロトニン、サブスタンスP、高張液、低張液などが知られています。

　痛みが生ずるメカニズム別に胸痛を分類すると以下の六つに大別されます。第一は十分な血液が供給されない状態である虚血によるもので、心筋にこれが生じた狭心症や心筋梗塞が該当します。第二は運動異常に伴う痛みであり、不整脈の一種である期外収縮では通常と異なる心臓の動きが痛みを惹起します。第三は胸膜に病変が生じた場合の痛みで、胸膜炎や肺炎が該当します。第四は血管痛と呼ばれるもので、大動脈解離が代表例です。第五は壁在痛と呼ばれるもので、肋骨骨折や帯状疱疹など胸壁に病変があった場合です。第六の関連痛は、胸痛を理解する際に極めて重要な現象です（図1）。痛みを伝達する求心線維が脊髄に入ると、そこでは他の部位に由来する多くの求心線とともに脊髄内の神経細胞に興奮が伝達されるため、あたかも他の部位に痛みが生じているように感じてしまう現象が起きます。狭

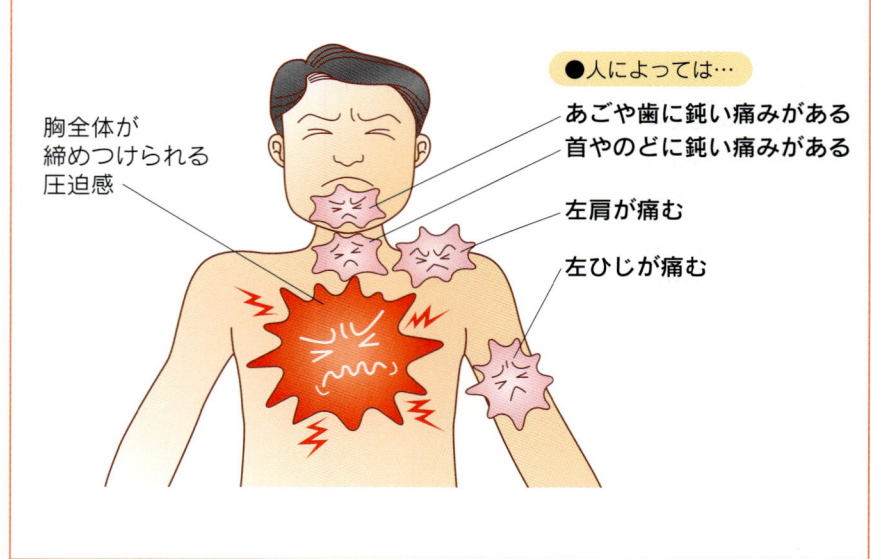

図1　関連痛

　痛みを伝達する神経線維の走行が近いために、実際には問題が生じていない他の部位にあたかも痛みが生じているように感ずる場合があります。

胸痛

心症や心筋梗塞において胸痛とともに「左肩から左肘が痛い」、「あごからくび、くびからのどに鋭い痛みがある」といった症状が見られる場合がこれに該当します。場合によっては胸痛がごくわずかで、左肩痛やあごの痛みが前面に出ることもあり、注意が必要です。

胸痛の原因疾患

表1に胸痛の原因疾患について臓器別に主なもの記載しました。胸部に存在する心臓、大血管、肺、食道、胸壁、乳腺の病気が含まれるのは理解しやすく、これに加え、胃・十二指腸、胆嚢、膵臓など腹部臓器の問題でも胸痛を来しうることは注意しなければならない点です。

胸痛の起こり方と原因との関係

胸痛を考えるときに、その起こり方と原因との関係にいくつかの特徴があり、診断および治療に際して極めて重要な手がかりとなります（図2）。

部位と性状

胸骨のうしろや前胸部の漠然とした圧迫感・絞扼感で、左肩や左上腕内側さらには顎部などに放散する場合、狭心症や心筋梗塞を疑います。前胸部に始まり、背部から腰部に移動する持続性の胸痛では急性大動脈解離が疑われます。胸部に限局し、咳や体動で増強し、圧迫すると痛みを認める場合は筋肉痛や神経痛の可能性が高くなります。

表1　胸痛を来す代表的疾患（臓器別）

心　臓	狭心症、心筋梗塞、心膜炎、心筋炎 心臓弁膜症（僧帽弁逸脱、大動脈弁狭窄、他） 不整脈（期外収縮など）　など
大血管系	解離性大動脈瘤、胸部大動脈破裂、 肺血栓塞栓症、肺高血圧症、大動脈炎症候群
呼吸器系	肺炎、気管支炎、肺腫瘍、胸膜炎、膿胸、 自然気胸、縦隔気腫、横隔膜下膿瘍　など
消化器系	食道炎、食道潰瘍、食道癌、アカラシア、 食道裂孔ヘルニア、胃炎、胃潰瘍、 十二指腸潰瘍、胆石、胆のう炎、膵炎　など
胸　壁	肋骨・肋軟骨骨折、筋肉痛、筋炎、椎体骨折、 椎間板疾患、脊髄疾患、帯状疱疹、肋間神経痛、腫瘍浸潤
乳　腺	乳腺症、乳腺炎
臓器に関係のない胸痛	心臓神経症（不安神経症）、過換気症候群

図2　症状を説明するときのポイント

胸痛の起こり方には、診断および治療に際して極めて重要な手がかりとなるポイントがあります。

いつ…………走ったとき、階段を昇ったとき、寝ているときなど。
どこが………胸以外に痛かったところはないか。
どんなふうに…締めつけられるような、圧迫されるような痛みなど。
どれくらい……発作が続いた時間は。

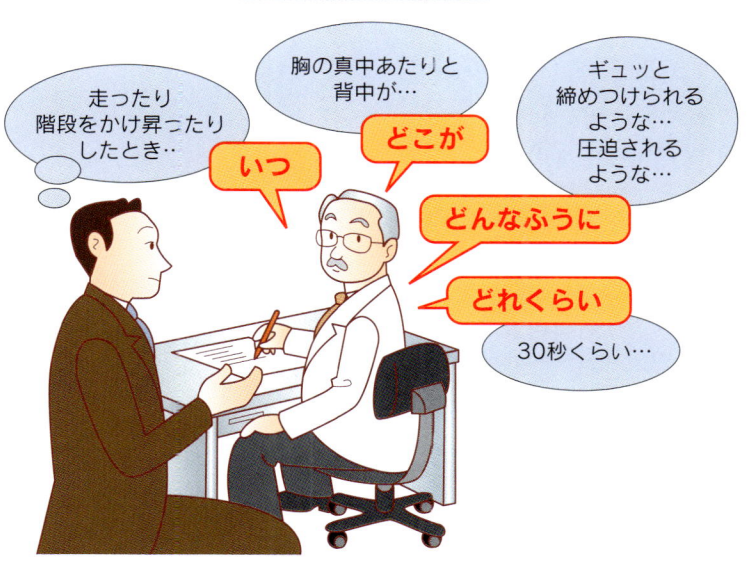

第1章　症状からのアプローチ

持続時間と頻度

瞬間的な胸部不快が不定の頻度で生じるものは期外収縮と呼ばれる単発の不整脈を示唆します。30分以上持続する胸痛であれば、心筋梗塞、大動脈解離、さらには急性心膜炎を考える必要があり、特に後二者では1日以上痛みが持続することもあります。

誘因と起こり方

通勤の歩行時、階段を昇る時、食後、入浴中、興奮した時、喫煙では、心仕事量が増加することから、これらが誘因となる胸痛では労作性狭心症が強く疑われます（図3）。一方同じ狭心症でも、明け方近く胸痛で目が覚める場合は、冠動脈の痙攣が関係した異型狭心症の可能性が高く、また、力んだ時や激しく咳き込んだ時に突然に生じた胸痛では、自然気胸や急性大動脈解離が疑われます。

随伴症状

胸痛とともに見られる症状や状況が原因を示唆してくれる場合が少なくありません。冷汗、呼吸困難、悪心、嘔吐は重大な出来事が生じていることを示唆しており、心筋梗塞、重症狭心症、急性大動脈解離などを考慮する必要があります。呼吸困難を伴う場合は、肺塞栓症、自然気胸、胸膜炎などの呼吸器疾患を先ず考えます。失神ならびに意識障害が生じた場合は、異型狭心症や急性大動脈解離が、また、発熱を呈している場合は急性心膜炎や胸膜炎が考えやすく、動悸を伴う場合は、期外収縮などの各種不整脈がまず想定されます。

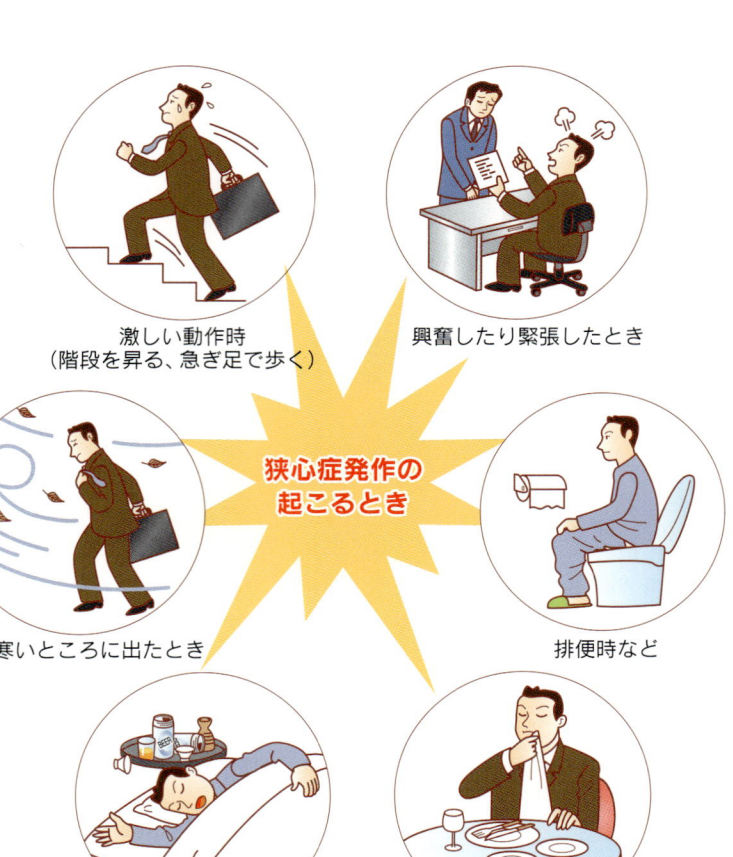

図3　狭心症の発作はこんなときに起きやすい

激しい動作時（階段を昇る、急ぎ足で歩く）／興奮したり緊張したとき／急に寒いところに出たとき／排便時など／アルコール摂取後の睡眠時／食後

表2　胸痛の初期診断に必要な緊急検査

① 12誘導心電図	心筋梗塞、狭心症発作時、肺塞栓症、急性心膜炎
② 胸部X線	急性心膜炎、急性大動脈解離、肺疾患
③ 心エコー図	急性大動脈解離、急性心膜炎
④ 胸部CT検査	急性大動脈解離
⑤ RIシンチグラム	肺梗塞、心筋梗塞
⑥ 血液検査	CRP、白血球、CPK(CK-MB)、アミラーゼ、血液ガス分析

軽減する因子

　先に述べた誘因と通ずるものですが、痛みの軽減をもたらす状況も重要な情報です。労作をやめて安静にするとおさまる場合、あるいはニトログロセリンを舌下すると改善する場合は、狭心症が強く示唆されます。一方、何となく知らないうちに消失する場合は、器質的疾患のほかに心臓神経症（不安神経症）も考慮する必要があります。

危険因子

　疾患発症につながる背景（危険因子）がどの程度存在するかは、極めて重要な情報です。喫煙・糖尿病・コレステロール高値、高血圧など動脈硬化危険因子を多数持つ中年以降の男性では、狭心症や心筋梗塞に注意が必要です。若いやせ形の男性は自然気胸のリスクが高く、また、長期臥床や骨折術後であれば、肺血栓塞栓症を生じ易いと考えるべきです。

胸痛の原因診断に必要な検査

　表1に示したような胸痛の原因疾患を正しく診断するには、胸痛の起こり方と原因との関係を念頭に、各種検査を駆使して的確に診断を進める必要があります（表2）。特に胸痛を来す疾患の中には、急激に病状が進行し、しかも生命を脅かす重篤な疾患が含まれることから、的確な検査を組み合わせ10分程度で適切な初期対応を済ませることが奨励されています。

Q & A

問：どのような胸痛が危険で病院へ急ぐ必要があるのでしょうか？

答：胸痛は、狭心症や急性心筋梗塞など生命にかかわる病気の危険信号の可能性があり注意が必要です。運動や興奮に伴い生ずるものは動脈硬化による労作性狭心症が、深夜から早朝にかけての安静時に生ずるものは血管痙攣による異型狭心症が、それぞれ疑われます。また心臓に原因があっても左肩や喉もとなど胸部以外に痛みが生ずる場合もあり、特に発作的に生ずる胸痛では、早めの病院受診が必要です。

第1章 症状からのアプローチ

動悸・脈拍異常

津川　博一

動悸とは

　心臓は生まれてから死ぬまで休みなく動き続けていますが、その鼓動を一拍ずつ、すべて自覚することはありません。しかしながら、普段は自覚することのない心臓の拍動を不快に自覚することがあります。このような不快な心臓の拍動を動悸、もしくは心悸亢進と呼びます。動悸はある特定の心疾患に特徴的な症候ではなく、患者個々の感受性により差があることが特徴です。もちろん種々の心疾患や不整脈で自覚されますが、基礎心疾患がなくても、ときとして強い心臓の鼓動を動悸として自覚することがあります。動悸の原因としては不整脈によるものが多いため、検脈時の脈拍異常や心電図記録で捉えられた所見により診断されることが多いのですが、自覚症状のあるときにうまく心電図で確認できなかったり、脈拍数や調律の異常がなくても種々の疾患が原因となることがあるので、患者の訴えや随伴する症状を詳細に聴取し、身体所見や他の検査所見も参考に診断してゆくことが必要です。

病態

　健康な状態でも、精神的な興奮や過度の運動時には生理的に心拍数も増加し、動悸を自覚することがありますが、病的なものとしては、以下のような病態の際に動悸を感じます。

1）不整脈により脈拍のリズムの異常を来した場合
　種々の不整脈により脈拍の不整や強弱を来すことによります。

2）脈拍数の増加による場合
　頻脈性の不整脈により心拍数が増加した場合や、内分泌疾患、低血糖、貧血、熱発、脱水などの際や嗜好品や薬物でも頻脈状態となり、動悸を自覚することがあります。

3）心収縮力や一回の心拍出量が増大した場合
　期外収縮が出現した場合、期外収縮の次に拍動する1心拍は休止期が長かった分だけ左室拡張末期容量は正常時より増加し、強い収縮力で収縮するため、脈の不整以外に心収縮力の変動も加わり、動悸として強く自覚します。不整脈によるこのような変化は完全房室ブロックの場合にも認められることがあります。また

表　動悸・脈拍異常の成因

Ⅰ．不整脈によるもの
  a) 期外収縮（上室性、心室性）
  b) 頻脈性不整脈（発作性上室性頻拍、心房頻拍、心房細動、心房粗動、心室頻拍）
  c) 徐脈性不整脈（房室ブロック、洞不全症候群）

Ⅱ．不整脈以外の心疾患
  a) 拡張末期容積増大（大動脈弁閉鎖不全症、僧帽弁閉鎖不全症、心房中隔欠損症、心室中隔欠損症）
  b) 後負荷増大（大動脈弁狭窄症、高血圧）
  c) 心不全

Ⅲ．心疾患以外によるもの
  a) 貧血（血液疾患、消化管出血など）
  b) 脱水、発熱（各種感染症）
  c) 内分泌異常（甲状腺機能亢進症、褐色細胞腫）
  d) 低血糖（糖尿病薬物治療中、ダンピング症候群）
  e) 呼吸器疾患（慢性閉塞性肺疾患、肺塞栓症など）
  f) 薬物、嗜好品（強心薬、気管支拡張薬、アルコール、コーヒー、タバコなど）

Ⅳ．心因性
  a) 精神的緊張や興奮
  b) 過呼吸症候群
  c) パニック障害
  d) 不安神経症

拡張末期容積の増大を来す心疾患としては、大動脈弁閉鎖不全症や僧帽弁閉鎖不全症など逆流性弁膜疾患、左右短絡疾患としては心房中隔欠損症や心室中隔欠損症があります。高血圧症や大動脈弁狭窄症により左室肥大が生じた際にも心臓の後負荷が増大し、心収縮力の増大を来し代償している場合があります。

薬物でも心収縮力を強めるカテコールアミンやジキタリス薬などがあり、過量となると動悸の原因となります。主な動悸・脈拍異常の成因を表に示します。

症状からの診断、鑑別診断

動悸の原因を診断するには、詳細な病歴の聴取や身体所見、検査所見、心電図所見などを総合的に判断し、生命の危機に結びつく動悸なのか、無害な動悸なのかを鑑別することが必要となります。

病歴聴取の点からは、心拍数が多いのか、脈が乱れているのか、瞬間的に乱れるのか、動悸の始まりと終わりの状況はどうなのか、どのような状況で起こりやすいか、どれくらいの持続時間があるのか、誘因はあるのか、何らかの既往歴はあるのか、動悸と同時に起こる何らかの随伴症状はあるのか、薬物の服用はあるのか、など種々の項目に関する問診が必要となります。以下に主な動悸の原因となる疾患について説明します。

不整脈および心疾患に関連した動悸

1) 洞性頻脈

誘因として運動や緊張、心因性の興奮があり、なんとなくドキドキしただし、脈拍数は1分間に100～150程度で、規則正しく脈打つのが特徴です。通常は、安静や興奮がさめてくると、いつの間にかだんだんと治ってゆきます。

2) 期外収縮（上室性期外収縮、心室性期外収縮）

最も多い不整脈で、健常人のほとんどの場合、生命の危険性はありません。正常の洞調律よりも短い間隔で早期に出現する心拍のため、脈が余分に打ったり、1拍抜けて次の脈が強く打つような感じで瞬間的にドキッとしたり、脈が抜けるような感じ、のどに突き上げるような感じ、胸痛、せき込むような感じなど、各個人により感じ方は様々で、全く自覚症状のない方もいます。期外収縮は、安静時や夜間など副交感神経の緊張状態の際に出現するものや労作時に出現するもの、出始めると規則正しく数拍に一度出現し、しばらくこのような状態が持続するものや連発で出現するものなど種々の出現様式を示します。基礎心疾患があり、連発性の場合には危険な不整脈として精査が必要となります。

3) 発作性上室性頻拍症

これといった誘因がなく、突然心拍数が速くなり、しばらく続いた後、突然停止することが特徴です。その心拍数は1分間に150～200位で、持続時間も数分のことから数時間のことまであります。通常強い動悸を感じ、心拍数が速い場合、血圧低下を伴い眼前暗黒感や、めまいを自覚することがあります。息こらえ、嘔吐反射など、迷走神経の刺激により頻脈が停止することがありますが、それでも停止しない場合は抗不整脈薬による治療が必要です。基礎にWPW症候群（Wolff-Parkinson-White syndrome）がある例や、発作が頻回に起こる例などは電気生理学検査により頻拍の回路を同定し、心筋焼灼術により根治させることが一般的な治療となってきています。

4) 心室頻拍症

心筋症やQT延長症候群、心筋梗塞などの重篤な基礎心疾患を持つ患者に起こりやすく、突然の動悸と同時に、意識消失を来すことがあります。心室細動に移行し突然死の原因にもなりますので治療が必要です。

5) 心房細動

心房細動は、その持続時間より発作性、持続性、永続性心房細動に分類される慢性進行性の不整脈で、有病率は加齢とともに増加します。脈拍は全く不整で、脈の強さも大小不動であり、自分で脈を触れて不整脈に気づくこともあります。発作性心房細動では、発作時に著しい動悸や胸部不快感を自覚することが多いのですが、慢性化して心拍数が安定してくると安静時には無症候性となるのが一般的です。しかし心房細動では心房収縮が消失するために、心拍出量が低下し、労作時や運動時には疲労感を自覚しやすくなり、基礎心疾患のある例や高齢者では頻脈状態が持続すると容易に心不全となってしまいます。また、左房内に血栓ができやすいため、脳塞栓症を併発することがあり、不整脈の治療と同時に抗凝固療法も必要となります。

6) 心房粗動

心房粗動では心房は規則正しく約300回／分前後の速さで興奮していますが、2：1や4：1の伝導比で房室伝導することが多いので、検脈では割に規則正しい脈を触知します。発作性に心房粗動が起こった際には、2：1伝導では脈拍数約150／分

前後の動悸を来しますが、1：1の房室伝導が起こると、著しい頻脈のために血圧低下を来しショック状態となります。

7) 徐脈性不整脈

完全房室ブロックのような徐脈性不整脈においても、徐脈により心臓からの一回心拍出量が増加することにより、心拍を動悸として自覚することがあります。また徐脈頻脈症候群の場合は、頻脈の部分の発作性心房細動や上室性頻拍が起こっている際に動悸を自覚し、頻脈が停止した直後の洞停止時にめまいや失神を来します。

8) 大動脈閉鎖不全症

逆流性の弁膜症でも一回心拍出量が増加した心拍を動悸と自覚することがあります。大動脈閉鎖不全症では拡張期に大動脈から左室内へ血液が逆流し、左室内腔の拡大を生じます。重症の大動脈閉鎖不全症となってくると頭部全体が心拍動と同時に前後に揺れる de Musset 徴候が認められることもあります。

心疾患以外による動悸

消化管出血や各種血液疾患による貧血、発熱、脱水症などでは洞性頻脈を来し動悸を自覚します。内分泌疾患では甲状腺機能亢進症で洞性頻脈や発作性心房細動を合併することがあります。甲状腺腫、眼球突出、手指振戦、体重減少、発汗過多を認める患者が動悸を訴えた場合、甲状腺機能亢進症を疑い、甲状腺ホルモンの採血検査が必要となります。また褐色細胞腫でもカテコールアミン過剰による動悸や血圧上昇、頭痛、発汗過多などの症状が認められます。血糖降下剤で治療中の糖尿病患者では、低血糖発作をおこすことがあり、発作時に動悸、発汗、体の震えなどの症状を訴えます。呼吸器疾患では低酸素状態のため、労作時には動悸や息切れを高率に自覚します。これらの病態の動悸には、正しい基礎疾患の診断、治療が必要となってきます。

嗜好品や薬物でも動悸を来すものがいくつもあります。たばこ、コーヒー、アルコールなどの嗜好品やジギタリス薬、カテコールアミン、気管支拡張薬、血管拡張薬、抗コリン薬などの薬剤も動悸の原因となりますので、服薬内容や既往歴の問診が診断の役に立ちます。

心因性の動悸

動悸の自覚は患者の感受性の亢進によるところが多いので、動悸の強さと病気の重症度は必ずしも相関しません。何らかの心配事や悩み、ストレスで、ちょっとした不安感は健康人でも感じますが、不安状態が続き、閾値が低下しているような患者では、身体症状として動悸や胸部不快感、呼吸困難感なども自覚されます。また、パニック障害の患者では、何の誘因もなく、動悸、発汗、体の震え、窒息感、胸部不快感などを訴えるパニック発作を来すため、専門的な精神科領域の治療が必要となります。

原因検索のための検査

動悸の診断のためには、症状が出現しているときの心電図記録が有用ですが、発作時に必ずしも来院できるとは限りません。原因検索のための簡単なスクリーニング検査には以下のようなものがあります。

標準12誘導心電図

心疾患の診断の基本になります。波形から、基礎にある心臓の状態、例えば左室肥大、左房負荷、WPW症候群、QT延長症候群、肥大型心筋症、催不整脈性右室心筋症、陳旧性心筋梗塞、慢性心房細動の有無などがわかります。心電図記録中に異常の不整脈を記録するために、3分間程度記録を続けることや、運動誘発性の動悸発作や虚血性変化を捉まえるため、運動負荷前後で心電図を記録することもあります。また、過去に発作時や、非発作時の心電図記録がある場合には、現在の状態と比較検討することができるため、非常に有用な所見となります。

モニター心電図

いつ出現するわからない動悸発作の心電図所見を記録するため、外来や入院中の病棟で1チャンネルの心電図を装着し、しばらく監視したり、また発作性上室頻拍症や発作性心房細動などが起こっている際の薬物治療中の不整脈監視に使います。

ホルター心電図

24時間分の2チャンネルの心電図記録が可能な小さな記録器を装着し、日常生活中の動悸発作を記録するもので、患者には時計を見ながら、行動記録の記載と、動悸のあった時刻の記載をお願いし、動悸発作がどのようなときに起こり、どのような心電図異常によるものか、治療が必要なものかどうかを判断することができます。動悸発作がある程度頻発している患者や無症候性の不整脈の診断には有用ですが、動悸発作がさほど頻回にない場合は機械装着中に記録できず、検査の限界もあります。

携帯型イベント心電図

動悸の発作の頻度が少なく、ホ

ルター心電図で発作が捉えられない場合に、数日間継続してイベントレコーダーを装着しておいたり、発作時に患者自身で体に押し当てて数分の心電図記録が可能な、携帯型で簡単な家庭用心電計も市販されるようになり、動悸の心電図診断に役立てることができるようになりました。

胸部X線検査

基礎に心疾患や呼吸器疾患が疑われる場合、心臓拡大の所見や肺野の状態を調べます。

血液検査

貧血の有無や血糖、電解質、心筋逸脱酵素、肝機能、腎機能などを調べます。内分泌疾患や、薬物の過量が疑われた場合はそれぞれのホルモン検査や血中濃度を測定することも可能です。

その他

症例によっては、基礎心疾患の精査のため、心臓超音波検査や心臓カテーテル検査、不整脈の精査のため加算平均心電図検査や心臓電気生理学検査などを行うこともあります。

Q&A

問：動悸を自覚した場合、家庭ではどのように対処したらよいでしょうか？

答：動悸と同時にめまいや失神、激しい胸痛などを伴う場合は、直ちに医療機関を受診してください。動悸以外にあまり強い症状がない場合、自分で手首の親指の付け根あたりの動脈を触れ、検脈を行ってください。時計を見ながら、1分間の脈拍数を測定し、脈が速いのか遅いのか、脈がリズム正しく打っているか、脈が抜けていないか、抜けている場合はどのような具合に抜けるのか、一定のリズムで抜けるのか、不規則にバラバラに打っているのかなど冷静に観察してください。安静にしていても1分間の脈拍数が150以上で持続している場合はできるだけ早く医療機関を受診してください。脈拍数が1分間に120程度以下で規則正しく、安静とともに脈拍数が下がってきたり、脈の抜け方が数分に1回の程度であれば、あまり心配はいりません。

第1章　症状からのアプローチ

息切れ、呼吸困難

浅地　孝能

息切れ、呼吸困難とは

　階段を上がっているときや坂道を登っているとき、息がつらくなって途中で止まることはありませんか。このようなときに感じる感覚の一つが「息切れ」です。普段、私たちは無意識のうちに呼吸をしていますが、息切れは、呼吸をする際に自覚する苦しさや不快な感じなどの異常な症状の一つです。息切れは、呼吸困難と同義語と考えられていますので、これ以降呼吸困難を中心にご説明します。

　呼吸困難は「息が切れる」「息がつまる」「呼吸するのがつらい」など、呼吸をするときに不快感を伴ったり、呼吸をするために努力を必要とする状態です。呼吸困難は心臓や肺の病気でしばしばみられる代表的な症状の一つです。この呼吸困難という感覚は主観的なものであり、個人差も大きいものです。その出現には様々な要因が絡み合っています。呼吸困難が出現する詳しいメカニズムはまだ完全には解明されていませんが、呼吸がどのように調節されているか、そのメカニズムを知っておくと、呼吸困難を理解する上で役に立ちます。

呼吸の調節機構とは

　呼吸は図1で示されるように、化学調節系、神経調節系、行動調節系などによる求心性神経系と遠心性神経系により調節されています。

化学調節系：動脈血液中のpH、酸素分圧、二酸化炭素分圧の変化を頸動脈小体や延髄にある化学受容器が感知し、その刺激が脳幹部にある呼吸中枢群に伝わることにより、動脈血液ガスが一定に保たれています。

神経調節系：肺・気道系に分布する伸展受容器、C線維末端、呼吸筋の筋紡錘など機械的受容器を介して作用します。

行動調節系：興奮、不安、ストレスなどの感情の変化や精神的緊張など、情動により脳の高位中枢が呼吸中枢群を調節しています。

呼吸困難が発生するメカニズム

　このような調節系を介して様々な刺激が送られ、呼吸筋を働かそうとしますが、それに対して呼吸運動が十分に追いついていかないときに呼吸困難は生じやすくなります。

　例えば、激しい運動や労作などで酸素が必要となったときに脳に刺激が送られ呼吸を促すような命令が出ます。この命令に対して肺が十分に働いてくれると呼吸困難は出現しませんが、肺の病気などで、肺が十分に働けない場合には、呼吸困難がみられるようになります。

呼吸困難の原因

　呼吸困難は、呼吸器系の病気や心臓の病気でよくみられます。呼吸器系は、上気道、下気道、肺実質、肺間質、胸膜、胸郭、横隔膜、縦隔、そして血管系で構成されますが、これらのいずれかで生じた病気で呼吸困難が生じます。例えば、咽喉頭や扁桃の炎症・浮腫、痰や気道内異物による気道の閉塞、気管支喘息、慢性閉塞性肺疾患、肺炎、肺がんなどによる無気肺やがん性リンパ管症、肺血栓塞栓症、肺高血圧症、気胸などです。心臓の原因としては、うっ血性心不全が代表的な病気ですが、これはほとんどすべての心臓の病気でみられます。呼吸器系や心臓の病気以外では、急性灰白髄炎や重症筋無力症などの呼吸筋を障害する神経筋疾患、脳炎や薬剤など呼吸中枢を障害する病気、貧血や多血症、腎不全など腎臓の病気、甲状腺中毒症などの内分泌代謝の病気、一酸化炭素中毒やシアン中毒などの中毒症、そして過換気症候群、パニック症候群、ヒステリーなどの精神神経的な病気など、様々な病気でみられます。呼吸困難の原因を調べるときに、これらの病気を念頭において、適切に鑑別していくことがとても重要となります（表1）。

図1 呼吸困難の発生機序

呼吸は、化学調節系、神経調節系、行動調節系などを介して脳へ行くシグナルと脳から出て呼吸筋等へ行くシグナルにより調節されています。この脳へ行くシグナルと脳から出ていくシグナルが一致しないときに呼吸困難という感覚が発生します。

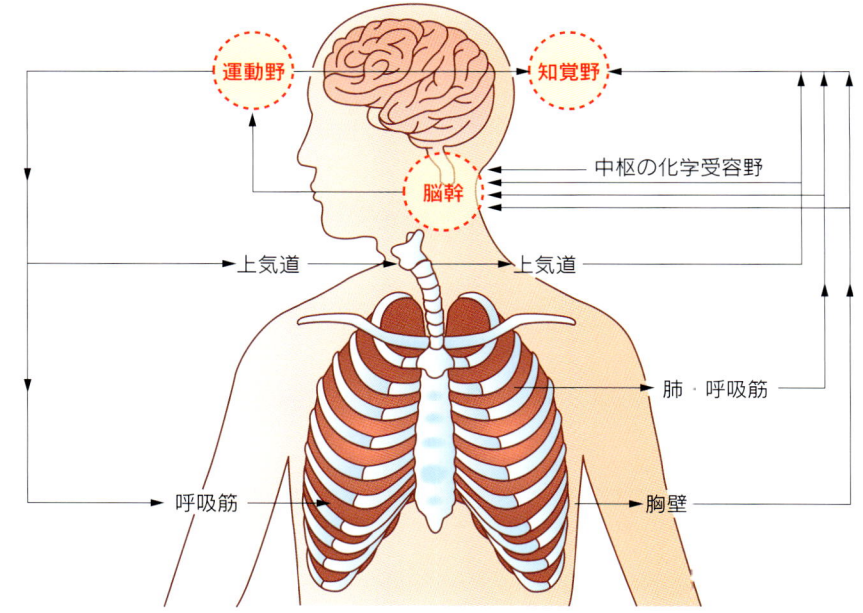

化学調節系
・化学受容体
 （脳、大動脈体、頸動脈体など）
 血液のPaO2↓、PaCO2↑、pH↓

神経調節系
・迷走神経を介する胸郭内の受容体
・求心性体性神経
・横隔神経

行動調節系
・高位中枢からの求心性線維

表1 呼吸困難の原因

1. **呼吸器疾患**
    1) 上気道の疾患：鼻咽頭、喉頭、扁桃の炎症、浮腫、異物など
    2) 下気道の疾患：気管、気管支、細気管支の炎症、浮腫、異物など
    3) 肺の疾患：
        ①肺実質の疾患：肺炎、肺腫瘍、無気肺、肺気腫など
        ②肺間質の疾患：間質炎など
    4) 胸膜の異常：気胸、胸水など
    5) 胸郭の異常：側弯、肋骨骨折など
    6) 横隔膜の異常：横隔神経麻痺など
    7) 縦隔の異常：縦隔腫瘍など
2. **肺循環障害**：原発性肺高血圧症、肺血栓塞栓症、肺動静脈瘻など
3. **循環器疾患**：うっ血性心不全（原因となるすべての心疾患）
4. **神経筋疾患**：急性灰白髄炎、重症筋無力症など　→　呼吸筋を障害
5. **中枢神経疾患**：脳血管疾患、脳炎、髄膜炎、薬剤など　→　呼吸中枢を障害
6. **血液疾患**：貧血、多血症など
7. **腎臓の病気**：腎不全、尿毒症など
8. **内分泌・代謝疾患**：甲状腺中毒症など
9. **中毒症**：一酸化炭素中毒、シアン中毒など
10. **精神神経的疾患**：過換気症候群、パニック症候群、ヒステリーなど
11. **身体活動**：運動、労働など

呼吸困難の重症度をどのように評価するか

臨床の場でよく用いられている簡便なものには、心臓の病気に対してはニューヨーク心臓協会（NYHA：New York Heart Association）の分類が、呼吸器系の病気にはFletcher-Hugh-Jones（ヒュージョーンズ）分類があります（表2）。ほかに呼吸困難を定量的に評価する方法として、Borgスケール（図2）があります。いずれも臨床経過の把握、重症度の判定、治療効果の判定などに有用です。

呼吸困難に対する診療の進め方

呼吸困難の方の診療を行う上で最も大切なことは、生命を左右するほどの緊急性があるか否かを適切に判断することです。

緊急性がある場合には、まず気道を確保し、酸素を使用します。酸素の量の目安はSpO$_2$が90％台となるようにします。鼻カニューレ、マスク、陽圧式酸素マスクなどで酸素を使用しても状態が良くならないようであれば、挿管の必要性を検討し、気管内挿管を行います。また、著しい低酸素血症は代謝性アシドーシスを来しやすいことが知られており、重症感が強ければ必ず血液ガス分析を行い、例えpHが正常であっても重炭酸イオンや酸塩基平衡（BE：

表2　呼吸困難の重症度評価

呼吸困難の重症度評価には、心臓の病気に対してはニューヨーク心臓協会（NYHA：New York Heart Association）の分類が、呼吸器系の病気にはFletcher-Hugh-Jones（ヒュージョーンズ）分類があります。

○NYHA（New York Heart Association）分類

Ⅰ度	心疾患があるが身体活動の制限に至らない患者。通常の身体活動ではさほどの疲労、動悸、呼吸困難、または狭心痛を引き起こさない。
Ⅱ度	身体活動の軽度の制限を伴う心疾患の患者。安静時には苦痛がない。通常の身体活動が疲労、動悸、呼吸困難または狭心痛を引き起こす。軽度障害群（ⅡS）と中等度障害群（ⅡM）に細分される。
Ⅲ度	身体活動の著しい制限をきたす心疾患の患者。安静時には苦痛がない。通常以下の身体活動が疲労、動悸、呼吸困難、または狭心痛を引き起こす。
Ⅳ度	苦痛なしではいかなる身体活動も行うことのできない心疾患の患者。安静時にも心不全あるいは狭心症症状を示す可能性がある。少しでも身体活動を行うと苦痛が増加する。

○Fletcher-Hugh-Jones分類

Ⅰ度	同年齢の健常者と同様の生活・仕事ができ、歩行や階段の昇降も健常者なみにできる。
Ⅱ度	同年齢の健常者と同様の生活や仕事ができるが、階段や坂道は健常者なみにはできない。
Ⅲ度	平地でも健常者なみに歩けないが、自分のペースでなら1.6km（1マイル）以上歩ける。
Ⅳ度	休みながらでなければ50m以上歩けない。
Ⅴ度	会話や着物の着替えにも息切れがする。息切れのために外出できない。

base exess）などの確認を行い、代謝性アシドーシスの有無をチェックすることが重要です。意識障害などで訴えがはっきりしなくても、著しいアシドーシスを認めた場合には、必ず気管内挿管を検討します。

緊急性がなければ、病歴の聴取、身体所見の確認、尿・血液検査所見、X線写真やCT写真などの画像所見、呼吸機能検査の結果などを参考にしながら診療を進め、呼吸困難の原因を特定していきます（図3）。

図2　Borgスケール

ボルグスケールは自覚的運動強度といわれ、運動強度の評価指標です。運動の強さを自覚する感覚（つらいとか楽とか）で評価します。運動を行うときはボルグスケール2〜4で行うと有効です。

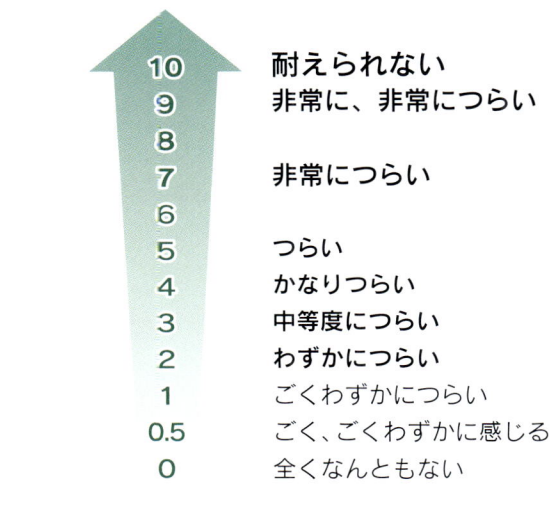

図3　呼吸困難の診療の流れ

呼吸困難の診療を行う上で、最も大切なことは、生命を左右するほどの緊急性があるか否かを適切に判断することです。バイタルサインや身体所見をチェックし、緊急性があればすぐに救命の処置を、緊急性がなければ、病歴の聴取、身体所見の確認、尿・血液検査所見、X線やCTなどの画像所見、呼吸機能検査の結果などを参考にしながら診療を進め、呼吸困難の原因を特定していきます。

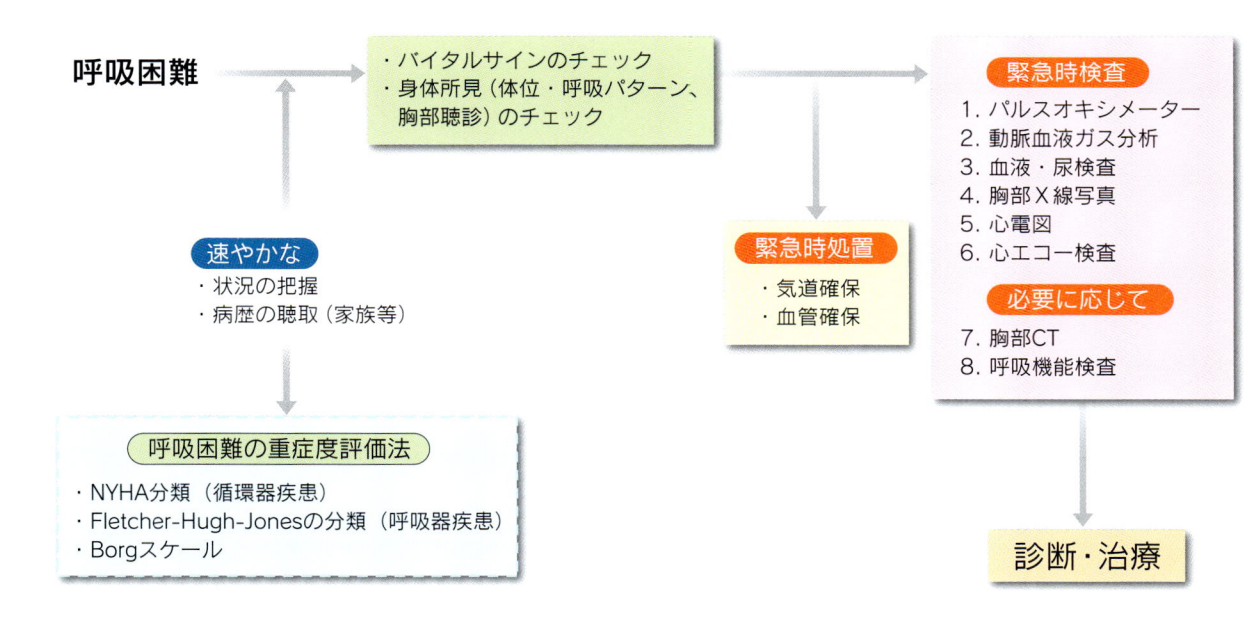

第1章　症状からのアプローチ

Q & A

問：心臓喘息とはなんですか。気管支喘息との違いは？

答：心臓喘息とは、うっ血性心不全など、心臓の働きが悪くなると肺からの血液が心臓にうまく送られなくなり、肺の血管系に負担がかかります。そのため、気管支周囲にむくみが生じ気管が狭くなり、その結果、気管支喘息と同じような呼吸困難感を生じることになります。気管支喘息の場合には、夜間から早朝に多く症状がみられますが、病気が進行すると症状だけでは両者の区別は非常に難しくなります。両者の鑑別には、胸のX線写真、心臓の超音波検査（心エコー検査）や血液中の脳性ナトリウム利尿ペプチド（BNP）といわれるホルモン検査などが有用です。

第1章　症状からのアプローチ

浮腫

浅地　孝能

浮腫（むくみ）とは

　これまでに手足や顔がむくんだり、はれぼったくなったことはありませんか。このような「むくみ」のことを医学的には浮腫と呼んでいます。体の中に含まれる水分は体重の約60％に相当し、その2/3は細胞内に、残り1/3は細胞外液として血管の中と、細胞と細胞の間にある間質というコラーゲン線維などでつくられている組織にそれぞれ分布します。浮腫はこの間質における水分（間質液、組織間液）が著明に増加した状態で、2～3ℓ以上増加すると眼瞼、手指、外陰部、下腿などが腫脹し、私たちは浮腫の存在に気づくことになります。

　では、どうして間質という場所に水がたまるのでしょうか。

血管と間質の間の水の出入りについて（毛細血管の水の調節機構）

　からだの中では、心臓から出た血液は動脈を通って、からだのすみずみの組織まで流れていきます。そしてその血液は静脈を通って心臓に戻ってきます。この動脈と静脈のつなぎ目に毛細血管という場所がありますが、この毛細血管と周りの細胞

図1　毛細血管内外の水の移動にかかわる調節機構

　毛細血管と周りの細胞間質との水の出入りによって、細胞外液が調節されています。この調節機構では、静水圧、膠質浸透圧、間質液圧、毛細血管の透過性などの要因が重要な役割を演じています。正常では、動脈側の毛細血管では静水圧が膠質浸透圧を上回るために、水は間質に移行します。静脈側へ向かうにつれて血管内の静水圧が低下し、間質に移行した水の減少分だけ膠質浸透圧が上昇し、水は間質から血管内に戻ってきます。血管内に再移動しない水はリンパ管を通って静脈に還流されます。

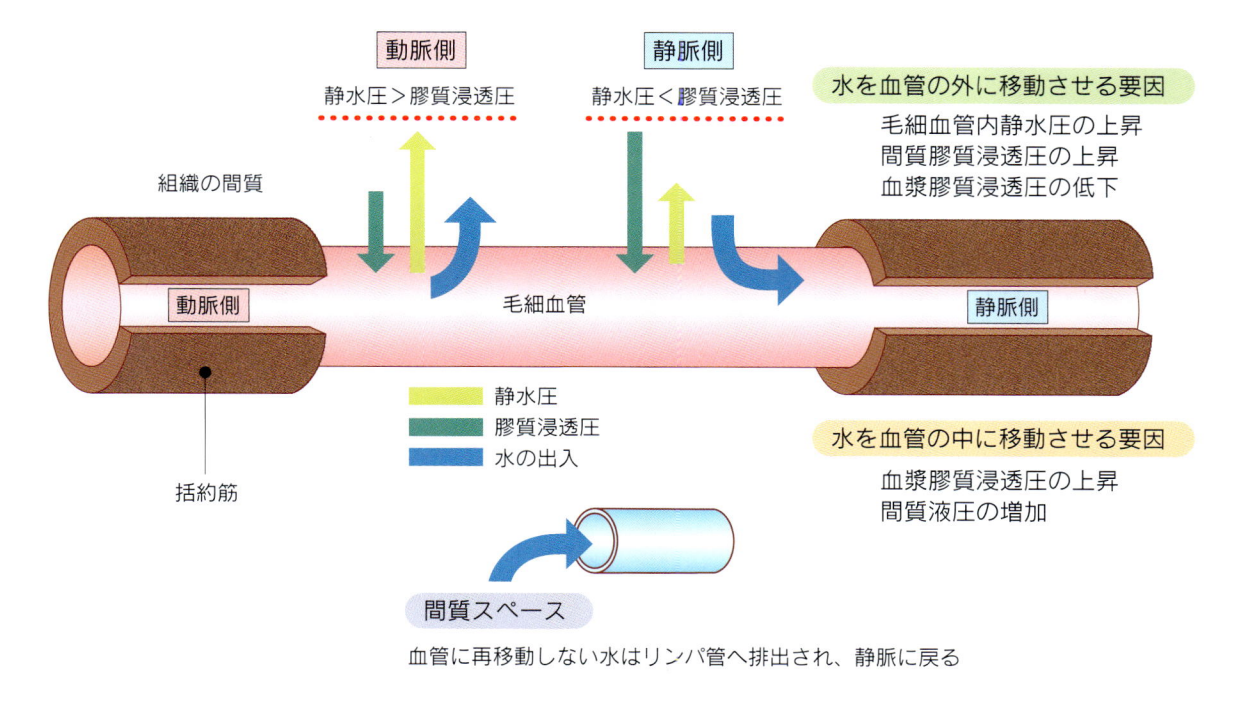

第1章　症状からのアプローチ

間質腔との水の出入りによって、細胞外液が血管の中に分布するか、間質に分布するか調節されています。この調節機構では、静水圧（末梢毛細血管を流れるときの血圧）、膠質浸透圧（アルブミンなどの蛋白による浸透圧で、間質の水分を引き寄せます）、間質液圧、毛細血管の透過性など、いくつかの要因が重要な役割を演じています。正常では、動脈側の毛細血管では静水圧が膠質浸透圧を上回るために、水は間質に移行します。静脈側へ向かうにつれて血管内の静水圧が低下し、間質に移行した水の減少分だけ膠質浸透圧が上昇し、水は間質から血管内に戻ってきます。血管内に再移動しない水はリンパ管を通って静脈に還流されます（スターリングの仮説、図1）。

このような仕組みで、血管内外の水の移動は一定に保たれています。しかし、①毛細血管静水圧の上昇 ②血漿膠質浸透圧の低下 ③毛細血管壁透過性の亢進 ④リンパ管の閉塞などにより、静脈やリンパ管に戻る水よりも血管外へ移動する水が多くなると浮腫が生じます。図2は全身的な浮腫の発生メカニズムを示したものですが、浮腫の発生には心臓の働きが悪くなって中心静脈圧が上昇し、毛細血管静水圧も上昇して浮腫が生じる経路と、様々な病気のためにレニン・アンジオテンシン・アルドステロン系が亢進して、腎臓からのナトリウム排泄が低下し、ナトリウムと水の貯留が起こる経路があります。

浮腫の鑑別のためのアプローチ

浮腫は、表1のように、様々な病気でみられますので、その原因を鑑別することがとても大切です。浮腫の診察では、はじめに、皮膚を観察し、浮腫があるかないかを調べます。特に下腿では浮腫が生じやすく、両側の足背、内踝の後方、脛骨粗面を5秒ほど押さえ、むくみの有無や圧痕の程度を評価します。それらを鑑別していく方法として、図3のよう

図2　全身性浮腫の要因と発症機構

（杉本恒明・矢崎義雄 編「内科学 第9版」朝倉書店，2007年，93pより参考に作成）

全身性浮腫の発症には、心臓の働きが悪くなって中心静脈圧や毛細血管静水圧が上昇して浮腫を生じる経路と、さまざまな病気によりレニン・アンジオテンシン・アルドステロン系が亢進して、腎臓でのナトリウム排出低下と水分貯留が起こり、細胞外液量が増加して起こる経路などがあります。

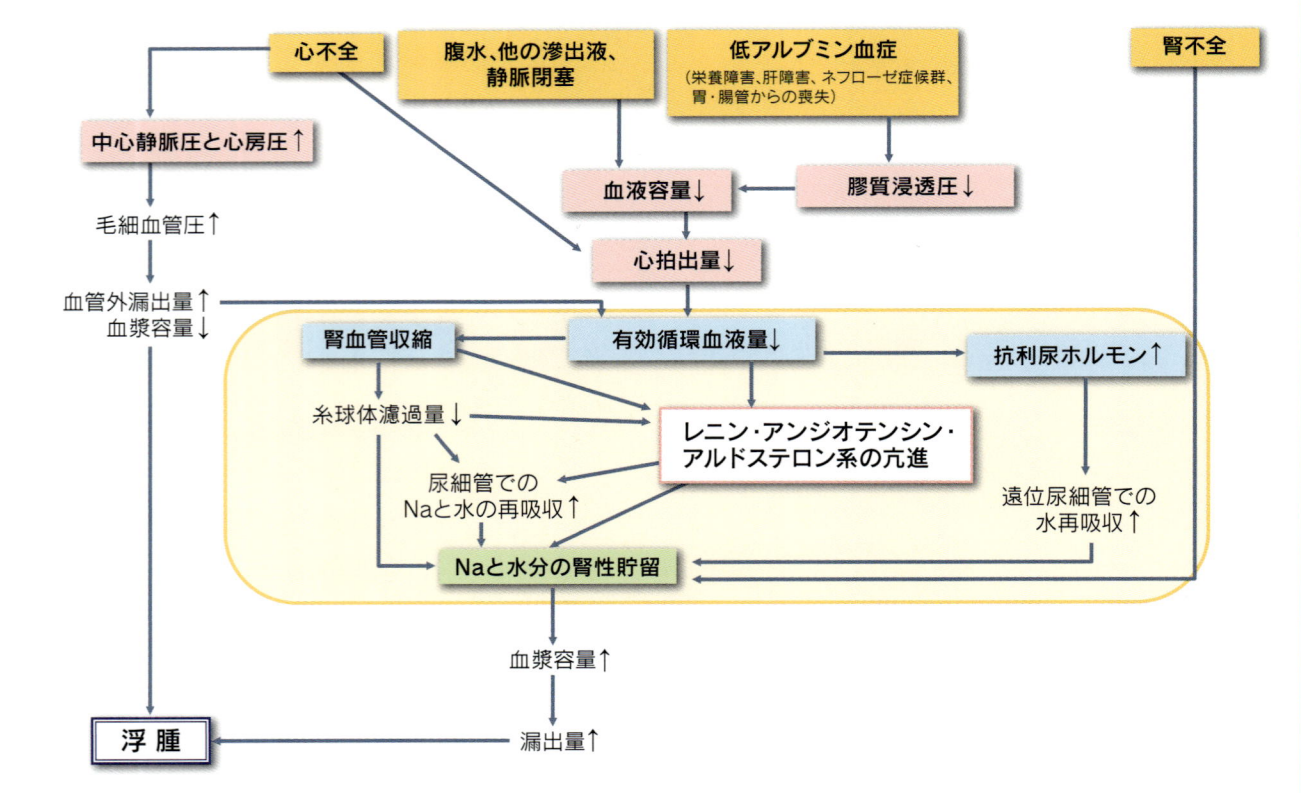

表1 浮腫の原因

全身性浮腫

心臓病疾患	うっ血性心不全、肺性心
腎臓病疾患	ネフローゼ症候群、慢性腎不全、急性糸球体腎炎
肝臓病疾患	肝硬変、肝炎、門脈圧亢進症
内分泌疾患	甲状腺機能低下症、クッシング症候群、アルドステロン症
栄養障害	悪液質（アナサルカ）、吸収不良症候群、蛋白漏出性胃腸症
医原性	薬剤性※、過剰な輸液や輸血
妊娠・月経	妊娠中毒症、月経前緊張症候群
特発性浮腫	

局所性の浮腫

局所の炎症	熱傷、蜂窩織炎、じんま疹
静脈還流異常	血栓性静脈炎、静脈閉塞
リンパ還流異常	リンパ管閉塞、慢性リンパ管炎、フィラリア症
神経血管性	クインケ浮腫、遺伝性血管神経性浮腫

※薬剤性：副腎皮質ステロイド、ステロイド性抗炎症薬、エストロゲン製剤、経口避妊薬、血管拡張薬（カルシウム拮抗薬、ACE阻害薬ほか）、糖尿病治療薬、甘草を含むもの（グルチルリチン、甘草）、脂質改善薬（クロフィブラート）、中枢神経系作用薬（カルバマゼピン、クロールプロマジンほか）、抗生物質、化学療法剤、抗がん剤、その他

図3 浮腫の原因の鑑別

（上田英雄ほか 編「内科学第4版」朝倉書店, 1988年, 903-905pより参考に作成）

浮腫の鑑別では、まず浮腫が全身性か、局所性かを判断します。全身性であれば血液尿検査などから、心臓の病気、腎臓の病気、肝臓の病気、ホルモンの病気などを鑑別します。

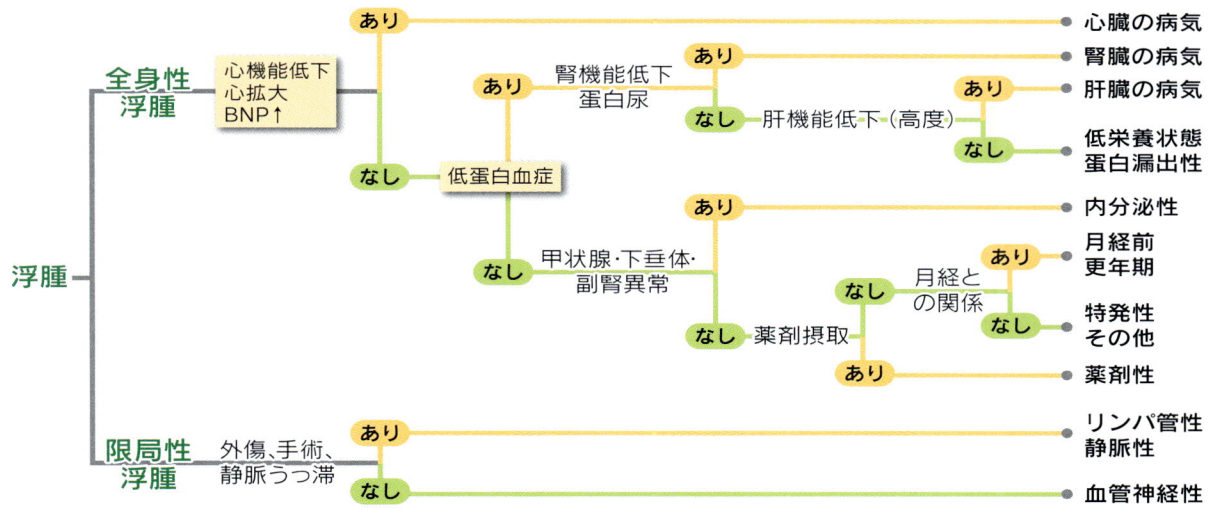

に、まず浮腫が全身性か、局所性かを判断します。

全身性の浮腫は、しばしばうっ血性心不全などの心臓病、腎不全などの腎臓病、肝硬変などの肝臓病でみられますが、最初は組織間質圧の低い部位や静水圧のかかりやすい下肢や体幹背部などで限局性に出現します。例えば、心臓病による浮腫は、

第1章　症状からのアプローチ

足（下腿や足背）でしばしばみられ、その浮腫は夕方に強くなります。またアルブミンが低下するような病気では、浮腫はまぶたや顔などでみられ、朝の起床時に増悪しています。しかし、浮腫の原因が改善されないときには徐々に全身に浮腫がみられるようになり、さらにはお腹や胸の中に水がたまることがあります。全身性浮腫の場合には、浮腫以外の症状や徴候を伴うことが多く、それらの症状や徴候の有無や身体所見が鑑別において有用となります。さらに、浮腫を来しやすい薬を服用していないかどうか、服薬歴を調べることもとても大切です。

一方、局所性の浮腫では、静脈血栓症、悪性腫瘍による静脈・リンパ管の閉塞、リンパ節郭清術やリンパ節放射線治療によるリンパ流の遮断などにより、その部より末梢に浮腫が生じます。

診察手順
1．病歴、薬歴、生活習慣などの聴取（表2）
2．身体所見：一般的な診察に加え、必ず体重をチェックします。体重の増加の程度が全身浮腫の程度を反映するからです。局所性浮腫の場合には、四肢や頸部の周径を測定します。

表2　症状を説明するときのポイント

① 浮腫について：一時的なものか、持続しているか
　　　　　　　　全身性か局所性か
　　　　　　　　圧痕があるか否か
② 体重の増加、尿量の減少などの有無
③ 浮腫以外の症状の有無：呼吸困難、疲労感、発熱
④ 心臓、腎臓、肝臓、甲状腺などの病気、高血圧症や糖尿病の有無
⑤ 現在服用中の薬物の有無と種類
⑥ 栄養状態のチェック
⑦ 過剰の水分摂取、輸液・輸血の有無
⑧ アレルギーの有無
⑨ 妊娠や生理について
⑩ 手術歴や放射線治療の有無
⑪ 局所性の場合には、浮腫のみられる足の下肢静脈の怒張、熱傷の有無、蜂窩織炎の有無など

3．浮腫の原因の鑑別に必要な検査として
①血液・尿検査：肝機能検査、腎機能検査、血清アルブミン濃度の測定、血漿BNP濃度、尿量、尿タンパク定量、尿中ナトリウム濃度の測定など
②画像診断検査：胸・腹部X線検査、心・腹部エコー検査、CT検査など

病歴などがきちんと聴取でき、身体所見が把握できれば、上記検査で浮腫の原因が心臓か、腎臓か、肝臓か、それ以外なのか診断することが可能となります。一方、局所性の浮腫では感染の合併がない場合には、一般的な臨床検査では異常を示すことは少なく、造影剤を使った検査など、特殊な検査を行うことが多くなります。

このように、浮腫は様々な身体の中の病気のシグナルともなっていますので、ただの一時的なむくみだと放置しないで一度診察を受けてみてはいかがでしょうか。

Q&A

問：どうしてむくみが足に出やすいのですか。むくみの見方はどうすればよいですか？

答：むくみが足にでやすいのは、水分が重力の関係で身体の下の方へたまりやすくなるからです。特に椅子に座って仕事をしたり、立ち仕事が多い女性では足にむくみがみられやすくなります。ちなみに、病気などで寝たきりの方の場合、むくみは体の下側になる背中や顔に出やすくなります。むくみがあるかないかは、足やすねなどを指で押さえ、その痕（あと）がなかなかもどらないようなときには、むくみがあると言えます。

第1章　症状からのアプローチ

ショック

浅地　孝能

ショックとは

　血液は酸素や栄養素を全身に運搬していますが、血流が低下（循環障害、血行障害といいます）すると、その該当部位の身体の働きが悪くなります。ショックとは、何らかの原因により全身の血液循環が急激に悪くなり、からだの末梢部位（組織）に十分な血液が行き届かなくなって、その組織が酸素不足になり細胞の働きが障害された状態をいいます。結果として、腎臓、肝臓、脳などの重要な場所の機能が低下したり、著しい酸性化（アシドーシス）による症状が出現します。ショックは早期に適切な診断と治療を行わないと悪循環に陥って、回復が困難な臓器不全（多臓器不全）が起こり、死に至ってしまう非常に重篤な状態です。一般によく耳にするような、単に驚いた状態、急に衝撃を受けた状態という意味ではありません。

　ショックは血圧低下が重要なサインとなります。ショックを理解する上で、どのようにして血圧が決められるのか、血圧を決める要因を知っておくことが大切です。血圧は心臓から出される血液量（心拍出量）と身体のすみずみの血管抵抗により規定されます。この心拍出量は、心筋収縮力、心拍数、血液量により影響を受けます。これらから、血圧は、心筋収縮力、心拍数、血液量、そして末梢血管抵抗の4つの要因で規定されることになります（図1）。

ショックの病態と分類

　ショックの病態の中心は血圧の低下であり、これを先の心拍出量低下と血管抵抗減少に分けて分類すると、心原性ショック、血管閉塞性ショック、循環血液量減少性ショックは心拍出量の低下が血圧低下の原因であり、敗血症性ショック、アナフィラキシーショック、神経原性ショックは血管抵抗の減少が血圧低

図1　血液循環と血圧

血圧は、心筋収縮力、心拍数、血液量、そして末梢血管抵抗の4つの要因で規定されます。

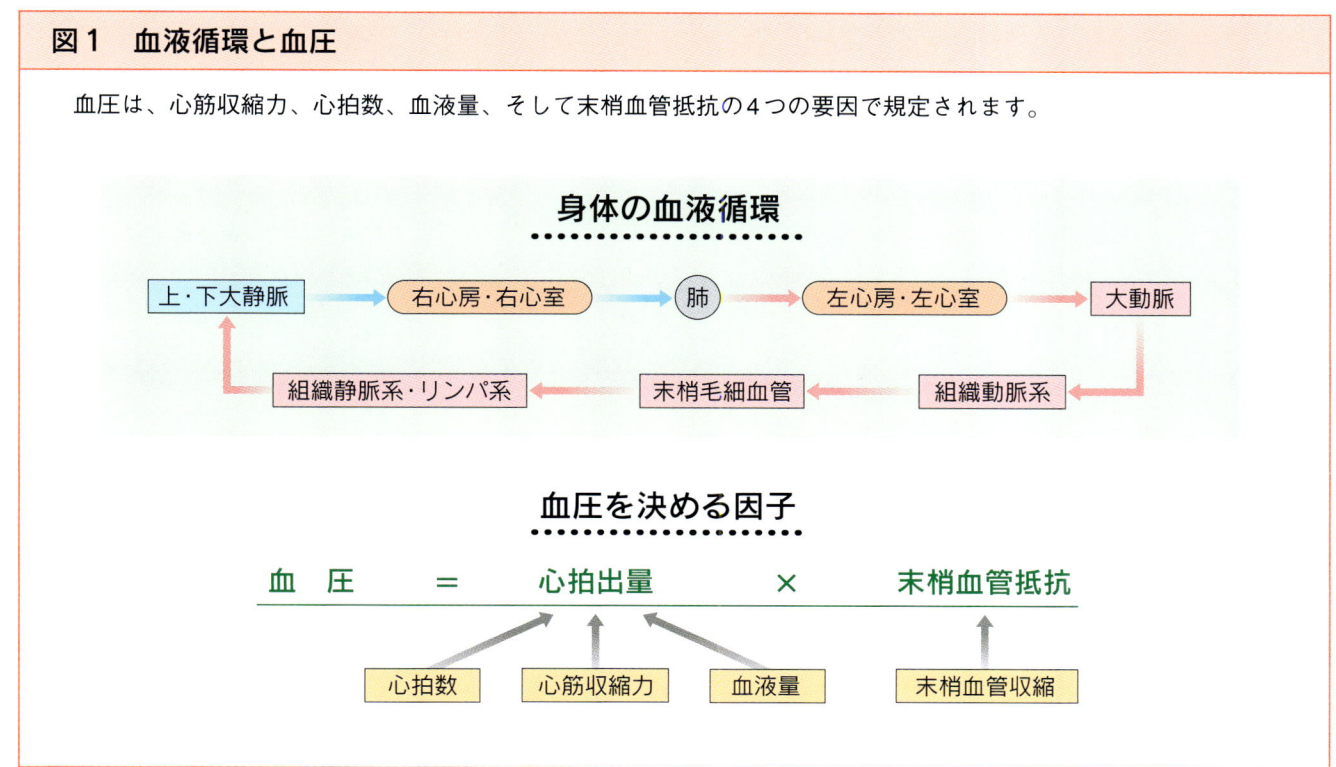

第1章 症状からのアプローチ

下を引き起こしていることがわかります（図2）。

心原性ショック

急性心筋梗塞、心筋炎、心破裂、不整脈などが原因で、心臓の収縮力が急激に障害されたために、心臓から拍出される血液量が減少し、末梢の循環障害が生じます。その際、交感神経が緊張して末梢血管を収縮させます。心原性ショックは、急速な経過をとり、死に至ることも少なくないため、速やかな診断と治療が必要です。

血管閉塞性ショック

血管が何らかの原因で閉塞され、その末梢の血液循環が悪くなって生じます。原因としては、肺血栓塞栓症や心タンポナーデ、緊張性気胸などがあります。急激な病態を呈することが多いので、速やかな診断と閉塞の解除などの治療が大切です。

循環血液量減少性ショック

出血や脱水など、様々な原因により循環血液量や血漿量が減少し、引き続き心拍出量が低下し、末梢血管が虚脱して血圧が低下します。その結果、交感神経の緊張が亢進した症状（頻脈、冷汗、蒼白など）や末梢循環不全による組織の虚血、アシドーシス、凝固系の異常などがみられます。循環血液量の40％以上が失われると致死的になります。

敗血症性ショック

感染した部位から血液中に入った細菌（主としてグラム陰性桿菌）や菌体成分により、エンドトキシンやサイトカインが産生され、一酸化窒素、補体、キニン、凝固系などが活性化され、血管は拡張します。初期は温かいショックと呼ばれ、心臓からたくさんの血液が拍出されますが、ショック状態が持続しますと、末梢の循環不全のため、アシドーシスとなり心臓の拍出量は減少し、冷たいショックという状態になり、やがて多くの臓器の働きが悪くなる多臓器不全となります。

アナフィラキシーショック

I型のアレルギー反応（即時型アレルギー反応）が主体となり、血管は拡張し、血液が漏出することにより、循環血液量は減少します。同時に蕁麻疹や喉頭のむくみ、気道の収縮などもみられます。原因として頻度の高いものは、造影剤や抗生物質などの薬剤で、ほかには、そばなどの食物や虫さされなどがあります。

神経原性ショック

強い痛みや過度の緊張感などが原因となって血管迷走神経反射がおこり、その結果、脈は少なくなり、心臓の収縮力が低下して、心拍出量は減少します。また、末梢の血管は拡張して血圧が低下します。

ショックでみられる症状

ショックのときには、組織の低還流に基づく症状や徴候がみられます。いわゆる"ショックの5P"と呼ばれるものがあり、それは蒼白（pallor）、虚脱（prostration）、冷汗（perspiration）、脈拍触知不能（pulselessness）、呼吸不全（pulmonary deficiency）です。このほかにも血圧の低下、脈圧の減

図2　ショックの病態と原因

ショックの病態の中心は血圧の低下です。血圧の低下は心拍出量低下と血管抵抗減少により引き起こされます。心原性ショック、血管閉塞性ショック、循環血液量減少性ショックでは心拍出量が低下するために血圧は低下し、敗血症性ショック、アナフィラキシーショック、神経原性ショックでは血管抵抗の減少が血圧低下を引き起こしています。

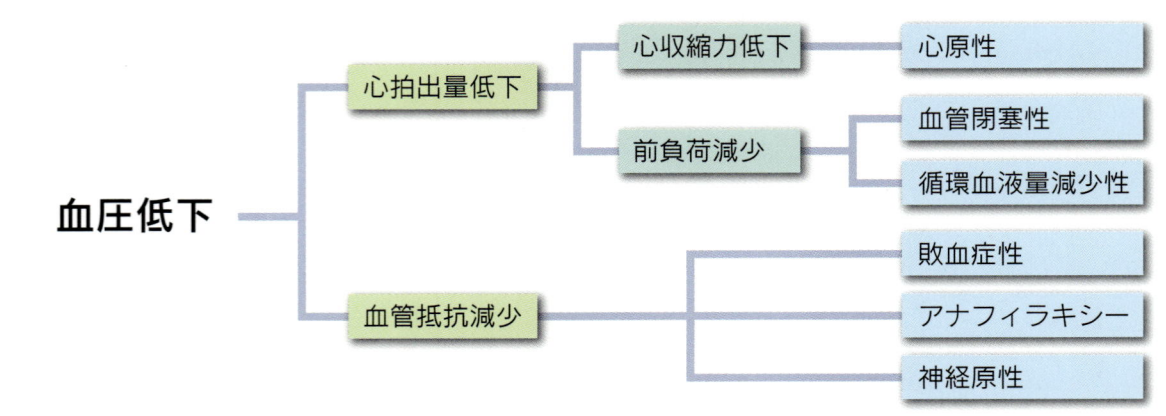

少、尿量の減少、呼吸促迫、表在性静脈の虚脱などがあります。

ショックの診断と重症度評価

ショックの診断基準として、アメリカの心筋梗塞研究班（MIRU）の診断基準（表1）があります。収縮期血圧が90 mmHg以下、またはふだんの血圧よりも30 mmHg以上の低下を認め、組織循環の減少としての時間尿量の減少、意識混濁、末梢血管収縮、アシドーシスなどを伴います。重症度の評価法としては、臨床的重症度分類（表2）やショックスコア（表1）といったものがあります。

ショックの診療の進め方

まず、意識障害、全身倦怠感、手足が蒼白で冷たいなどの訴えや症状があり、血圧が90 mmHg以下の場合にショックの疑いを持ちます。重症度分類やショックスコアなどに基づき、意識状態、血圧、脈拍、呼吸数、体温などのバイタルサインをチェックし、尿量、皮膚所見、末梢の循環を把握します。

ショック時には、状態を速やかに改善させると同時に、原因精査を行います。気道を確保し、酸素吸入を開始し、必要に応じ気管内挿管を行い、人工呼吸器で管理します。また血管を確保し、昇圧薬を使用したり、補液を行います。

ほとんどの場合、患者本人から病歴を聞くことは難しく、家族、救急隊員、紹介医などに尋ねます。以前にも同じことがあったか、心臓の病気をもっているか、ふだんの血圧値、腹痛、嘔吐や下痢、けがや骨折、出血の有無、胸痛や呼吸苦、悪寒や発熱、薬物の服用、アレルギーの有無などを調べます。

検査としては、血液・尿検査、動脈血液ガス分析、心電図やX線写真、超音波検査を行い、必要時CT検査を行います。

表1　ショックの診断と重症度判定

（小川龍：ショックスコア，救急医学14pに基づき作成）

ショックの診断（MIRUの診断基準）

- 収縮期血圧90mmHg以下、ふだんの血圧よりも30mmHg以上の低下
- 組織循環の減少を認める
  - a）時間尿量20ml以下：腎動脈壁のα受容体が豊富に分布 → 腎血流量減少 → 血管収縮
  - b）意識混濁　　　　　：脳血流減少と低酸素血症 → 興奮、不穏 → 無欲、応答遅延 → 昏睡
  - c）末梢血管収縮所見　：皮膚が冷たく湿潤

乳酸性アシドーシスなどの組織循環の減少所見が30分以上持続すること

重傷度判定

スコア	0	1	2	3
収縮期血圧	100≦	80≦～<100	60≦～<80	<60
心拍数	≦100	100<～≦120	120<～≦140	140<
酸塩基平衡	-5≦～≦+5	±5≦～≦±10	±10≦～≦±15	±15<
時間尿量	50≦	25≦～<50	0≦～<25	0
意識	清明	軽度の応答遅延	著明な応答遅延	昏睡

5項目の総計が　0～4＝非ショック、5～10＝中等症、11～15＝重症

表2　ショックの重症度分類

(Teba Lほか：Postgrad Med, 91, 1992に基づき作成)

	第Ⅰ期 代償性ショック	第Ⅱ期 非代償性ショック	第Ⅲ期 非可逆的ショック
意識	清明、精神的苦痛	混濁、不穏	混濁、無気力、興奮、こん睡
皮膚	蒼白、冷感※1	冷感※1、湿潤	冷感、チアノーゼ、まだら状
末梢血管	軽度収縮	著明な収縮	強度な収縮
血圧	正常、わずかに低下	低血圧	血圧触知不能
脈拍	頻脈	頻脈	―
呼吸	頻呼吸	呼吸不全の徴候	多臓器不全
尿量	―	乏尿	無尿
酸塩基平衡	呼吸性アルカローシス	アシドーシス	代謝性アシドーシス

（注）※1 敗血症性ショックではあたたかい

Q&A

問：血圧が低ければ、それだけでショック状態だと言えますか？

答：血圧が低くなる病気には、ショック以外にもいくつかあります。例えば、起立性低血圧という病気では、起立に伴い血圧が20mmHg以上低下し、めまいや失神などの症状を示します。しかし臥床で改善し、決して死につながるようなものではありません。ショックでは、基礎に重篤な疾患があり、血圧の低下により末梢の血液の流れが著しく障害され、その結果、末梢組織の働きが損なわれ、放置しておくと、多くの臓器で回復できない障害が引き起こされます。ショック状態では、血圧の低下以外に、意識障害、皮膚が蒼白で冷たい、脈拍の増加、呼吸の異常などを伴います。できるだけ早く状態を把握し、適切な治療を行うことが必要です。

第1章 症状からのアプローチ

失神・めまい

津川　博一

「失神・めまい」とは

　失神やめまいは日常臨床の場でよく遭遇する症状であり、救急外来を受診する3～5%が失神であるとも言われています。

　日本循環器学会による「失神の診断・治療ガイドライン」（井上博、相澤義房、安部治彦ほか：失神の診断・治療のガイドライン Circ J.71（suppl.IV）: 1049-1101, 2007）によると、失神は「一過性の意識消失の結果、姿勢が保持できなくなり、かつ自然に、また完全に意識の回復が見られること」と定義されています。発症は比較的速やかであり意識は多くの場合速やかに回復します。前駆症状（浮遊感、悪心、発汗、視力障害など）を伴うこともあれば伴わないこともあります。

　めまいは、回転性や非回転性のものがあり、平衡機能の障害の疾患としての耳鼻科や神経内科、眼科領域の原因によることが多く、失神の前駆症状として自覚されることもあり、器質的な心血管系の疾患の検索も必要となります。

失神の病態、原因

　「失神の診断・治療ガイドライン」では、失神の共通する病態生理は「脳全体の一過性低灌流」で、脳循環が6～8秒間中断されれば完全な意識消失に至り、収縮期血圧が60

表1　失神の原因

（日本循環器学会「失神の診断・治療ガイドライン」に基づき作成）

1. **起立性低血圧**
    1) 自律神経障害
        - (a) 原発性：純型自律神経失調症
          多系統萎縮
          自律神経障害を伴うParkinson病
        - (b) 続発性：糖尿病性ニューロパチー
          アミロイドニューロパチー
        - (c) 運動後
        - (d) 食後
    2) 薬剤、アルコール
    3) 循環血液量低下
       出血、下痢、Addison病

2. **神経調節性失神および類縁疾患**
    1) 神経調節性失神
    2) 血管迷走神経反射
    3) 頸動脈洞過敏症候群
    4) 状況失神
        - (a) 急性出血
        - (b) 咳嗽、くしゃみ
        - (c) 消化管刺激（嚥下、排便、内臓痛）
        - (d) 排尿後
        - (e) 運動後
        - (f) 食後
        - (g) その他（金管楽器演奏、重量挙げ）
    5) 舌咽神経・三叉神経痛

3. **心原性**
    1) 不整脈
        - (a) 徐脈性不整脈
        - (b) 頻脈性不整脈
    2) 器質的心疾患、心肺疾患
        - (a) 狭窄性弁膜症
        - (b) 急性心筋梗塞/虚血
        - (c) 閉塞性肥大型心筋症
        - (d) 心房粘液腫
        - (e) 大動脈解離
        - (f) 心膜疾患/タンポナーデ
        - (g) 肺塞栓症/肺高血圧症

4. **脳血管**
    1) 盗血症候群
    2) 過換気

第1章　症状からのアプローチ

mmHgまで低下すると失神を来し、また脳への酸素供給が20％減少しただけでも失神を来すとしています。

失神の原因には種々なものがありますが、ガイドラインでは原因を表1のように、1. 起立性低血圧、2. 神経調節性および類縁疾患、3. 心原性、4. 脳血管の4項目に大きく分類しています。

起立性低血圧の原因としては、自律神経障害や薬剤（利尿剤、血管拡張剤、抗うつ薬など）、脱水などによるものがあげられます。

神経調節性失神および類縁疾患では、臨床的にいろいろな状態の時に起こる血管迷走神経反射による末梢血管の拡張や徐脈のために、一過性の血圧低下と脳血流量低下を来す病態が原因となっています。

心原性失神の原因は、徐脈性不整脈や致死性頻脈性不整脈、器質性心疾患、肺疾患による心拍出量低下や低酸素血症などです。

また、脳血管の盗血現象や過換気による脳動脈の収縮による脳血流量低下によっても失神を生じることがあります。

問診から診断へのアプローチ

失神の診断の際には失神時の状況や病歴、症状などが重要なポイントとなりますので、以下の点に注意して病歴聴取することが必要です。

1. 失神時の体位

神経調節性失神では起立時もしくは座位で生じますが、心原性失神では体位に関係なく失神が起こります。

2. 失神前の状況

排尿時、排便後、咳嗽、嚥下、食後、運動後、急性出血などは状況失神の原因に、長時間の起立、不快な光景、臭い、恐怖、疼痛、採血後、極度の緊張、ストレスなどがあれば神経調節性失神が疑われます。また長期臥床後あるいは座位後の急激な起立は起立性低血圧の原因となります。

3. 前駆症状の有無

運動時に胸痛や動悸が先行する場合は虚血性心疾患や不整脈による失神が疑われます。

4. 突然死の家族歴の有無
5. 糖尿病、心疾患の有無
6. アルコール多飲の有無
7. 降圧薬、抗不整脈薬、抗うつ薬などの薬剤服用の有無

身体所見から診断へのアプローチ

器質的な心疾患を示唆する心雑音や不整脈の有無、血圧の左右差、頸部、鎖骨下の血管雑音の有無、自律神経失調を伴う神経疾患に特徴的な所見、外傷の有無に注意する必要が

表2　失神患者の原因検索に必要な検査

（日本循環器学会「失神の診断・治療ガイドライン」に基づき作成）

1. 基本的検査
   1) 病歴
   2) 身体所見
   3) 起立時の血圧測定
   4) 心電図
   5) 胸部X線写真

2. 特定の疾患が疑われた場合
   1) 神経調節性失神および類縁疾患
      (a) ティルト試験
      (b) 頸動脈洞マッサージ
      (c) 長時間心電図記録
   2) 心疾患
      (a) 心エコー図
      (b) 長時間心電図記録
      (c) 運動負荷心電図
      (d) 電気生理検査
      (e) 心臓カテーテル検査、冠動脈造影
   3) 大血管疾患
      (a) MRI
      (b) 造影CT
      (c) 肺血流スキャン
      (d) 血管造影
   4) 神経系疾患
      (a) 神経内科、脳外科へのコンサルテーション
      (b) 頭部画像診断（CT、MRIなど）

3. 失神以外の意識障害が疑われた場合
   1) 血液検査（血糖値、動脈血ガス分析、薬物血中濃度など）
   2) 頭部CT、MRI、MRAなど
   3) 頸動脈エコー
   4) 脳波
   5) 精神・心理的アプローチ
   6) その他、病態に応じた検査

あります。

血圧、脈拍の測定は仰臥位のみならず、座位、立位での測定が起立性低血圧の診断に役立ちます。

神経調節性失神が疑われた際にはさらにティルト試験を、器質的心疾患が疑われた場合には標準12誘導心電図、ホルター心電図、運動負荷心電図、心エコー検査などの検査を行い、確定診断のために、さらに心臓カテーテル検査、冠動脈造影、電気生理学的検査などを行うことになります。

「失神の診断・治療ガイドライン」では、失神患者を診る場合の基本的な診断方法を表2のようにまとめており、示唆される病態に応じて検査を選択し、診断してゆくことが必要となります。

代表的な失神の診断ポイント

起立性低血圧

仰臥位から立位に体位変換すると、約500〜800 mlの血液が胸腔内から下肢や腹部内臓系へ移動し、心臓への還流血液量が約30％減少します。このため心拍出量、体血圧が低下しますが、健常人では圧受容器反射系が賦活され、血圧を正常に保ちますが、反射系の異常、循環血漿量低下状態では起立時に低血圧状態を来します。

仰臥位や座位から立位に体位変換した際に、起立3分以内に収縮期血圧が20 mmHg以上低下するか、または収縮期血圧の絶対値が90 mmHg未満に低下、あるいは、拡張期血圧の10 mmHg以上の低下が認められた際には、起立性低血圧と診断され、その原因としては、自律神経系の障害や血管拡張薬（Ca拮抗薬、α遮断薬、ACE阻害薬）、抗うつ薬など薬剤の影響、体液量減少などがあげられます。特に高齢者では薬剤による血圧低下を来しやすいので注意が必要です。

神経調節性失神

神経調節性失神は血管迷走神経失神とも呼ばれ、失神の最も多い原因となっています。

注射や外傷などの疼痛、突然の恐怖、著しい不安感、肉体的ストレス、朝礼などの長時間の立位保持などが誘因となります。発作直前には全身脱力感、悪心、腹部不快感、冷汗、顔面蒼白、眼前暗黒感、めまい感などの前兆が認められます。失神に伴い転倒した際に外傷を来すことがありますが、それ以外は後遺症もなく、予後は良好です。

その病態は、立位になることにより下肢末梢静脈への血液のうっ滞が起こり、このため心臓への静脈還流が減少し、動脈圧の低下が起こり、これを改善しようとする体の反応として交感神経系の緊張と迷走神経系の抑制により血圧を維持します。しかし、この際に容量が減少した心室に陽性変力作用が加わると、心過動状態となり、左室の機械的受容体を刺激し、血管運動中枢を抑制、迷走神経心臓抑制中枢を興奮させ、血管拡張、低血圧と心拍数減少を来し失神すると考えられています（図）。このような心臓神経調節性失神は、一過性徐脈により失神発作に至る心臓抑制型、徐脈を伴わず一過性の血圧低下のみにより失神発作に至る血管抑制型、徐脈と血圧低下の両者を伴う混合型に分類されています。

状況失神

状況失神はある特定の状況や日常動作で誘発される失神で、排尿、排便、嚥下、咳嗽、息こらえ、嘔吐などに起因して失神を生じます。病態としては、神経調節性失神に含まれ、詳細な病歴聴取により失神の起こった状況を把握することが診断に役立ちます。

1）排尿失神

立位で排尿する男性に多く発症し、排尿による迷走神経刺激と心臓への静脈還流の減少などが血圧低下や徐脈、心停止を引き起こし失神に至ります。飲酒、血管拡張薬、利尿薬との関連が深く、特に飲酒後の立位での排尿の際に発症します。

2）排便失神

50〜70歳の比較的高齢の女性に多く、切迫した排便や腹痛などの消化器症状を伴うことが多く、排便時のいきみによる静脈還流の減少や消化管の機械受容器を介した迷走神経刺激により血圧低下、徐脈、心停止を来します。

3）嚥下性失神

固形物や炭酸飲料などの嚥下の際に食道圧受容器の感受性亢進による迷走刺激反射が原因となっています。基礎に食道ヘルニア、憩室、がん、アカラジアなどの食道疾患の合併があることもあります。

4）咳嗽失神

咳嗽による胸腔内圧の上昇により心臓への静脈還流を減少させ、心拍出量の低下を来し失神に至ります。また、胸腔内圧上昇は脳脊髄圧を上昇させ、脳動脈を圧迫することにより脳血流が低下することが原因となることもあります。咳嗽失神は肥満やヘビースモーカーの男性に多く、慢性閉塞性肺疾患の合併も多いよう

第1章　症状からのアプローチ

> **図　神経調節性失神の機序**
>
> 各種ストレス等により交感神経が緊張し、心過動状態となり、これが左室機械受容体を刺激し、脳幹部に至ります。今度は反対にこれらを抑制する方向に迷走神経心臓抑制中枢が興奮し、血圧低下や心拍数低下を来し、失神が誘発されます。

です。

心疾患による失神

心原性の失神としては、不整脈によるものと、器質的心疾患によるものがあげられますが、非心原性の失神に比し予後が悪い例が多いので注意を要します。不整脈としては完全房室ブロックや洞不全症候群の様な徐脈性不整脈と心室頻拍、心室細動などの頻脈性不整脈が原因となり、これらの不整脈が原因で起こるめまいや失神をアダムス・ストークス発作（Adams Stokes発作）と呼び、放置すると死に至ることがあります。器質的心疾患には虚血性心疾患（狭心症、心筋梗塞）、肥大型心筋症、拡張型心筋症、大動脈弁狭窄症、僧帽弁狭窄症などがあげられます。

1）徐脈性不整脈

失神の原因となる徐脈性不整脈には房室ブロック、洞不全症候群などがあり、標準12誘導心電図、モニター心電図、ホルター心電図記録、電気生理学的検査などにより診断されます。

房室ブロックは心房から心室への刺激伝導の途絶により著しい徐脈を来し、失神の原因となります。後天性のものは一般に加齢に伴う刺激伝導系の変性や線維化によりますが、薬剤や心筋炎、心筋症、膠原病や虚血性心疾患に伴うものもあります。

洞不全症候群は洞自動能の低下や洞房伝導の低下により徐脈を来すもので、器質的な洞結節の障害のほか、迷走神経が強く関与し徐脈を示すものもあります。

房室ブロック、洞不全症候群ともに、失神を来すような症例では、原則として心臓ペースメーカー治療の適応となります。

2）頻脈性不整脈

心室頻拍や心室細動、さらに上室性の頻拍症でも著しい頻脈状態により心拍出量が低下し、脳血流量の低下により、失神を来します。頻脈の速さや持続時間により、動悸やめまい程度で終わるものから、突然死に至るものまであります。失神に至る前に動悸や不整脈感があったか、心電図異常や基礎心疾患の有無、運動や精神的ストレスの関与、服薬の状況、突然死の家族歴、電解質異常の有無などの把握が重要となります。

心電図は診断に重要であり、非発作時の心電図でWPW症候群、ブルガダ症候群（Brugada syndrome）、QT延長症候群、肥大型心筋症、催不整脈性右室心筋症、異常Q波、心筋梗塞などの基礎疾患の所見が得られます。頻脈発作時の心電図が記録されていれば不整脈の診断が早いですが、心電図記録がなく、失神の原因が頻脈性不整脈であることが疑われた場合、発作を捉えるためモニ

26

ター心電図やホルター心電図記録を行い、さらに電気生理学的検査ではプログラム刺激により頻脈性不整脈の誘発試験を試みます。

失神の原因が発作性上室性頻拍症やWPW症候群、特発性心室頻拍による場合は、カテーテルアブレーションが治療として有効で、心室頻拍や心室細動による場合は基礎心疾患の治療および、植え込み型除細動器（ICD）による治療の適応となります。

3) 器質的心疾患に伴う失神

器質的心疾患に伴う失神の病態としては、それぞれの基礎心疾患で若干異なりますが、虚血性心疾患（狭心症、心筋梗塞）では、心不全状態による心拍出量の低下や房室ブロックや致死性頻脈性不整脈により失神を来します。

肥大型心筋症では非閉塞例より閉塞性肥大型心筋症の方が失神を来すことが多く、不整脈や高度な左室流出路狭窄、心肺受容器反射、心不全などが機序として考えられ、特に運動中や運動直後の失神は突然死の危険があり注意を要します。

拡張型心筋症も不整脈による失神や突然死が高率であり、重症致死性不整脈の出現は常に念頭においておく必要があります。

大動脈弁狭窄症では、労作時に末梢血管抵抗が下がった際に大動脈弁狭窄のため、心拍出量が増加せず、また左室内圧の上昇により左室機械受容器を介した迷走神経反射が誘発され低血圧となり、失神を引き起こします。大動脈弁狭窄症で代表的な症状は狭心症、失神または心不全で、ひとたび症状が出現すれば予後は急速に悪化し、無加療の場合、一般に狭心症が出現してからの平均生存期間は5年、失神発作からは3年、心不全症状からは2年といわれています。

Q&A

問：神経調節性失神の診断には、どのような検査を行うのでしょうか？

答： 前駆症状を伴って立位や座位の状態から失神を起こすような神経調節性失神の場合には、ティルト試験（head-up tilt test）という検査を行います。約20〜30分の安静臥床後に足台の付いた傾斜台を用いて、傾斜台を60〜80度に起こし、患者に受動的な起立位となってもらい、経時的に心拍と血圧を30〜60分間観察し、失神あるいは前失神状態を誘発する検査です。ティルト試験のみで失神発作が誘発されない場合にはさらに、心過動状態を誘発するためにイソプロテレノールを持続点滴しながら同様の検査を行うこともあります。ティルト試験で誘発された失神は、心拍数の低下が主体の場合は心臓抑制型、血圧低下が主体の場合は血管抑制型、徐脈と血圧低下の両者を伴う場合は混合型の3つの病型に分類されます。

第1章 症状からのアプローチ

足の痛み

四方　裕夫

　足の痛みを来す病態としては様々な病態があげられますが、大まかに痛みの発生機序として血管性（虚血性）のものと、神経性（神経圧迫性）のものがあります。

　日常において最も多く遭遇するものとしては閉塞性動脈硬化症（ASO）と腰部脊柱管狭窄症があります。その他にも以下の病態があります。

- 閉塞性血栓性血管炎（TAO）（Buerger病：バージャー病、ビュルガー病）
- 大動脈炎症候群
- ベーチェット病（Behçet病）
- 糖尿病性血管症（太い動脈だけでなく、細動脈、毛細動脈など細い動脈も侵される）
- 膠原病（全身性エリテマトーデス、結節性多発性動脈炎、進行性全身性硬化症、強皮症など）
- 膝窩動脈捕捉症候群
- 膝窩動脈外膜嚢腫
- 原発性動脈血栓症（急性の血栓または塞栓による動脈閉塞）

などが挙げられます。

　動脈硬化による狭窄または閉塞が原因で下肢血流が低下することにより生じる疾患が下肢閉塞性動脈硬化症です。わが国ではASOと呼び、バージャー病などのTAOと区別して表現することが多いですが、世界的にはPAD（peripheral arterial disease：末梢血管疾患）と呼称されることが一般的です。

表1　急性動脈閉塞の重症度分類（Balas分類）

1度	脈拍消失、疼痛、冷感、蒼白
2度	1度に加えてチアノーゼ、しびれ感
3度	2度に加えて斑紋状チアノーゼ、知覚低下、不全麻痺
4度	筋硬直、著明な腫脹、完全麻痺、壊疽

　突然に下肢の虚血症状が出現する場合は原発性動脈血栓症がありますが、これは急性の血栓または塞栓による動脈閉塞です。この場合心臓の不整脈（心房細動）を認める場合や、もともと閉塞性動脈硬化症病変が存在して血管内腔が狭窄している場合（ASOの急性増悪とも言います）があります。症状は5P（Pain：疼痛、Pulseless-ness：動脈拍動消失、Pallor：蒼白、Paresthesia：知覚異常、Paralysis：運動麻痺）を認めることが多いです。

　急性動脈閉塞の重症度の分類にはBalas分類が用いられることがあります（表1）。

　急性動脈閉塞の救肢可能時間は一般的に発症後6～12時間と言われています。この時期の後に血栓摘除（図）やバイパス術などで虚血を解除する（多量の筋肉虚血に血液を再灌流）するとMNMS（血行再建後症候群 myonephropathic-metabolic syndrome）＝横紋筋融解症候群が発症することがあり、場合によっては心停止、不可逆的な腎障害などを惹起したりしますので治療には注意を要します（表2）。

　それに対して慢性の疾患（ゆっくり進行する疾患）としては慢性閉塞性動脈硬化症があります。

　慢性閉塞性動脈硬化症は、下肢への血流障害が動脈硬化症に起因するものであり、動脈硬化により血管内腔が狭窄あるいは閉塞するものです。ゆっくりと閉塞した場合には側副血行路を認めることが多いので前述の5Pの症状は少ないです。

　一方、腰部脊柱管狭窄症は、脊椎にある脊柱管という神経を囲んでいる管が狭窄する整形外科疾患です。その詳細は整形外科の成書に譲ることとしますが、両者とも特徴的な症状は間歇性跛行（最近は間欠性跛行とも書きますが、正しくは「間歇性跛行」）です。間歇性跛行とは、歩き始めはとくに症状が強いわけではないのですが、しばらく歩くと脚が痛くなったり、しびれたり、こわばったりして歩くことができなくなる状

図　血栓摘除術

Fogatyカテーテルによる急性動脈閉塞の血栓摘除

← Fogarty catheter

血栓

表2　血行再建後症候群（MNMS）の症状および所見

経時的変化と障害部位

病期 分類	初期	進行期	遠隔期（後遺症）
筋障害	患肢の高度疼痛、阻血症状、筋硬直、浮腫状腫脹	筋壊死、患肢全体の壊死	関節硬直、尖足
腎障害	尿中ミオグロビン出現（尿潜血陽性）、暗褐色尿排泄	乏尿、無尿、急性腎不全	慢性腎障害
代謝障害	血中ミオグロビン増加、血清CPK、LDH、AST増加	高K血症、代謝性アシドーシス、BUN増加	
呼吸・循環障害		呼吸不全、不整脈、心不全	慢性呼吸不全、心筋障害

態を指します。

　二つの病態の鑑別は比較的容易ですが、閉塞性動脈硬化症は下肢の動脈拍動が弱かったり、消失しています。一方腰部脊柱管狭窄症は、体が前かがみになると脊柱管がやや広くなり、神経圧迫は解除されて症状はなくなります。しかし実際には両者の好発年齢がほぼ同じであり、併存したりすることもあります。

　慢性動脈閉塞の症状としてFontaine分類（表3）やRutherford分類（表4、最近はこちらの症状分類を用いることが多くなってきています）があげられます。

　Framingjam研究では症状のあるPAD患者の20%に糖尿病を認めたと報告されていますが、無症状の患者も含めれば40%近くが糖尿病であろうと推察されています。PADの危険因子としては高齢、高血圧、高脂血症、喫煙などが挙げられますが、糖尿病が最も強い影響を及ぼしているとされています。糖尿病患者においては糖尿病の罹病期間と年齢、末梢神経障害の存在がPADの合併リスクを高めることが報告されています。

　間歇性跛行を有するPAD患者は、下肢に関しては5年で27%が症状の進行を認め、4%が下肢切断に進行し、20%に心血管イベント（心筋梗塞、脳梗塞）を発症、30%が死亡するとされます。より進行したPADの状態である重症下肢虚血（CLI）では6カ月以内に30%が下肢切断に至り、20%が死亡します。このようにPADは予後不良な疾患で、糖尿患者の予後を劣悪にするサイレントキラーと呼ばれ、早期発見、早期治療が必要な疾患であることを認識する必要があると考えます。

表3　Fontaine分類（下肢動脈閉塞病変による症状分類）

無症状	側副血行路の発達が良好で症状がない
間欠性跛行	歩くと大腿筋や腓腹筋が張って痛くなり歩けなくなる 5〜10分間休むと症状がとれ、歩行可能となる しかし、また筋肉痛で歩行不能となって休まざるをえない
安静時痛	安静時痛（歩行どころかジッとしていても足や趾が痛む）
壊死・潰瘍	壊死・潰瘍（趾や足に虚血により潰瘍や壊死が生じる）

表4　Rutherford分類

Stage	症　状
0	無症状
1	軽度跛行
2	中等度跛行
3	重症跛行
4	安静時疼痛
5	部分組織壊死
6	組織壊死

Q&A

問：平地ならばいくらでも歩けますが、坂道や階段をあがる時には途中で休まなければなりません。このような症状は間歇性跛行というのでしょうか？

答：間歇性跛行です。平地の歩行は人によってスピードが異なり、多くは脚の状態に合わせた歩き方を自然に行っています。しかし坂道や階段はスピードは異なっても体重×高さ＝負荷は一定ですのでより下肢への負荷が顕著になってきて、下肢の虚血症状が出現します。

第2章 病気を理解するための基礎知識

解剖生理
  心臓の解剖 ……………………………………………………… 32
  心臓の機能 ……………………………………………………… 37
  心臓の電気生理（不整脈）……………………………………… 42
  血圧調節 ………………………………………………………… 48

検査法
  画像診断法 ……………………………………………………… 51
  循環器の診察法 ………………………………………………… 56
  心電図 …………………………………………………………… 59
  心エコー法 ……………………………………………………… 63
  心臓カテーテル検査 …………………………………………… 71

疾患の実態（疫学）
  循環器疾患の疫学 ……………………………………………… 80

第2章　病気を理解するための基礎知識

解剖生理②

心臓の解剖

秋田　利明

心臓の解剖

心臓は、横紋筋の一種である心筋が主体となって4つの部屋（右心房・右心室、左心房・左心室）を構成し、収縮・弛緩を繰り返すことにより血液を肺および全身に送り出す血液のポンプの役割を担っています。大きさは人のこぶし大で平均で270gくらいです。

心臓の外観（図1；MD-CT図）

心臓は下を向いた円錐形をしており、通常は左心室で形成される心尖部と心房と大血管で構成される心基部があります。右心室は右前方、左心室は左後方に位置し、大動脈基部は肺動脈の右後方に位置し、肺動脈は円錐形の右室流出路から起始します。心房と心室の間には房室間溝、左右心室の間には心室間溝があり、冠動脈が走行しています。心臓と大血管の根元は心膜（pericardium）と呼ばれる結合組織の袋により包まれています（図2）。心臓と心膜の間には心嚢液（pericardial fluid）があり、心臓が収縮・弛緩する際の摩擦を最小に保っています。心膜は、外側では胸骨・両側の胸膜縦隔側、心膜翻転部で大血管（大動脈、肺動脈、大静脈、肺静脈）で固定され、ダイナミックな動きをしても縦隔の正常な位置に保たれます。

心臓の内部構造（図3）

正常の心臓では、4つの部屋がありますが、右心室と左心室がポンプ機能を担い、それぞれ肺動脈および大動脈に血液を送り出しています。右心室には右心房、左心室には左心房が接続し、血液のリザーバ的機能を担うとともに、心室に先立ち心房が収縮することで効率よく心室に血液を充満させています。心室は内外2層のスパイラルに走行する心筋組織からなり（図4）、効率よく血液を大血管に絞り出せる構造となっています。心房と心室の間にはパラシュート様構造の房室弁（僧帽弁、三尖弁）があります（図5）。僧帽弁は前尖と後尖から成り、それぞれ乳頭筋、腱索、弁尖、弁輪から成っています。前尖は全周の約1/3ですが弁尖の高さがあり、後尖は全周の

図1　心臓の外観

（Frank N. Netter: The CIBA collection of Medical illustrations vol 5 HEART より参考に作成）

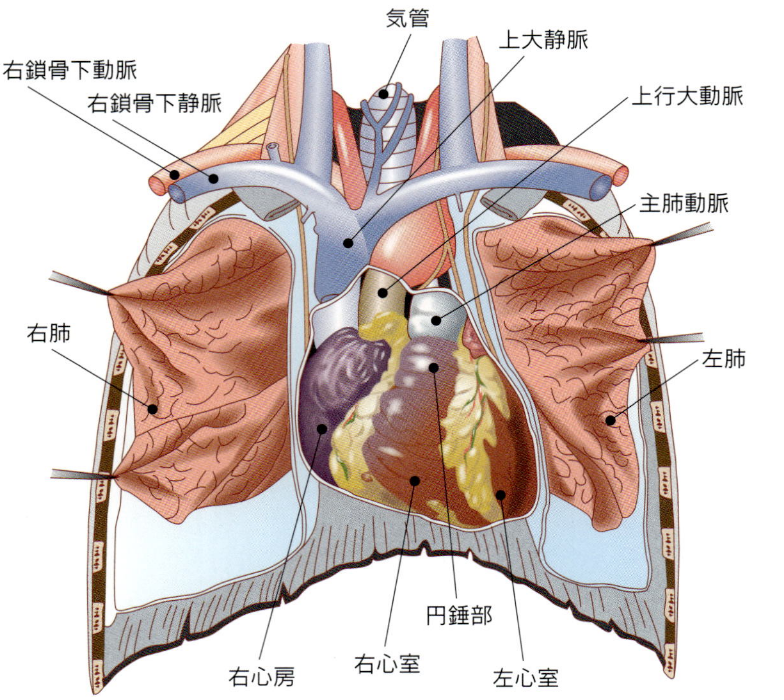

心臓の解剖

図2　心膜の構造

（ハーバート大学テキスト「心臓病の病態生理　第2版」メディカル・サイエンス・インターナショナルより参考に作成）

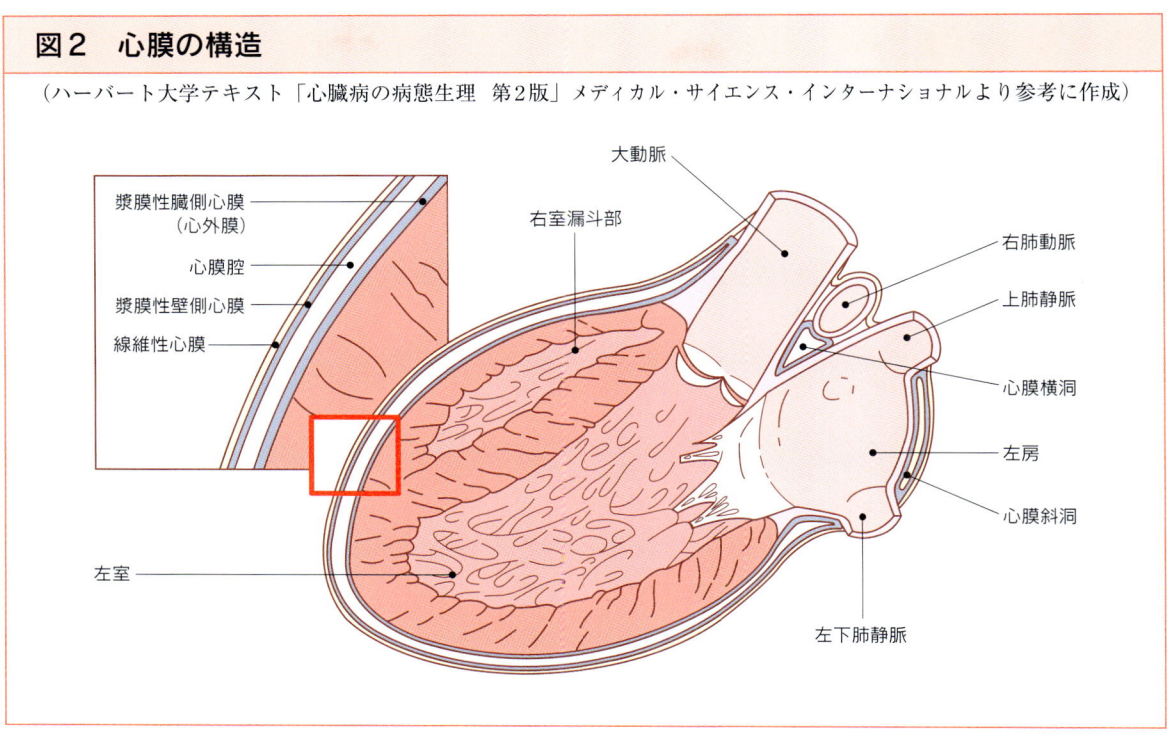

- 漿膜性臓側心膜（心外膜）
- 心膜腔
- 漿膜性壁側心膜
- 線維性心膜
- 大動脈
- 右室漏斗部
- 右肺動脈
- 上肺静脈
- 心膜横洞
- 左房
- 心膜斜洞
- 左室
- 左下肺静脈

図3　心臓の内部構造

（Frank N. Netter: The CIBA collection of Medical illustrations vol 5 HEART より参考に作成）

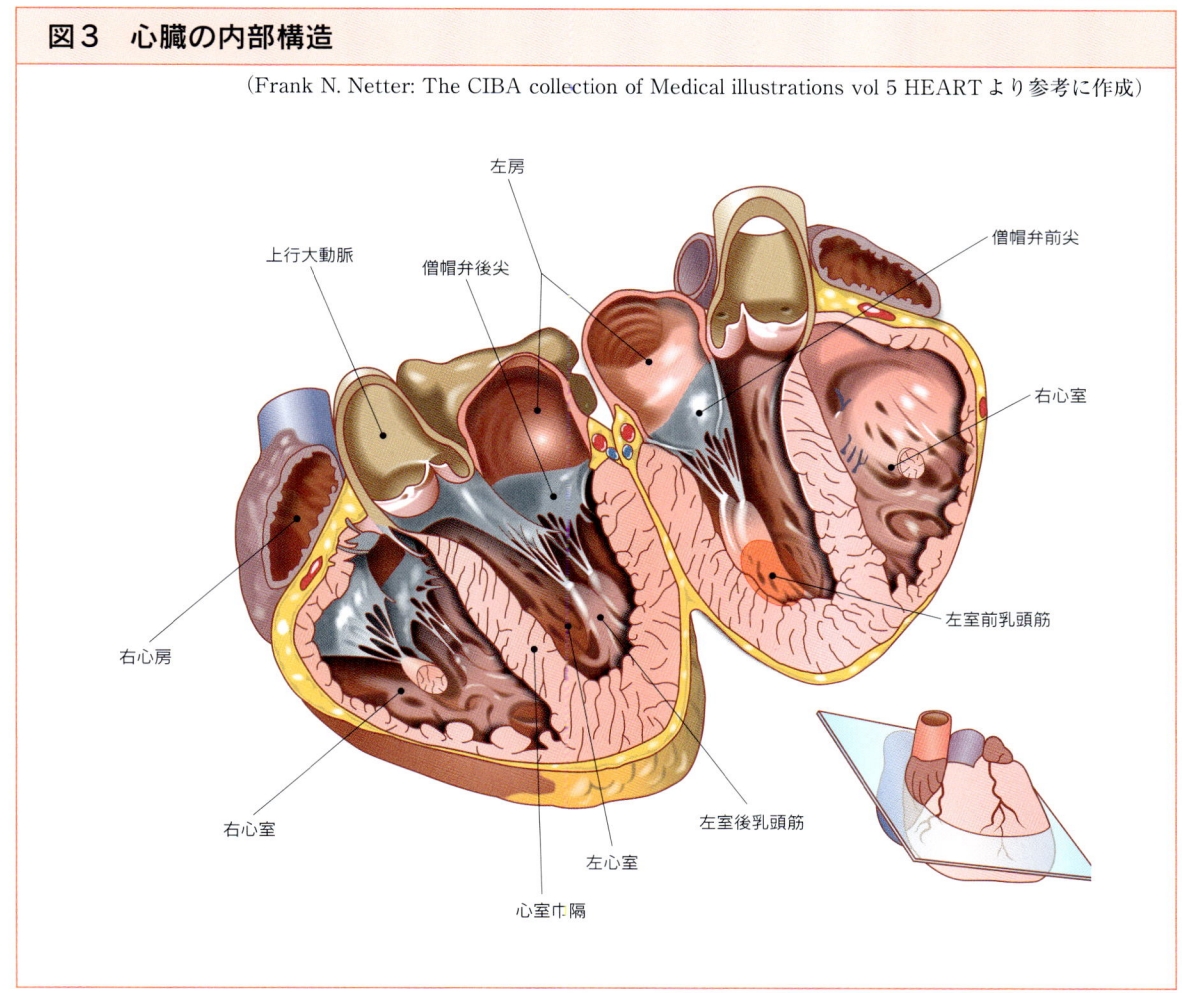

- 左房
- 上行大動脈
- 僧帽弁後尖
- 僧帽弁前尖
- 右心室
- 右心房
- 左室前乳頭筋
- 右心室
- 左室後乳頭筋
- 左心室
- 心室中隔

第2章 病気を理解するための基礎知識

図4 2層の心筋走行

心室は内外2層のスパイラルに走行する心筋組織から成っています。

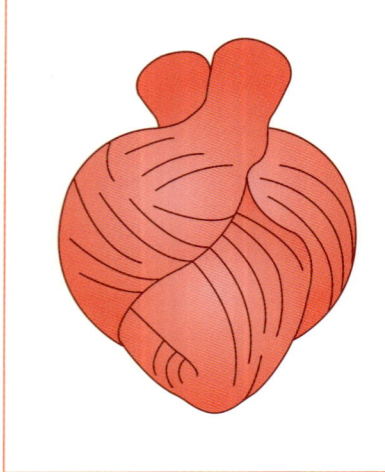

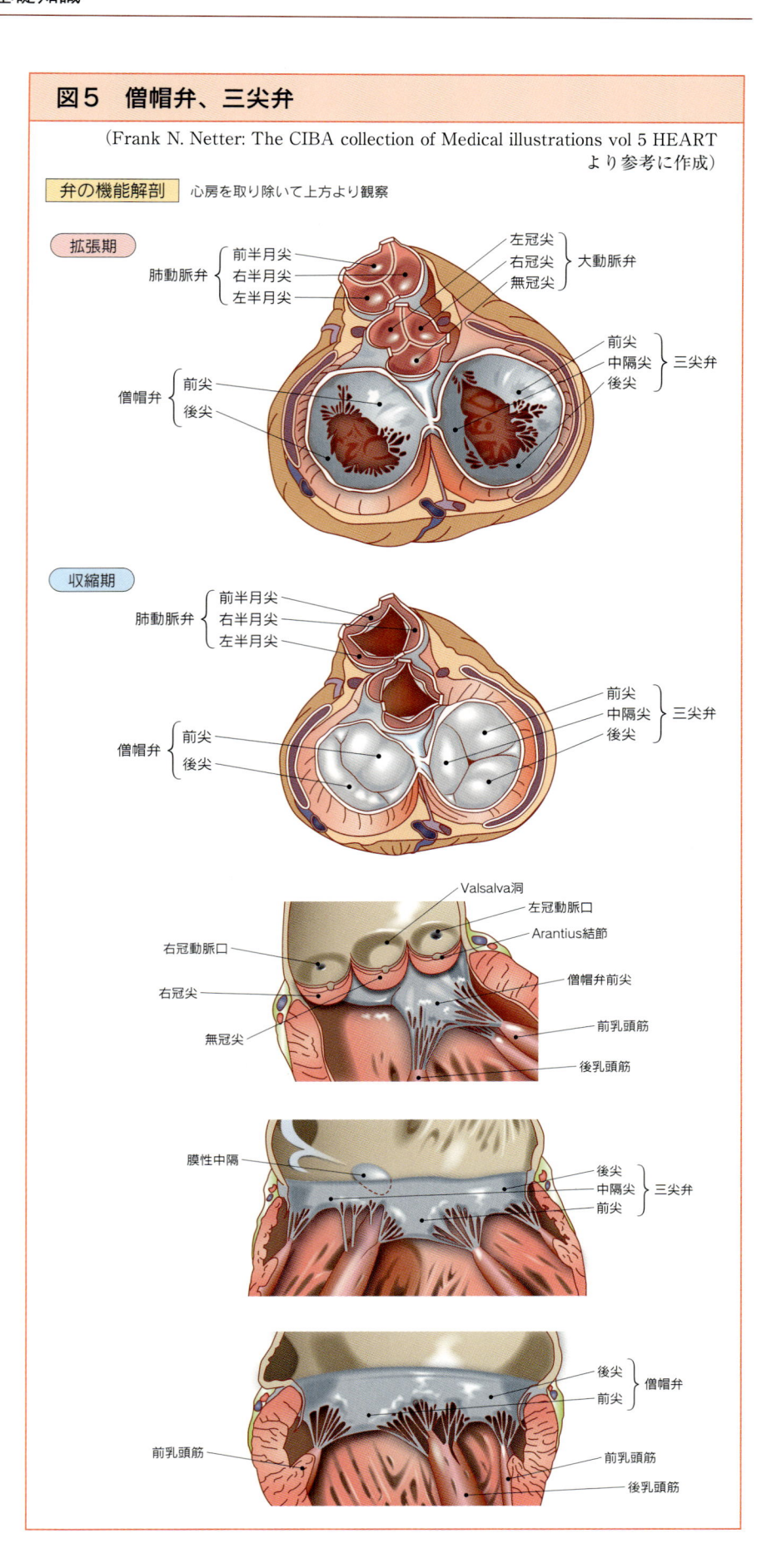

図5 僧帽弁、三尖弁

(Frank N. Netter: The CIBA collection of Medical illustrations vol 5 HEART より参考に作成)

弁の機能解剖 心房を取り除いて上方より観察

拡張期
- 肺動脈弁｛前半月尖／右半月尖／左半月尖｝
- 大動脈弁｛左冠尖／右冠尖／無冠尖｝
- 僧帽弁｛前尖／後尖｝
- 三尖弁｛前尖／中隔尖／後尖｝

収縮期
- 肺動脈弁｛前半月尖／右半月尖／左半月尖｝
- 僧帽弁｛前尖／後尖｝
- 三尖弁｛前尖／中隔尖／後尖｝

Valsalva洞、左冠動脈口、Arantius結節、右冠動脈口、右冠尖、無冠尖、僧帽弁前尖、前乳頭筋、後乳頭筋

膜性中隔、三尖弁｛後尖／中隔尖／前尖｝

僧帽弁｛後尖／前尖｝、前乳頭筋、前乳頭筋、後乳頭筋

約2/3を占めますが弁尖の高さが低い。前尖の弁輪中央に大動脈弁の基部があり、その左右は繊維三角を構成します。従って前尖弁輪はすべて繊維性組織で構成されます。後尖の弁輪周囲は筋肉なので、心拡大に伴い後尖弁輪も拡大し、僧帽弁閉鎖不全の原因となります。三尖弁は中隔尖、前尖、後尖から成ります。僧帽弁のような太い前後の乳頭筋、しっかりとした弁輪組織はなく、多数の小さな乳頭筋によって弁尖が支えられます。心臓の出口の弁である大動脈弁と肺動脈弁は3つの袋状の半月尖から成ります。

血液の循環（図6）

鳥類、ほ乳類では2心房2心室の構造をとっており、酸素を取り込む肺循環と酸素を供給する体循環が直列に配置されます。血液の流れ（循環）は下記の通りになります。

体循環（酸素供給）：左心室→大動脈→体（酸素供給）→大静脈→右房

肺循環（酸素摂取）：右心室→肺動脈→肺（酸素摂取）→肺静脈→左房

酸素を運ぶヘモグロビンは、肺循環にてほぼ100％酸素化されますが、気管支動脈からの血流が左房に還流するため、左室大動脈の酸素飽和度は多少下がり98％程度になります。通常の心拍出量と貧血がなければ、酸素を供給した後の混合静脈血酸素飽和度は70％程度になります。

心臓の神経支配（図7）

心臓を支配する神経は、求心性、遠心性の迷走神経と交感神経です。胸髄上部5～6レベルの交感神経節前ニューロンは、頸部交感神経節においてシナプスを変えて心臓神経叢を介して心臓を支配します。交感神経の刺激は頻脈と収縮力の増加をもたらします。求心性迷走神経は心室後下方に豊富に分布しています。遠心性迷走神経は洞房結節、房室結節を支配しますが、心室へはほとんど分布していません。心拍の調節や興奮伝播を調節し、副交感神経の興奮は徐脈と興奮伝播の遅延をもたらします。

図6　正常の循環

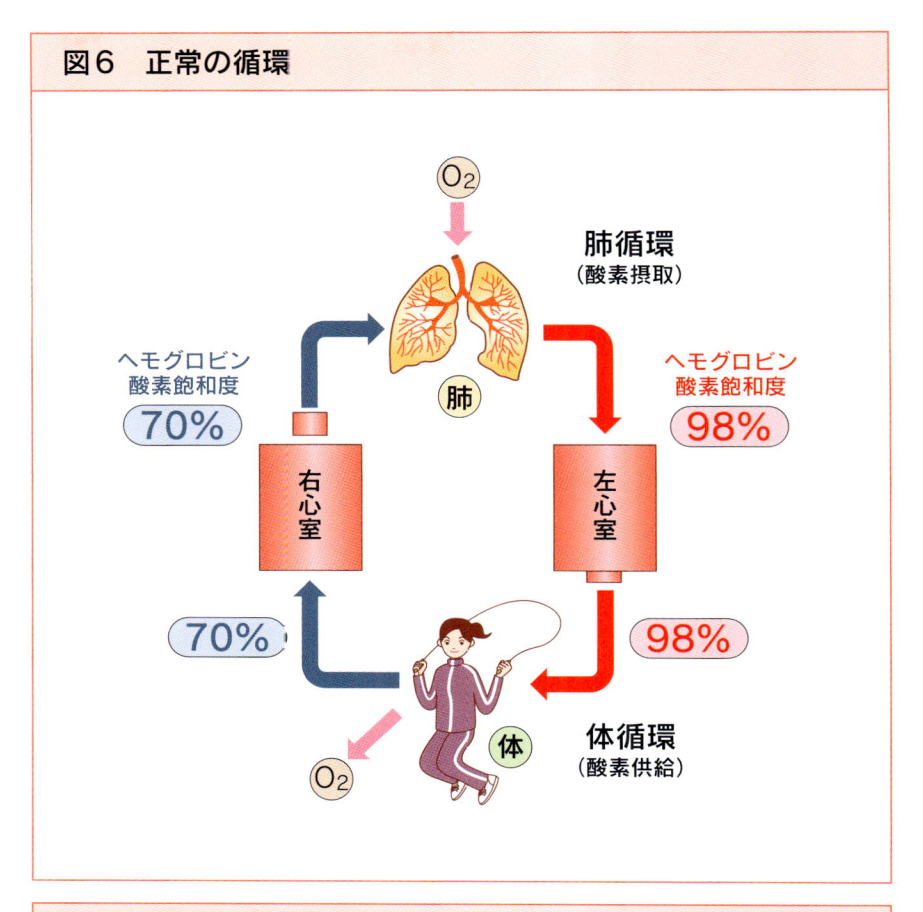

図7　心臓の神経支配

（ハーバート大学テキスト「心臓病の病態生理　第2版」メディカル・サイエンス・インターナショナルより参考に作成）

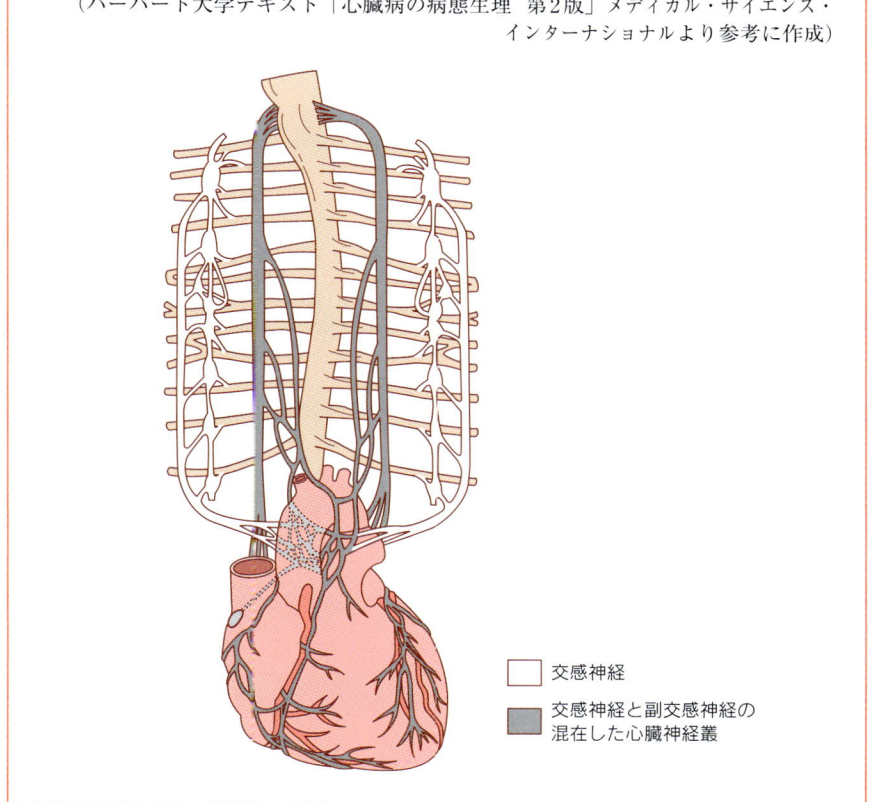

第2章　病気を理解するための基礎知識

心臓の脈管（図8）

冠動脈：心臓は右、左の2本の冠動脈により酸素と栄養分を得ています。冠動脈は大動脈弁直上のバルサルバ洞から出ています。左冠動脈主幹部は肺動脈と左心房の間を走り、左の房室間溝で前下行枝（LAD）、回旋枝（LCX）に分かれます。前下行枝は心室中隔前2/3と心臓の前面に血液を供給します。回旋枝は左房室間溝を後方に進み、心臓の側面から後面に血液を供給します。右冠動脈は右房と右心室の間の右房室間溝を後方にむかって走り、右心室と左心室間の後心室間溝を走っています（後下行枝）。

図8　心臓の脈管

（Frank N. Netter: The CIBA collection of Medical illustrations vol 5 HEART より参考に作成）

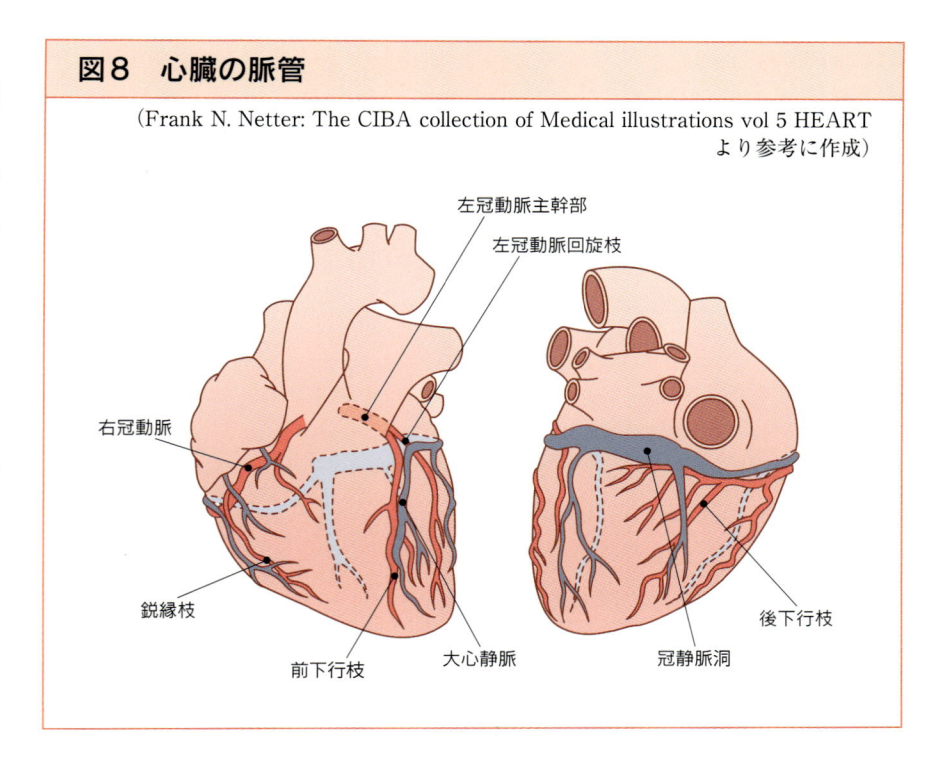

左冠動脈主幹部
左冠動脈回旋枝
右冠動脈
鋭縁枝
前下行枝
大心静脈
冠静脈洞
後下行枝

第2章　病気を理解するための基礎知識

解剖生理②

心臓の機能

松井　忍

ポンプとしての心臓

　血液は成人で約5ℓであり、全体重の約8％を占めています。この血液は、心血管系（循環器系）という閉鎖回路を流れて、常に体内を循環しています。心血管系は心臓、動脈、毛細血管、静脈、リンパ管とそれを満たす血液、リンパ液で構成されています。左心室より駆出された血液は、大動脈を経ていろいろな臓器に到達し、毛細血管を流れた後、静脈に入り、その後上下の大静脈に集められ右心房に戻ってきます。この循環経路を体循環と言います。右心房に戻ってきた血液は右心室より肺動脈に送り出され、肺、肺静脈を経て、左心房に至ります。この循環経路を肺循環と言います。

　心血管系の主な機能は、酸素と栄養分をからだの全組織へ運搬すること、組織からの二酸化炭素や代謝老廃物を肺や腎臓などの排泄臓器へ輸送すること、水分、電解質およびホルモンをからだの隅々まで運搬すること、白血球や免疫グロブリンなど生体防御に働くものをからだの全組織に運搬すること、ならびに、体温の維持、調節に寄与することにあります。

　心血管系における血液の循環は心臓の収縮と拡張によって維持されています。すなわち、左心室の収縮により駆出された血液は、大動脈から末梢動脈、各臓器へと送り込まれます。血液が駆出される際、動脈は伸展し、心室拡張時に縮みます。このことにより、動脈内の血液は常に流れるようになっており、全身の組織は常にその供給を受けることができます。一方、静脈系の血液は動脈・毛細血管系の血管内圧、重力、下肢筋肉による静脈圧迫（筋肉ポンプ）、呼吸による胸腔内圧や腹腔内圧の変化などで心臓に戻ってきます。このように、心臓はからだが必要とする血液を循環させるポンプとして、心血管系の中枢をなす生存に不可欠な臓器です。

心周期

　心房と心室は周期的に収縮と拡張を繰り返し、血液を肺ならびに全身に循環させています。このような心臓の周期的な活動における1心拍の間に生じる一連の電気的—機械的現象を心周期と呼んでいます。通常、心周期における収縮とは心室の収縮を指し、拡張とは心室の弛緩と充満のことを指します（図1）。

心房収縮：心室の拡張の終わり近くになると、心房、心室が共に弛緩します。この時点では右、左心房圧が心室圧より若干高いため房室弁（三尖弁、僧帽弁）は開放しています。一方、肺動脈圧や大動脈圧はそれぞれ右、左心室圧より高いため肺動脈弁ならびに大動脈弁は閉じています。この時点で、洞結節において電気的興奮が起こることにより心周期は開始されます。心房の電気的興奮（心電図P波）開始に若干遅れて心房は収縮し、心房より心室へ血液が送り込まれ、心室充満は終了します。

心室収縮：心室の電気的興奮（心電図QRS波）の開始に少し遅れて心室収縮が始まります。心室圧が急激に上昇し、心房圧を超えると房室弁は閉鎖します。収縮初期には右、左心室圧はそれぞれ肺動脈圧や大動脈圧より低いため、肺動脈弁、大動脈弁は共に閉じています。この期間、心室容積は変わらず心室圧のみが急激な上昇を示すため等容収縮期と呼ばれています。右、左心室圧が肺動脈圧、大動脈圧を超えると肺動脈弁ならびに大動脈弁が開き、血液の駆出が始まります。能動的な心室の収縮は駆出期の半ばで終わり、心室筋は再分極（心電図T波）します。この時点では右、左心室圧は肺動脈圧や大動脈圧よりごく僅か低いにもかかわらず、血液の運動エネルギーにより血液は流出しつづけます。最後に、短時間、肺動脈弁および大動脈弁より逆流が生じ、肺動脈弁と大動脈弁は閉鎖します。

心室弛緩・充満：肺動脈弁と大動脈弁の閉鎖後、両心室は弛緩し、心室圧は急速に低下します。心室圧が低下し、心房圧を下回ると房室弁

第2章 病気を理解するための基礎知識

図1　心周期

（Aaronson PI・Ward JPT著，村松準 監訳：一目でわかる心血管系，メディカル・サイエンス・インターナショナルより参考に作成）

　心周期は心房の電気的・機械的収縮（A）で始まります。その後、等容収縮期（B）、心室駆出期（C）、等容弛緩期（E）、心室充満（F、G）へと進みます。その間の電気的現象としての心電図、機械的な現象としての左心室圧、心房圧、大動脈圧、左心室容積、大動脈血流量、心音図の記録を右図に示します。

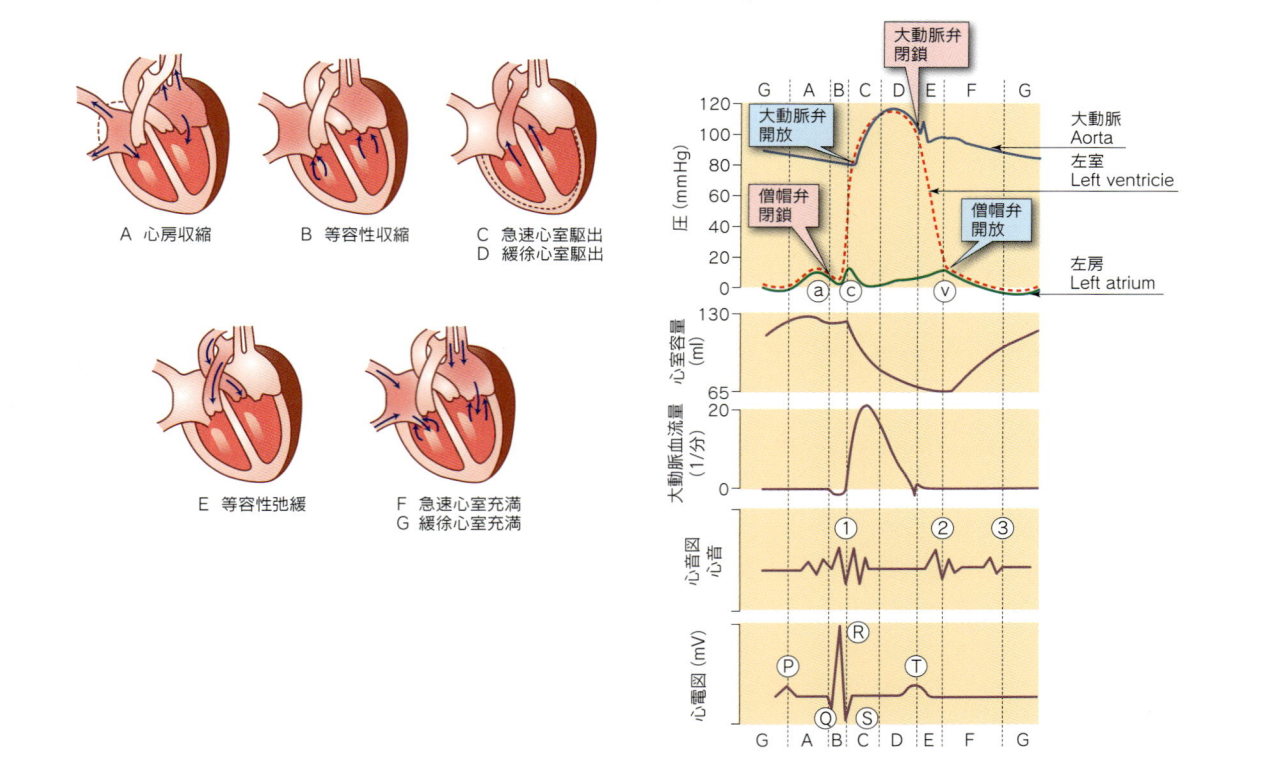

A　心房収縮
B　等容性収縮
C　急速心室駆出
D　緩徐心室駆出
E　等容性弛緩
F　急速心室充満
G　緩徐心室充満

が開きます。肺動脈弁と大動脈弁閉鎖から房室弁の開放までの期間は、心室容積は変わらず心室圧が急激に低下するため等容弛緩期と呼ばれます。房室弁が開いた後、急速な心房から心室への血液充満が起こり、その後、心室充満は徐々に緩徐化します。

心室圧―容積ループ：心周期における心室圧と心室容積をプロットするとループが形成されます。このループの形は心室の収縮性、拡張性あるいは伸展性、および心室への流入血液量や動脈血圧により変化します（図2）。

図2　左心室圧―容積ループ

（Aaronson PI・Ward JPT著，村松準 監訳：一目でわかる心血管系，メディカル・サイエンス・インターナショナルより参考に作成）

　正常例における一心周期間の左室容積と左室内圧の関係を示します（破線ループ）。この例で、左室流入血液量が増加した場合（緑色）、心収縮性が増強した場合（赤色）のそれぞれのループを示します（A～Gの記号については図1を参照）。Emax：収縮終期圧・容積関係

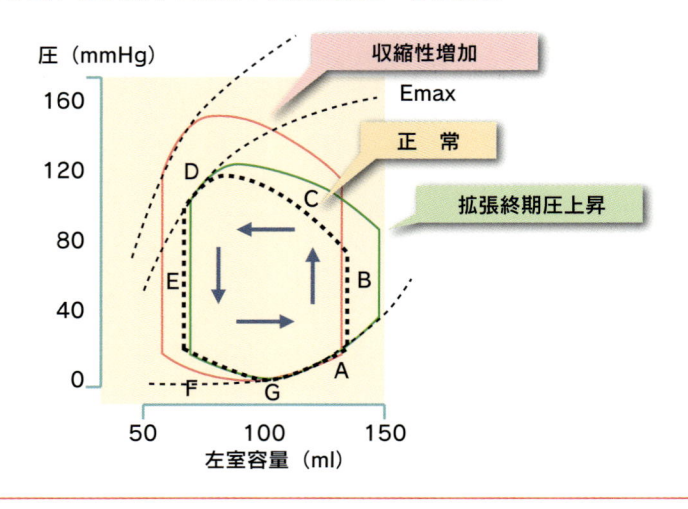

心拍出量の調節

心血管系の機能として最も重要なことは、血液を必要としているときに、必要な部位に、必要充分量を供給することにあります。したがって、心血管系の機能として最も重要な要素は心拍出量の調節です。心拍出量とは一分間に心臓から拍出される血液量であり、一回拍出量（SV）×心拍数（HR）（拍／分）で求められます。からだのいろいろな組織の活動に応じて心拍出量は増減します。通常、成人では安静時5ℓ／分程度ですが、激しい運動時などでは必要に応じて最大25ℓ／分程度まで増加可能です。

心臓と肺を一つの単位として考えると、心拍出量に直接影響する因子としては、体静脈系から右心系に戻ってくる血液量（還流血液量）、左心室より血液が駆出される際の抵抗（駆出抵抗）と心収縮能および心拍数が挙げられます（図3）。これらの因子のうち、心収縮能および心拍数については自律神経系の影響下にあります。

還流血液量と心拍出量の関係：静脈からの還流量が多いほど、心室筋は伸展され、次の収縮で駆出される血液量が多くなります（図4）。この関係をFrank-Starlingの法則と言います。なお、この関係における還流血液量、拡張終期の心室容積や心室圧を前負荷と総称します。

駆出抵抗と心拍出量の関係：心室から血液を駆出する際に打ち勝たなければならない抵抗が大きければ大きいほど心拍出量は低下します（図5）。この血液駆出の際の抵抗を後負荷と呼び、多くの場合、動脈血圧で代用されます。

心収縮能と心拍出量との関係：

図3　心拍出量の調節
（Aaronson PI・Wa-d JPT 著, 村松準 監訳：一目でわかる心血管系, メディカル・サイエンス・インターナショナルより参考に作成）

心拍出量は全身から心臓への還流血液量、心収縮性、心拍数と全身へ駆出される際の低抗によって変化します。

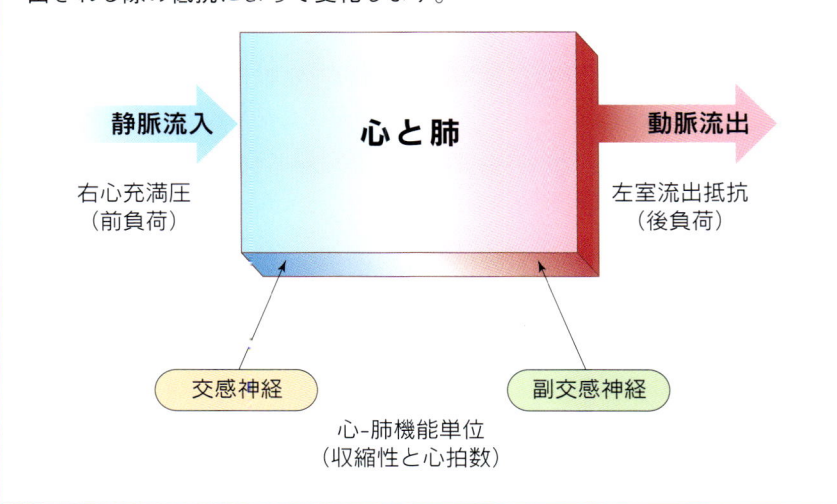

図4　心室ポンプ機能曲線

心室の拡張終期の容積や圧が大であればあるほど、心拍出量は多くなります。

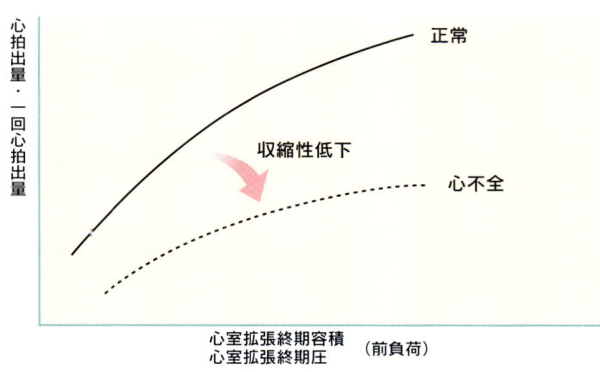

図5　後負荷動脈血圧・心拍出量関係

駆出の際の抵抗（動脈血圧）が大きければ大きいほど、心拍出量は減少します。

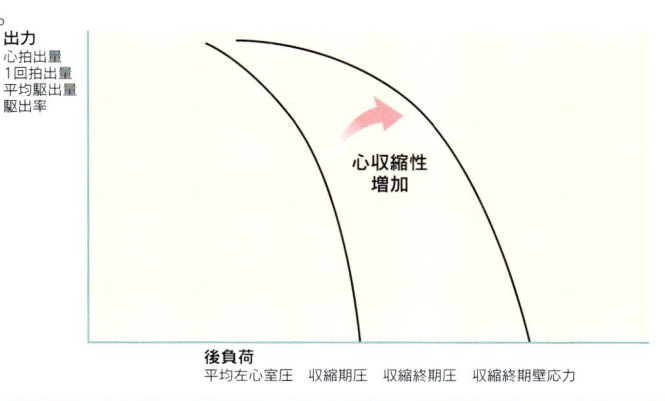

第2章　病気を理解するための基礎知識

心収縮能とは、ある特定の前負荷、後負荷の条件の下、心室筋が作り出す力を表しています。しかし、前負荷、後負荷条件にかかわらず変化しない絶対的な心収縮性を表す臨床的指標は今のところ得られていません。現時点では、前負荷―心拍出量関係（Frank-Starling曲線）あるいは、後負荷―心拍出量関係（曲線）がどこに位置するかで評価するのが一般的です。

自律神経系と心拍出量との関係：自律神経系は心拍出量をコントロールする重要な心外性の機構で、血圧調節の中枢でもあります。交感神経刺激により、心拍数および心収縮能は増強し、心拍出量は増加します。一方、副交感神経（迷走神経）刺激は心拍数の減少、軽度の心収縮性減弱をもたらし、結果として心拍出量は減少します。

臨床的心機能評価法

収縮機能

等容収縮期の心室圧より、その上昇速度としてのmaxdp/dtや無負荷時の最大心筋収縮速度Vmaxが求められます。また、コンダクタンスカテーテルを用いることにより、一心周期における心室圧―容積ループが求められます。このループより収縮終期圧―容積関係Emaxが求められます（図2）。これらはいずれも観血的手法で求められる指標ですが、完全に前負荷、後負荷より独立した指標とは言い難く、臨床的には、非観血的に繰り返し求めることのできる左室駆出率（ＥＦ）が繁用されます。
左室駆出率＝一回拍出量／左室拡張終期容積で表わされ表、心エコー法、RI法、CT法、MRI法などで簡単に求められる指標です（図6）。左室駆出率は前負荷―心拍出量関係（Frank-Starling曲線）上の一点を表わすもので、後負荷の影響を受けやすいので、その解釈にあたってはこの点を十分考慮すべきです。

拡張機能

心室の拡張動態は心室の弛緩と充満の二つのプロセスに分けられます。臨床的には、肺動脈弁や大動脈弁閉鎖より房室弁開放までを弛緩期、房室弁開放より閉鎖までを充満期としています。弛緩は能動的なプロセスであり、その評価は主に心室圧の下降脚の低下速度peak (-) dp/dtやその時定数 τ で行われています。充満は房室間の圧較差による受

図6　左室収縮障害の評価法：心エコー法による左室駆出率の算出

断層心エコー法により、自動的に左室拡張終期容積と左室収縮期容積を算出し、その差分としての一回心拍出量を求め、それを左室拡張終期容積で除することで駆出率を求めることができます。

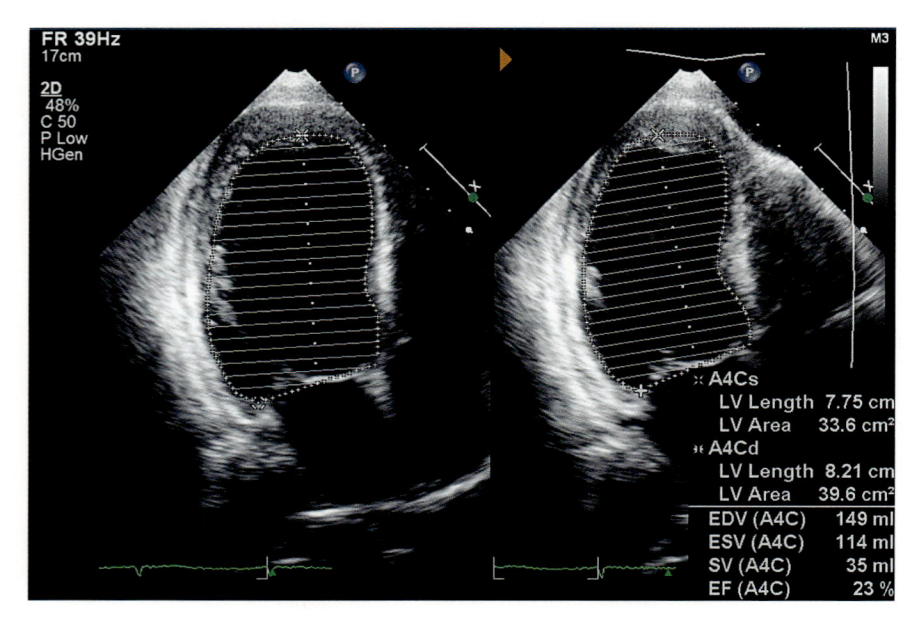

左室拡張終期像　　　左室収縮終期像

動的プロセスであり、その評価で最も信頼がおけるのはコンダクタンスカテーテル法により求められる心室圧—容積関係です。しかし、弛緩と充満に関するこれらの指標はいずれも観血的手法で得られるもので、一般臨床への応用は困難です。臨床的には、拡張機能は主にドプラ心エコー法による左室流入血流波形やRIアンギオグラフィーによる左室容積—時間関係より評価されることが多く、特にパルスドプラ心エコー法による左室充満における急速流入期の血流速度（E波）と心房収縮期の血流速度（A波）の比E／Aやパルス組織ドプラー法を用いた僧帽弁輪運動速度波形のうち、拡張早期波（E'波）と左室流入血流波形のE波との比E'／Eは拡張機能評価に有用であり、臨床の現場で汎用されています（図7）。

図7　左室拡張障害の評価法：パルスドプラ心エコー法によるE/A比

パルスドプラ心エコー法を用いた左室流入血流速波形記録のシェーマ図（a）、血流速波形の記録例（b）です。急速流入期（E）、心房収縮期（A）の各々にピークを認めます。このE/A比をもって左室拡張障害の程度を評価します。

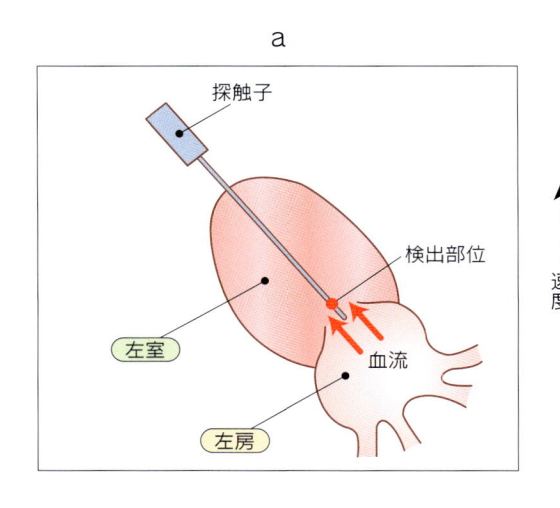

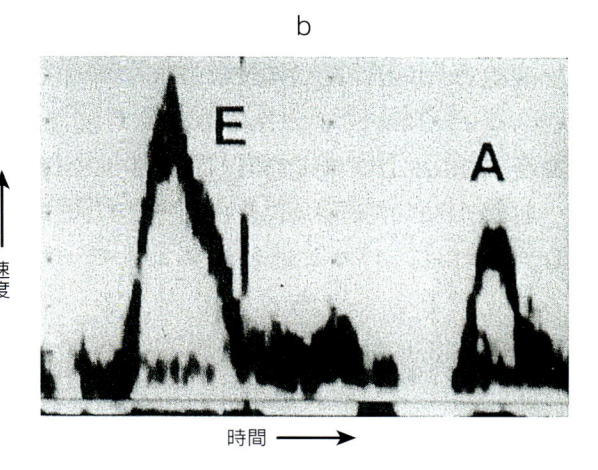

Q & A

問：運動時にはどのようなメカニズムで心拍出量が増えるのですか？

答：運動の強さに応じて運動筋で大量のエネルギーが必要となります。運動筋において大量のエネルギーを生成するには、酸素と栄養分が十分供給される必要があります。そのためには、運動筋への必要に応じた血流増加が重要ですが、これは心拍出量の増加と運動筋への血流配分を高めることで達成されます。

運動を開始すると運動筋では代謝産物の働きで血管が拡張すると同時に中枢性ならびに運動筋からの刺激による交感神経の活性化が起こります。交感神経の活性化により、運動筋以外の動脈ならびに静脈の収縮を来します。この動脈の収縮により、運動筋への血流分配が増加します。一方、静脈の収縮により心臓への血液のもどりが多くなり、結果として心拍出量は増加します。また、交感神経の活性化は心拍数増加と心収縮力増強をもたらします。血液の心臓へのもどりの増加と心拍数増加、心収縮力増強により運動時には心拍出量は著しく増加します。

第2章　病気を理解するための基礎知識

解剖生理③

心臓の電気生理（不整脈）

倉田　康孝

心臓の電気現象とは

　心臓は自動的かつ周期的に収縮・弛緩を繰り返し、血液循環ポンプとしての機能を果たしています。心臓が収縮できるのは、興奮と呼ばれる電気現象が収縮に先立って生じるからであり、心臓の電気現象は心筋細胞における活動電位の発生とその心臓内伝播によって特徴付けられます。本稿では、心臓における活動電位の発生・伝播の仕組み（イオン機序）とその異常である不整脈の発生機序について電気生理学の立場から概説します。

心筋細胞の電気的性質

　心筋細胞に生じる電気現象は基本的には神経や骨格筋など他の興奮性細胞と同じですが、心筋細胞に特有の電気生理学的特性があります。心筋細胞の電気的性質は、興奮性・自動性・伝導性・不応性の4つによって特徴付けられます。心筋細胞には、心房・心室の壁を構成し主としてポンプ機能の発現に寄与する「固有心筋」と、興奮の発生と伝播に寄与する「特殊心筋」があり、興奮性・伝導性・不応性は共通の性質ですが、自動性は特殊心筋のみが持っている性質です。

(1) 興奮性

　静止状態（刺激を与えていない状態）での固有心筋細胞の細胞内電位は−80〜−90 mVです（これを静止電位といいます）が、電気的刺激を与えると、"活動電位"と呼ばれる一過性の細胞内電位変化を発生します。刺激に反応して活動電位を発生することを"興奮"といいます。活動電位は細胞膜のイオンチャネル（イオンを通す孔）の働きによって発生しますが、その仕組み（イオン機序）については後述します。

(2) 自動性

　洞房結節細胞をはじめとする特殊心筋は、自発的に（刺激なしに）活動電位を発生する性質を持っており、心停止の防止に役立っています。自発性活動電位を発生する能力を自動能といいます。特殊心筋は全て自動能を持っていますが、洞房結節細胞の自動能頻度が最も高いため、生理的条件下では洞房結節が心臓全体の歩調取り（ペースメーカー）となります。正常な固有心筋は生理的条件下では自動能をもちませんが、虚血などの病態下では自動能を発現することがあります（詳細は後述します）。

(3) 伝導性

　心筋細胞は個々が独立に機能するのではなく、ギャップ結合という構造によって電気的につながっており、心臓全体を一つの大きな細胞塊（機能的合胞体）と考えることができます。一つの心筋細胞に発生した活動電位は、細胞間のギャップ結合を介して隣の細胞を刺激し、活動電位を誘発します。このようにして、洞房結節から発生した興奮が心臓全体に伝播していきます。

(4) 不応性

　心筋はいったん興奮すると一定の時間（数百ミリ秒）は刺激を与えても興奮しない性質があります。これを不応性といい、刺激に対して反応しない期間を不応期と呼びます。この性質は興奮の発生に関与するナトリウムチャネルの不活性化によるものであり、神経や骨格筋など他の興奮性細胞に比べて不応期が桁違いに長いのが心筋の特徴です。心臓が過度の高頻度興奮によってポンプ失調状態にならないように、この性質が備わっているといわれています。

活動電位の発生機序

　活動電位とは、静止状態（刺激を与えない状態）では−80〜−90 mVであった細胞内電位が一時的に逆転する（正になる）オーバーシュートと、それに続く一過性の電位変動であり、その持続時間はヒト心筋では100〜400ミリ秒です。図1はヒト心室筋細胞の活動電位波形です。活動電位の時相は第0相（立ち上がり相）、1相（一過性の再分極相）、2相（プラトー相）、3相（再分極相）、4相（静止電位）に分けられます。活動電位は、細胞膜に存在する電位依存性イオンチャネルの開閉に伴うイ

オン電流の時間的変化によって制御されています。その仕組みは複雑ですが、ナトリウムまたはカルシウムチャネルが活性化すると内向き電流が生じて細胞内電位が上昇（脱分極）し、カリウムチャネルが活性化すると外向き電流が生じて電位は低下（分極）します。活動電位の形成に寄与する心筋細胞膜の主なイオンチャネルとその働きを表にまとめてあります。活動電位の各時相との対応でいうと、第0〜3相は各々ナトリウムチャネル電流、一過性外向き電流、L型カルシウムチャネル電流、遅延整流カリウムチャネル電流が活性化することによって生じます。第4相（静止状態）では内向き整流カリウムチャネルのみが活性化状態にありますが、結節細胞にはこのチャネルが存在しないため、結節細胞は静止電位を保つことができず、結果的に自発性活動電位が生じます。

このような活動電位の発生イオン機序を理解することは、生理学的に重要であるばかりでなく、臨床においても不整脈の治療の際に大変有用になります。不整脈の治療に用いられる抗不整脈薬の多くがこれらのイオンチャネルの機能（イオン電流）を抑制する物質であり、活動電位の生成・伝播に影響を与えて不整脈を予防あるいは停止させることを意図して開発されているからです。

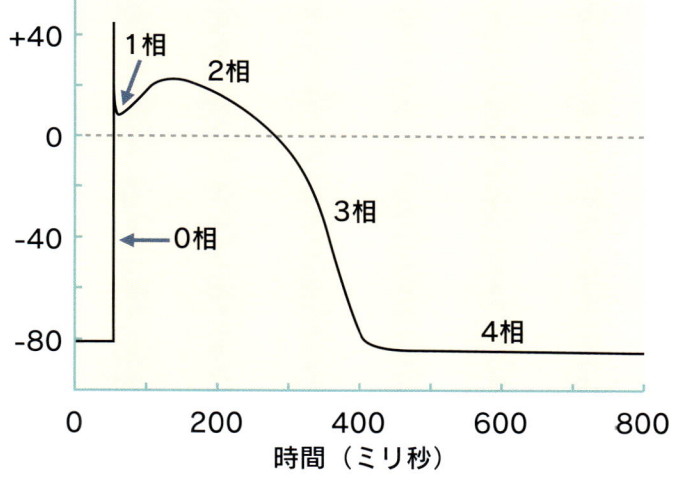

興奮伝導系の構成とその役割

ヒトをはじめとする哺乳類の心臓には、特殊心筋で構成された"興奮（刺激）伝導系"と呼ばれる構造があり、心臓ポンプ機能の維持と効率化に寄与しています。興奮伝導系は、洞房結節、房室結節、ヒス束、脚、プルキンエ線維で構成されています

図1　ヒト心室筋細胞の活動電位波形

刺激頻度1Hzの電気刺激で誘発したヒト心室筋細胞の活動電位が示されています。活動電位の時相は第0相〜4相に分けられ、各時相において異なるイオンチャネルが活性化され、異なるイオン電流が細胞膜を横切って流れます（詳細は本文を参照してください）。細胞内電位の変化はイオンが細胞膜を充電することによって生じ、内向き電流では細胞内電位が上昇（脱分極）し、外向き電流では低下（分極）します。

表　心筋細胞膜の主なイオンチャネルとその働き

イオンチャネル（イオン電流）	役　　割
ナトリウムチャネル電流	活動電位第0相の形成（結節細胞を除く）
L型カルシウムチャネル電流	活動電位第2相（プラトー相）の維持 結節細胞活動電位第0相および第4相後半の形成 興奮収縮連関
一過性外向き電流	活動電位第1相の形成
遅延整流カリウムチャネル電流	活動電位再分極相（第2相後半〜3相）の形成
内向き整流カリウムチャネル電流	活動電位第3相の加速（結節細胞を除く） 活動電位第4相（静止電位）の形成

第2章 病気を理解するための基礎知識

図2 興奮伝導系の構成

（堀清記編「TEXT生理学」南山堂、図3-4 心臓の興奮伝導系より参考に作成）

興奮伝導系は特殊心筋によって構成されています。右心房上部（上大静脈開口部）にある洞房結節から発生した興奮は、心房内を伝播した後、房室結節に達します。房室結節を出た興奮は、ヒス束→脚→プルキンエ線維の順に心室内興奮伝導路を伝導し、最後に心室固有筋が興奮して心室の収縮が起こります。

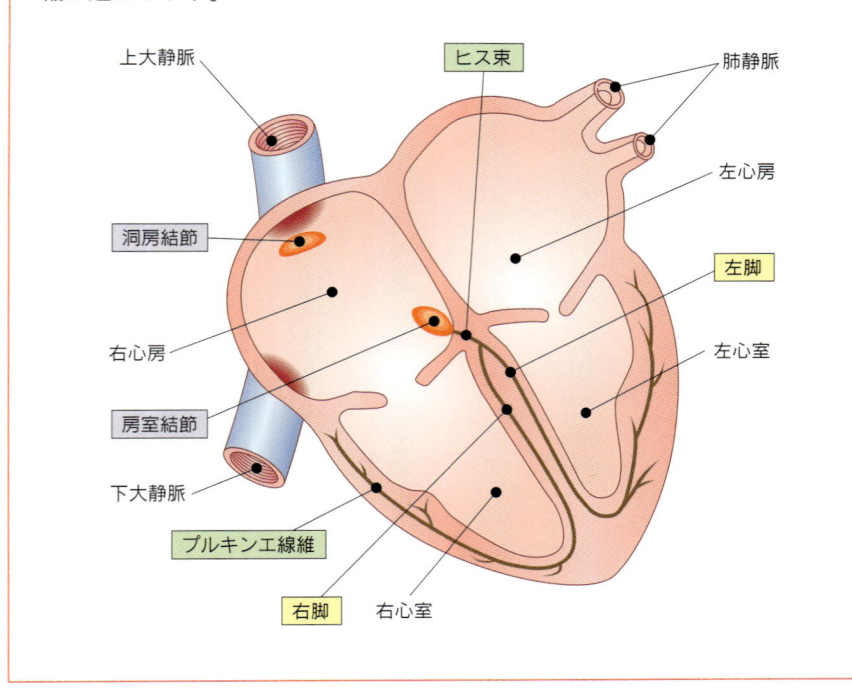

（図2）。心房内にも興奮伝導路があるといわれていますが、心室内のような明確な解剖学的構造は見つかっていないようです。右心房上部にある洞房結節から発生した興奮は、心房内を伝播し、房室結節に達します。房室結節に集まった興奮は心室（ヒス束）へと伝導していきますが、房室結節内の興奮伝導速度は非常に遅いため、心室の興奮は心房より少し遅れることになります（この現象を房室伝導遅延といいます）。一方、ヒス束〜プルキンエ線維での興奮伝導は非常に速く、プルキンエ線維は心室の心内膜側に網目状に張り巡らされているため、心内膜側の心室固有筋は速やかに（ほとんど同時期に）興奮し、さらに心室壁を心内膜側から心外膜側へと伝播して、心室全体が速やかに興奮します。

興奮伝導系の役割（存在意義）は、心停止の防止とポンプ機能の効率化であるといえます。興奮伝導系を構成する特殊心筋は全て自動能をもち、自動能頻度は上流ほど高くなっています。従って正常（生理的条件下）では、自動能頻度が最も高い洞房結節が心臓全体の歩調取り（ペースメーカー）となり、房室結節以下の自動能は抑制されています。病的に洞房結節の自動能が抑制（あるいは心房への伝播がブロック）された場合は、下位の興奮伝導系（房室結節以下の潜在的ペースメーカー）が新たな歩調取り部位となり、心停止が回避されます。また、房室伝導遅延によって心房内の血液が心室内に充満する時間的余裕ができ、さらに心室内伝導系での速い伝導が心室固有筋の同期的収縮をもたらすことにより、効率的な血液の拍出が可能となるのです。

不整脈とその生理学的分類

不整脈は、"正常洞調律"ではないものと定義されます。正常洞調律とは、歩調取り部位が洞房結節でその自動能頻度（＝心拍数）が60〜100回／分であり、興奮が興奮伝導系を正常に伝播している場合をいいます。不整脈には様々なタイプがありますが、臨床不整脈学では、心拍数の高低によって頻脈性不整脈と徐脈性不整脈に分類されています。これは治療法の観点からみた分類といえます。一方心臓生理学的には、"興奮生成の異常"と"興奮伝播の異常"に大別されます。不整脈は本来特定の病気ではなく、心筋虚血や炎症など様々な病態下で生じる電気現象の異常です。従って不整脈は原因（病態生理）ではなく現象論的な観点から分類されています。興奮生成異常には、洞房結節の生理的自動能の異常（洞徐脈・洞停止、洞頻脈など）、固有心筋の異常自動能（脱分極誘発自動能）、後脱分極による撃発活動などがあります。一方、興奮伝導異常には、興奮伝導の遅延・途絶（伝導ブロック）や興奮旋回（リエントリー）があります。

興奮生成異常の発生機序
（1）洞房結節自動能の亢進と低下

洞房結節の生理的自動能は、自律神経系を主とする神経体液性因子により調節されています。交感神経刺激や循環カテコラミン濃度の上昇

心臓の電気生理（不整脈）

は、L型カルシウムチャネル電流の増強と過分極活性化陽イオンチャネル電流の活性化をもたらし、洞房結節細胞のペースメーカー脱分極が促進されて自動能頻度（心拍数）が増加します。一方、迷走神経を介した副交感神経刺激は、洞房結節細胞のペースメーカー脱分極を抑制して、心拍数を減少させます。主なイオン機序は、ムスカリン性カリウムチャネル電流の活性化であるといわれています。

（2）異所性自動能

洞房結節の自動能が過度に抑制されると、下位の興奮伝導系（潜在的ペースメーカー）が興奮生成部位となり、"補充調律"が生じます。また、潜在的ペースメーカーの自動能が過度に亢進して洞房結節の自動能頻度を上回ることもあり、これを"異所性調律"と呼びます。

（3）異常自動能（脱分極誘発自動能）

心筋組織が傷害されると細胞膜が脱分極し、本来自動能をもたない固有心筋細胞が自動能（脱分極誘発自動能）をもつようになることがあります。この異常自動能のイオン機序は、本質的には洞房結節の生理的自動能と同じと考えられます。

（4）早期後脱分極

活動電位の再分極完了前（第2～3相）に生じる一過性の脱分極を"早期後脱分極"といい、"撃発活動"と呼ばれる活動電位を誘発して頻脈性不整脈の成因となります。通常、早期後脱分極は活動電位持続時間（心電図上ではQT間隔）の延長を伴っており、臨床不整脈学ではQT延長症候群と呼ばれる病態下で生じます。すなわち、活動電位再分極の異常が基本病態であるといえます。QT延長症候群には先天性（遅延整流カリウムチャネルまたはナトリウムチャネル遺伝子の異常）と後天性（III群抗不整脈薬投与、電解質異常、徐脈などによる）があります。図3は、遅延整流カリウムチャネル電流抑制下でヒト心室筋細胞に生じた早期後脱分極の典型例を示しています。

（5）遅延後脱分極

活動電位の再分極完了後（第4相）に生じる一過性の脱分極を"遅延後脱分極"と呼びます。これはジギタリス中毒やカテコラミン過剰刺激状態など、細胞内カルシウム過負荷を伴う病態下において生じます。心筋細胞内のカルシウム貯蔵庫である筋小胞体からの周期的カルシウムイオン放出により細胞内カルシウムイオン濃度が上昇し、細胞膜のナトリウム／カルシウム交換体による内向き電流が活性化されて脱分極が生じると考えられています。早期後脱分極と同様に撃発活動を誘発し、頻脈性不整脈の成因となります。図4は、ナトリウム・カリウムポンプの抑制によってカルシウム過負荷を起こした場合のヒト心房筋細胞に生じた遅延後脱分極と撃発活動の典型例を示しています。

興奮伝播異常の発生機序

（1）興奮伝導ブロック

種々の病態下（虚血・線維化・外傷・薬物投与など）では、興奮伝導系における興奮伝導が一時的または恒久的に遮断されることがあります。ギャップ結合の発育が悪い上に活動電位の立ち上り速度も遅い洞房結節や房室結節では、興奮伝導速度が極めて遅く、伝導ブロックが起こりやすくなります。また、虚血などで細胞内カルシウム過負荷や細胞内pHの低下が起こると、ギャップ結合の電気抵抗が上昇し、伝導ブロックを起こしやすくなります。最も一般的な伝導ブロックは房室ブロック（心房－心室間の伝導ブロック）です。伝導ブロックが生じると、下位の潜在的ペースメーカーが歩調取り

図3　ヒト心室筋細胞に生じた早期後脱分極

遅延整流カリウムチャネル電流が抑制されるQT延長症候群の心室筋細胞において、L型カルシウムチャネル電流を中等度（A）あるいは高度（B）に増強させたときに生じた早期後脱分極（矢印）を示しています。後脱分極は再分極完了前（活動電位第2～3相）に生じています。正常例（図1）に比べ、活動電位の持続時間が極端に長くなっていることに注目してください。

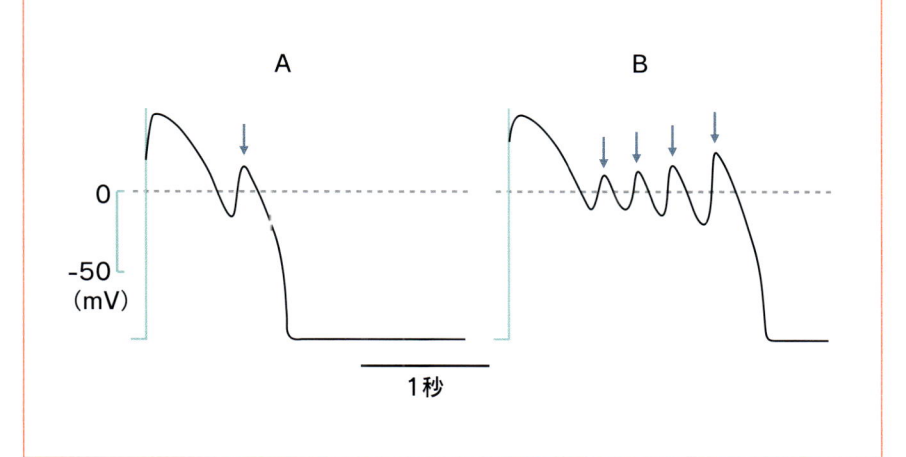

第2章 病気を理解するための基礎知識

となり、補充調律が生じます。

(2) 興奮旋回（リエントリー）

リエントリーとは、一つの刺激（興奮・期外収縮）が旋回路（リエントリー回路）を介して元の部位に戻り、再び興奮を起こさせる現象です。正常な心臓では、興奮伝導系による心臓全体の速やかな興奮と長い不応期の存在によりリエントリーは成立し難いのですが、様々な病態下で心臓内にリエントリー回路が形成されるとリエントリーによる頻脈性不整脈が生じます。リエントリー回路の成立には、一方向性ブロックと遅延伝導の2つが必要条件となります（図5）。リエントリーの発現には、リエントリー回路内の興奮伝播時間（旋回路の長さ÷伝導速度）が興奮発生部位の不応期よりも長いことが必要です。従って、不応期の短縮（または不均一性の増大）をもたらす病態下ではリエントリーの成立が促進されます。

リエントリーは心筋虚血など様々な病態で生じますが、リエントリー回路成立の一因として、心房と心室をバイパスする副伝導路の存在が知られています。最も一般的な副伝導路はケント束と呼ばれ、房室間のリエントリー回路を構成します。副伝導路での興奮伝導は房室結節より速いので心室興奮が早く起こり、心電図上ではデルタ波が生じてPQ間隔が短くなります。臨床不整脈学では、これをWPW症候群と呼んでいます。

図4　ヒト心房筋細胞に生じた遅延後脱分極

正常（A）およびナトリウム・カリウムポンプ抑制による細胞内カルシウム過負荷状態（B）のヒト心房筋細胞に1回のみ電気刺激（矢印）を与えたときの細胞内電位変化を示しています。正常（A）では活動電位が1つ発生するだけですが、カルシウム過負荷状態（B）では活動電位発生後の静止状態（第4相）において後脱分極（AD）が誘発され、さらに後脱分極が閾値に達して撃発活動（TA）が生じています。

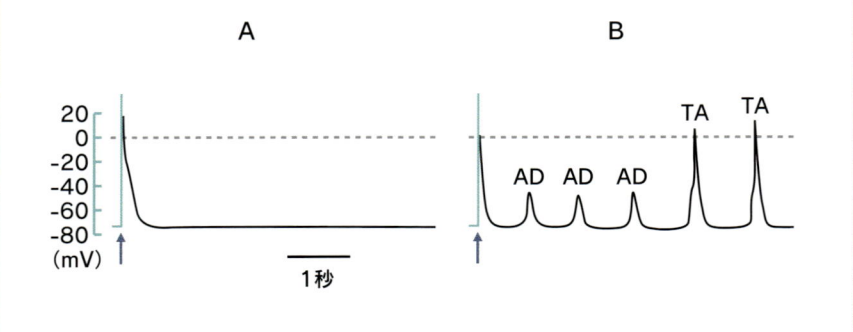

図5　リエントリー回路とリエントリーの発生機序

（レオナルド・S.リリー著；川名正敏他訳「ハーバード大学テキスト心臓病の病態生理」メディカル・サイエンス・インターナショナル，図11-9　リエントリーのメカニズムより参考に作成）

正常な伝導Aとリエントリー成立の必要条件である一方向性ブロック（B）および遅延伝導（C）を示す模式図です。正常伝導では、活動電位が伝導経路の分岐点Xに到達すると、αとβの両経路を伝導して遠位伝導組織に伝わります。活動電位が遠位伝導組織で衝突して消滅するので、心筋細胞は各々一回だけ興奮します（A）。心筋の傷害によりβ経路に一方向性ブロックが生じると順行性興奮伝導がブロックされますが、α経路では正常に伝導しますので、分岐点yから興奮が逆行性にβ経路に入っていきます（B）。β経路での逆行性伝導が異常に遅い場合（C）、興奮が分岐点Xに戻ったときには分岐点Xの心筋細胞は再分極を完了し不応期を脱しています。そのため、分岐点Xの心筋細胞が再度興奮してα経路の伝導が生じ、リエントリーが成立します。

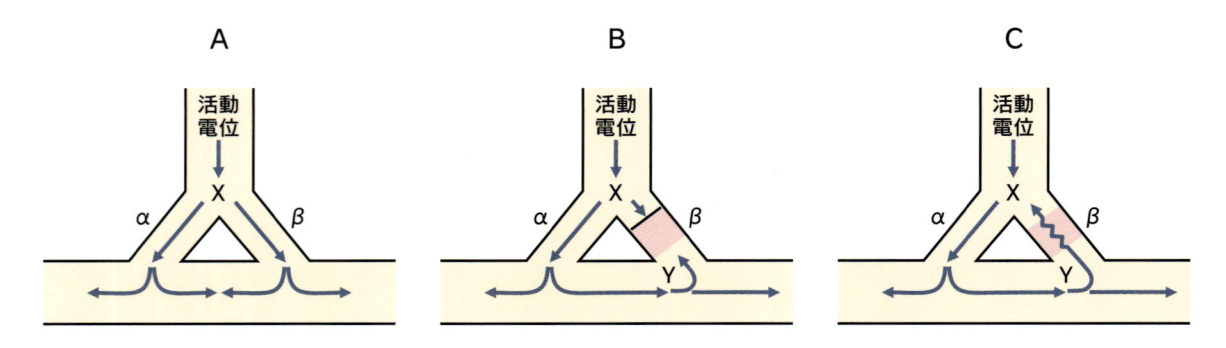

Q&A

問：解剖学的なリエントリー回路がなくても興奮旋回が生じることはないのですか？

答：解剖学的なリエントリー回路が存在しない場合でも、期外刺激をきっかけに旋回中心（コア）をもつ台風のような渦巻状の興奮旋回が生じることがあり、スパイラルリエントリーと呼ばれています。スパイラルリエントリーは、コンピュータ・シミュレーションによってその発現が予言されましたが、現在では心臓内で実際に生じることが実験的に証明されており、頻脈性不整脈の成因として注目されています。

第2章 病気を理解するための基礎知識

解剖生理④

血圧調節

大黒　正志、森本　茂人

血圧とは

私たちの体の中には、血液が流れています。心臓がポンプの役割を果たし、心臓から送り出された血液が、体に張り巡らされた血管を通り新鮮な血液が全身に送られています。血圧とは、心臓から送り出された血液が、動脈の壁（血管壁）に与える圧力のことです。血圧は、上と下の測定値で表されます。この2つの数値は、心臓が縮んだ時（収縮期）と、緩んだ時（拡張期）の血圧です。上の数値の血圧は「収縮期血圧」といい、心臓が血液を送り出すために収縮した時の大動脈の内圧のことで、このときの血圧は最高値を示します。下の数値の血圧は「拡張期血圧」といい、心臓が拡張し酸素を運んで戻ってきた血液を心臓へ溜め込むときの動脈の内圧のことで、このときの血圧は最低値を示します。日本高血圧学会の診断と分類を表に示します。収縮期血圧が140 mmHg以上、拡張期血圧が90 mmHg以上を高血圧として「Ⅰ度」「Ⅱ度」「Ⅲ度」の3段階に分類しています。

脈圧

脈圧は、収縮期血圧と拡張期血圧との差で表されます（上の血圧－下の血圧＝脈圧）。例えば上の血圧が120 mmHgで下が60 mmHgの脈圧は60 mmHgです。加齢により大動脈や大腿動脈に動脈硬化が進むと、収縮期血圧は高くなりますが、反対に拡張期血圧は低くなり、脈圧が大きくなる傾向にあります。

平均血圧

平均血圧は、末梢の細い血管の動脈硬化を知るための指標で、〔下の血圧＋（上の血圧－下の血圧）÷3＝平均血圧〕の式で求められます。例えば、収縮期血圧が120 mmHgで拡張期血圧が60 mmHgの人なら、60＋（120－60）÷3で80mmHgとなります。治療の際には、平均血圧を100 mmHg未満に抑えるようにします。

血圧調節

血圧調節には、以下のものがあります。

神経による調節

興奮すると交感神経が刺激され、血管の収縮や心臓の収縮力が高まり、一時的に血圧が上昇します。交感神経は、副腎を刺激してエピネフリン（アドレナリン）とノルエピネフリン（ノルアドレナリン）を放出させます。また、交感神経は、腎臓を刺激して塩分と水分の排出量を減らし、血液量を増やすことにより、血圧が上昇します。

液性因子による調節

副腎や、腎臓、甲状腺などでは、血圧に重要な液性因子であるホルモンを産出しています。心臓や血管、脂肪からもこのようなホルモンが産出されています。また、レニン-アンジオテンシン系は、血圧を上昇させるように作用し、カリクレイン-キニ

表　成人における血圧値の分類（mmHg）

（高血圧治療ガイドライン2009に基づき作成）

分類	収縮期血圧		拡張期血圧
至適血圧	<120	かつ	<80
正常血圧	<130	かつ	<85
正常高値血圧	130－139	または	85－89
Ⅰ度高血圧	140－159	または	90－99
Ⅱ度高血圧	160－179	または	100－109
Ⅲ度高血圧	≧180	または	≧110
（孤立性）収縮期高血圧	≧140	かつ	<90

収縮期血圧と拡張期血圧が異なる分類に属する場合は、高い方の分類に組み入れます。

ン系は、血圧を下降させるように作用しています。これらは、相互に関連しながら血圧を調節しています。

図1にレニン-アンジオテンシン系の血圧調節のメカニズムを示します。収縮期血圧が100 mmHg以下に低下すると、腎臓からレニンが血液中に放出されます。レニンにより、血液中を循環するアンジオテンシノーゲンは分解され、アンジオテンシンⅠに変換されます。アンジオテンシンⅠは、アンジオテンシン変換酵素（ACE）によって、アンジオテンシンⅡに変換されます。そのアンジオテンシンⅡは、細動脈の筋肉壁を収縮させ、血圧を上昇させます。また、アンジオテンシンⅡは副腎皮質球状帯に作用し、アルドステロンの分泌を促進します。アルドステロンは、腎臓に作用して塩分（ナトリウム）を保持し、カリウムを排出させます。この一連の作用によって、血液量が増加して血圧が上昇します。

腎臓における血圧調節

腎臓それ自体も、血圧調節に大きな役割を果たしています。一般に、塩分を過剰に摂取すると血圧が上昇します。血圧が上昇すると、腎臓が塩分と水分の排出量を増やすので、血液量が減り、血圧は正常に戻ります。逆に血圧が低下すると、腎臓が塩分と水分の排出量を減らすため、血液量が増え、血圧は正常に戻ります。

血圧の高さを決める要因

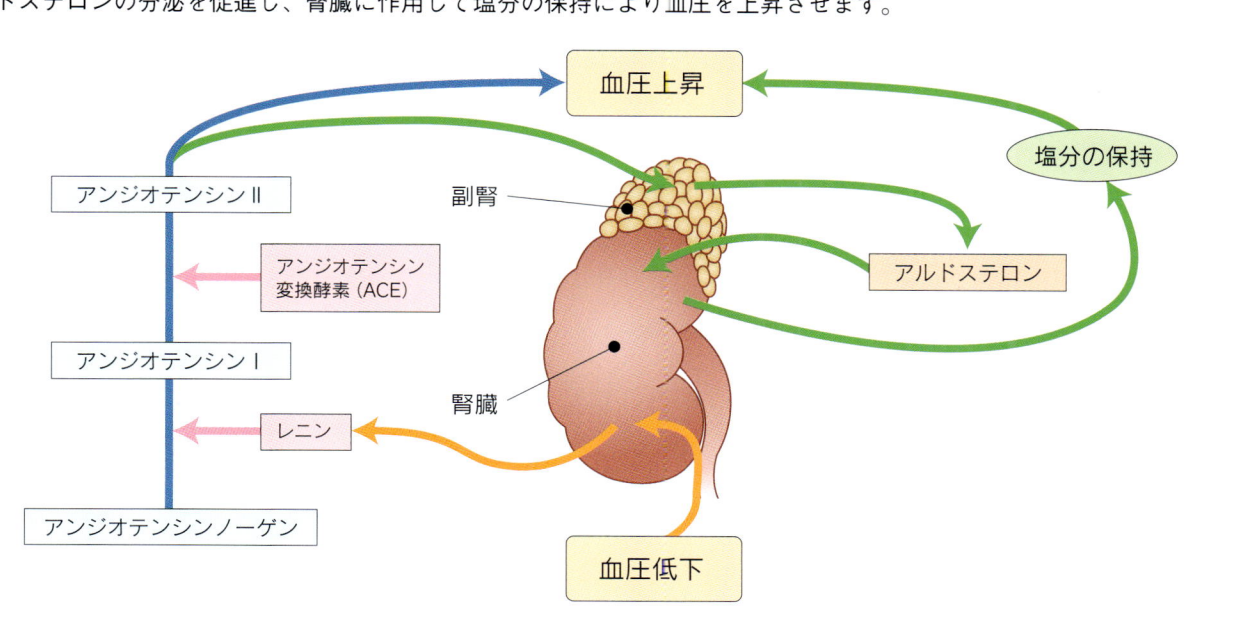

血圧の高さを決める要因として、心拍出量（心臓が1分間に送り出す血液量）と、末梢血管抵抗があります。血圧は、この心拍出量と末梢血管抵抗の積であらわすことができます（図2）。

心拍出量

心臓がポンプとして1分間に拍出する血液量のことです。1回拍出量に心拍数を乗じた値で表されます。1回拍出量とは、心臓が1回の拍動で排出する血液量のことです。1回拍出量は心筋の収縮力および循環血液量によって決まります。そのため、心筋梗塞、心不全などで心筋の収縮力が極端に低下した状態や、出血や脱水などで循環血液量の減少がある時は、心拍出量が低下するために血圧が低下します。

末梢血管抵抗

末梢血管抵抗で、重要な役割を果たすのは細動脈です。細動脈が収縮・拡張することで、毛細血管に流れ込む血液の量を調節しています。この調節が正常に行われると血圧も正常値を示します。しかし、レニン-アンジオテンシン系などのホルモンの異常、脱水などにより血液粘性が増し

図1　血圧調節：レニン－アンジオテンシン系

血圧が低下すると、腎臓からレニンが放出され、アンジオテンシノーゲンが分解されアンジオテンシンⅠに変換されます。さらにACEによって、アンジオテンシンⅡに変換され、血圧を上昇させます。また副腎にも作用し、アルドステロンの分泌を促進し、腎臓に作用して塩分の保持により血圧を上昇させます。

第2章　病気を理解するための基礎知識

図2　血圧調整因子

血圧の高さを決める要因として、心拍出量と、末梢血管抵抗があります。血圧は、この心拍出量と末梢血管抵抗の積であらわすことができます。

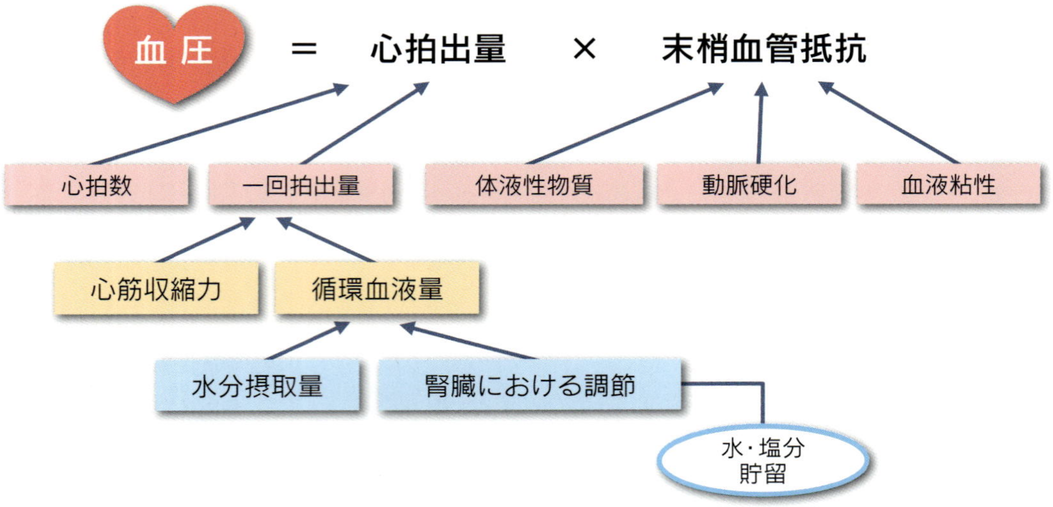

血 圧　＝　心拍出量　×　末梢血管抵抗

- 心拍数
- 一回拍出量
- 体液性物質
- 動脈硬化
- 血液粘性
- 心筋収縮力
- 循環血液量
- 水分摂取量
- 腎臓における調節
- 水・塩分貯留

た時や動脈硬化などにより、末梢血管抵抗が増すと血圧が上昇します。

血圧に影響するその他の要因

年齢、性別、日内変動（サーカディアンリズム）、気候、食事、運動、遺伝的要因があります。

血圧測定

毎日の健康状態を知る上でも、血圧測定は重要です。

血圧測定をする際には、

①30分以内のカフェイン含有物の摂取および喫煙は禁止です。また測定前1時間位の間は、食事、入浴、運動は避けてください。

②少なくとも15分以上の安静座位の状態で行ってください。

③毎日同じ時間に測りましょう。血圧は、時間によって変動するため、同じ時間に測らないと日々の変化がつかめません。

Q&A

問：**血圧測定時の注意点について教えてください。**

答：血圧はたいへん変動しやすいので、少なくとも15分以上の安静座位の状態で行ってください。また、毎日同じ時刻に、同じ環境のもとで1回の測定だけでなく、2〜3回測定しましょう。血圧を測定時、上腕で測るタイプの血圧計の場合であれば、測定する上腕部の高さが心臓の高さと同じ位置にして測定してください。血圧測定中は、自然な呼吸をして、話をしないようにしましょう。

第2章　病気を理解するための基礎知識

検査法①
画像診断法

髙橋　知子

　画像診断とは身体の臓器や病変の形だけでなく機能や性質までも目に見える形で描出し、診断する方法です。近年の画像診断装置の開発・発展は目覚ましく、心臓のように常に動いている臓器でもブレなく鮮明な画像を撮ることができるようになりました。

　心臓の形は複雑で、動き方や壁の厚さもそれぞれの部分で異なります。また、心臓の周りには様々な臓器があり、画像化の妨げになります。このような心臓は病的状態ではさらに多彩な変化を来しますが、最新の画像診断機器を用いることにより高精度の診断が可能となっています。

　血管は全身をくまなくめぐり、部位によって太さや流れの速さも様々です。従って、診断の際には形状だけでなく流れもみることが重要です。画像は一瞬の状態を撮影するイメージかもしれませんが、適切な方法を用いることにより動的な情報を得ることも可能です。特に最新の技術では、より細部の血管までも描出したり動画や立体画像でわかりやすく表示したりすることで飛躍的に診断能が向上しています。

胸部単純X線検査

　単純X（エックス）線検査とは、いわゆるX線写真を撮る検査のことです。最も一般的で簡便な検査であり、身体にあてる放射線の量もごく少量です。

　胸部単純X線検査では、心臓の形・大きさや心臓に連続した血管の状態をみるだけでなく、周りの肺や骨の異常も調べることが可能です。欠点は単に正面や側面から見た画像のため、臓器や病変が重なってしまうと細かい評価が難しい点です。この場合はさらに他の検査で詳しい評価を行います。

心臓CT検査

　CT（Computed Tomography：コンピュータ断層撮影）とは身体の調べたい部分を狙って多くの方向からX線を照射し、集めたデータをコンピュータで分析し身体の断面像を得る検査です。CT自体は決して新しい検査法ではないのですが、以前の機器では拍動している心臓を明瞭に画像化するのは難しかったため、心臓CT検査が注目されるようになったのは最近のことです。

　最新のマルチスライスCTは内蔵された装置が身体の周りを1回転する間に複数枚の画像を撮影することができるため、従来のCTに比べて短い時間で広い範囲の撮影もしくはミリ単位の細かい画像を得ることが可能です。心臓の撮影に関しては、心電図を記録しながらCTを撮像することで得られる画像をさらに明確にしています。

　虚血性心疾患は心臓を栄養する血管（冠動脈）の内腔が動脈硬化などにより狭くなり、心臓の筋肉（心筋）に十分な血液が供給されなくなって起きる心臓病の一種です。冠動脈を調べる検査で最も正確なのは動脈からカテーテルを入れて行う検査ですが、より身体に負担の少ない検査として心臓CTが用いられています。

　CTで冠動脈の内腔を調べるにはヨード造影剤を使います。検査の方法は、静脈から注射をしてヨード造影剤を投与しながら10秒に満たない息止めをして撮影を行います。全体としては検査の準備も含めて20分前後で終了します。ただし、アレルギーなどがある場合は造影剤を使わない検査のみ行うこともあります。

　心臓CTではコンピュータ処理によって血管の曲がった部分を真直ぐに表示したり、血管の断面像を表示したりすることも可能です。また、カテーテル検査ではわからない冠動脈の壁そのものや周りの状態、心臓全体も同時に見ることができます。さらに、これらの情報を合わせて三次元立体画像を作って多方向からみることも可能です（図1）。

　心臓CTの冠動脈狭窄に対する診断能は90％以上の精度があり、特にCTで冠動脈が正常と診断された場合は100％に近い正確さが証明されています。

第2章　病気を理解するための基礎知識

図1　心臓CT検査画像

どちらも造影剤を静脈から注射して、心臓を栄養する血管（冠動脈）や心臓の内腔と心臓の筋肉を明瞭に区別できるようにしています。左の画像は、心臓の周りに巻きついて走行している冠動脈を伸ばして一画面上に表示したものです。中央と右の画像は、造影剤の入った冠動脈と心臓の内腔だけを三次元立体画像として表示したものを角度を変えてみています。

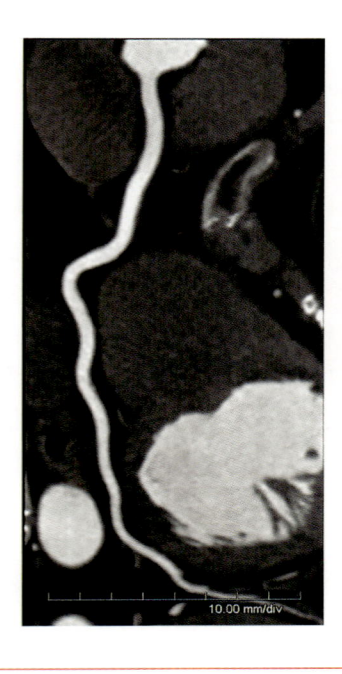

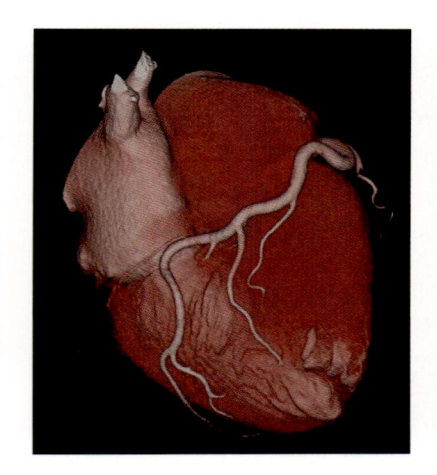

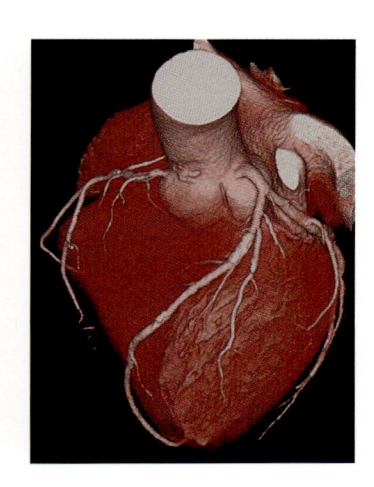

血管CT検査

最新のCT検査機器は短い時間で広い範囲の撮影ができるため、全身の血管を調べる際にも威力を発揮します。ヨード造影剤を使うことによって、血管の拡張・狭窄などの形の異常だけでなく、流れの状態や臓器の血流をみることもできます。造影剤を投与してから撮影開始までの時間を調整することにより動脈もしくは静脈を明瞭に描出し、こちらも三次元立体画像などでわかりやすく表示することが可能です（図2）。

図2　血管CT検査画像

造影剤を使った血管CTの三次元立体画像です。左は胸部の太い動脈（大動脈）に瘤（赤矢印）ができている様子を正面からみています。右は下肢の動脈を骨と一緒に表示しています。赤矢印の部分で動脈が途切れており、血流の遮断が示されます。

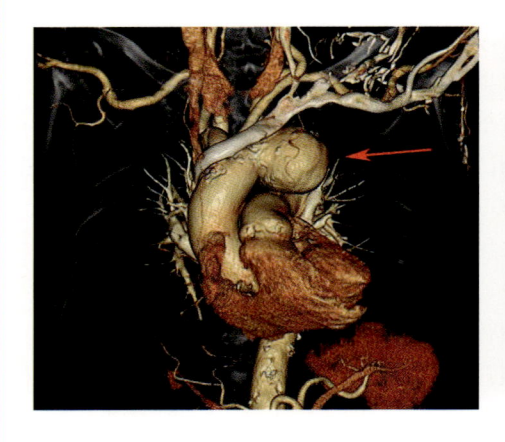

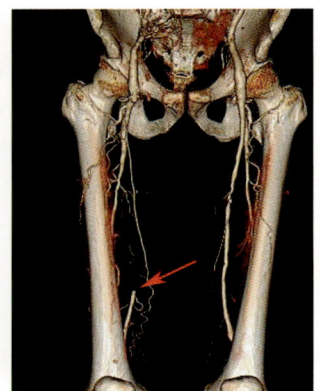

心臓・血管MRI検査

MRI（Magnetic Resonance Imaging：磁気共鳴画像）とは磁石と電磁波の力を利用して身体の内部構造を画像にする検査法です。この検査は放射線を使わないので被曝はありませんが、体内に金属がある場合などは検査ができないことがあります。

心大血管のMRI検査では、造影剤を使用しなくても心筋と内腔、血管の壁と内腔を区別してみることができます。造影剤を使うとさらに明瞭・詳細な評価が可能となり、心臓に関しては心筋の血流状態などの性状診断も行えます。

MRIは従来、静止画しか撮像できませんでしたが、近年の機器では動いている心臓を動画（シネ画像）として撮像できるようになりました。心臓の動きに合わせてデータ収集する技術（心電図同期）を用いることで、心臓の壁や弁の動きの評価や冠動脈の描出が可能です。

また、MRA（Magnetic Resonance Angiography：磁気共鳴血管撮影）といって造影剤を使わずに血液の流れを立体画像で表示する方法もあります。

心臓核医学検査

核医学とは、微量の放射線を出す薬（ラジオアイソトープ、放射線同位元素、RI: radioisotope）を用い、病気の診断や治療をする医学の専門分野です。核医学検査は体内に投与した薬が特定の臓器や組織もしくは病巣に取り込まれる様子を画像化して診断を行います。つまり、臓器や病巣の形だけでなく働きも目で見えるように分析し、形の異常がはっきりする前に病気を見つけることが可能であったり、病気の性質が予想できたりする特殊な検査です。

実際の検査では検査薬を静脈からの注射などで投与し、台に横になった状態でカメラが身体の周りを回転しながら撮影を行います。ほとんどの場合一回の撮影は長くても20～30分間で終了しますが、複数回撮影を行う場合もあります。

なお、検査に使う放射性物質はごく少量で、短時間で放射線が減少する種類のものを使います。また尿などで速やかに身体から排泄されるため、身体への放射線の影響は心配ありません。

この方法を心臓に応用したのが心臓核医学検査です。心臓の機能・血流・代謝・交感神経・障害部分など、性質の異なる検査薬を使うことによって様々な評価をすることができます。

心筋への血流を調べる検査（図3）では、運動（負荷）した状態と安静時の両方を調べる場合があります。運動した状態では心臓の働きが活発になり、心筋により多くの血流が必要になります。心臓を栄養する血管（冠動脈）が細くなっていると、はじめは運動（負荷）時に血液が足りなくなって症状や検査の異常が出現します。この早期の状態で異常を見つけるため、運動（負荷）と安静の画像を比べます。ただし、運動が困難な場合や危険が予想される場合は、冠動脈を運動したときと同じような状態にする薬剤を使って検査をすることがあります。

また、核医学の検査も正確な診断のために心電図を記録しながら検査を行います。得られたデータをコンピュータ処理し、心臓を様々な方向の断面から見た画像として表示したり、心臓の機能を動画や数値で解析

図3　心臓核医学検査画像①

運動時と安静時の心筋への血流を比較した画像です。血流が多い部分が赤、少ない部分が緑～青の虹の色調変化のように表示されています。左が心臓を垂直、中央が輪切り、右が水平の断面でみています。全体的に運動時は赤い部分が少なく、血流が不十分であることが示されています。安静時では赤い部分が増え、血流が回復していることがわかります。特に矢印の部分は運動時での異常が目立ち、安静時でも一部が緑のままで血流が不足し、血流不足の程度が強いと診断されます。

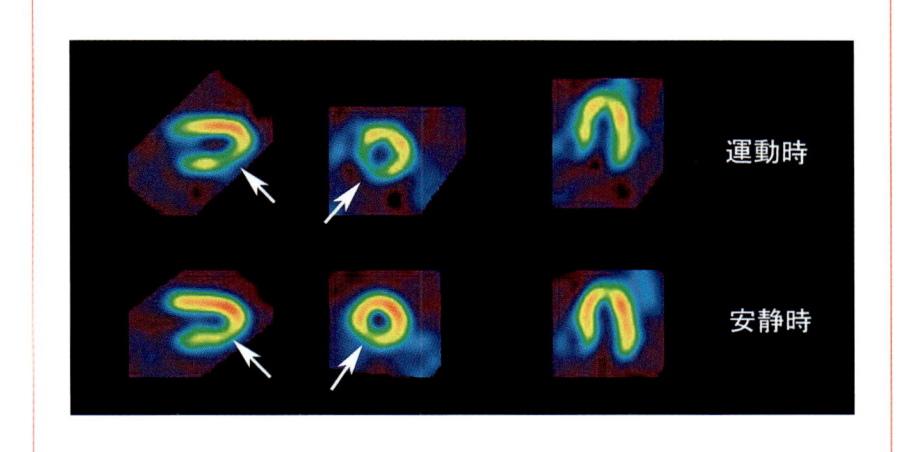

第2章 病気を理解するための基礎知識

したりすることで一つの検査から多くの情報が得られます（図4）。

心臓の血流・機能・代謝などを評価することにより、心臓の痛んでいる部分とその範囲・程度を診断することができ（図5）、治療後にも検査を行えば効果・経過をみることも可能です。

心臓FDG-PET検査

心筋のエネルギー源は脂肪酸とブドウ糖です。脂肪酸からエネルギーを作る際には酸素が必要ですが、ブドウ糖では酸素を使わずにエネルギーを作ることができます。従って、心筋は血流が低下して酸素が足りなくなるとブドウ糖からエネルギーを作る割合が多くなります。

このことを利用して心筋の代謝状態を調べる新しい核医学画像診断法にFDG（F-18 fluorodeoxyglucose）を用いたPET（Positron Emission Tomography：陽電子放射断層撮影）検査があります。FDGという検査薬は放射能を出す成分（陽電子放出核種）を組み込んだブドウ糖類似物質です。この検査薬は癌を調べるときにも用いられます。心臓FDG-PET検査は、従来の心臓核医学検査での血流評価と組み合わせて詳細・確実な診断が可能となり、治療方針を決める際にも非常に有用となります。

脈管核医学検査

脈管とは血管とリンパ管の総称です。

血管をみる検査では使う薬により、動脈・静脈いずれの状態も調べることができ、どちらの薬も静脈から注射します。

図4　心臓核医学検査画像②

心電図を計測しながら撮像を行い、得られたデータを解析した画像です。心臓を立体的に表示し、心臓の内腔容量や血液を押しだすポンプ作用を数値や動画で表示しています。上段が心臓が拡張したとき、下段が収縮したときの画像です。

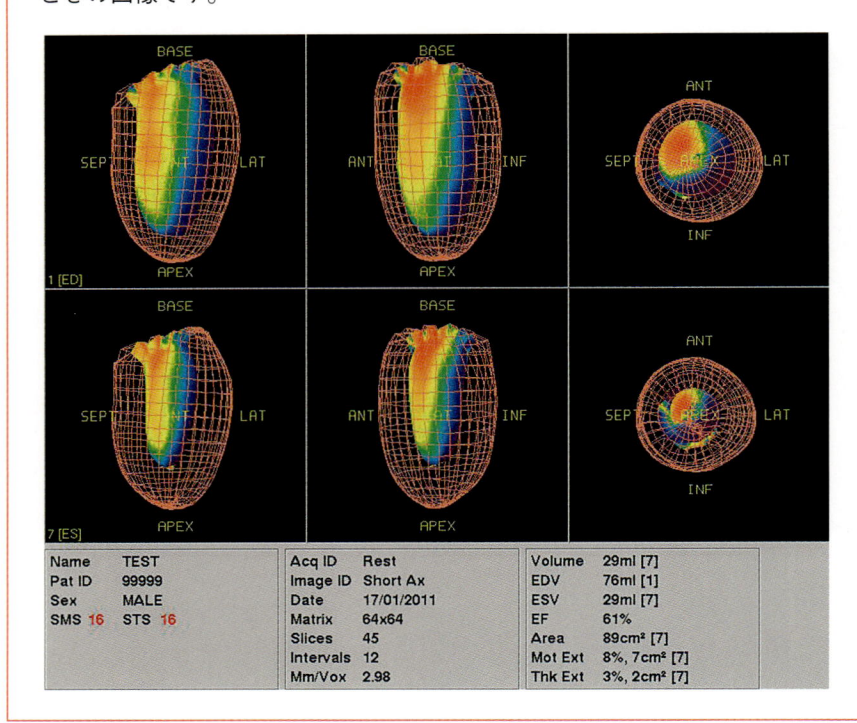

図5　心臓核医学検査画像③

心筋への血流と痛んでいる部分（障害心筋）を2種類の薬剤を使って同時に調べた画像です。特に心筋の障害部分に集まる薬剤は最近急に異常が生じた部分のみに集まる性質を持っています。血流がない部分（左図 白矢印）に一致して心筋の障害を示す薬剤が集まっている様子（右図 白矢頭）を重ねてわかりやすく表示しています。心臓を垂直の断面で表示した画像ですが、血流の保たれている部分を赤、障害心筋の部分を緑で表示しています。赤が欠損している部分に緑の部分が一致し、血流が無いために心筋が障害されていることが示されます（下図）。

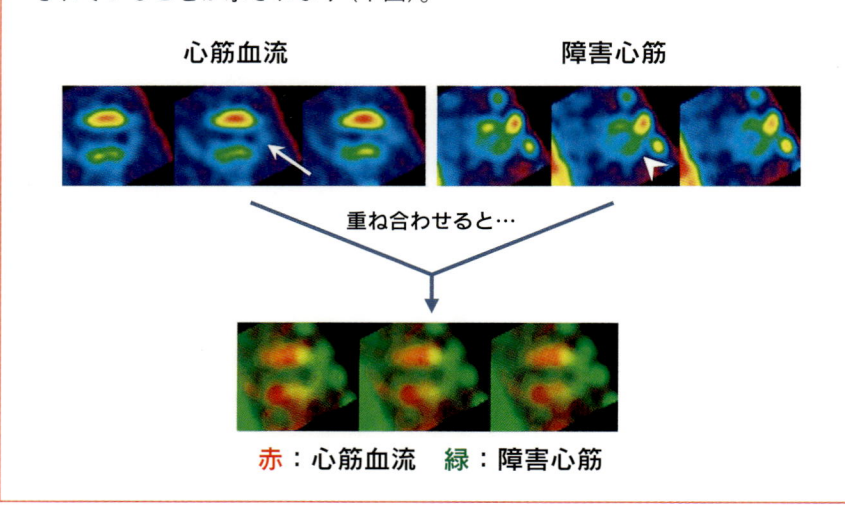

心筋血流　　　　　障害心筋

重ね合わせると…

赤：心筋血流　　緑：障害心筋

動脈の検査では拡張・狭窄などの形の異常だけでなく、流れの状態までも一度の検査でほぼ全身を調べることができます。

静脈の検査では流れの状態や内部に血の塊（血栓）がないかを調べることに加え、血栓が肺に飛んでいないか同時に調べることが可能です。

どちらの検査も全体の把握には役立ちますが、細かい評価には造影CT検査が適しています。ただし、造影剤が使えない場合でも核医学の検査薬は安全に使用できます。

さらに、他の検査ではみることのできない難しいリンパ管の流れを調べる方法も核医学検査にはあります。

これらの画像診断法を組み合わせることにより、病気の早期発見と正確な診断に役立ちます。特に最新の画像診断機器は、身体に優しい検査で高精度の診断を追求しています。

Q&A

問：X線検査および核医学検査での被曝線量では健康障害を起こしませんか？

答：検査で被曝する線量は、健康に影響を及ぼす線量と比較するとごく少量です。むやみやたらに放射線を用いた検査を行うことはなく、医師はわずかな放射線被曝の危険性よりも、検査によってもたらされる多くの情報による利益が上回ると判断して検査を行っています。

第2章 病気を理解するための基礎知識

検査法②

循環器の診察法

梶波　康二

血管系の診察

動脈血圧測定

動脈圧には幅があり、その最大値を最大血圧（最高血圧・収縮期血圧）、最小値を最小血圧（最低血圧・拡張期血圧）、両者の差を脈圧と呼んでいます。

聴診法を用いた上腕動脈血圧測定法を図1に示しました。坐位、または臥位で十分安静をとり（できれば15分以上）、成人では13 cm巾の圧迫帯（マンシェット）を右上腕に巻きます。肘のくぼみより約3 cm上になるように、かつ、指1本が軽く圧迫帯下に入る位の強さで巻きます。前腕および血圧計を被検者の心臓と同じ高さに置きます。橈骨動脈（親指の付け根に触れる動脈）を触診し、まず最大血圧を測り、ついでそれよりも20〜30 mmHg高い位置まで水銀柱を上げます。肘窩で上腕動脈拍動上に聴診器を置き、1心拍毎に2〜3 mmHgずつ水銀柱を下げてきます。最初に拍動毎に音が聞こえる点（Swan第1点）が最高血圧、拍動毎の音が消失する点（Swan第5点）が最小血圧です。

近年普及している上腕用家庭血圧計（自動血圧計）を使用する場合は、以下の2点に注意が必要です。第一は圧迫帯（マンシェット）を巻くときに肘関節を巻き込まないようにすること、第二は圧迫帯のマイクロホ

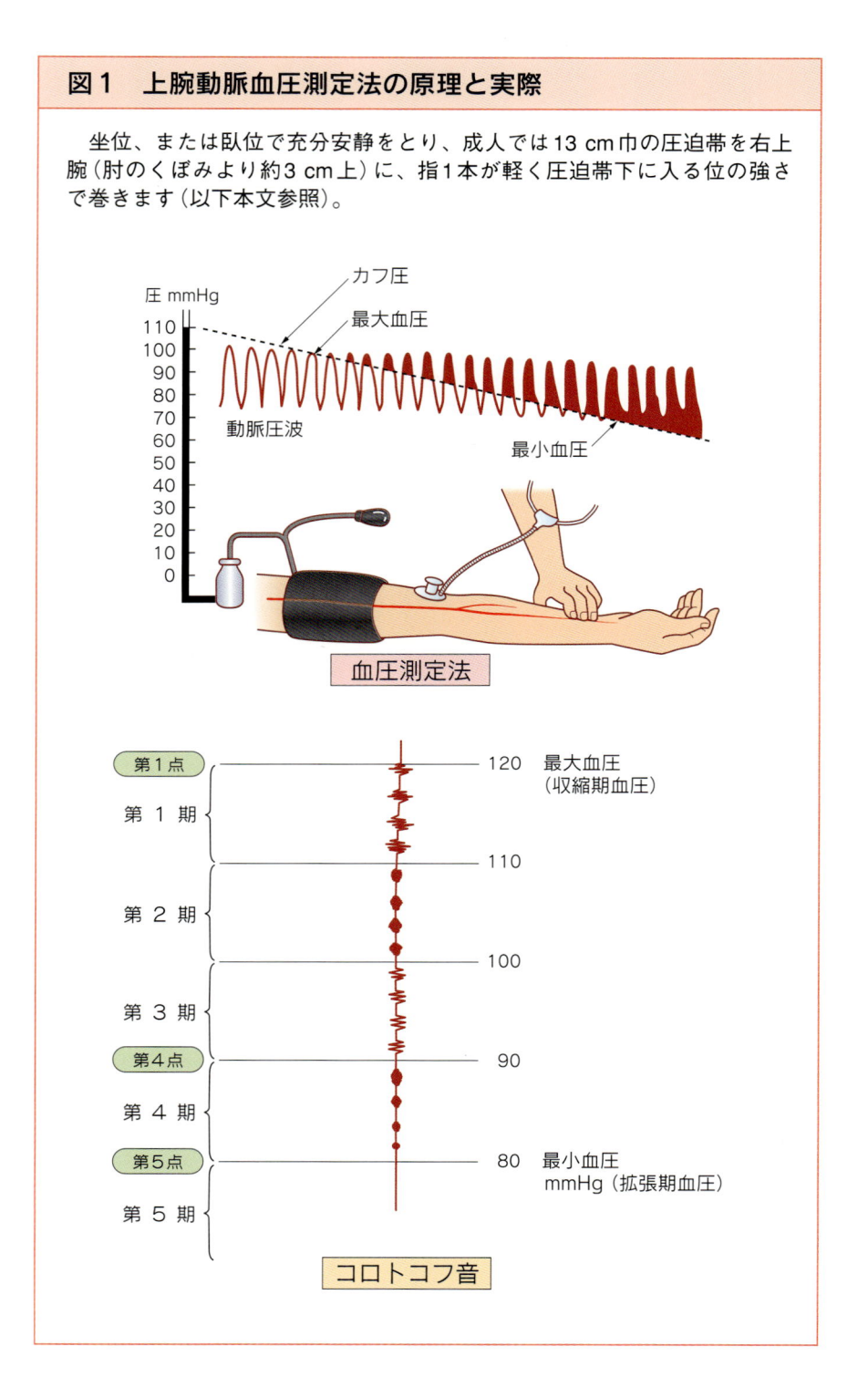

図1　上腕動脈血圧測定法の原理と実際

坐位、または臥位で充分安静をとり、成人では13 cm巾の圧迫帯を右上腕（肘のくぼみより約3 cm上）に、指1本が軽く圧迫帯下に入る位の強さで巻きます（以下本文参照）。

ンが埋め込まれている側を正しい位置に持ってくることです。マイクロホンの位置は色などで指示されていることが多くあります。

脈拍の観察

人の体表から動脈拍動が触れる部位として、両側の橈骨動脈（親指付け根の部分）、上腕動脈（肘のくぼみよりやや上）、総頸動脈（喉の左右）、大腿動脈（足の付け根）、膝窩動脈（膝関節の裏側）、足背動脈（足の甲の中央付近）などが知られていますが、通常の脈拍観察は橈骨動脈が用いられます。観察項目としては、頻度（拍／分）、調律（リズム、整・不整）、不正な場合は脈拍欠損の有無が基本です。また大きさや遅速、緊張、硬軟といった情報も得ることができます。呼吸に伴う変化に着目し、奇脈と呼ばれる特殊な状態を見出すことも可能です。また、触診により血管壁の性状、さらには脈拍の左右差も着眼点とされます。

静脈の観察

外頸静脈の拡張の有無は静脈圧の推定に有用で、心不全が疑われる場面では貴重な情報となります。

血管の聴診

血管雑音は動脈が何らかの原因で狭小化し、動脈血流が乱流となり生ずるもので、頸部、胸部、背部、腹部、鼠径部で収縮期に聞かれます。これに対し、収縮期から拡張期に連続性に聞かれた場合（連続性雑音）は動静脈瘻が疑われます。

心臓の診察

心臓と胸部との位置関係

心臓は胸郭中央やや左よりに位置しており、前面は胸壁に、左面は左肺に、右面は右肺に、後面は食道および大動脈に接しています。体格などの影響により体表面の目安と心臓の位置関係には個人差があります。

視診

心臓の拍動が胸壁に伝わり、心尖拍動と呼ばれる動きが体表面から見える場合がありますが、一般に心臓が拡大する病気ではこれが目立ってくることになります。

触診

前述の心尖拍動は触診でも感知可能です。また振戦と呼ばれる持続的な高周波の振動が感知されることもあります。

打診

胸郭を軽く叩打した際の反射音を手がかりとして、心臓の広がり（心濁音界と呼ぶ）を判定する診察法が古くから汎用されてきました。第4肋間を右方から左方へ打診して右の境界を、胸骨左縁わずかに外方を上方より打診して上界を、第5～6肋間を左方から右方へ打診して左界をそれぞれ決めます。種々の画像診断が発展した今日でも、重要かつ基本的な診察手技の一つです。

聴診

できるだけ静かな環境で、座位あるいは臥位の体位で、平静な呼吸の下で行うのが基本です。聴診器（図2）については、ベル型および膜型の双方で聴診するようにします。ベル型は低音を、膜型は高音の聴診に適しているため、両者を用いること

図2　聴診器

ベル型　　　　　　　　膜型

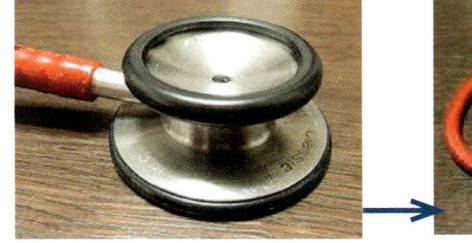

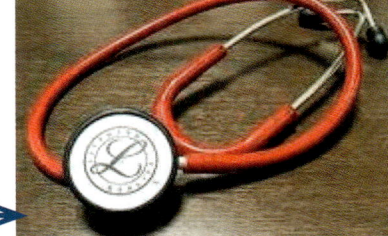

ひっくり返すと

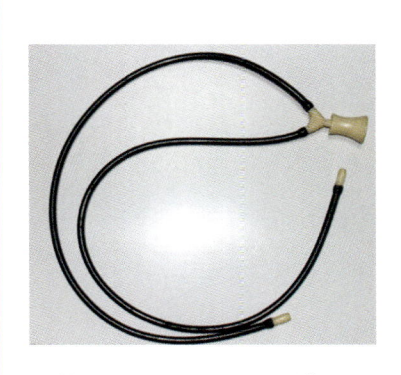

耳管とチェストピースが象牙でできた聴診器。
明治～大正時代のもの。

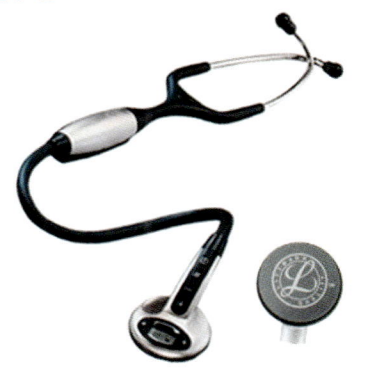

最新の電子聴診器。
録音した聴診音データを赤外線ポートを持つパソコンに赤外線通信を利用して転送し、データファイルとして保存できる。

第2章 病気を理解するための基礎知識

により音の高低を意識した診察が可能になります。

聴診部位（図3）については、心臓の解剖、特に弁の位置と血流の方向を考慮し、心尖部領域、第4肋間胸骨左縁（4LSB）、第3肋間胸骨左縁（3LSB）、第2肋間胸骨左縁（2LSB）、第2肋間胸骨右縁（2RSB）が中心となります。

通常心臓は1回の拍動に伴い持続時間の短い音（心音）を二つ出します。これがⅠ音とⅡ音です。心尖部ではⅠ音がⅡ音より大きく聴こえます。Ⅰ音からⅡ音までの間隔は心室が収縮する時期（収縮期）に相当し、脈が早くない場合はⅡ音からⅠ音までの間隔より短いということです。これら二つ以外に聞こえる心音を過剰心音と呼び、Ⅲ音、Ⅳ音、収縮中期クリックなどが知られ、それぞれに該当する心疾患の存在が示唆されます。

心雑音の有無の検討が聴診におけるもう一つの重要事項です。心雑音が存在する場合は、タイミング（時相）と持続時間、雑音の型、聴取部位と伝達方向、強さ、ピッチなどの情報を記録する必要があります。病状の変化とともに心雑音に関するこれらの情報が変化することが知られており、簡単な診察で心疾患の推移を判定することが可能です。

図3 聴診部位と心血管の位置関係

上体を起こした際、水平方向の位置を肋間の数で表わし、垂直方向の位置を中央から順に胸骨左（右）線、鎖骨中線、前腋窩線、中腋窩線で表わし、位置を特定できるようにします。「心尖部」は第5肋間左鎖骨中線上付近を指します。

LBS: left sternal border（胸骨左縁）
RSB: right sternal border（胸骨右縁）

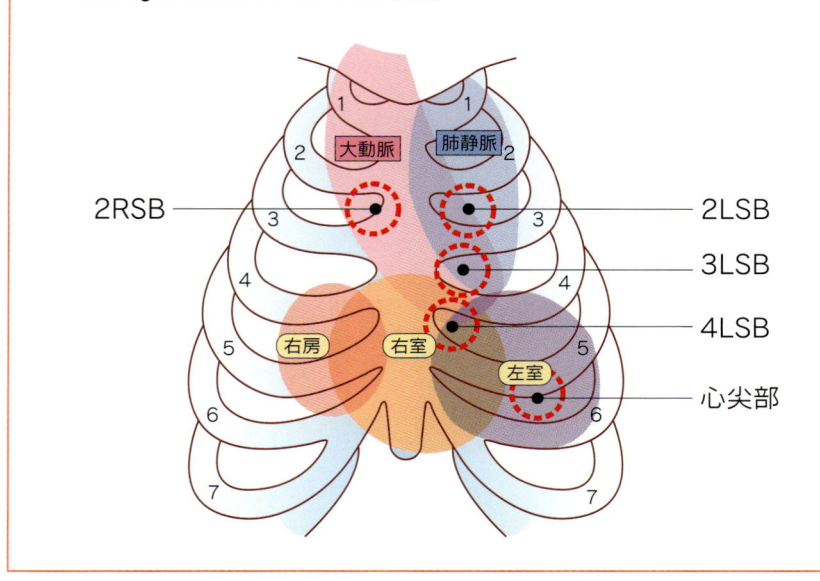

Q & A

問：家庭血圧の測定法とその重要性について教えてください。

答：診察室での血圧測定だけでは「白衣高血圧」、「仮面高血圧」、「早朝高血圧」と言われる病状を見逃すことになり、結果として長期間にわたり、過剰なあるいは不十分な治療が続けられる可能性が指摘されています。

具体的な測定法としては、利き腕ではない側で、上腕にカフを巻くタイプの血圧計を用い、朝（起床後1時間以内）と晩（就寝前）にそれぞれ1〜3回測定し、脈拍とともに記録します。病院・医院受診時に血圧計を持参し、聴診器での測定結果とに差がないか確認すること、血圧に影響する入浴、飲酒、食事の時間を記載しておくことをお勧めします。

第2章　病気を理解するための基礎知識

検査法③

心電図

梶波　康二

心電図とは

　心電図は心筋の活動に際して発生する電気現象を体表面の導子から記録したもので、心臓疾患の診断において多くの貴重な情報を提供します。さらに記録法も比較的簡便であり、胸部X線写真とともに、心臓疾患診断のスクリーニング検査法となっています。しかし、他の検査法と同様に、その診断能力には限界があり、過剰診断にならないような配慮、他の検査結果などと合わせた総合的判断が必要です。

心電図の種類と記録法

　通常心電図検査とは、安静時の標準12誘導心電図（図1）のことを言いますが、運動負荷に際して記録する負荷心電図（図1）や、自由行動下での長時間記録を目的としてホルター心電図や必要時にスイッチを入れて記録できるオンデマンド式（図2）などが用いられます。

標準12誘導心電図

　心電図は、一般的に用いられる記録法で、標準肢誘導（Ⅰ、Ⅱ、Ⅲ）、単極肢誘導（aVR、aVL、aVF）、単極胸部誘導（V1〜V6）の12誘導からなります（図3）。

　正常心電図は図4に示すように、P、QRS、T、U波から成りますが、各波の方向や大きさなどは誘導法や心臓の位置によって多少異なります。健常者では、同じ誘導からの心電図曲線は類似の波形を示しますが、年齢や体格、心臓の位置、体位、肺の状態などの諸因子の影響を受けて微妙に変化します。

　P波は心房の興奮によって生ずる波で、心房に負荷がかかった状態では形が変化することが知られています（図5-1）。PQ時間（間隔）はP波の始まりからQRS波の始まりまでの時間のことで、房室伝導時間（洞房結節から心室筋まで興奮が伝わるために必要な時間）を示します。一

図1　標準12誘導心電図と運動負荷心電図

　一般に用いられるものが安静時に記録を行う標準12誘導心電図です。運動負荷中の心電図を記録する場合は、エルゴメータやトレッドミルを用います。

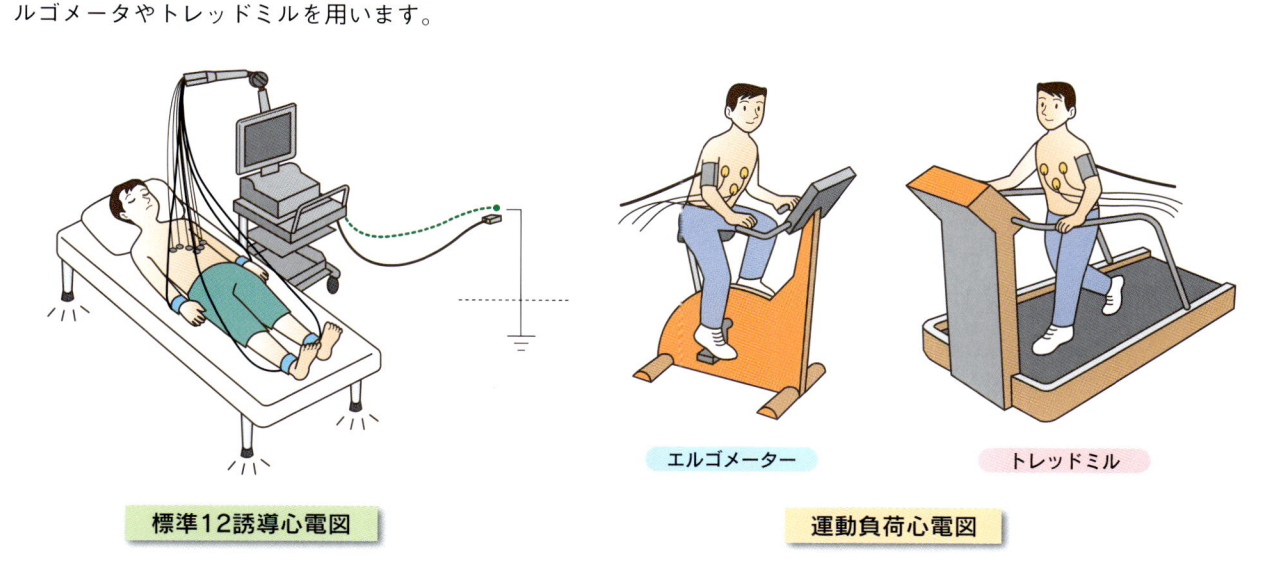

標準12誘導心電図　　　エルゴメーター　　　トレッドミル
　　　　　　　　　　　運動負荷心電図

第2章　病気を理解するための基礎知識

図2　自由行動下の心電図記録法

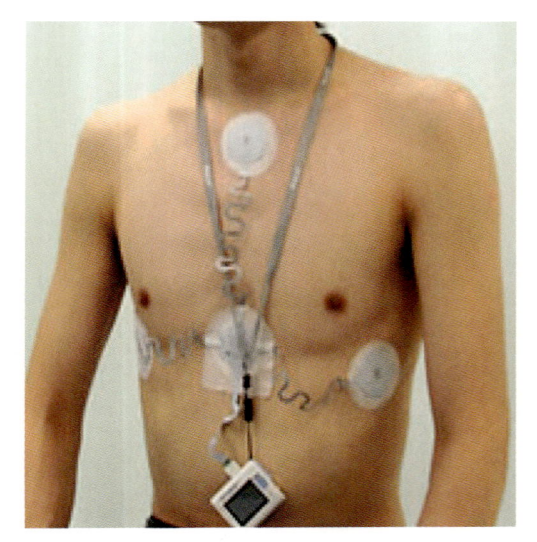

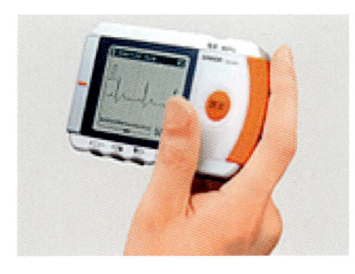

右手でしっかりと機器を持つことができます。

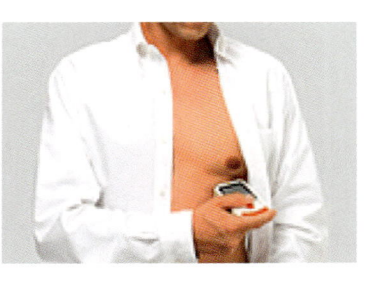

腕をねじったりせず、ごく自然に胸へ当てられます。

ホルター心電図　　　　　　　　　携帯心電計（オンデマンド式）

般に年齢とともに延長し、心拍数増加とともに短縮します。PQ間隔が延長する病状を房室ブロックと呼びます。

　QRS波は心室の興奮（脱分極）によって起こる立ち上がりの鋭い波で、最初の下向きのフレをQ波（図5-2）、最初の上向きのフレをR波（図5-3）、R波に続く下向きのフレをS波（図5-4）と呼びます。QRS幅は心室全体に興奮が広がるために必要な時間を意味し、種々の原因によって心室内の伝導が障害されると幅広くなります。また高血圧など心室に負荷がかかった状態が長期間持続するといわゆる「左室肥大」の状況が生じますが、その場合肥大した筋に近い誘導ではR波が高くなります。逆に心筋梗塞など心筋が強いダメージを受けた場合は、R波が低くなり、場合によっては消失（下向きの波だけになる）することもあります。

　T波は心室の再分極によって生ずる波で、QRSの終わりからT波の始まりまでの間をST部分と呼びます。ST部分とT波は合わせて変化することが多いことから、通常は両者を合わせて判定します。STの低下は狭心症をはじめとした種々の病状で起こる変化であり、一方STの上昇は、心筋梗塞や心膜炎で見られる変化です。

心電図記録に際しての注意

　心電図は心臓由来の電気現象の記録ですが、体表面からこれを記録する場合、骨格筋からの電気活動の影響をできるだけ減らす工夫が不可欠です。標準12誘導心電図記録に際し、「体の力を抜いてリラックスして」と声かけが行われるのは、四肢をはじめとする筋からの筋電図混入を防ぐためです。また長時間記録法であるホルター心電図では、粘着力の強いシールで記録電極を主に胸部に貼ることになりますが、発汗により剥がれたりしないような工夫が欠かせません。

図3 標準12誘導心電図の記録法

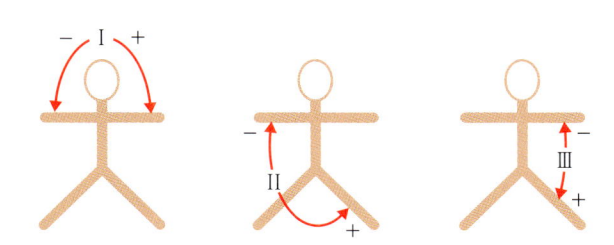

標準肢誘導

関導子（＋）と不関導子（－）の2つの導子間の電位差を表現した誘導法で、第Ⅰ誘導は左手（＋）と右手（－）、第Ⅱ誘導は左足（＋）と右手（－）、第Ⅲ誘導は左足（＋）と左手（－）の間の電位差を表わす

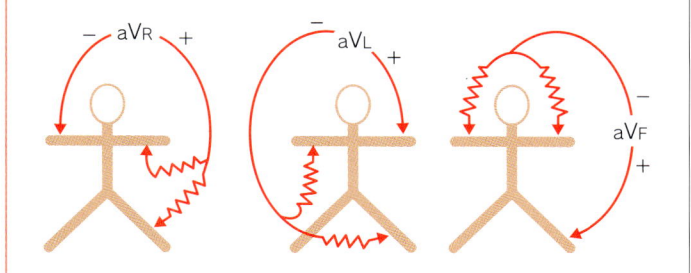

増高単極肢誘導

各4肢を関導子とし、左手、右手、左足を結んだ結合電極（0電位）を不関導子として、各4肢の電位を表現したもので、現実には棘高を1.5倍にした増高単極肢誘導が用いられる

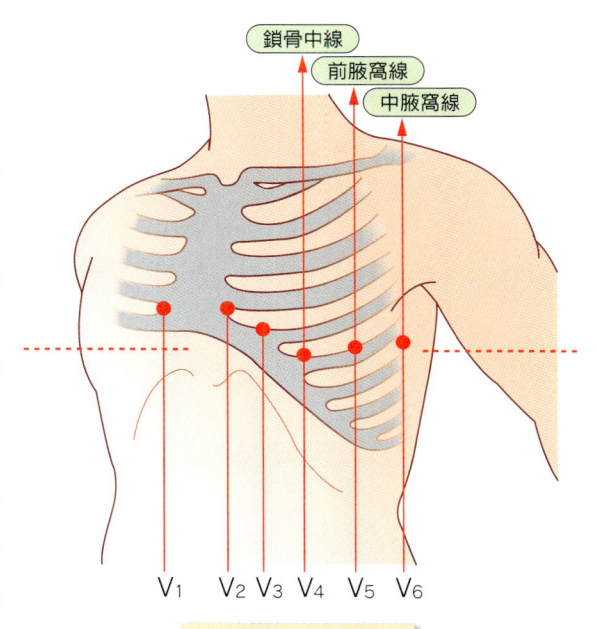

単極胸部誘導

左手、右手、左足を結んだ結合電極を不関導子として、胸壁上の定められた点に関導子をおいて、各点の電位を記録したもの
胸壁上の導子の位置は、
　V_1：第4肋間胸骨右縁
　V_2：第4肋間胸骨左縁
　V_3：V_2とV_4の中間点
　V_4：第5肋間鎖骨中線上
　V_5：V_4と同等の高さで前腋窩線上
　V_6：V_4と同等の高さで中腋窩線上
必要に応じて、
　V_{3R}：V_3相当の右胸壁上の点
　V_{4R}：V_4相当の右胸壁上の点
　V_{5R}：V_5相当の右胸壁上の点
　V_7：V_4と同じ高さで後腋窩線上
　V_8：V_4と同じ高さで左肩甲骨中線
　V_9：V_4と同じ高さで脊椎左縁
　V_E：胸骨剣状突起上
　$3V_{1\sim9}$：$V_{1\sim9}$を1肋間上で記録したものを用いる

第2章　病気を理解するための基礎知識

図4　正常心電図曲線

心臓の1回の拍動に伴い図の左から右に向かって波形が記録され、順にP、Q、R、S、T、U波と呼ばれています。

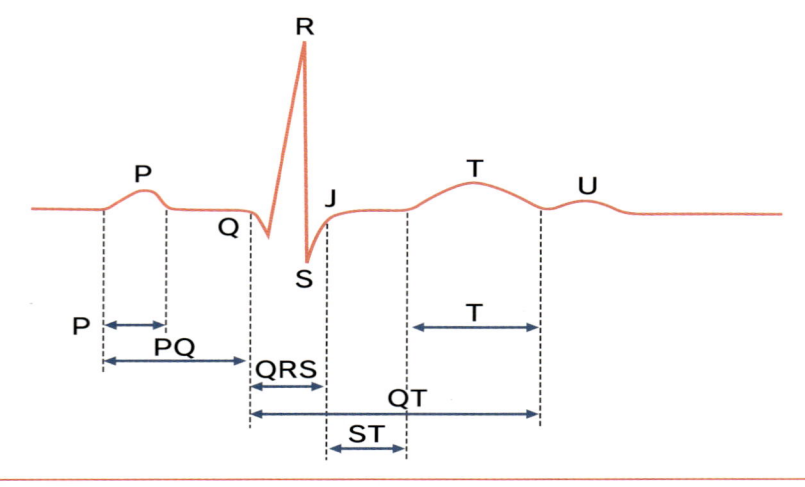

図5　各波形の成り立ち

心臓の中の興奮の伝わり・広がりに対応して心電図の各々の波が記録されます。

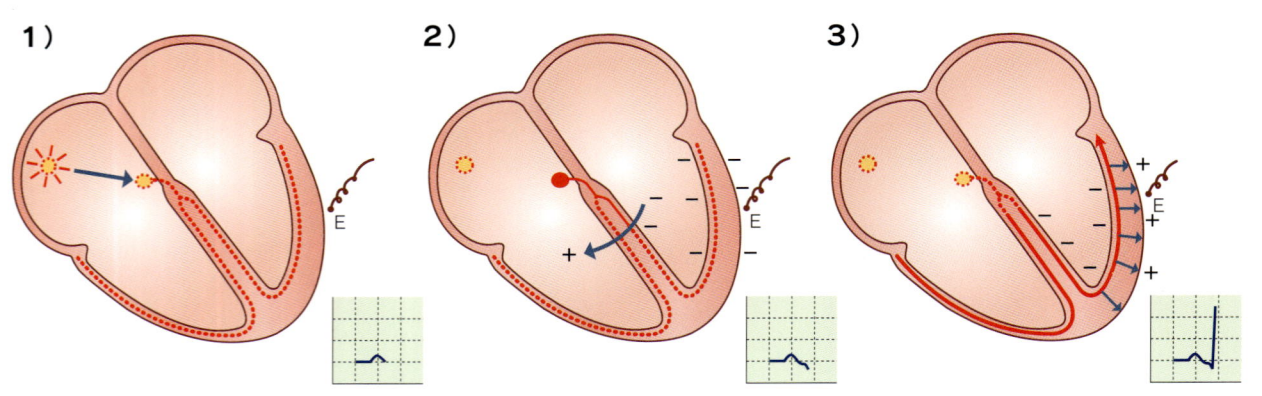

1) P波：心房への興奮の伝播と洞房結節から房室結節への興奮伝導

2) Q波：心室興奮の最初に心室中隔を左室側から右室側へ興奮が伝播

3) R波：大部分の心室興奮

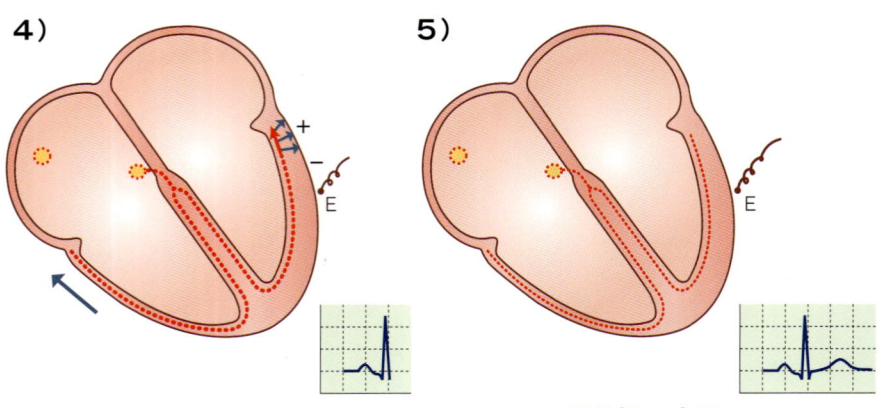

4) S波：心室の最終部分として高位側壁が興奮

5) **再分極の完了**

第2章 病気を理解するための基礎知識

検査法④

心エコー法

松井 忍

　心臓病の非侵襲的診断法として、従来より用いられてきた心電図法、胸部レ線写真、心音・心機図法に比し、心エコー法はよりダイレクトに心臓の形態と動態ならびに血流情報を得ることができる利点を有します。現在では、最新の超音波診断機器を使用することにより、リアルタイムに心臓構造物の3次元の形態・動態と血流動態までもが同時に観察可能となってきています（図1）。このように、心エコー法は得られる情報の多さならびに簡便さ、非侵襲性より、いまや心臓領域における診断法として必須のものとなっています。

超音波とは

　人の耳で聞けるのは2万ヘルツ（Hz）程度までの周波数の音（音波）であり、それよりも高い周波数の音は人間の聴覚の範囲外となります。このような人間の聴覚の範囲を超えた周波数の高い音を超音波といいます。超音波のように周波数が高い音は指向性が強くなり、直進するようになります。すなわち、遠くまで音のビームが拡がらないということです。また、超音波は生体内の軟部組織で1,500～1,600m／秒という非常に速い速度で伝播します。さらに、伝播する際、異なる物質面の境界に達すると一部は反射し、一部は透過する性質を有します。通常の診療において使用される超音波診断装置では、2.5～12MHz（1MHz＝100万Hz）程度の周波数が一般的によく使われます。

図1　最新の心エコー画像：血流情報を重畳した3次元心エコー図

心房側からみた三尖弁（上）ならびに僧帽弁（下）の収縮初期像を示します。暖色（赤）ならびに寒色（青）はそれぞれ心房側からみた遠ざかる血流、近づく方向の血流を示します。若干の僧帽弁逆流が認められます。

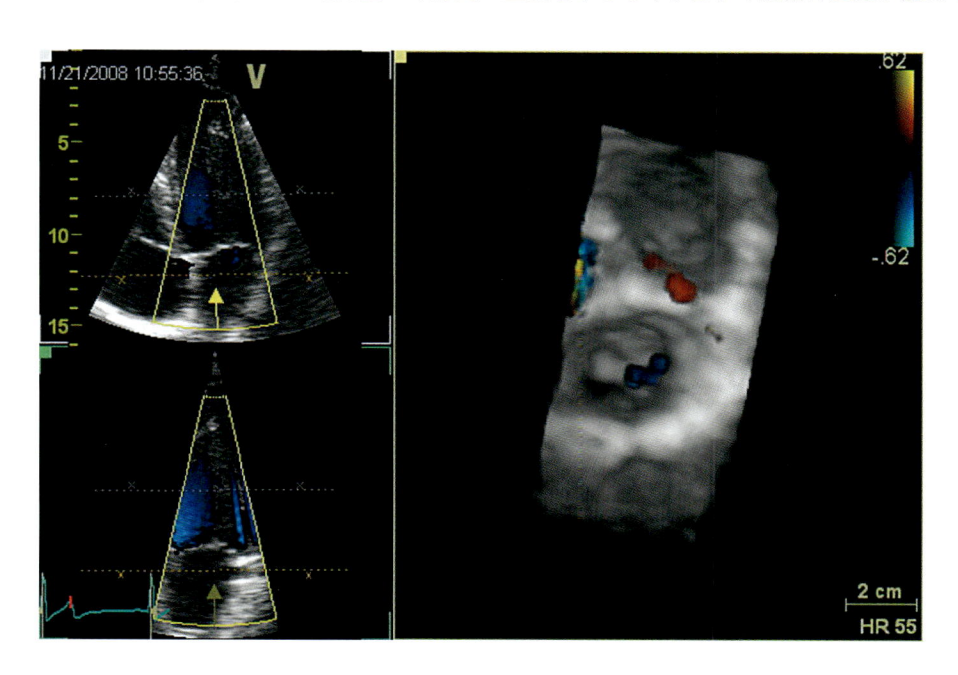

第2章 病気を理解するための基礎知識

心エコー法の分類と臨床応用

このような超音波の性質を利用した心臓診断法、すなわち心エコー法としては、心臓の形態と機能を同時に観察できる断層心エコー法とMモード心エコー法、ならびに血流情報を観察できるドプラ心エコー法があります（表1）。近年では、情報解析技術の著しい進歩により、リアルタイムの3次元の心臓の構造ならびに動態の上にこれも立体的な血流情報を重ねて表示できるようになってきました。

心エコー法による心臓の形態・動態検査

断層心エコー法とMモード心エコー法の原理

超音波を発生させる探触子（プローブ）を用いて、心臓に向けて超音波を間欠的に発射します。投射された超音波は心臓のいろいろな構造物の境界面で一部は反射し、一部は透過します。この反射波（エコー）を送波したものと同じ探触子で受波します。送波してから受波までの時間より探触子から構造物の境界面までの距離を求めることができます。また、反射波の強さより、境界面での組織性状の変化を知ることができます。反射波の情報を縦軸に探触子からの距離、横軸に反射波の強さを振幅で表示したものをAモードといい、Aモードの振幅をスポットによ

表1　心エコー法の分類

心臓の形態と機能を評価する方法
- 断層心エコー法
- Mモード心エコー法

血流を評価する方法
- ドプラ心エコー法
  - 連続波ドプラ法
  - パルスドプラ法
  - カラードプラ心エコー法

図2　断層心エコー法とMモード心エコー法の原理

探触子よりエコーの反射面までの距離を縦軸に、エコーの強さを横軸に表示したものをAモード表示といいます。このエコーの強さを、輝度に置き換えて表示したものをBモード表示といいます。このBモード表示をもとにMモード心エコー図と断層心エコー図がつくられます。

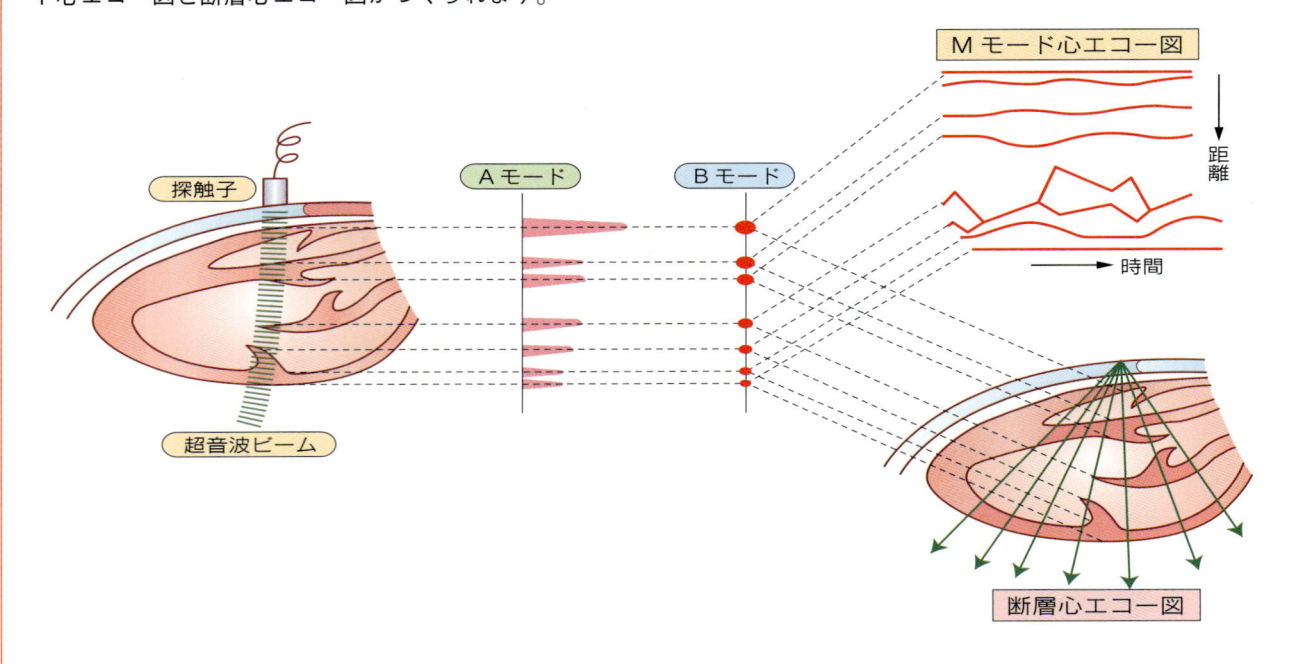

る明るさに変えた（輝度変調）表示法をBモードと言います。心エコー法のうちMモード心エコー法と断層心エコー法両者共にBモードをもとに画像が作られます。すなわち、Mモード心エコー法は超音波ビームを一定の方向に固定しておき、時間経過と共に横方向にずらしながら連続表示したものであり、断層心エコー法は超音波ビーム方向を一平面上で扇型に速いスピードでスキャンさせることにより心臓構造物の二次元画像を得るものです（図2）。

断層心エコー法とMモード心エコー法検査の実際

　超音波は空気や骨での減衰が著しいので、周囲を肺、胸骨や肋骨で囲まれている心臓にとっては超音波の投射可能な部位が限られます。通常、心臓が前胸壁に接しているのは第3肋間から第5肋間胸骨左縁あるいは心尖部のごく狭い領域です。したがって、標準的な記録では、心臓が前胸壁により広く接するように被検者を半左側臥位にして、胸骨左縁第3〜5肋間から探触子を用いてビームを心臓に向けて投射します。この部位からのアプローチでは、左室流出路と心尖部を結ぶ方向の左室長軸とそれに直交する左室短軸を基準として走査します。また、必要に応じて心尖部からのアプローチで心尖四腔や心尖長軸断面像を記録します（図3、4、5、6）。

断層心エコー法とMモード心エコー法から得られる情報

　心エコー法は非侵襲的で手軽に行え、かつ、リアルタイムにその結果を知ることができるため、いまや、心臓疾患にとって心電図、胸部レ線、聴診法と並び必要不可欠な診断法となっています。原理の項でも述べたように、断層心エコー法やMモード心エコー法を用いることにより、心臓の形態と動態を同時に、しかも、リアルタイムに観察できます。心内腔の大きさ、心筋の厚さ、構造物の欠損、異常構造物、組織の変化といった構造上の特徴を捉えることによるいろいろな心臓病の診断、あるいは、弁の動き、心室壁の動きを見ることによる心臓弁膜症診断や心機能評価が可能となります（表2）。

図3　心エコー法の記録方法

　被験者を半側臥位とし、胸骨左縁第3〜5肋間あるいは心尖部より探触子を用い心臓に向け超音波を投射します。

胸骨左縁第3,4肋間からのアプローチ

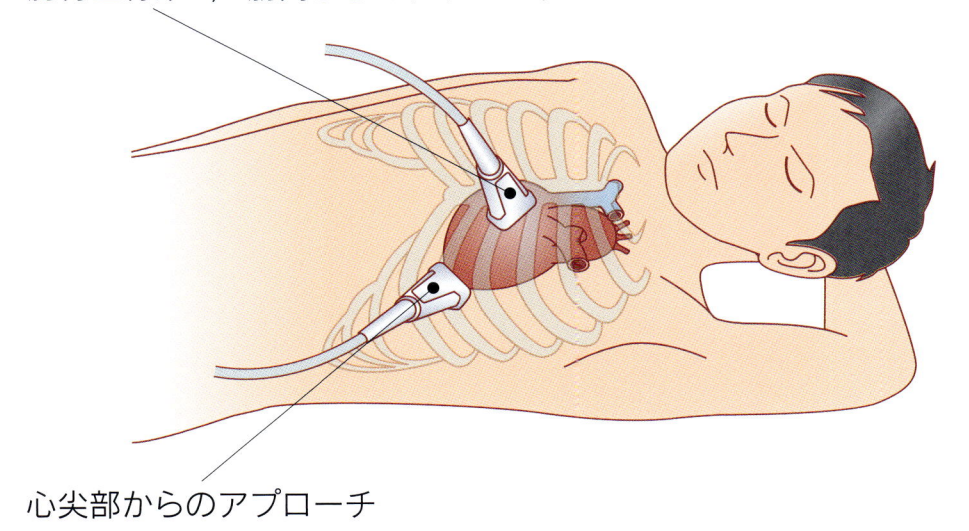

心尖部からのアプローチ

第2章 病気を理解するための基礎知識

図4　正常断層図（胸骨左縁左室長軸）

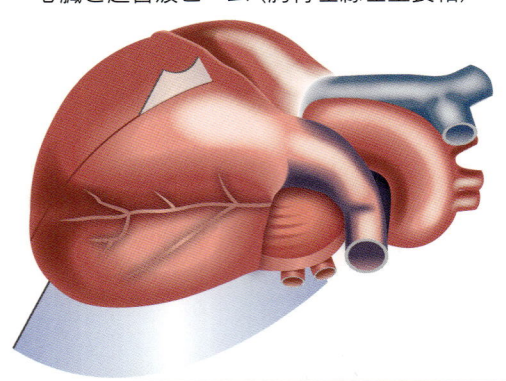

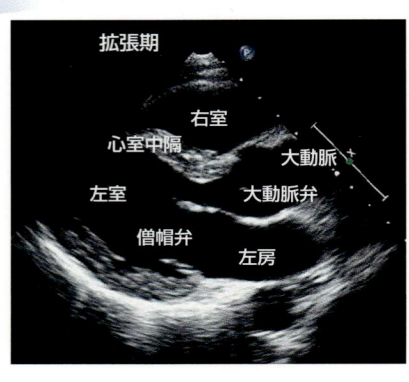

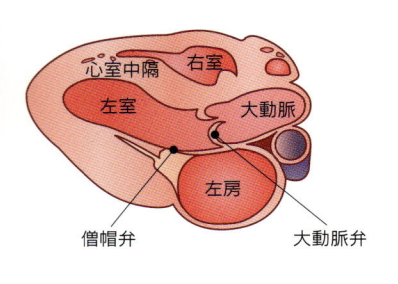

図5　正常断層図（胸骨左縁左室短軸）

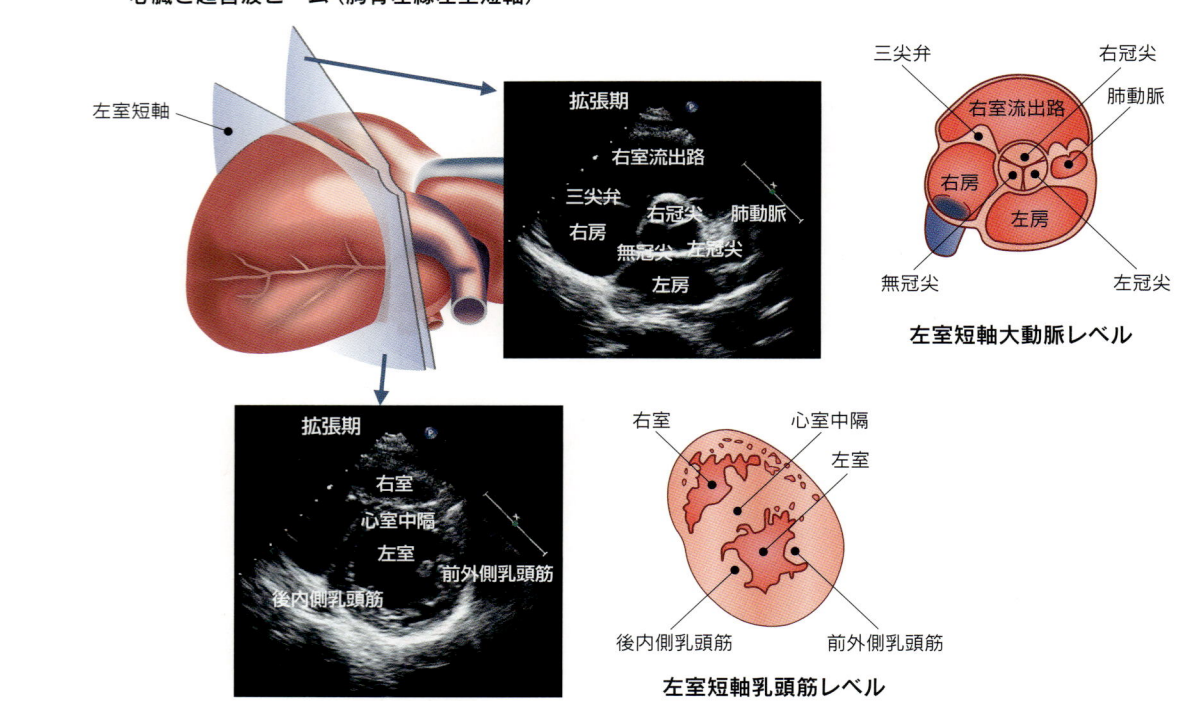

66

図6　正常心臓断層図（心尖四腔）

心臓と超音波ビーム（心尖四腔）

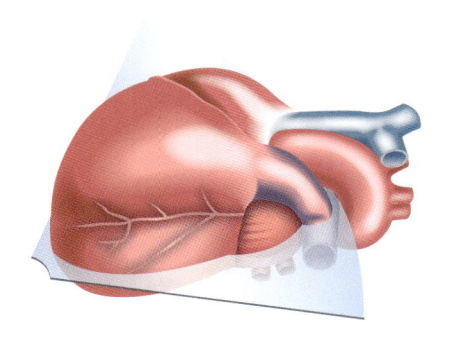

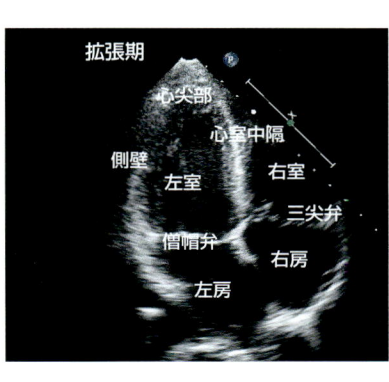

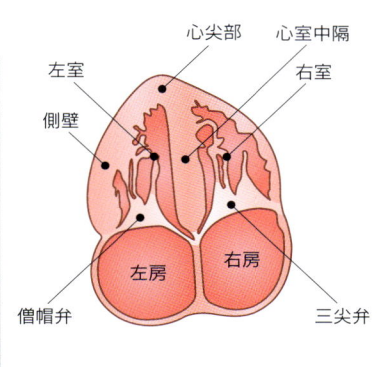

拡張期
心尖部／心室中隔／側壁／左室／右室／三尖弁／僧帽弁／右房／左房

心尖部／心室中隔／左室／右室／側壁／左房／右房／僧帽弁／三尖弁

表2　断層心エコー法とMモード心エコー法から得られる情報と診断できる代表的病態

構造上の異常

心内腔拡大：心不全など
心筋の厚さ：左室肥大など
構造物の欠損：心房中隔欠損症など
構造物の非連続性：ファロー四徴症など
組織の変化：石灰化など
心腔内異常構造物：血栓、腫瘍など
大血管の異常構造物：大動脈解離など

動きの異常

弁の動き：弁膜症など
心室壁の動き：心不全、心筋梗塞など
心機能評価：心不全など

図7　ドプラ効果

音源（救急車のサイレン）が近づいてくるときはその音が高く聞こえ、遠ざかるとときは低く聞こえる現象をドプラ効果といいます。

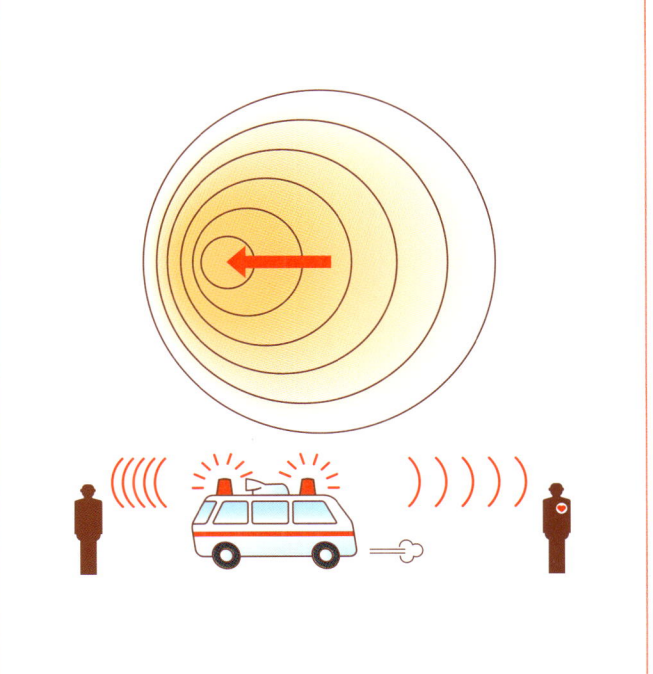

心エコー法

67

ドプラ心エコー法による血流検査

ドプラ効果とは

　観測者からみて音源が動いているとき、観測者が聞く音の周波数、すなわち、音の高さが変化する現象をドプラ効果といいます。具体的な例としては、救急車が近づいて来るときにはサイレンが高く聞こえ、遠ざかるときは低く聞こえる現象がしばしば取り上げられます。この場合、音源の周波数をf_1、その速度をv_1、観測者の聞く周波数をf_2、その速度をv_2、音速をcとすると、観測者の聞く周波数（f_2）は$f_1〔(c+v_2)/(c-v_1)〕$で表されます（図7）。

ドプラ心エコー法による血流計測の原理

　このドプラ効果を利用することにより、血流速度、ならびに血流方向が観測可能となります。すなわち、体表より血流に対して探触子を用いて超音波を投射します。投射した超音波は血球にあたり、その一部が反射します。投射したものと同じ探触子でこの反射してきた超音波を受波します。この場合、超音波を反射した血球が音源となりますが、音源の周波数は探触子より投射されたそれと同じになります。一方、受波する周波数は血流速度と血流方向に応じて変化します。したがって、投射した周波数と受波した周波数、ならびに、血流に対する探触子の投射角度から血流速度と方向の情報を得ることができます（図8）。

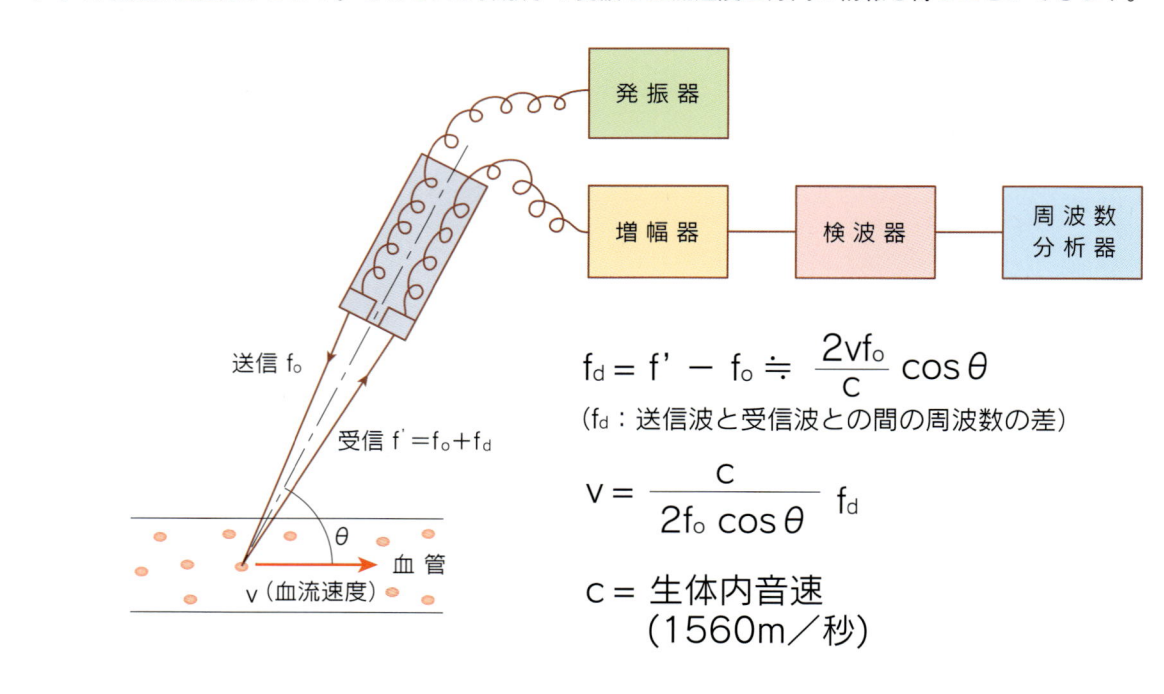

ドプラ心エコー法の種類とその臨床応用

　ドプラ法による血流観察には連続波ドプラ法とパルスドプラ法が用いられます。連続波ドプラ法とは一本の探触子を二つに分け、送波用の部分から休みなく超音波を投射し、受波用の部分で休みなく受波する方式を言います。この方式を用いますと超音波の投射方向の全ての血流情報を捕らえることとなり、その方向の最大血流速度波形の観察に適しています。一方、パルスドプラ法では超音波をパルス状に発射し、一定時間後に反射波を受波することにより希望する位置の血流情報を取り出すことができます（図9）。これらドプラ心エコー法によって得られた血流速度や血流方向の情報を断層心エコー図などの上に重畳して実時間で表示

図8　ドプラ法による血流計測の原理

　探触子を用い血管に向け一定の角度（θ）で超音波を投射すると血球に反射した超音波は血球の速度、方向に応じてその周波数を変化させます。それを同じ探触子で受波し血流速度と方向の情報を得ることができます。

$$f_d = f' - f_o \fallingdotseq \frac{2vf_o}{c}\cos\theta$$

（f_d：送信波と受信波との間の周波数の差）

$$v = \frac{c}{2f_o \cos\theta} f_d$$

c = 生体内音速（1560m／秒）

図9　ドプラ心エコー法の種類

連続波ドプラ法では、超音波投射方向の全ての血流情報を得ることができ、血流波型のエンベロープはその方向の最速波型を示します。一方、パルスドプラ法では超音波投射方向の特定の部位の血流情報を得ることができます。

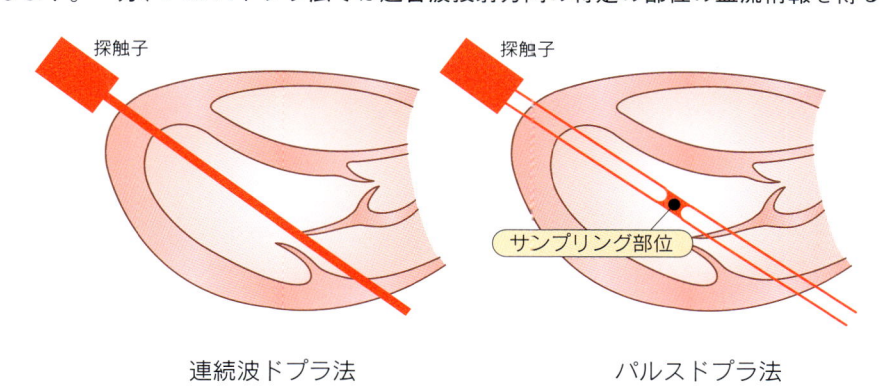

連続波ドプラ法　　　　　　　パルスドプラ法

する方式をカラードプラ心エコー法といいます（図10）。

ドプラ心エコー法から得られる情報

ドプラ心エコー法を用いることにより、心臓弁の狭窄、逆流や先天性心疾患における短絡（シャント）などの異常血流の検出が視覚的に可能となります。また、これらの情報をもとに狭窄部位前後の圧較差の推定、肺動脈圧の推定、心機能評価など心臓病の生理学的観点からの重症度評価が可能となります（表3）。

図10　カラードプラ心エコー法

断層心エコー図（心尖四腔断面像）に血流情報をカラー表示し重畳したカラードプラ心エコー図です。僧帽弁よりの逆流が観察されます。

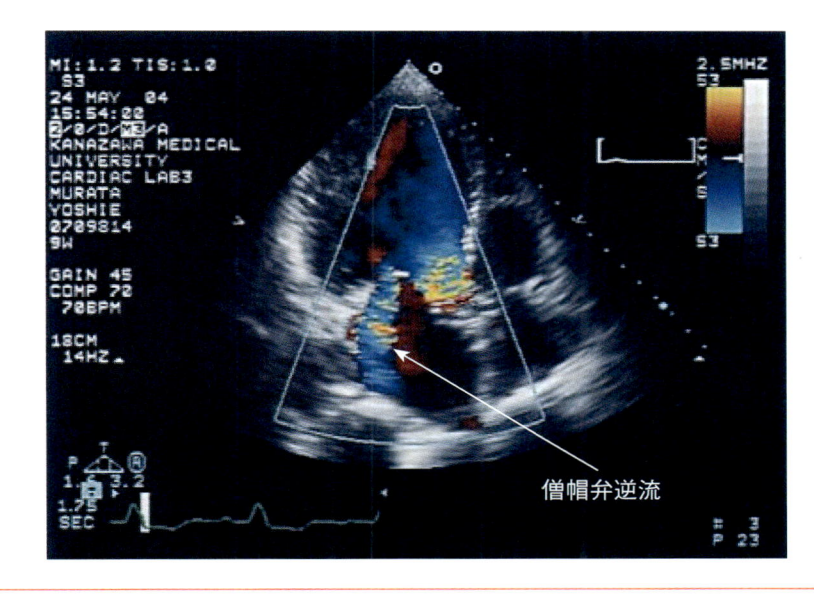

僧帽弁逆流

表3　ドプラ心エコー法から得られる情報と診断に役立つ代表的病態

狭窄、逆流、短絡などの異常血流検出：弁膜症、心房中隔欠損症など
狭窄前後の圧較差の推定：狭窄の遠位部で測定された最大血流速度v(m)から簡易ベルヌーイ（Bernoulli）の定理を用いて圧較差（mmHg）が計算できる。　圧較差＝$4 \times v^2$
逆流、短絡の量的評価
心拍出量の推定
心機能評価

第2章 病気を理解するための基礎知識

Q & A

問：心エコー検査は生体に悪影響を及ぼしませんか？

答：超音波の生体への影響としては、超音波の吸収による発熱作用と振動などの機械的作用が挙げられます。これらの生体作用は超音波の強さと投射時間の長さと共に増強します。ただし、通常の診断のために使われる超音波のエネルギーレベルはきわめて低いので、現在使われている超音波診断機器を用いての心エコー検査では安全性に問題なしと考えて差し支えありません。

第2章　病気を理解するための基礎知識

検査法⑤

心臓カテーテル検査

北山　道彦

近年、心臓超音波検査（心エコー検査）、心臓核医学検査や心臓CT（MR-CT、冠動脈CT）などの非侵襲的検査法の進歩により、心臓カテーテル検査はもはや必須の検査ではなくなってきた感は否めませんが、依然として心臓疾患の確定診断法としての評価は高いと思われます。

心臓カテーテル検査は、一般的に右心カテーテル法と左心カテーテル法に分けることができます。右心カテーテル法は、主に心臓のポンプの力を調べます。左心カテーテル法は、冠動脈の狭窄度や左室の壁運動を判定する目的で行います。

目的
①右心系、左心系圧測定
②心拍出量や短絡量の測定
③心筋生検
④冠動脈造影
⑤右心室、左心室の造影
⑥大動脈の造影

適応
①重症度判定による今後の治療方針の決定と予後を推測する場合
②非侵襲的検査と患者の訴えが一致しない場合や診断に疑問のある場合
③心臓手術の術前検査のため（冠動脈造影を含む）

禁忌
①コントロールされていない高血圧
②発熱疾患の合併
③凝固異常
④造影剤に対するアレルギー
⑤重篤な腎不全
⑥一定時間内の安静臥床が不可能な症例

それぞれ適切な対策処置により、絶対禁忌とはならない場合があります。

右心カテーテル法

目的は心拍出量、短絡量（シャント量）測定や肺動脈造影です。カテーテルは静脈から挿入しますが、一般的には左右大腿静脈、左右肘静脈、左右鎖骨下静脈、左右内頸静脈を穿刺する血管として使用します。

現在では、穿刺法が主流でありシースを静脈に留置後、右心系の圧・心拍出量や短絡量の測定などには、Swan-Ganzカテーテルを使用します。カテーテルの挿入法は、カテーテル先端のバルーンを膨らませて右

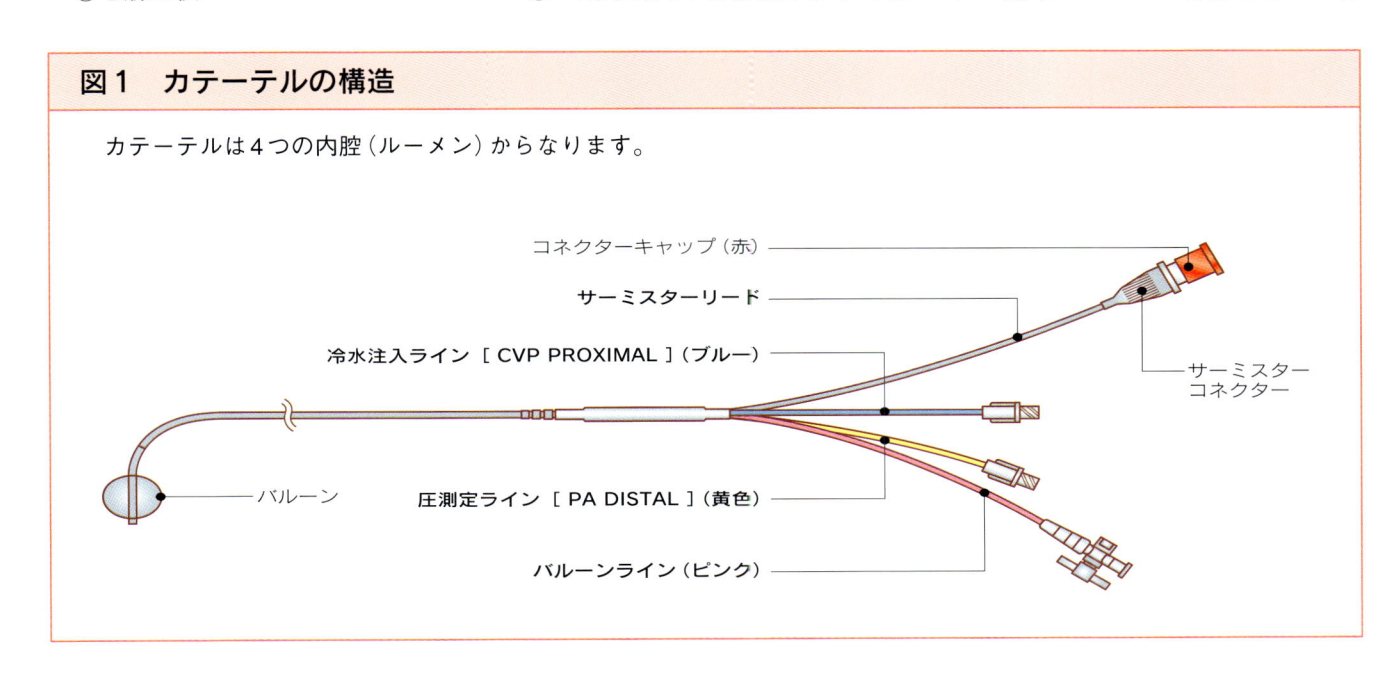

図1　カテーテルの構造

カテーテルは4つの内腔（ルーメン）からなります。

- コネクターキャップ（赤）
- サーミスターリード
- 冷水注入ライン [CVP PROXIMAL]（ブルー）
- サーミスターコネクター
- バルーン
- 圧測定ライン [PA DISTAL]（黄色）
- バルーンライン（ピンク）

第2章　病気を理解するための基礎知識

図2　右心カテーテル法（静脈系）

心内圧、心臓各部屋の採血、酸素飽和度の測定、心拍出量を計測します。

カテーテル挿入と圧の変化

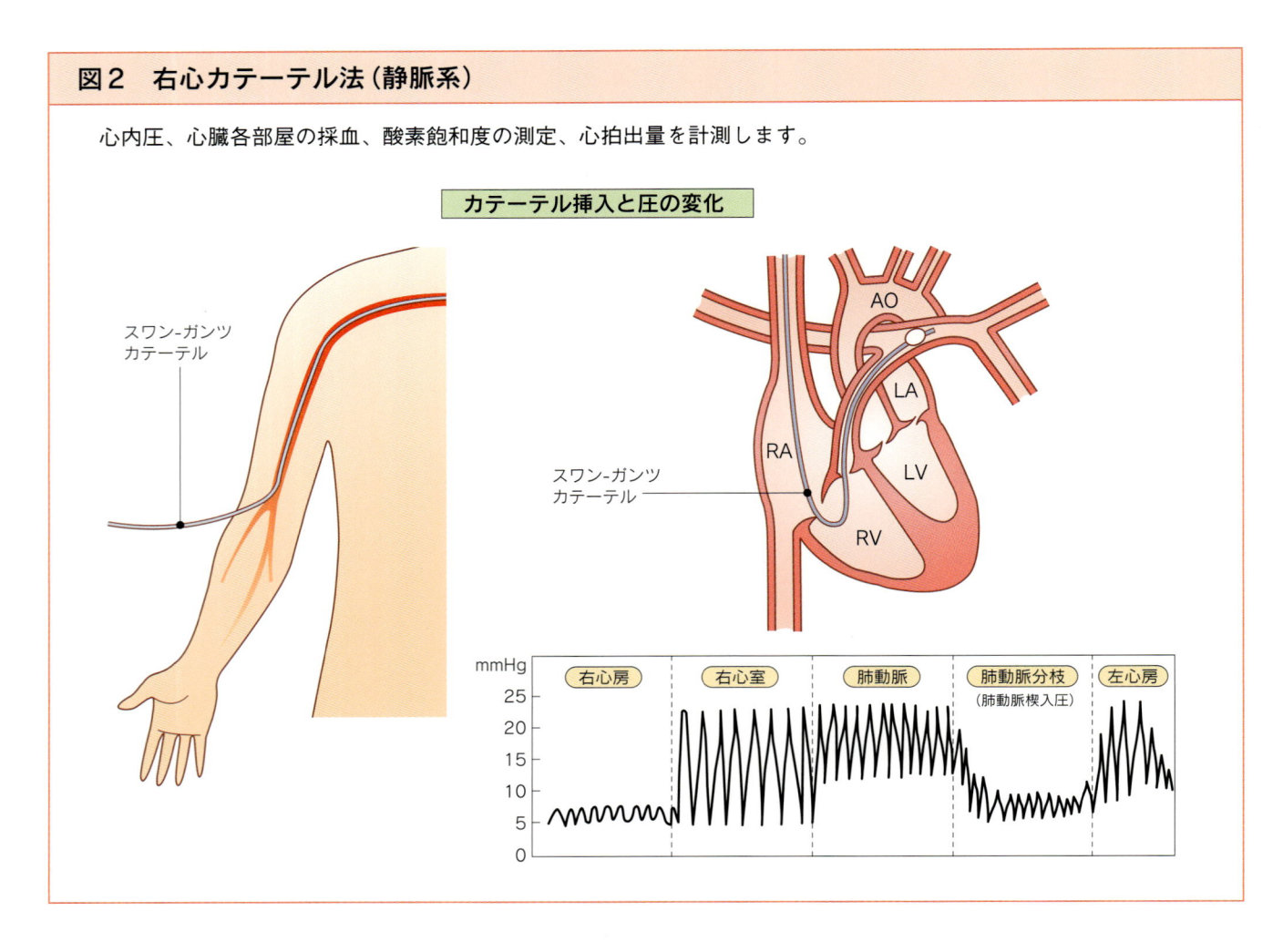

房→右室→肺動脈へと血流にのせて挿入、さらに押し進めると肺動脈楔入圧が得られます（図1、2）。

Swan-Ganzカテーテルを使用する適応

①急性心不全の管理
②低心拍出量症候群の治療効果判定
③心臓手術直後の管理
④全身熱傷の管理
⑤ハイリスクの産科症例の管理

などの急性循環不全病態の把握と治療効果判定に、Swan-Ganzカテーテルが役立ちます。その結果を基に心不全の重症度評価や治療の指標であるForrester分類にあてはめることができます。

心拍出量と心内圧の正常値（表1）

拍出量（Cardiac output: CO）とは1分間に心臓から駆出される血液量のことであり、正常値は4〜8 L/minです。心係数Cardiac index（CI：CO／体表面積）とは、心拍出量を体表面積で除して補正したもので、臨床的には心係数を使用します。

正常値は、2.5〜5.0 L/min/㎡です。

表1　正常心内圧

右房圧	平均	2〜8 mmHg
	a波/v波	2〜10/2〜10 mmHg
右室圧	収縮期圧	15〜30 mmHg
	拡張末期圧	2〜8 mmHg
肺動脈圧	収縮期圧	15〜30 mmHg
	拡張期圧	4〜12 mmHg
	平均	9〜18 mmHg
肺動脈楔入圧	平均	2〜10 mmHg

Forrester分類（表2）

Swan-Ganzカテーテルの登場以来、現在最も信頼性の高い心臓のポンプ機能を判定する方法です。左室拡張末期圧の代用として肺動脈楔入圧が用いられ肺動脈の末端までカテーテルを進め肺毛細管を介して肺静脈の圧を測定します。

縦軸に心係数を横軸に肺動脈楔入圧を取り、心係数2.2 L/min/m^{2}と肺動脈楔入圧18 mmHg四分画して心機能判定と治療に使用します。

左心カテーテル法

動脈系を調べる造影および圧を測定する検査です。

現在、一般的にアプローチ血管（穿刺してシースを挿入する血管）は、両側大腿動脈・両側橈骨動脈・両側上腕動脈です（図3）。

表2　Forrester分類とそれに基づく治療方針

肺動脈楔入圧と心係数による心不全の分類のことです。前者は左房圧を反映するものとして横軸にとり、後者は心拍出量を反映するものとして縦軸にとります。

Forrester分類		肺動脈楔入圧 (mmHg)	
		18未満	18以上
心係数 (1L/min/m^2)	2.2 以上	1類 肺鬱血　　　（−） 末梢循環不全　（−） 無治療	2類 肺鬱血　　　（＋） 末梢循環不全　（−） 血管拡張薬・利尿薬
	2.2 未満	3類 肺鬱血　　　（−） 末梢循環不全　（＋） 輸液・強心薬	4類 肺鬱血　　　（＋） 末梢循環不全　（＋） 輸液・強心薬 血管拡張薬・利尿剤

18mmHgとは、肺うっ血が生じない最高値であり、2.2 L/min/m^{2}とは、末梢循環を保つ最低値である。

図3　左心カテーテルのアプローチ法

カテーテル挿入に使用する血管

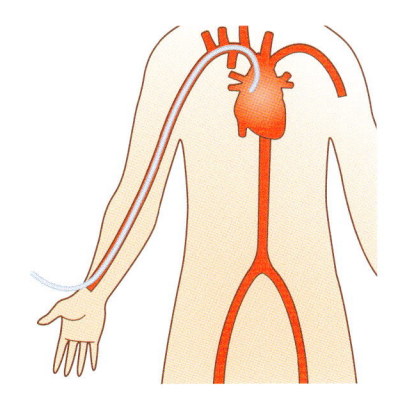

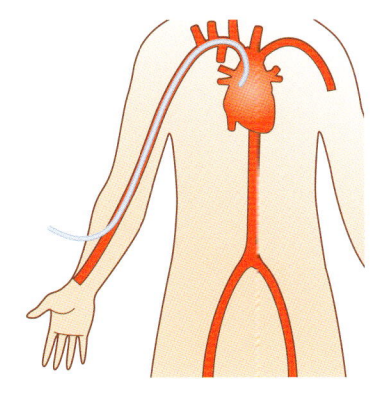

Radial（橈骨動脈）　　Brachial（上腕動脈）　　Femoral（大腿動脈）

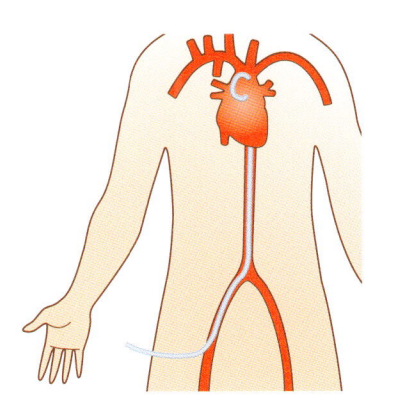

第2章 病気を理解するための基礎知識

大動脈造影

大動脈の形態や大動脈弁の逆流を調べる目的に行います。

Pigtailカテーテルを使用して検査します（表3）。

左室造影

左室造影で調べることのできるものとして、心容積・心重量・駆出率（％）・逆流量と逆流率・局所壁運動であります。代表的な逆流の重症度（Sellersの分類）と左室壁運動の種類を記載します。カテーテルは、Pigtailカテーテルを使用します（図4、図5）。

表3 弁逆流の重症度（Sellersの分類）評価

大動脈弁閉鎖不全症

- Ⅰ度：左室へ逆流するジェットを認めるが、左室は造影されない
- Ⅱ度：左室へ逆流するジェットを認め、左室はわずかに造影される
- Ⅲ度：左室へ逆流するジェットは明瞭でなく、左室は濃く造影される
- Ⅳ度：左室の造影像の濃さが大動脈に勝るもの

僧帽弁閉鎖不全症

- Ⅰ度：左房へ逆流するジェットを認めるが、左房の造影像はわずかである
  左房内の造影剤の消失はすこぶる速い
- Ⅱ度：左房へ逆流するジェットにより左房は中等度造影される
  左房内の造影剤の消失は速い
- Ⅲ度：左房の造影像の濃さが左室および大動脈と同程度であり、逆流ジェットを認めない
  左房内の造影剤の消失は緩除である
- Ⅳ度：左房の造影像の濃さが左室および大動脈に勝るもの
  左房内の造影剤は、造影が終わるまで残っている

図4 左室造影（LVG；Left Ventricular angiography）

目的：左室全体および局所の機能の評価
対象：虚血性心疾患、大動脈弁ならびに僧帽弁疾患の左室機能の評価、僧帽弁からの逆流の有無と程度（PVCに注意）

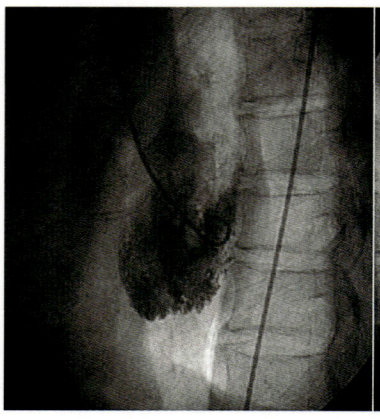

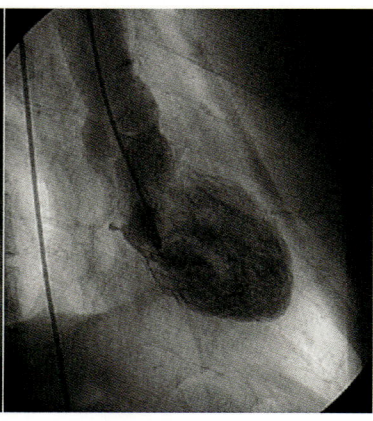

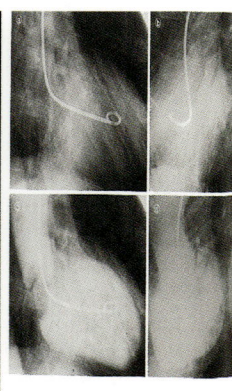

左右、両方の角度から撮影
左心室駆出率(EF) Ejection Fraction
正常値：0.55以上（55％以上）

図5　左室壁運動異常の種類

左室造影によるAHA分類と左室壁運動異常

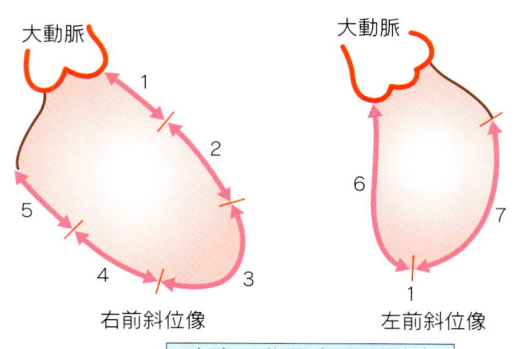

1：前基底壁 anterobasal segment
2：前外側壁 anterolateral segment
3：心　尖 apical segment
4：横隔膜壁 diaphragmatic segment
5：後基底壁 posterobasal segment
6：中　隔　壁 septal wall
7：後外側壁 posterolateral segment

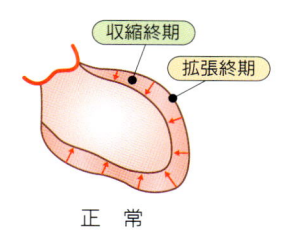

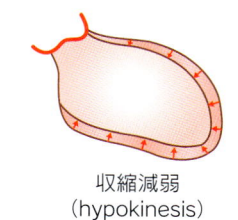

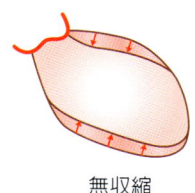

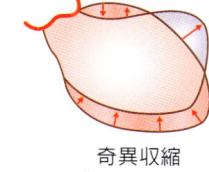

右前斜位像　　左前斜位像

左室の分画（AHA分類）

収縮終期
拡張終期

正　常　　収縮減弱（hypokinesis）　　無収縮（akinesis）　　奇異収縮（dyskinesis）

図6　冠動脈造影検査

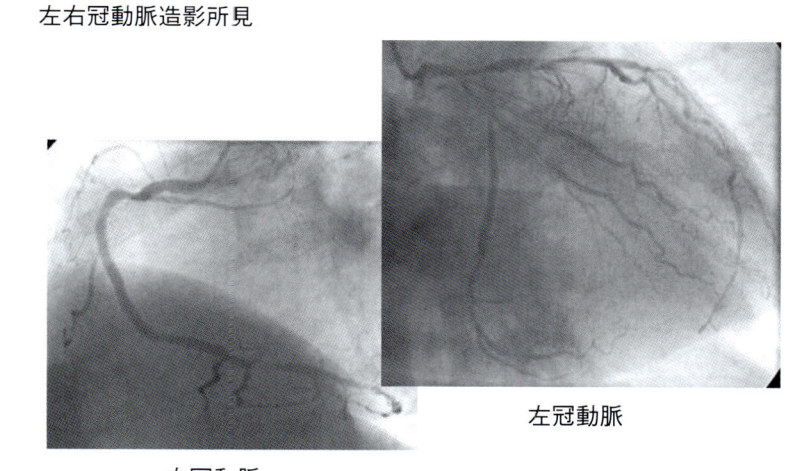

左右冠動脈造影所見

右冠動脈　　左冠動脈

冠動脈造影

　Sonesにより始められた選択的冠動脈造影法は、臨床的に冠動脈の形態および機能を評価できる検査法であり、現在では一般的に普及した循環器疾患のルーチン検査法となっています。また冠動脈インターベンション（PCI）が盛んに行われるようになってからは、診断のみならず虚血性心疾患の治療に対する重要な役割も担っています。冠動脈造影法を用いることにより、冠動脈の狭窄度および病変部の形態を推測することが可能であり、しいては心筋虚血の診断に有用である（図6）。

　冠動脈は右冠動脈（RCA）、左冠動脈（LCA）は主幹部（LMT）から発生する左前下行枝（LAD）と左回旋枝（LCX）の3本の主要血管で、心筋を栄養しています。左右冠動脈は、それぞれ異なる入口部を持っています。

①診断用カテーテル

　冠動脈造影には、左右のJudkins typeのカテーテルと左心造影や大動脈造影には、Pigtailカテーテルを使用するのが一般的です（図7）。

第2章 病気を理解するための基礎知識

②冠動脈造影の適応
　a　薬物療法に反応不良な狭心症
　b　不安定狭心症
　c　非観血検査の結果、ハイリスクと考えられる症例
　d　左心機能低下症例
　e　陳旧性心筋梗塞
　f　心臓手術前の症例

③冠動脈の解剖と狭窄度の分類（AHAの分類）（図8）

④冠動脈造影により評価できる事項（表4）

図7　診断用カテーテル

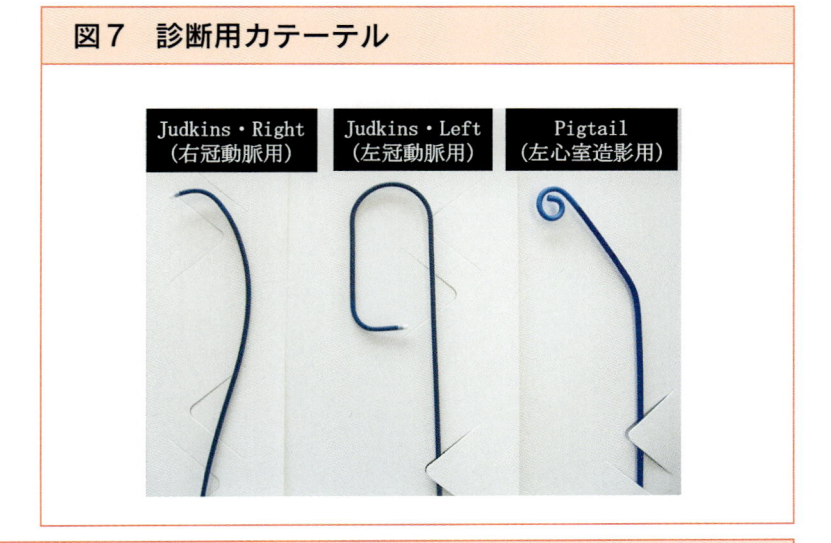

Judkins・Right（右冠動脈用）　Judkins・Left（左冠動脈用）　Pigtail（左心室造影用）

図8　冠動脈の解剖および狭窄の分類（AHAの分類）

AHA分類による冠動脈の部位を番号で示したものです。

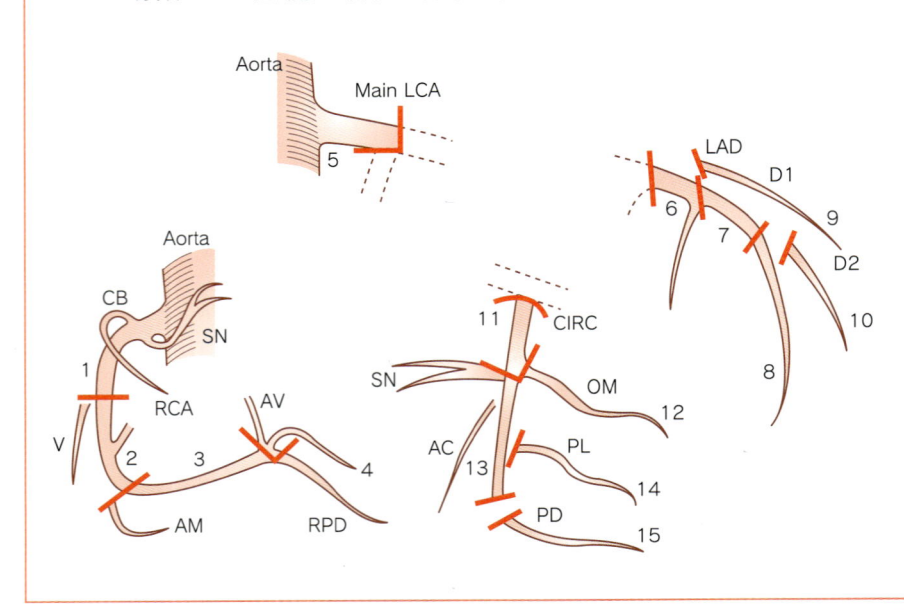

100％：完全閉塞
　99％：91％～99％（造影剤の遅延あり）
　90％：76％～90％
　75％：51％～75％
　50％：26％～50％
　25％：1％～25％
　　0％：狭窄なし

表4　冠動脈造影により評価できる事項

A．冠動脈の形態、解剖とその異常
1. 起始部の形態（起始部異常など）
2. 主要冠動脈と分岐の走行
3. 主要冠動脈と分岐の灌流域
4. 狭窄病変（狭窄度、長さ、狭窄形態、血栓像など）
5. 閉塞病変（走行途絶、断端形態など）
6. 拡張病変（拡張像など）
7. 側副血行
8. 冠動脈の石灰化
9. 新生血管（腫瘍）

B．冠動脈の機能
1. 順行血流の程度、造影遅延
2. 血管の緊張度、薬剤（硝酸剤など）への反応
3. 冠攣縮
4. Myocardial bridge

⑤所見・冠動脈狭窄

a 左右冠動脈のDominance

　写真の症例のように右冠動脈が低形成の場合に左冠動脈が、大きく右冠動脈の支配領域まで血流をカバーしている所見です（図9）。

b 入口部起始異常

　通常左回旋枝は、左主幹部（LMT）から発生しますがこの症例は、それぞれの冠動脈がここに入口部を持っている症例です（図10）。

c 冠動脈内血栓

　不安定な粥腫が破れ血栓が形成され、急性心筋梗塞を発症した症例です。

　血栓の証明に関しては、冠動脈造影では限界があります（図11）。

d 冠動脈瘤

　冠動脈も内膜、中膜、外膜の3層構造から成り立っておりますが、中膜の一部が弱くなり血管から突出したものです。冠動脈瘤は、隣接する最大正常血管径の1.5倍を超えるものと定義します（図12）。

図9　左右冠動脈のdominance

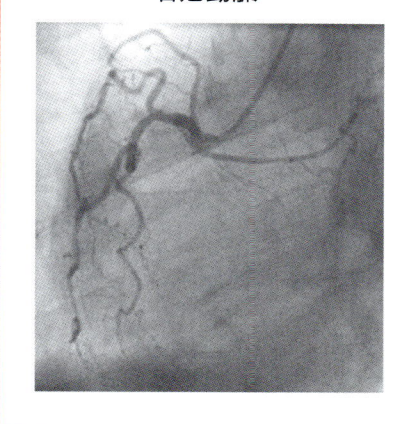

右冠動脈　　　左冠動脈

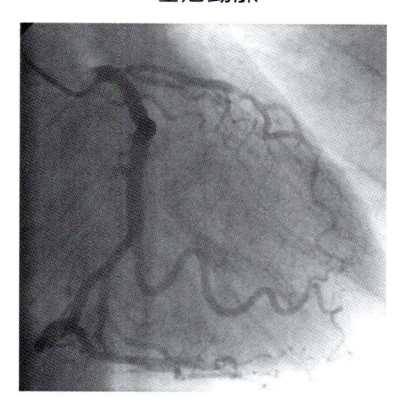

図10　入口部起始異常

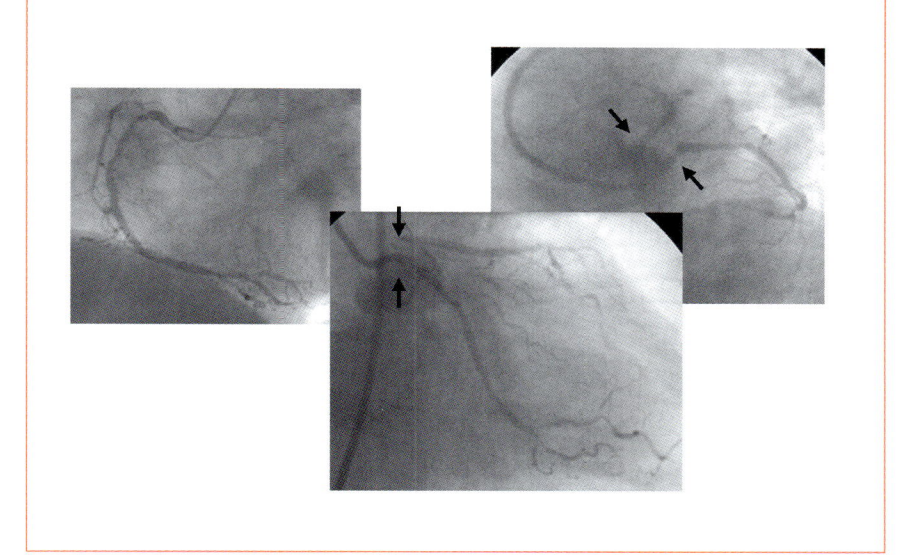

図11　冠動脈内血栓

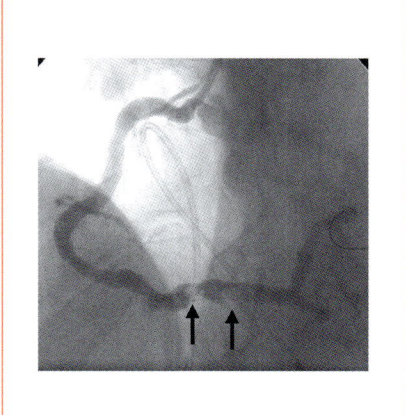

図12　冠動脈瘤

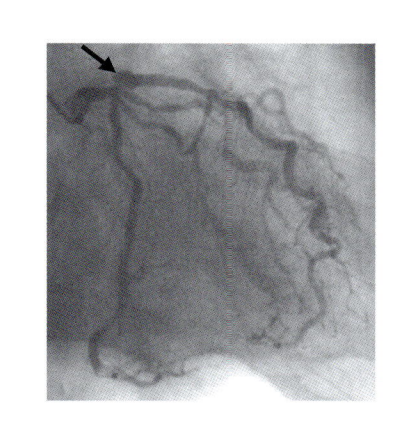

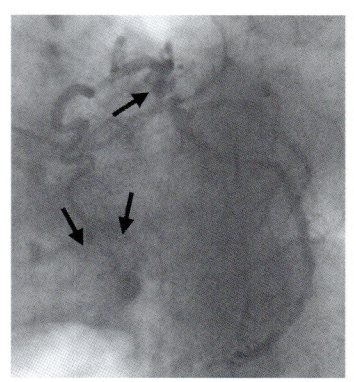

心臓カテーテル検査

77

第2章　病気を理解するための基礎知識

e　冠攣縮

　冠攣縮性狭心症の診断は、発作のない時は心筋虚血を呈さないために困難なケースがあり、冠動脈造影中における誘発試験が重要です。
　発作の誘発法としては、エルゴノビンもしくはアセチルコリンが用いられます。この症例は、アセチルコリン負荷により冠攣縮が証明されました（図13）。

f　冠動脈肺動脈瘻

　冠動脈と肺動脈の間で瘻孔が形成されるもので、胸痛の原因となることもあります。また短絡量の多い場合は、外科的結紮やカテーテルによる塞栓術の適応になります（図14）。

g　側副血行路

　右冠動脈の慢性完全閉塞の症例です。側副血行路は、左前下行枝の中隔枝を介して右冠動脈の末梢と交通を認める症例です（図15）。

h　新生血管（腫瘍に対するもの）

　右冠動脈の中間部から血管肉腫に対して栄養血管としての新生血管を認めた症例です（図16）。

図13　冠攣縮

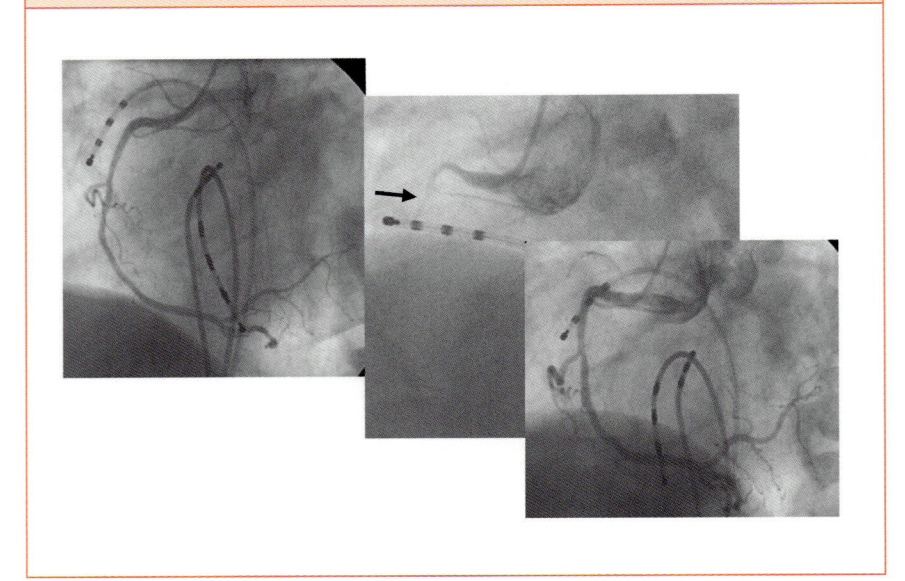

図14　冠動脈肺動脈瘻

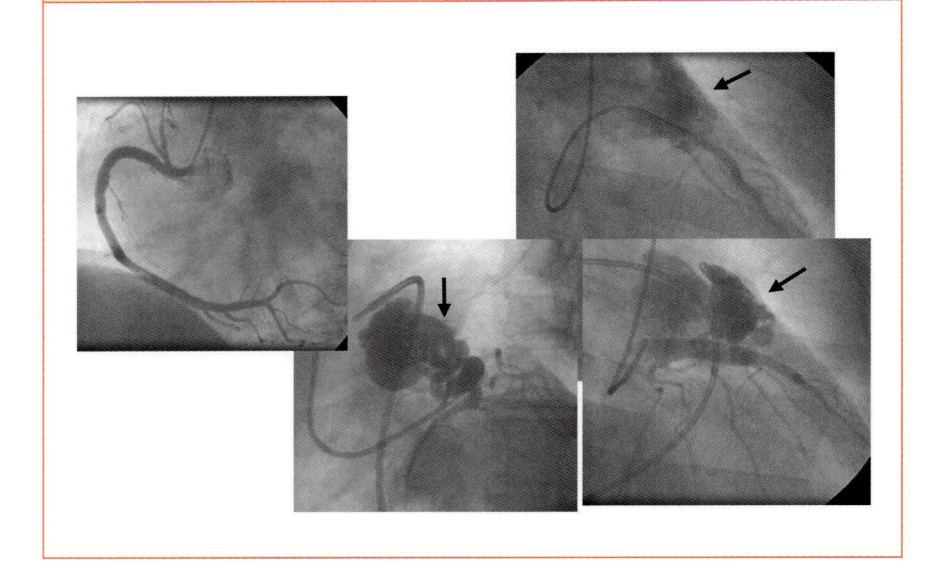

まとめ

　心臓カテーテル検査は、非観血的検査が進歩した現在においても心疾患の確定診断には重要な位置を占めています。
　特に冠動脈造影は、冠動脈CT検査の精度が向上した昨今においても石灰化病変での狭窄度判定に対しては必要な検査であり、さらに一歩進んだカテーテル治療を行う上でも欠くことのできない検査の一つであります。
　また、撮影機器・カテーテル・造影剤の進歩に加えて橈骨動脈からの検査が確立され、患者の負担が少なく、より安全な検査が行われるようになってきました。

図15　側副血行路

図16　新生血管（腫瘍）

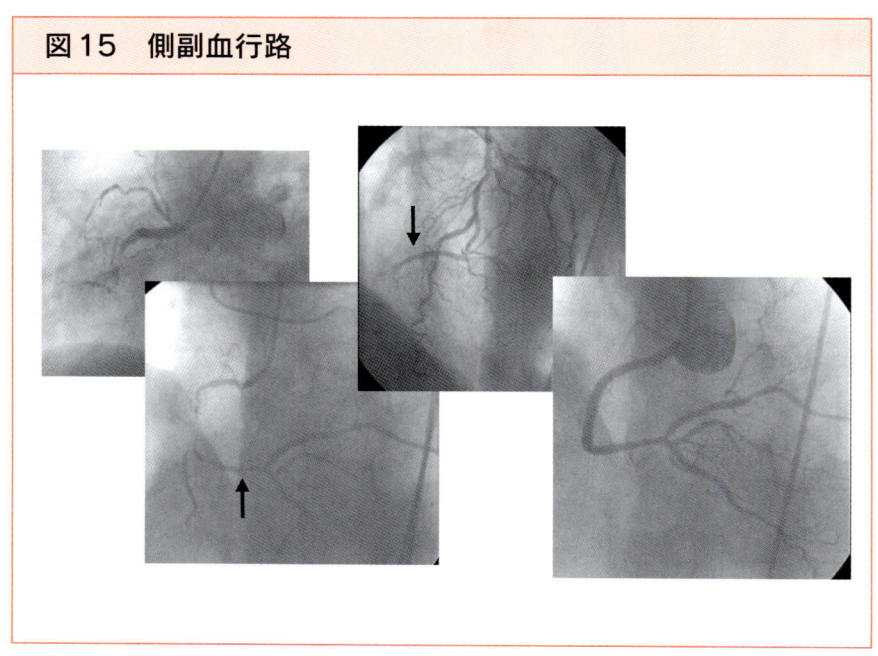

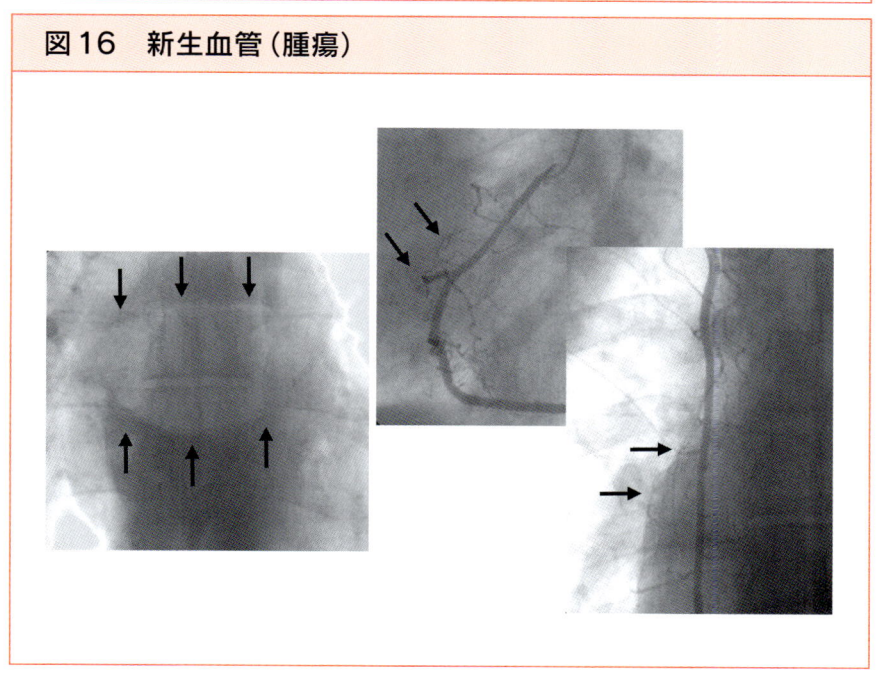

Q&A

問：カテーテルを用いての選択的冠動脈造影と冠動脈CT検査との違いは？

答：どちらも造影剤を使用して行われ、日帰りで検査が可能です。ただし、カテーテル検査は動脈の中にカテーテルを挿入して行われるため、検査後に挿入部の止血が必要となり、やや長めの安静時間が必要になります。一方、CT検査は静脈からの注入で行うため短時間で終了し、すぐに帰宅できます。しかし、血管内に石灰化部位があると正確な診断ができないこともあり、現在のところ診断精度はカテーテル検査の方に分があります。

第2章　病気を理解するための基礎知識

疾患の実態（疫学）

循環器疾患の疫学

中川　秀昭

循環器疾患の頻度

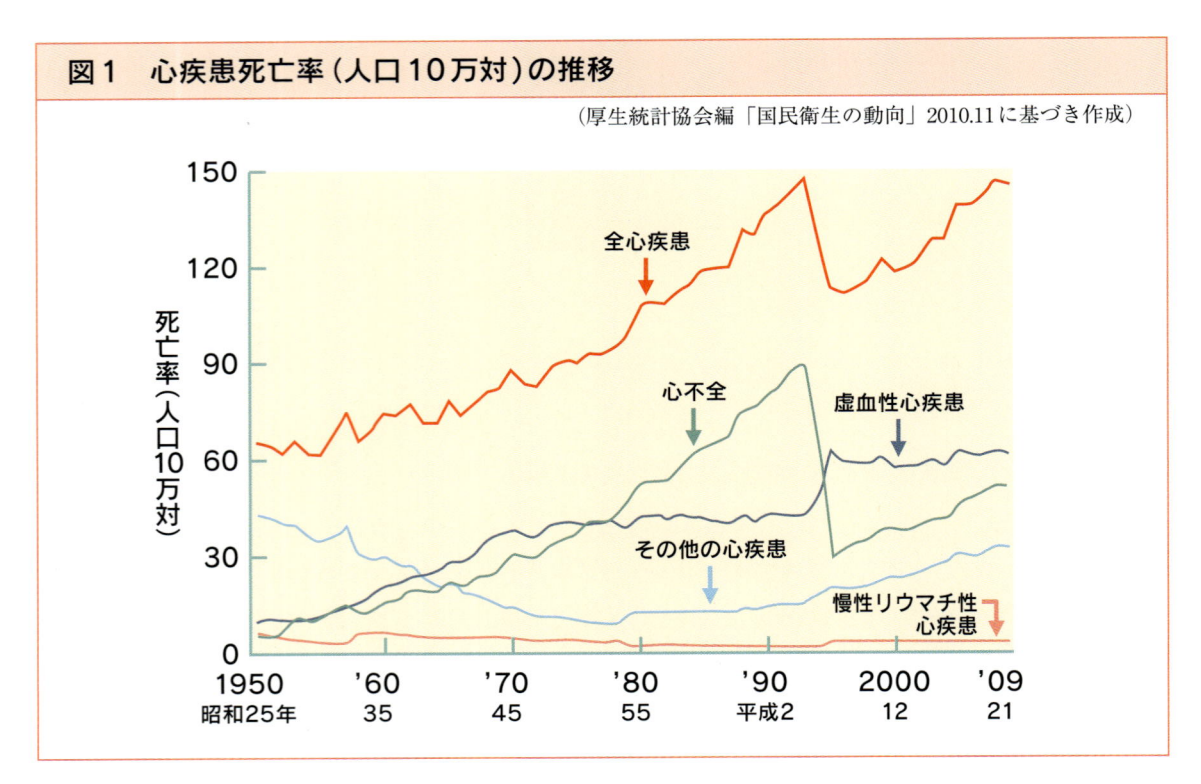

心疾患の頻度

我が国の死亡統計では心疾患死亡に急性心筋梗塞、その他の虚血性心疾患、慢性リウマチ性心疾患、慢性非リウマチ性心内膜炎、心筋症、心不全、その他の心疾患が含まれています。平成22年（2010年）の我が国の死亡総数は119万7千人（男性63万4千人、女性56万3千人）ですが、このうち18万9千人（男性8万9千人、女性10万）が心疾患死亡によるものです。心疾患死亡は死亡全体の16％にあたり、悪性新生物に次いで2番目に多い死亡原因となっています。

心疾患死亡数は、国際的な病気の分類基準が変わったことで死亡診断書様式が改訂されたことによる一時期な減少は別として、年々増加しており、平成22年の死亡数は25年前の昭和60年（1985年）の1.3倍（男性1.2倍、女性1.5倍）、50年前の昭和35年（1960年）の2.8倍（男性2.6倍、女性3.0倍）の増加となっています。

死亡数を単純にその年の人口数で割った数値を死亡率と言い、人口10万人に対する割合で示されています。心疾患死亡率は死亡数と同様年々増加し、平成22年144.9（男性144.2、女性155.2）となっています（図1）。しかし、人口構成が異なる集団同士の比較を行うために算出される年齢調整死亡率（昭和60年の日本の人口構成を基準に計算）をみると、男女とも昭和45年（1970年）まで増加を続けましたが、前述の人為的な大きな減少を除けば、その後横ばいから近年は減少傾向にあります。死亡率が大きく増加しているにもかかわらず、年齢調整死亡率が増えず、逆に減少傾向を見せていることは我が国の急速な高齢化の影響と考えられています。すなわち高齢化の影響を除けば、我が国の心疾患死亡は増えておらず、むしろ減少していると言えます。

図1　心疾患死亡率（人口10万対）の推移

（厚生統計協会編「国民衛生の動向」2010.11に基づき作成）

虚血性心疾患の頻度

心疾患の中で生活習慣と深く関連しているのは、急性心筋梗塞やその他の虚血性心疾患からなる動脈硬化性心疾患（虚血性心疾患）です。平成22年の虚血性心疾患の死亡数は7.7万人（男性4.3、女性3.4）で、全死亡の6.4％を占めています。

人口10万人対死亡率は61.1（男性69.5、女性53.2）です。虚血性心疾患の死亡率は昭和45年まで増加を示しましたが、その後は、死亡診断書様式の改訂による人為的増加は見られるものの、大きな変動はみられていません。急性心筋梗塞の死亡率は人口10万対33.7（（男性38.2、女性29.5）でした。

平成22年の虚血性心疾患の人口10万対の年齢調整死亡率（昭和60年のモデル人口を基準とする）は男性37.0、女性15.3で、うち急性心筋梗塞は男性20.4、女性8.4です。虚血性心疾患の年齢調整死亡率は昭和45年まで増加していますが、その後減少を続け、平成22年度は昭和45年度と比較すると男性はほぼ1/2、女性は1/3となっています。

我が国の虚血性心疾患の死亡率は欧米先進諸国と比較すると極めて低率となっています。経済協力開発機構（OECD）インディケーター2009によればアメリカ、イギリス、ドイツ、オーストラリア、カナダの年齢調整死亡率は日本の3倍以上となっています。多くの欧米先進諸国は虚血性心疾患の死亡率がこの30年間大きく低下していますが、我が国も低下しており、今なお最も低率な国です。

病気の頻度を知るには、病気の発生状況を把握するのが最もよい方法ですが、発生率に関しての全国レベルの資料はなく、地域・職域集団の疫学研究から年齢調整心筋梗塞発生率は（人口10万対）男性24〜48、女性8〜14とされています。WHO（世界保健機構）が音頭をとって国際的に心筋梗塞の登録研究（MONICA研究）が行われていますが、これと比較すると、我が国の年齢調整発生率は欧米先進諸国の1/10と死亡率以上に最も低率な国となっています。しかし、最近の疫学研究からは都市部を中心に発生率の増加が報告されています。発生率が増加しているにもかかわらず年齢調整死亡率が減少しているのは、一つに医療の進歩で救命率が向上したことと、二つに発生は高齢者で増加しているため、年齢調整は高齢化の影響を除去するために発生率の増加が現れにくいことなどが考えられています。

一方、医療機関を対象の患者調査（平成20年）によれば虚血性心疾患として治療を受けている総患者は80.8万人（男性46.4万人、女性34.8万人）と推計されています。

虚血心疾患の予防

虚血性心疾患の危険因子

ある要因を保有していると、保有していない場合と比べて発生率や死亡率が増加している場合に、その要因を危険因子（リスクファクター）と呼んでいます。国内外の疫学研究により虚血性心疾患の主要な危険因子は高血圧、高総コレステロール（高LDLコレステロール）血症、高血糖、喫煙であることが明らかにされています。我が国の代表的な疫学研究である循環器疾患の現状を把握するために、1980年に実施された循環器疾患基礎調査の受診者をその後14年間追跡調査したNIPPON DATA80を例にあげれば、虚血性心疾患死亡は、①収縮期血圧140 mmHg以上の者は120 mmHg未満に比べ3〜5倍多く、②血清総コレステロールが180 mg/dl未満の者に比べ、男性で240 mg/dl以上の者は4倍近く、女性で260 mg/dl以上の者は3倍多い、③随時血糖（食事の有無に関係せず採血した血糖）が140 mg/dl以上の者は94 mg/dl未満の者に比べ4倍強多いことが報告されています。近年では血清総コレステロールよりも血清低比重リポ蛋白（LDL）コレステロールが虚血性心疾患と関係していることが報告されています。また、高血圧や高脂血症、高血糖の危険因子を複数持つことはよく見られています。複数の危険因子を持つ場合には、さらに高率に虚血性心疾患が発生しやすいことが既に明らかにされています。

さらにこれら異常の重なりをもたらす原因に内臓脂肪の過剰蓄積があるために、腹囲男性85cm以上、女性90cm以上の腹部肥満があり、高血圧、高脂血症、高血糖のうち2つ以上を有する場合をメタボリックシンドロームと呼んでいます。近年、メタボリックシンドロームの場合は軽度の異常の重なりでも虚血性心疾患を高率に起こすことが明らかになり、この対策のために特定健診・特定保健指導が広く行われています。

生活習慣の是正

危険因子である高血圧、高コレステロール血症、糖尿病、メタボリックシンドロームの発症・進展に日々の生活習慣が影響していることが今までに明らかにされています（図2）。高血圧、高脂血症、糖尿病についてはそれぞれの疾患治療ガイドラ

インが作成されており、薬物治療のほかに、食事、運動、嗜好などの生活習慣をただすことの重要性が記載されています。

高血圧治療ガイドラインによれば、高血圧患者に対して、

1）食塩制限6g／日未満、

2）野菜や果物を積極的に摂取し、コレステロールの多く含む食品や獣肉の脂肪に多く含まれる飽和脂肪酸の摂取を控える、

3）適正な体重の維持、BMI（ボディマスインデックス；体重Kg÷〔身長m〕²）25未満、

4）運動を定期的に行う（体操、歩行、ジョギングなどの有酸素運動を毎日30分以上、ないし隔日に60分以上行うことが望ましい）、

5）適正な飲酒。エタノールで男性20～30ml／日（およそビール大びん1～2本、日本酒1～2合ぐらい）、女性で10～20ml／日、

6）禁煙

などの生活習慣是正が推奨されています。これらの生活習慣是正は、薬物療法を必要な場合の血圧低減に効果があるばかりか、薬物療法を必要としない軽度の高血圧の場合でも、さらには血圧が正常な場合においても将来高血圧にならないためにも必要です。

高コレステロール血症や糖尿病治療ガイドラインによれば、肥満防止と食事の注意、適正な運動が基本とされています。

食事のポイントは、

1）適正な食事摂取量を保つ（腹八分目：エネルギー摂取量で言えば標準体重（22×〔身長m〕²×25～30Kcal）、

2）栄養素バランスの良い食事（エネルギー配分では炭水化物55～60％、たんぱく質15～20％、脂質20～25％）、

3）コレステロール対策にはコレステロールの多い食品（獣肉の脂肪、乳製品、卵など）を控える、飽和脂肪酸（獣肉の脂肪、ベーコン、ソーセイジ、ロースハム、インスタントラーメン、ポテトチップス、チョコレート、クッキー、ドーナツ、ケーキなど）を控え、不飽和脂肪酸（魚油、植物油を多く含む食品）を増やすことが大切です。一方、肥満者や高血糖のなどカロリー制限が必要な場合には糖質を減らすことが重要になります。

4）食物繊維の摂取は糖尿病者に対して食後の急激な高血糖を抑えたり、血清総コレステロールを低下させたりします。また野菜を多く摂取することで肥満の原因である過食を防ぐこともできます。

終わりに

ここでは虚血性心疾患の頻度と予防について述べました。虚血性心疾患は欧米先進諸国と比べて発生率、死亡率ともに低率ですが、食生活の欧米化、自動車の普及による運動量の低下などで発生率の増加傾向が懸念されています。虚血性心疾患発生には高血圧、高コレステロール血症、高血糖、喫煙などが強く関係しています。まず、健康診断で自分の血圧、コレステロール、血糖の状況を正しく把握するとともに、それらの予防のために生活習慣を是正することは大事なことです。今まで身につけてきた生活習慣を改善することはなかなか容易なことではありませんが、一歩一歩着実に前進してください。まずは日本人にとっては問題の大きい、減塩と禁煙から始めてみることがよいと思います。

図2　虚血性心疾患の自然史

不適切な生活習慣
（不適切な食事、運動不足、喫煙、飲酒）

↓

危険因子
（高血圧、高脂血症、糖尿病、メタボリックシンドローム）

↓

虚血性心疾患
（致命的あるいは障害を引き起こす生活習慣病）

不適切な生活習慣は虚血性心疾患の危険因子である高血圧、高脂血症、糖尿病などの発症・進展に影響します。

第3章

心臓の病気

先天性疾患
  心臓の発生と胎児循環 …………………………………………………… 84
  小児科でみられる循環器疾患：非チアノーゼ疾患 ……………………… 86
  先天性心疾患の外科治療 …………………………………………………… 87
 コラム① 成人先天性心疾患とは ……………………………………………… 93
虚血性心疾患
  動脈硬化の成り立ち ………………………………………………………… 94
  狭心症 ………………………………………………………………………… 99
  急性心筋梗塞 ………………………………………………………………… 105
  冠動脈のカテーテル治療 …………………………………………………… 110
  虚血性心疾患の外科治療 …………………………………………………… 114
うっ血性心不全
  心不全の病態、診断 ………………………………………………………… 121
  心不全の治療（急性・慢性）……………………………………………… 127
 コラム② ペースメーカー治療（CRT）……………………………………… 134
後天性弁疾患
  弁膜症 ………………………………………………………………………… 136
  細菌性心内膜炎 ……………………………………………………………… 141
  弁膜症の外科 ………………………………………………………………… 144
不整脈
  徐脈性不整脈 ………………………………………………………………… 152
  頻脈性不整脈 ………………………………………………………………… 156
  不整脈の治療：薬物療法 …………………………………………………… 161
  不整脈の治療：非薬物療法 ………………………………………………… 166
 コラム③ 自動体外式除細動器（AED）……………………………………… 169
心筋・心膜疾患
  特発性心筋疾患 ……………………………………………………………… 171
  二次性心筋症 ………………………………………………………………… 174
 コラム④ 妊娠と循環器疾患 …………………………………………………… 180
  心筋炎・心膜炎 ……………………………………………………………… 181
心臓腫瘍 ………………………………………………………………………………… 186

第3章　心臓の病気

先天性疾患①

心臓の発生と胎児循環

中村　常之

胎児の心臓はいつ頃から動き出すのか

原始心筒

　胎生18日に原始心筒が出現します（図1）。これは魚類の心臓に似た形態を有しています。やがて、胎生22日から拍動が始まります。発生学の胎齢と産科学の胎齢には約2週間のずれがあり、この場合の胎生齢は受精齢であり、産科学の最終月経を起点とする月経齢のことです。単純な原始心筒の形態から、より効率の良い複雑な形態へと変貌をとげます。その変貌には、心ループおよび心中隔形成が大きなウエートを占めています。

心ループ

　原始心筒の心球部と原始心室が発育をはじめ、正常な場合右方へ屈曲を始めます。この場合はd-ループ（dextro）と呼ばれます。d-ループが起こると、右室原基である心球近位部は、原始心室（左室原基）の右側に位置することになります（図2）。ループの屈曲がさらに進行することで、原始心房は胚の頭側に移動し、原始心室の後上方の位置となります。

心中隔形成

　単一の腔であった原始心房に一次中隔が内腔に突出し、左右心房間に1次孔を形成します（図3）。その後、1次孔は胎生34日、房室心内膜床の増生により閉鎖されますが、ただちに一次中隔の上方に二次孔が開口します。やがて、二次中隔が形成され、二次孔を覆う位置で発育が止まり、卵円孔が完成します。一方、心室中隔の形成には、ループによる結果残存する心室間交通である室間孔の閉鎖機転が重要です。心室中隔筋性部が心室の底部から房室中隔に向かって伸長し、さらに心球隆起、左心球隆起、房室中隔が伸長し癒合して室間孔を塞ぎます。前者が、心室中隔筋性部を、後者が心室中隔膜様部を形成します。

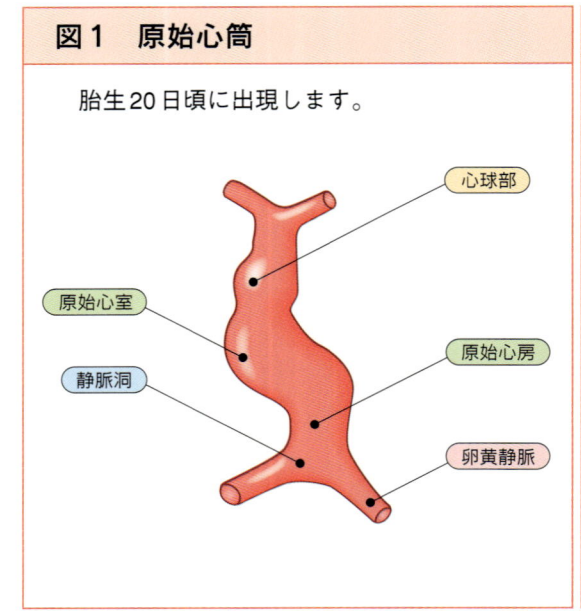

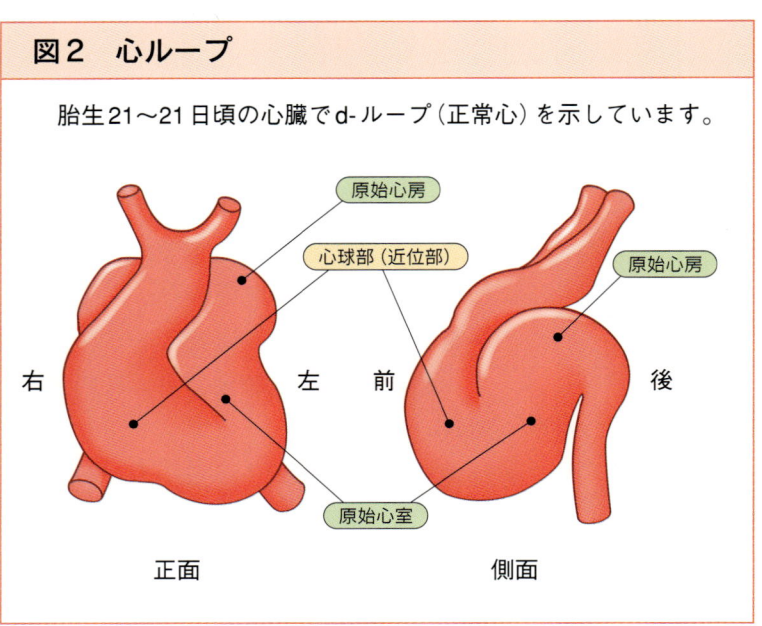

図1　原始心筒

胎生20日頃に出現します。

図2　心ループ

胎生21〜21日頃の心臓でd-ループ（正常心）を示しています。

心臓の血液の流れは生まれる前と生まれた後でどう違うのか

胎盤循環

出生後の肺循環の代わりを胎盤にて行う胎盤循環が胎内での特殊な血行動態を呈します（図4）。出生後は左室－大動脈（左心系）の流れが心臓より全身に送り出される文字どおり"大動脈"としての役割を果たしますが、胎内では静脈管－卵円孔－動脈管の流れが重要となります。

静脈管

胎盤からの血液の約50％をバイパスし、肝実質を通さずに下大静脈へ流入させる血管です。血管の役割は未だ不明な点が多く、静脈管欠損であっても生存可能の報告例があります。

卵円孔

二次中隔が覆って完成した卵円孔は主に下大静脈の血流を右から左へ通します。そのため、胎内では下行大動脈より上行大動脈の酸素飽和度が高い。閉鎖により、高度の左心系の低形成を生じます。

動脈管

肺動脈－下行大動脈という重要な血液の流れを支える重要な血管です。主に胎内での下半身の血流を維持するために必要不可欠な血管であり、胎内でのこの血管の閉鎖は重篤な状況に陥ることを意味します。特に妊娠中の女性が非ステロイド性抗炎症剤を内服することにより、胎盤を通じ、動脈管の閉鎖につながります。

図3　心房心室中隔の形成

心房中隔は一次孔および二次孔の複雑な閉鎖により形成されます。一方、心室中隔は心内膜床の発達、室間孔の閉鎖により形成されます。

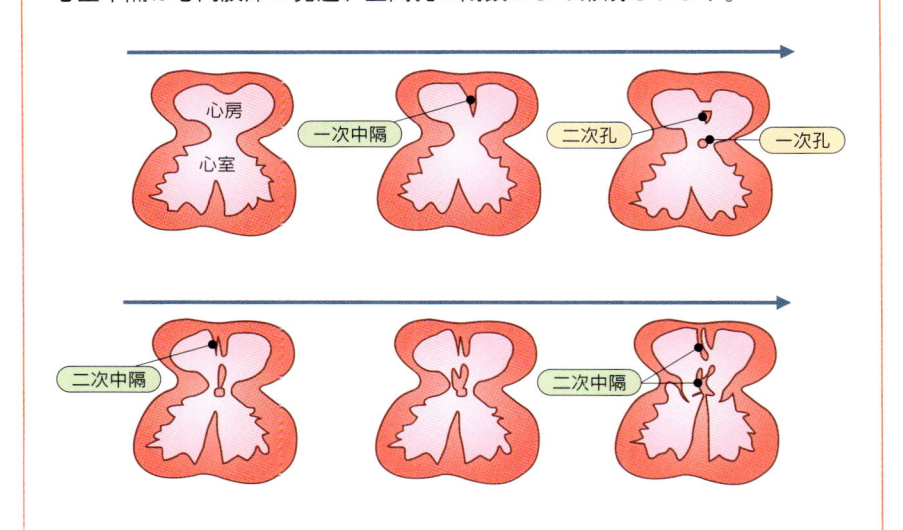

図4　胎児循環

胎児循環において静脈管、卵円孔、動脈管が重要な通り道となります。

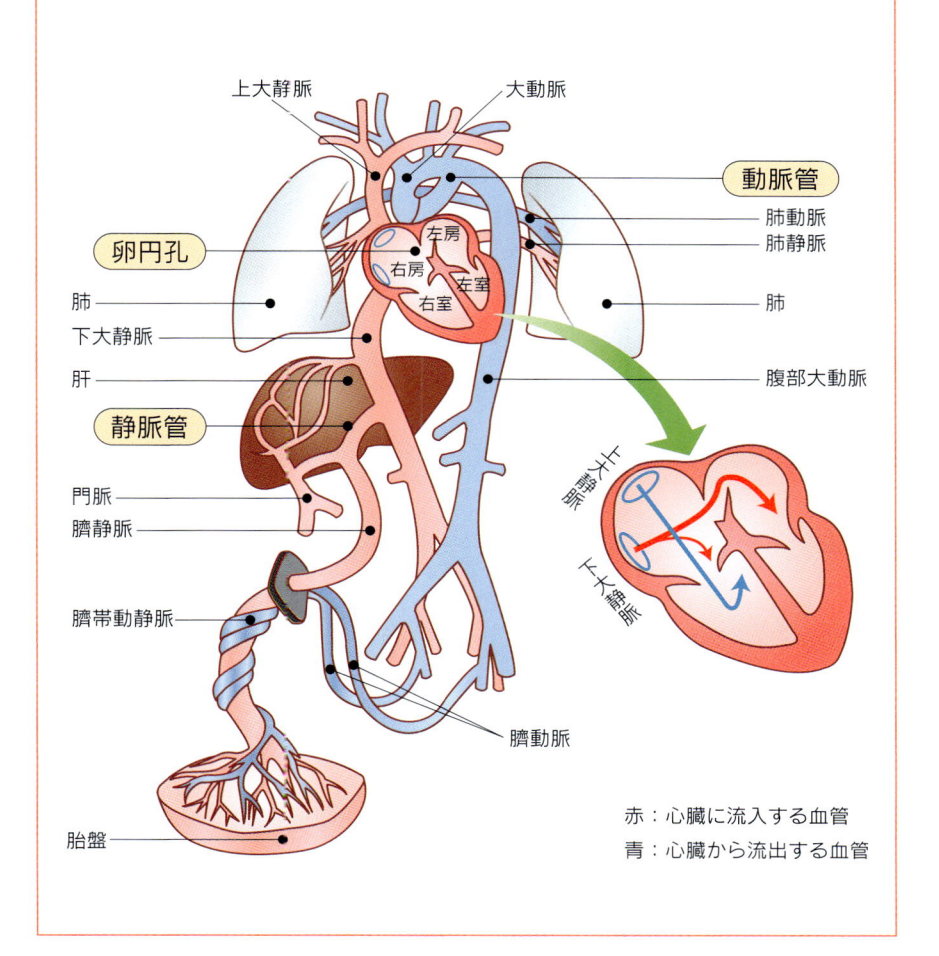

赤：心臓に流入する血管
青：心臓から流出する血管

第3章 心臓の病気

先天性疾患②

小児科でみられる循環器疾患：非チアノーゼ疾患

中村　常之

チアノーゼ心疾患と非チアノーゼ心疾患

小児の心臓病を考える上で重要な循環は、体循環と肺循環です。体循環は全身に血液を送る循環であり、肺循環は肺に血液を送る循環です。ともに生きていくために必須な循環です。主に肺循環に血流が多い場合（肺血流増加）には非チアノーゼ心疾患となり、肺循環に血流が少ない場合（肺血流減少）にはチアノーゼ心疾患となります。先天性心疾患の型は多く、ここでは代表的な非チアノーゼ心疾患を2つ解説します。

心室中隔欠損症

頻度および型

全先天性心疾患の約60%の割合で発生します。漏斗部欠損型、膜様部欠損型、房室中隔欠損型、筋性部欠損型に大別されます。

血行動態（図1）

心室中隔に欠損を伴うことで、心室レベルで左右短絡の血流が生じます。左室は右室－肺動脈－左房－左室の血流により容量負荷が著明となり、拡張に至ります。さらに、過大な肺血流増加に長期間さらされた場合、末梢の肺血管の肥厚性変化がやがてアイゼンメンジャー症候群へ至る場合があります。

治療

肺体血流比が1.5以上の場合や漏斗部欠損型心室中隔欠損症の場合などには手術を考慮します。

心房中隔欠損症

頻度および型

全先天性心疾患の約10%の割合で発生します。二次孔欠損型（最も多い）、一次孔欠損型（房室中隔欠損）、静脈洞型、単心房型に大別されます。

血行動態（図2）

心房中隔に欠損を伴うことで、心房レベルで左右短絡の血流が生じます。右心系は容量負荷が著明となり、拡張に至ります。低圧系の心房間シャントのため、心雑音が聞こえない症例もあり、成人期に初めて診断されることもまれではありません。

治療

肺体血流比が2.0以上の場合手術を考慮する。近年、本邦ではカテーテルによる治療の適応が拡大している。

図1　心室中隔欠損症

青色は右心系、赤色は左心系を示します。心室間において左右シャントを呈します。

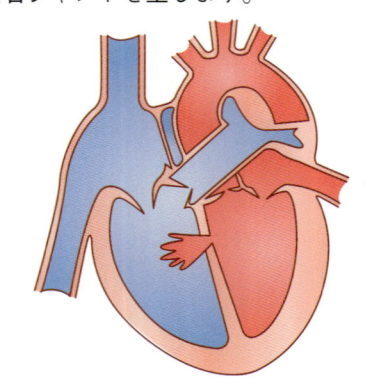

図2　心房中隔欠損症

青色は右心系、赤色は左心系を示します。心房間において左右シャントを呈します。

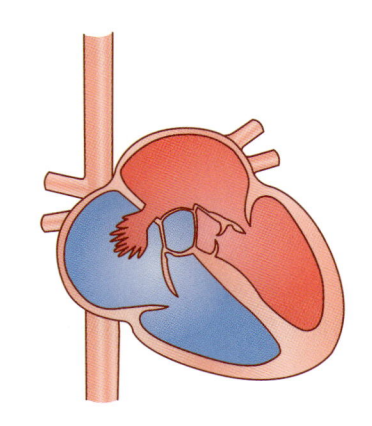

第3章 心臓の病気

先天性疾患③

先天性心疾患の外科治療

秋田　利明

先天性の心臓病をもって生まれてくる新生児は、出生100人に約1人（1%）という割合です。外科的治療を行わなければ約20〜30%は生後1カ月以内に死亡、50%は1年以内に死亡すると言われます。先天性心疾患の中で最も数の多い心室中隔欠損では（表1）、新生児期に診断された症例の約8割は欠損孔の自然閉鎖あるいは径が小さくなり手術適応からはずれます。従って手術が必要となる割合は1,000の出生に対して2から3程度とされます。日本全体で年間9,500例ほどの先天性心疾患の外科治療が行われます。先天性心疾患の外科治療には早期に病気を治療し、正常な成長、発達を促すという大きな課題があります。

先天性心疾患（CHD）外科治療の基本的考え方

先天性心疾患外科治療の基本原則

酸素を取り込む肺循環と、酸素を供給する体循環が直列になる正常な循環に修復することが最終目標となります。すなわち静脈血と動脈血が混ざらず、肺には静脈血、体には動脈血が流れるような循環をなるべく早期に確立します。

先天性心疾患には約30種類もの疾患がありますが、大きく分けて非チアノーゼ心疾患とチアノーゼ心疾患に分類します（表2）。チアノーゼとは定義上は還元ヘモグロビン（酸素と結合していないヘモグロビン）の毛細血管血液中の濃度が5 g/dl以上存在することを意味します。チアノーゼはドイツ語で青紫色

表1　先天性心疾患 congenital heart disease（CHD）の頻度

疾　患	出生時（%）	成人入院例（%）
心室中隔欠損症	56.0	14.5
肺動脈狭窄症	9.6	1.5
心房中隔欠損症	5.3	40.8
Fallot四徴症	4.5	8.4
動脈管開存症	3.6	5.2

表2　先天性心疾患の分類法

チアノーゼ性心疾患 （左右短絡疾患）	非チアノーゼ性心疾患 （左右短絡疾患、弁狭窄）
ファロー四徴症（TOF） 完全大血管転位（TGA） 両大血管右室起始（DORV） 総肺静脈還流異常（TAPVC） 肺動脈閉鎖（PA） 三尖弁閉鎖（TA） 左心低形成（HLHS）、他	心室中隔欠損症（VSD） 心房中隔欠損症（ASD） 動脈管開存症（PDA） 肺動脈狭窄症（PS） 先天性僧帽弁狭窄症・閉鎖不全 先天性大動脈弁狭窄（critical AS） 他
静脈血が動脈系に流れ込み混じり、動脈血の酸素含量が少なくなります。その血液が全身に流れるためチアノーゼを引き起こす。	動脈血が静脈系に流れ込み混じるので、動脈血の酸素含量は変わらない。チアノーゼはないが心不全を引き起こす。

図1　チアノーゼ性先天性心疾患の治療戦略

```
              先天性心疾患
              ┌──────┴──────┐
        二心室修復が不能    二心室修復が可能
              │                │
        Fontan手術が最終目標   適切な時期に根治術
     ┌────────┼────────┐
   高肺血流群  肺血流適度群  低肺血流群
     │          │            │
  肺動脈絞扼術  経過観察    体肺短絡術
  肺高血圧進展予防         肺血管床発育促進
              │
          Fontan手術へ
```

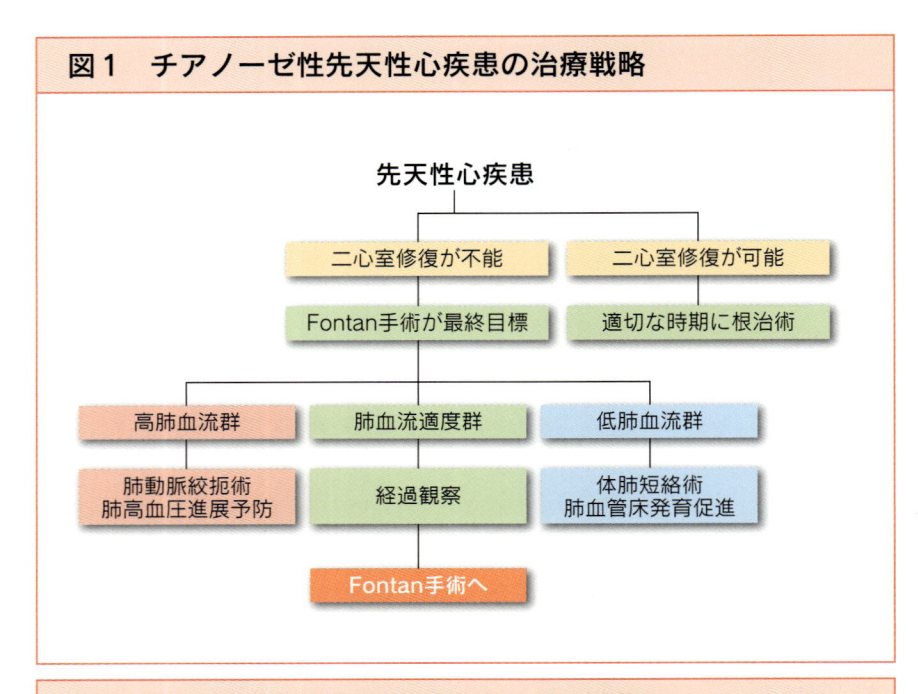

表3　左右短絡心疾患の手術適応と手術時期

心不全の有無（左右短絡量に依存）
肺高血圧症の進展予防
合併病変
・大動脈縮窄、大動脈離断
・大動脈弁逸脱⇒閉鎖不全
・房室弁逆流（房室中隔欠損）
将来の合併症予防：
　　房室弁閉鎖不全、不整脈（心房細動）、感染性心内膜炎、
　　僧房弁閉鎖不全、大動脈弁閉鎖不全：VSD（Ⅰ）
　→ASDでは学童前（5歳前後）、
　→VSD（Ⅰ）では軽度のARが生じた段階で手術する。

も運動能は著しく低下します。チアノーゼ性心疾患ではほとんどの場合、未治療のまま青年期まで生きることは難しい予後不良疾患なので、基本的にはすべてのチアノーゼ性心疾患は外科治療の対象となります。

チアノーゼ性心疾患治療において、まず考えなければならないことは二心室治療が可能かどうかです（図1）。通常は体循環を左心室が、肺循環を右心室が担当し血液を駆出します。三尖弁閉鎖や肺動脈閉鎖の一部では右心室が、無脾症の多くおよび左心低形成症候群では左心室が高度に低形成で、ポンプ機能を果たせません。このような場合一つの心室が肺循環と体循環を担当する並列循環になります。このような状況下では肺と体の血流比は、流出路の狭窄の程度と肺と体の血管抵抗により決まります。肺動脈狭窄がなければ、肺に過大な血液が流れ、心不全を生じるとともに早期に肺動脈に閉塞性の障害を生じ、肺血管抵抗が上昇するとアイゼンメンジャー症候群になり手術不能となってしまいます。逆に肺血流が少ないとチアノーゼが高度となり、生きていくことが困難になります。肺血流が過大な場合は新生児・乳児期早期に肺動脈絞扼術を行い肺血流を制限し、逆に肺血流が少ない場合はブラロック・トーシッヒ手術などの体肺短絡手術を行い、肺血流を増加させる手術を行います。通常半年〜1才で上大静脈を肺動脈に吻合する両方向性グレン吻合を行い、2才以降に下大静脈を肺動脈に人工血管で吻合するFontan型手術を行うことにより、大静脈から心室を介さず直接肺循環に静脈血が流れる右心バイパス術による直列循環に作り替えます。並列循環から直

（Zyanose）を指します。ヘモグロビンは酸素と結合すると鮮紅色、酸素と結合していないと暗赤色になります。通常動脈血では酸素飽和度（酸素とヘモグロビンの結合割合）が97〜98％なので鮮紅色になりますが、静脈血では酸素飽和度が70％程度になるので、鮮紅色と暗赤色が混ざり青紫色になります。チアノーゼ性心疾患は主として心室中隔欠損を介して静脈血が動脈血と混ざり合い、肺を通らずに静脈血が直接体循環に流れ、右左シャントを生じることにより発生します。動脈血酸素飽和度が85％程度、酸素分圧も45 mmHg程度（正常95 mmHg）になるので、組織は著しい低酸素状態になります。この状況に対して、血液中のヘモグロビン濃度を上げ、かつヘモグロビン酸素解離曲線を右にシフトさせてヘモグロビンが酸素を離しやすくすることで対応しますが、それで

列循環になることで、チアノーゼは解消し運動能は著しく改善します。

これに対して非チアノーゼ性心疾患は、心房、心室、大血管いずれかの部位で動脈血が静脈血に混ざり合う左右シャントにより発生する疾患群（表2、図1）と、心臓の4つある弁に狭窄あるいは閉鎖不全が起こる先天性弁膜症があります。従ってチアノーゼは生じないが、体循環に流れる血液量が減り、血圧低下、尿量低下、成長障害といった心不全症状が主体となります。シャント量が少なければ無症状であることが多く、肺体血流比が2以上、肺高血圧や不整脈、合併病変など何らかの症状を伴う場合1.5以上で手術適応となります（表3）。動脈管開存症だけは、感染性心内膜炎のリスクが高いので、シャント量が少なくても治療対象とします。今日シャント量の少ない動脈管開存症はコイル塞栓によるカテーテル治療が行われます。

代表的非チアノーゼ心疾患である心房中隔欠損症と心室中隔欠損症について解説します。

心房中隔欠損症では、以前は一次口欠損、二次口と分類されましたが、一次口欠損は今日不完全型房室中隔欠損という別の病気として分類されます。二次口欠損は穴の位置により卵円孔型、静脈洞型、冠静脈洞型に分類されます。静脈洞型には部分肺静脈還流異常を合併することが多いです。図2に卵円孔型を示します。肺静脈から帰ってきた血液は拡張期に心房中隔欠損を通ってコンプライアンスの高い右室に流れ込みやすく、従って図3にように、左房・左室は小さく、右房・右室は拡大します。肺体血流比（Qp/Qs）が一般的には2以上、肺高血圧、不整脈な

図2　心房中隔欠損症（Atrial Septal Defect）

- 病型
  二次口欠損
    卵円孔型
    静脈洞型（部分肺静脈還流異常を伴うことが多い）
    冠静脈洞型
- 右心房、右心室、肺動脈に容量負荷
- 左心房への流入血も増加するが、直ちに右心房へと短絡する
- 拡張した右心室は脱分極に時間を要するため不完全右脚ブロック（IRBBB）を呈する

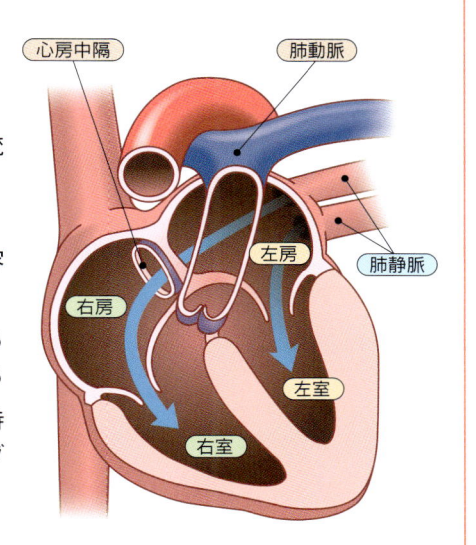

図3　心房中隔欠損の血行動態

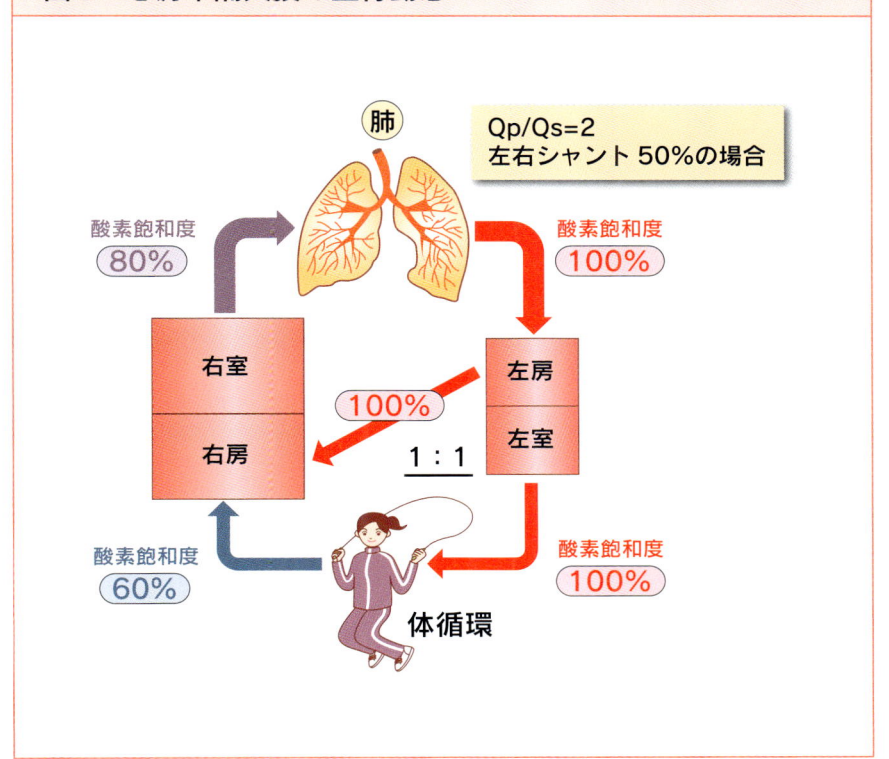

Qp/Qs=2 左右シャント50%の場合

酸素飽和度 80%
酸素飽和度 100%
酸素飽和度 60%
酸素飽和度 100%
100%
1：1
体循環

第3章 心臓の病気

どの合併があれば1.5以上で手術適応とします。手術は人工心肺下に穴が小さければ直接閉鎖、組織が大きかったり、周辺組織が脆弱であればパッチ閉鎖を行います。近年形状記憶合金を用いたAmplatzer法によるカテーテル治療（図4）も行われるようになりました。

心室中隔欠損では穴の位置により、傍膜性部、筋性部、動脈弁下があります（図5）。出世時に最も多い先天性心疾患ですが、新生児期に診断された心室中隔欠損の約8割が自然閉鎖や欠損孔の縮小により手術適応から外れます。手術適応は心房中隔欠損同様肺体血流比（Qp/Qs）が一般的には2以上、肺高血圧、不整脈などの合併があれば1.5以上で手術適応とします。動脈弁下タイプだけは大動脈弁の変形により大動脈弁閉鎖不全が進行することがあるので、肺体血流比が少なくとも大動脈弁逆流を生じ始めた段階で手術を行います。血行動態を図6に示します。心房中隔欠損と異なり、肺静脈からの血液は左房・左室を必ず通り、収縮期に心室中隔欠損を通って肺動脈に流れます。従って肺高血圧になるほどの大きな欠損でなければ右室の拡大は軽度です。

次にチアノーゼ性心疾患の治療について述べます。チアノーゼ性心疾患は予後不良なので、基本的にすべて手術適応ですが、機能する心室が2つあるか三尖弁閉鎖や左心低形成症候群のように1つしかないかで治療方針が異なります（図1）。機能する心室が2つある場合は、適切な時期に根治術を行えばよいとされます。機能する心室が1つしかない単心室の場合はFontan型手術が最終目標になります。Fontan型手術は

図4　ASDカテーテルインターベンション術

方法：原則として全身麻酔下に施行。サイジングバルーンを用いて欠損孔の伸展径を測定する。大腿静脈から左房へ6〜10Frのデリバリーシースを挿入し、シース内に大腿静脈から欠損孔を閉鎖する為のディスクを折り畳んだ状態で専用のカテーテルにセットし、逆行性に下大静脈、右心房、欠損孔を通して左心房と向かい、欠損孔にディスクをあてがう。そして左房側のディスクを開き、続いて右房側のディスクを開いて心房中隔の閉鎖を行う。閉鎖術後は抗血栓を目的にアスピリンを6カ月服用する。

合併症：不整脈、デバイスの脱落、脳血管塞栓症、遠隔期における心臓組織の傷害による心タンポナーデが報告されている。

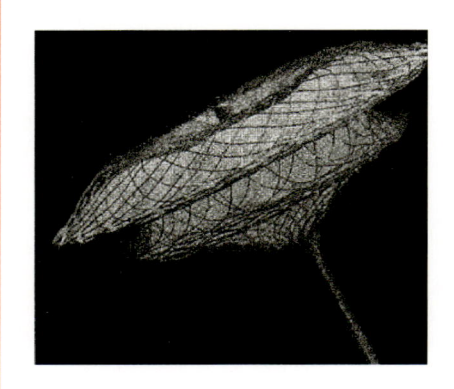

Amplatzer Septal Occluder
形状記憶合金（ニチノール）のメッシュで構成された閉鎖栓で、金属メッシュ内部にはポリエステル製パッチが縫着されている。左房側と右房側のでディスクで欠損孔の両端から挟み込むように留置し閉鎖を行う。

Amplatzer（アンプラッツァー）Septal Occluder ASD欠損孔閉鎖専用カテーテル　米国のAGA Medical Corporation製

図5　心室中隔欠損症（VSD）

- 病型
  - 動脈弁下
  - 傍膜様部
  - 筋性部
  - （房室中隔欠損）
  - （Malalignment type）
- 肺高血圧がなく、Qp/Qsが1.5以下の軽症例では医学的には手術適応はない
- VSDの多くは自然に閉鎖する
  - 発見される時期で閉鎖率は異なる

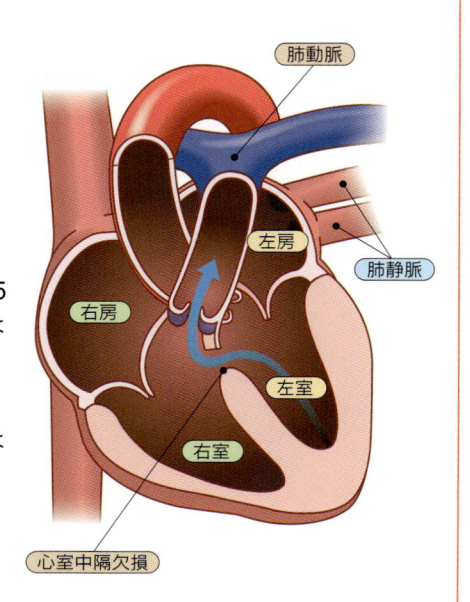

右心バイパス術もと言われ、全身から帰ってきた静脈血を心室を経由することなく直接肺動脈に還流させます。Fontan手術により肺循環と体循環が直列の循環になり、耐運動能は劇的に改善します。そのメカニズムを図7、8に示します。

安静時（図7）において正常循環では、肺から帰ってきた血液（ヘモグロビン）はほぼ100％酸素化されて左心室により全身に供給されます。全身の臓器で酸素が消費されヘモグロビン酸素飽和度は20％程度減少し80％程度になります。この血液が右心室により肺に送り込まれて再度酸素を取り込んで100％となって左心室に戻ってきます。単心室（＝並列循環）では肺から帰ってきた血液のヘモグロビン酸素飽和度は100％

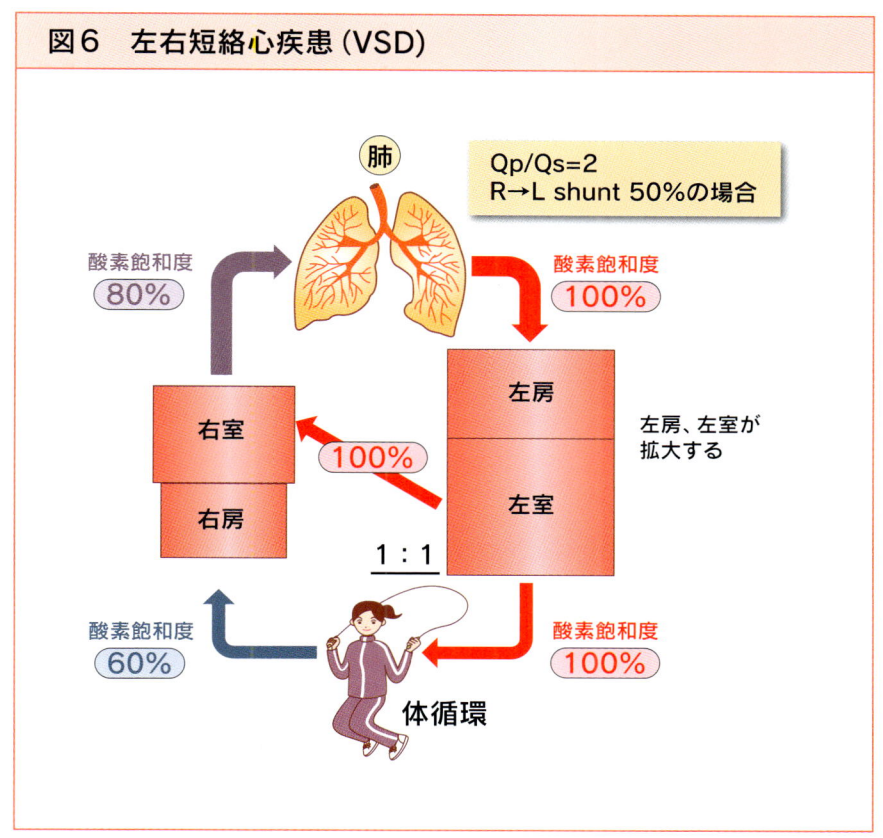

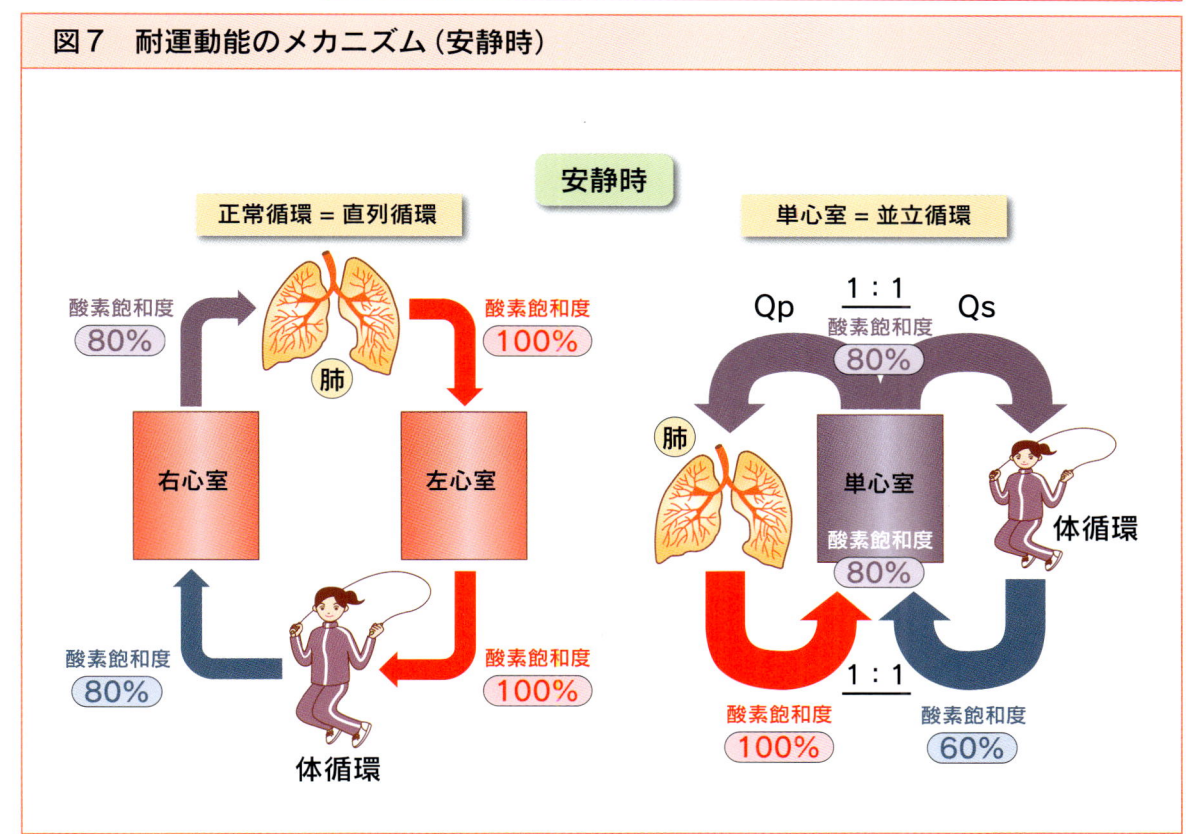

図6　左右短絡心疾患（VSD）

図7　耐運動能のメカニズム（安静時）

第3章　心臓の病気

であるが、全身から帰ってきた血液と混ざり合うため酸素飽和度は低下します。低下する割合は静脈血酸素飽和度と肺体血流比により決まりますが、仮に一番条件のいい肺体血流比を1:1とし、正常循環と同じ20％の酸素消費があるとすると、動脈血酸素飽和度は80％、静脈血酸素飽和度は60％程度になります。正常循環の人間が突然動脈酸素飽和度80％になると生きていくことは困難ですが、チアノーゼ性心疾患の子供たちはヘモグロビンの酸素親和性を低下させたり、ヘモグロビン濃度を上げることで対処します。しかし、運動時（図8）には、正常循環では酸素消費が2倍になって静脈血酸素飽和度が60％になっても動脈血酸素飽和度は100％を保つことができるため運動能は維持されます。ところが、単心室（＝並列循環）では酸素消費の増大に伴い静脈血酸素飽和度が低下して、結果として動脈血酸素飽和度は低下するので運動能は著しく低下します。Fontan手術により直列循環になれば、運動時の動脈血酸素飽和度の低下はなくなり、運動能は著しく改善することになります。ただし、Fontan手術で運動能が改善するのは肺血管抵抗が低い場合です。大静脈を直接肺動脈に吻合するので、静脈圧＝左心房圧＋肺血流×肺血管抵抗になります。Fontan手術後は肺血流＝体血流となるので、肺血管抵抗が静脈圧の規定因子となります。肺血管抵抗が高くなると静脈圧が著しく上昇し、血液が大静脈内でうっ滞し、胸水・腹水、全身浮腫、肝脾腫などの右心不全症状が発現し、低心拍出の状態になります。このような場合Fontan手術後にかえって運動能が低下します。新生児・乳児期は肺血管抵抗が高いので、この時期にはFontan手術はできません。肺血流が少ないと肺血管床は発達せず、逆に肺血流が多すぎると肺の細動脈は不可逆的な閉塞性変化を来し肺血管抵抗が上昇します。従って新生児・乳児期に適切な肺血流を維持することがきわめて重要です。肺血流が少ない場合は体肺動脈短絡術（例Blalock-Taussig手術）を行い、逆に肺血流が過大な場合は肺動脈絞扼術を行い肺血流を低下させます。現在では上大静脈を右肺動脈に吻合する両方向性グレン吻合を1歳前後で行い、その後下大静脈を人工血管で肺動脈下面に吻合する段階的完全大静脈肺動脈吻合術（Total cavo-pulmonary connection）が主流となっています。

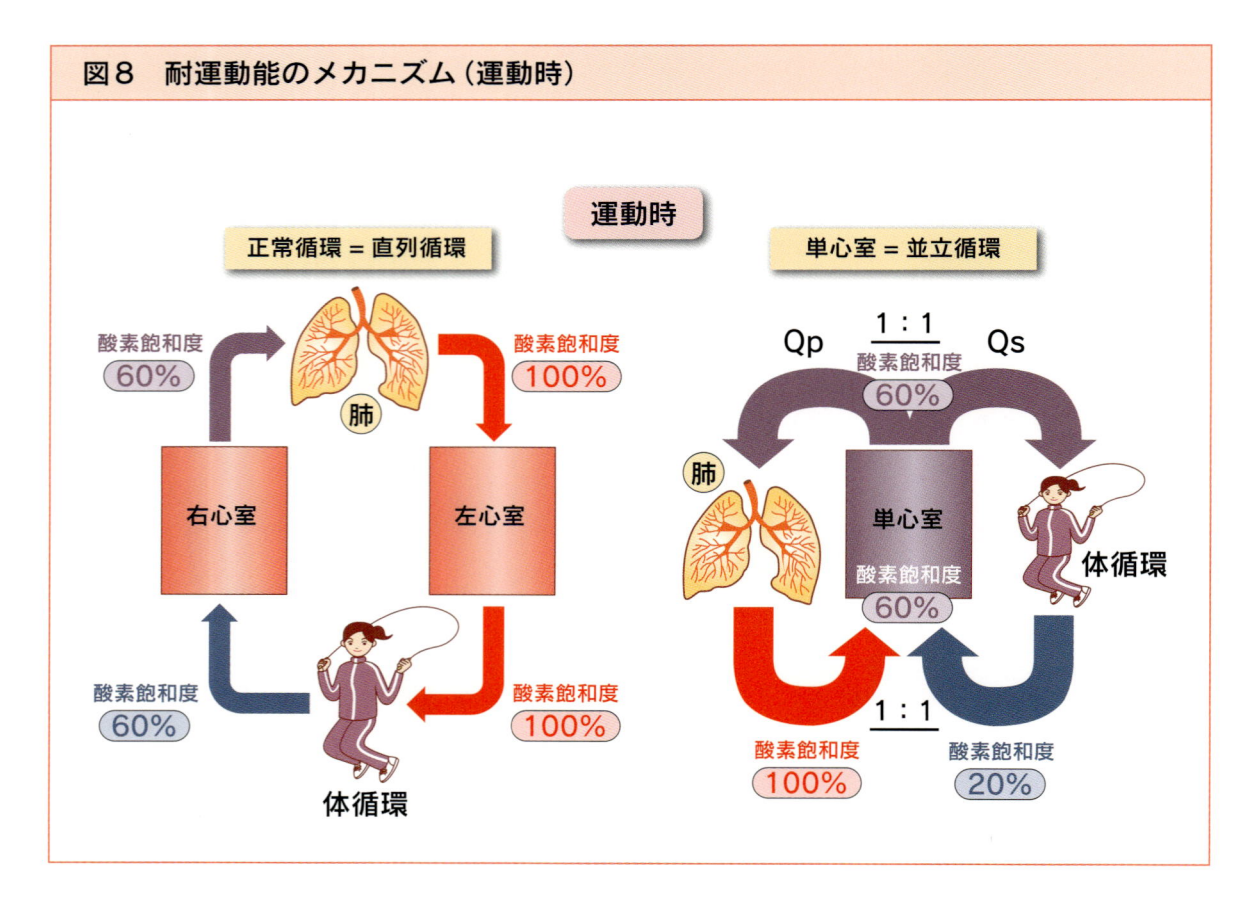

図8　耐運動能のメカニズム（運動時）

運動時

正常循環＝直列循環

酸素飽和度 60%　肺　酸素飽和度 100%
右心室　左心室
酸素飽和度 60%　体循環　酸素飽和度 100%

単心室＝並立循環

Qp　1:1　Qs
酸素飽和度 60%
肺　単心室　体循環
酸素飽和度 60%
酸素飽和度 100%　1:1　酸素飽和度 20%

コラム ①

成人先天性心疾患とは

秋田　利明

　日本全体で毎年約9,500例の先天性心疾患の外科治療が行われます。心房中隔欠損症、心室中隔欠損症などの単純な心奇形のみならず、大血管転位や単心室症などの複雑心奇形の多くが救命でき長期生存を得られるようになり、「成人先天性心疾患」の管理が重要な問題になってきています。米国でも約80万人弱の成人先天性心疾患が生存するとの報告があります（AHA 2009統計から）。人口比で考えれば日本にも30万人の先天性心疾患をもつ人々が生存することになります。

　主な先天性心疾患術後遠隔期の問題点をあげると、
1. Fontan循環の破綻（高い静脈圧、脈圧の消失に伴う蛋白漏出性胃腸症、肺動静脈瘻、心房性不整脈、右房内血栓、肝硬変・肝臓がん）
2. 不整脈（心房性・心室性）、心室性不整脈による突然死
3. 右室流出路再建後の肺動脈弁閉鎖不全による右室機能不全
4. Eigenmenger症候群の管理
5. 遺残病変（遺残短絡、肺動脈狭窄）

単心室に対する機能的根治術であるFontan型手術もまだ40年の歴史しかなく、長期遠隔期の問題とその治療に関して、専門家でさえ経験を積みつつあるというのが現状です。Fontan型手術遠隔期の蛋白漏出性胃腸症、肺内動静脈瘻に関してはいまだ有効な治療法がありません。慢性心房細動を伴い血行動態が悪化したFontan症例（Failing Fontan）に対して、不整脈手術（Maze手術）に加え人工血管による大静脈肺動脈吻合への変更（TCPC conversion）が、不整脈のみならず血行動態を改善します。しかし、その適応時期に関してはまだ定見がなく、管理が成人の経験のみの循環器内科医や心臓外科医に行われていた場合、手術適応すら考慮されないことがあります。呼吸困難や起坐呼吸などの重篤な症状の左心不全に比べ、下腿浮腫・運動能低下などの右心不全が主体のFontan症例は、患者自身が活動レベルを徐々に落とすため、症状がはっきりしません。しかしNYHA-III以上になった場合の予後は不良であり、多くは突然死します。

　突然死は先天性心疾患術後遠隔期の0.5%〜6%に認められ、遠隔死亡の約半数を占めます。従来は洞機能不全、完全房室ブロックなどの徐脈性不整脈が多いとされていましたが、右室流出路切開や右心不全に起因する右室流出路起源の心室頻拍が原因となることが多くあります。これらは単に不整脈治療だけでは完治せず、右心不全そのものを治療することが重要です。しかし、安静と利尿剤投与により右心不全は比較的コントロールされやすいことから、肺動脈弁置換、三尖弁形成手術の適応や手術時期の決定は難しいと思われます。臨床症状だけでなく、MRIなどの画像診断から右室容積を算出し手術時期を決定することが提唱されています。学童期や若年成人に対する生体弁による肺動脈弁置換術は20年後の再々手術は避けられませんが、現在欧米で治験中のカテーテルによる肺動脈弁挿入術が少なくとも10年後には日本でも導入されることを考えると、右心機能が不可逆的に悪化し、生命予後を悪化させる前に再手術を行うべきと考えます。

　Eigenmenger症候群は古くて新しい問題です。国民皆保険制度と診断法の進んだ日本においても、乳幼児期に適切な治療を受けられなかったためにEigenmenger症候群となっている人々が少数ながらいます。近年エンドセリン受容体拮抗薬（ボセンタン）、PDE V阻害薬（リバチル）、プロスタサイクリン薬（フローラン）などの強力な肺高血圧治療が導入され、Eigenmenger症候群の予後改善が報告されています。今後併用療法を含めこれら治療薬の適切な使用法の検討が望まれます。

　最後に成人期の先天性心疾患の管理を誰が行うかに関する問題について述べます。小児科医、心臓外科医、循環器内科医とも複雑心奇形の長期遠隔の管理については十分経験を持っていないのが現状です。先天性心疾患管理に精通した小児循環器医、先天性心疾患外科治療の経験豊富な心臓外科医、不整脈や心不全管理に精通した循環器内科が個々の症例に対して十分な討議を行えるような成人先天性心疾患の問題意識をもったチーム医療を構築することがベストです。

第3章 心臓の病気

虚血性心疾患①
動脈硬化の成り立ち

勝田　省吾

「イギリスのヒポクラテス」と位置づけられているトーマス・シデナム（Thomas Sydenham, 1624-1689）は「ヒトは動脈と共に老いる、A man is as old as his arteries」と言いました。これはまさに動脈硬化のことです。動脈硬化（粥状硬化）は生後まもなく起こり始め、ゆっくりと静かに進行し、50歳を過ぎるといろいろな症状を呈するようになり病変もさらに進行します。動脈硬化は、この数十年という長い時間のなかで日々の習慣の積み重なった結果として作られます。従って、生活習慣や種々の危険因子（高血圧、糖尿病、高脂血症、タバコ、肥満など）によって病変の程度は大きく影響され、各個人によって異なります（図1）。特に最近、食生活をはじめ生活習慣の変化によって、動脈硬化の病変も以前と変わってきており、30歳代や40歳代など老いる前に突然、心筋梗塞に襲われ亡くなる人が増えてきています。

動脈硬化の成り立ちを理解しやすくするために、まず、動脈の構造と働き、動脈硬化の種類について述べます。

動脈の構造と働き

心臓から送り出される血液（1日に6000ℓ以上）は、大動脈→各動脈→細動脈→毛細血管と次々と枝分かれして全身に酸素と栄養など必要な成分を供給し、再び静脈に集まって心臓に戻ります。動脈は私たち、人間が元気に働くために血液を全身に運ぶ大切な管です。従って、動脈の内腔が狭くなると血流量が減少します。その結果、狭窄部より下流の組織への血液供給量が減り、組織は虚血（乏血）に陥ります。

動脈の壁は厚くて弾力性（しなやかさ）に富んでおり、内側から内膜・中膜・外膜の三層構造から成っています（図2）。内膜は血液と接する内皮細胞と内弾性板（ゴム様の弾力性を示すエラスチンという蛋白質からできている）とその間の少量の細胞外成分（コラーゲン線維、エラスチン、ヒアルロン酸・グリコサミンなど）から成っています。

中膜は平滑筋細胞と細胞外成分からなる厚い層で動脈の拡張と収縮に関わっています。外膜は線維芽細胞と多量のコラーゲン線維から成り、動脈を外側から保護しています。動脈壁にある内皮細胞、平滑筋細胞および線維芽細胞が協力して動脈の構造を維持し、機能を果たしていますが、動脈硬化の成り立ちを考える上で最も重要な細胞は内皮細胞です。

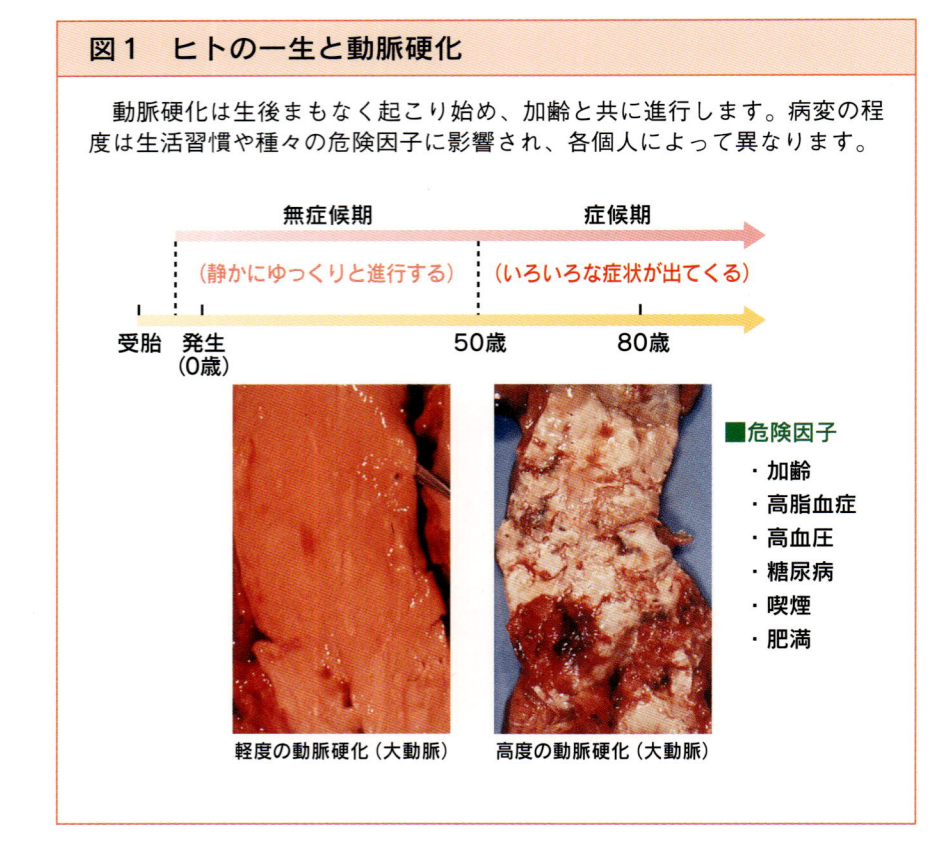

図1　ヒトの一生と動脈硬化

動脈硬化は生後まもなく起こり始め、加齢と共に進行します。病変の程度は生活習慣や種々の危険因子に影響され、各個人によって異なります。

無症候期（静かにゆっくりと進行する）／症候期（いろいろな症状が出てくる）

受胎　発生（0歳）　50歳　80歳

軽度の動脈硬化（大動脈）　　高度の動脈硬化（大動脈）

■危険因子
・加齢
・高脂血症
・高血圧
・糖尿病
・喫煙
・肥満

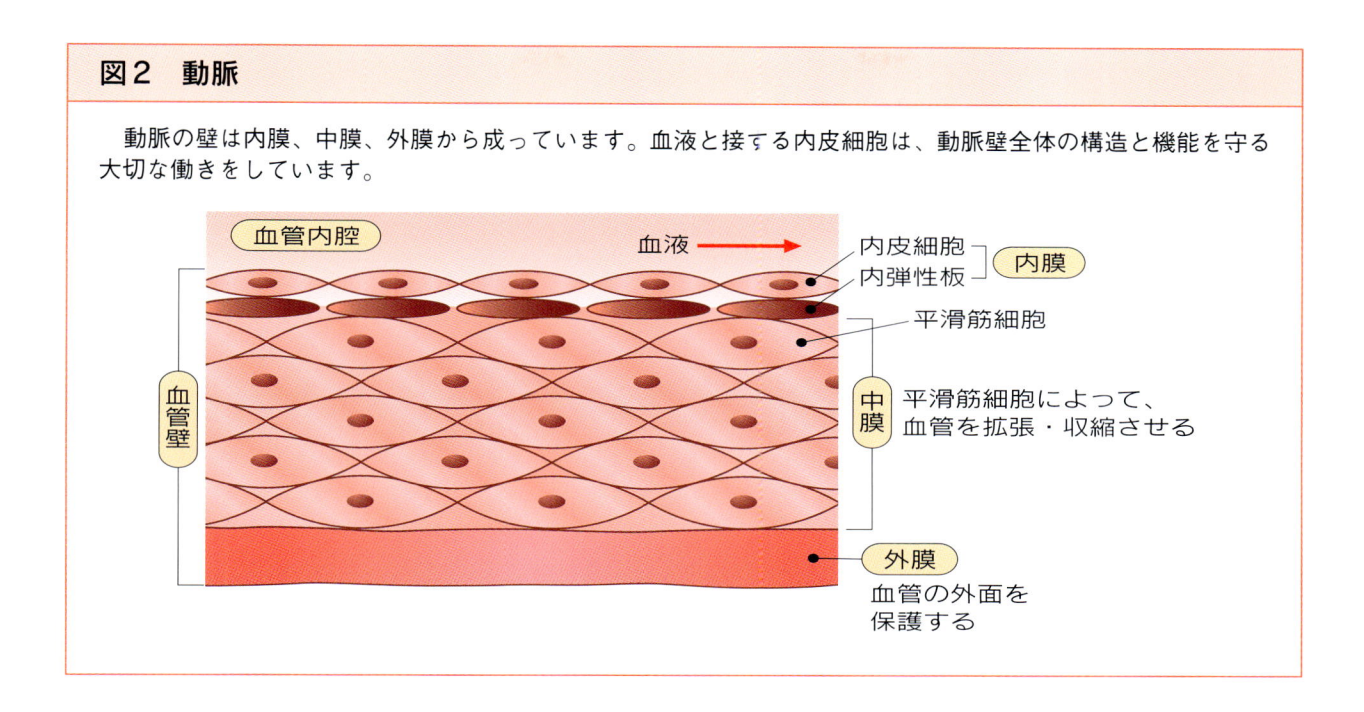

動脈硬化の成り立ち

図2 動脈

動脈の壁は内膜、中膜、外膜から成っています。血液と接する内皮細胞は、動脈壁全体の構造と機能を守る大切な働きをしています。

- 血管内腔
- 血液
- 内皮細胞・内弾性板【内膜】
- 平滑筋細胞
- 【中膜】平滑筋細胞によって、血管を拡張・収縮させる
- 【外膜】血管の外面を保護する
- 血管壁

内皮細胞の働き：血管を守るバリア機能と血管の健康を保つ活性化機能
1. 血液中の悪い成分が動脈の壁に入り込むのを防ぐ。
2. 血栓（血液のかたまり）が作られるのを防ぐ。
3. 血管壁に良い刺激を与える物質（NO：一酸化窒素）を産生し、血管壁の若さと強さを保つ。

このように、内皮細胞は動脈の構造と機能を守るkeyとなる細胞です。内皮細胞にキズがつくと機能障害が起こり、バリア機能と活性化機能が弱まると動脈硬化をはじめ、いろいろな血管の病気が発生してくるのです。

動脈硬化の種類

動脈硬化症（Arteriosclerosis、"動脈が硬くなる"という意味を表している）は動脈壁の肥厚と弾力性の低下に対して用いる総称的用語であり、次の3つの型があります。

1. 粥状硬化症（Atherosclerosis、アテローム性動脈硬化症とも呼ばれる）

最も重要な動脈硬化であり、動脈硬化と言えば、通常、粥状硬化を指します。この型の動脈硬化の基本的病変は粥腫（atheroma、アテローム）あるいは、粥腫性プラークと呼ばれます。

粥腫性プラーク（以降、プラーク）は白色〜黄白色を呈する動脈内膜の限局性隆起で、大きさは直径0.5〜1.5 cmと様々であるが、進行するとお互いに癒合し、大きな隆起性病変となります（図3）。割面では、内腔側は線維組織を主とし、堅く白色を呈する線維性被膜（fibrous cap）からなり、深部には黄色〜黄白色で柔らかい脂質コア（lipid core）があります（図4）。

線維性被膜と脂質コアの占める割合はプラークごとに異なります。線維性被膜が薄く、脂質コアが大きいプラークは危険で、破れやすい（プラークの破綻）。心臓や脳の動脈でプラークの破綻が起こるとその部位に閉塞性血栓が生じ、命に関わる心筋梗塞や脳梗塞が発生します。

粥状硬化は一般に、腹部大動脈に最も強く、次いで心臓の冠状動脈、膝窩動脈、下行胸部大動脈、内頸動脈、脳のWillis動脈輪などに強く起こり、内腔の狭窄を伴います。

顕微鏡で観察すると、プラークは本質的に次の3つの成分、①血液由来の単球・マクロファージ、リンパ球と血管平滑筋細胞、②コラーゲンを主とする細胞外成分、③脂質、から構成されています（図4）。典型的には、プラークは中央にある脂質コアの内腔側をコラーゲンを主とする線維組織と平滑筋細胞からなる線維性被膜で覆われ、深部中央の脂質コアには脂質、コレステロール結晶、細胞破片、アルブミンをはじめとする血漿蛋白質などが含まれています。脂質はコレステロールとコレステロールエステルを主とします。脂質コアを取り囲むように、細胞の中に多量の脂質を含んだ大型の泡沫細胞が多数認められます。これらの泡

第3章 心臓の病気

図3　典型的な動脈硬化病変（プラーク）

動脈の内腔面に隆起するプラーク。お互い癒合した大きなプラークもみられます。

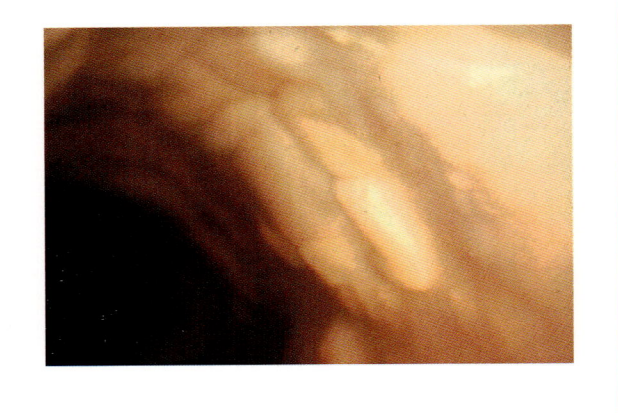

図4　プラーク

プラークは内腔側の線維性被膜と深部の脂質コアから成っています。線維性被膜が薄く、脂質コアが大きなプラークは被膜が破れやすく危険です。

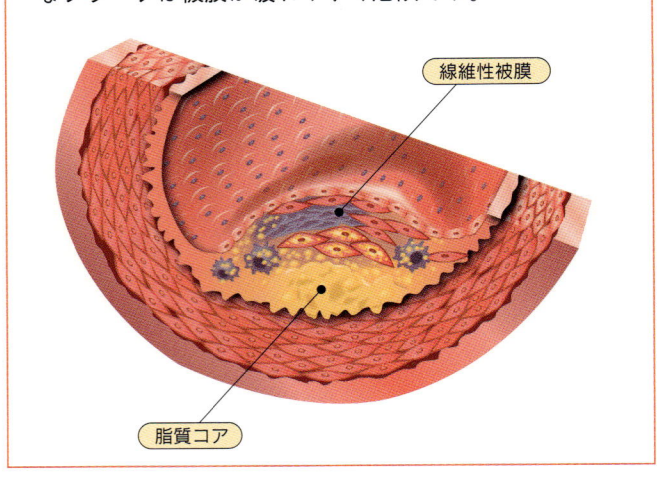

線維性被膜
脂質コア

沫細胞は元はマクロファージか平滑筋細胞です。マクロファージ・泡沫細胞に混じってTリンパ球も存在します。

粥状硬化の初期の病変や進行した病変を含むすべての病変に共通している最も基本的な現象は、①内膜における平滑筋細胞、マクロファージおよびTリンパ球の増殖、②細胞外成分の沈着、③細胞内・外における脂質沈着です。従って、粥状動脈硬化の成り立ちを考える場合、これらの基本的現象をよく説明できるものでなければなりません。

2. Mönckeberg（メンケベルグ）型中膜石灰化硬化症

50歳以上のヒトの中型動脈の中膜に石灰沈着を伴う中膜動脈硬化です。Mönckeberg（メンケベルグ）により四肢の動脈の中膜の石灰化を来す特異な型の動脈硬化として報告されました。通常、内腔の狭窄を来さないため、支配領域の虚血を来すことがないのであまり重要ではなく、X線撮影によって偶然みつかること

が多いです。

3. 細動脈硬化症

細い動脈（直径0.5mm以下）におこり、硝子性細動脈硬化症と過形成性細動脈硬化症の2種類があります。いずれも内腔狭窄を伴う動脈壁の肥厚を生じ、内腔が高度に狭小化し、下流に虚血性変化を引き起こすことがあります。細動脈硬化症は高血圧症や糖尿病に合併することが最も多い。また、細動脈硬化症の結果として高血圧を招き悪循環を繰り返します。

動脈硬化の成り立ち

動脈硬化症（粥状硬化症）は大変重要な病気なので、その成り立ちに関して古くから多くの考え方（仮説）が提唱されてきました。歴史的に次の2つの仮説が主要なものです。1つは脂肪滲潤説（脂肪滲み込み説）です。これは動脈に血液中の脂肪が滲み込んで、蓄積されて動脈硬化が作られるという考え方です。

もう1つは、血栓原性説、つまり、最初に血管の表面に血栓（血のかたまり）ができて、だんだんと動脈硬化に進行するという考え方です。しかし、いずれの説も先に述べた動脈硬化の基本的現象をすべて説明することが不可能であり、広く世間から認められることはありませんでした。現在、世界的に広く受け入れられている説は、米国ワシントン大学のRoss教授によって提唱された、脂肪滲み込み説や血栓原性説も上手に取り入れた"傷害反応説"です。この説は、動脈硬化は内皮細胞に対する傷害で始まる血管壁の慢性炎症反応であると考えています。

傷害反応説（Response to injury theory）（図5）

1）動脈硬化は内皮細胞に次のような傷害因子が加わり、内皮細胞にキズ（傷）ができることから始まります。

傷害因子：血行力学的因子（高血圧）、高脂血症（特に高コレステロー

96

ル血症）、一酸化炭素（タバコ）、酸化ＬＤＬ、糖尿病など。

↓

2）内皮細胞にキズができると、動脈を健康に保っているバリア機能と活性化機能が失われ、内皮細胞の機能障害が生じます。

↓

3）その結果、内皮細胞の透過性亢進による血液中の悪い成分、特にコレステロールを多く含んだリポ蛋白質（LDL）の内膜への滲み込み、血小板（血栓の成分）の粘着・凝集、血液中の単球・リンパ球の内皮細胞への接着と内皮細胞下の内膜への侵入が生じます。

↓

4）内皮細胞、血小板、マクロファージ（血液中の単球が内膜に侵入するとマクロファージと呼ばれる）などが中膜の平滑筋細胞に対する遊走因子と増殖因子を放出します。

↓

5）中膜の平滑筋細胞が内膜へ遊走し、内膜で増殖します。

↓

6）内膜のマクロファージと平滑筋細胞はリポ蛋白質（主に酸化LDL）を取り込み、細胞の中に多量のコレステロールを蓄積した泡沫細胞へと変化します。泡沫細胞の集積によって、動脈硬化の初期病変の特徴である脂肪線条（脂肪斑）が形成されます。初期病変の泡沫細胞は主にマクロファージです。

↓

7）平滑筋細胞は内膜で細胞外成分（コラーゲン、エラスチン、ヒアルロン酸−プロテオグリカン）を産生し、内膜の構造の改変と線維化が進みます。

↓

図5 動脈硬化の成り立ち（傷害反応説）

（「ロビンス基礎病理学 第7版」廣川書店より参考に作成）

動脈硬化は内皮細胞にキズ（傷）がつくことから始まります。炎症細胞と血管構成細胞の相互作用および脂質の沈着によって進展します。

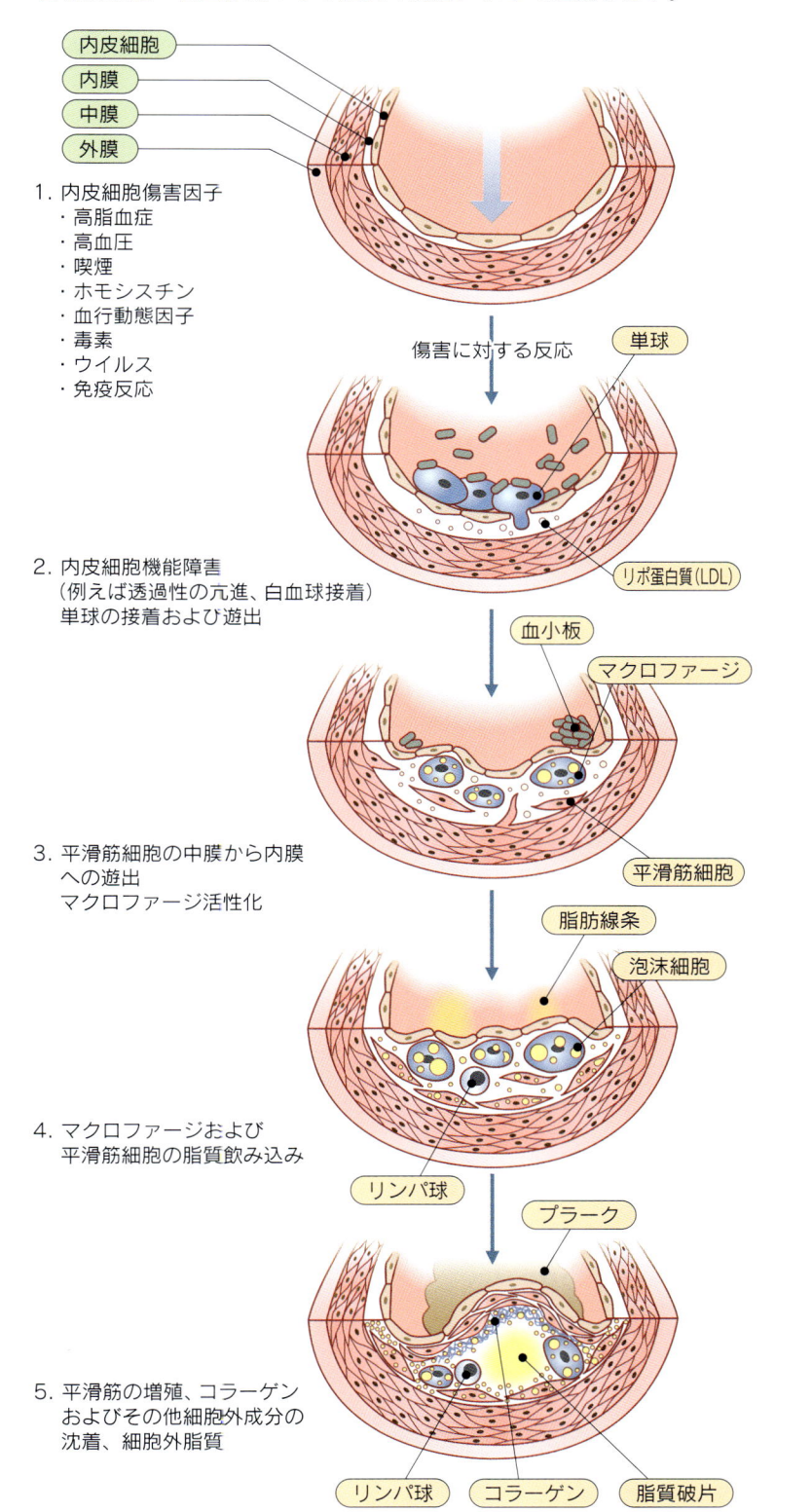

1. 内皮細胞傷害因子
   ・高脂血症
   ・高血圧
   ・喫煙
   ・ホモシスチン
   ・血行動態因子
   ・毒素
   ・ウイルス
   ・免疫反応

2. 内皮細胞機能障害
   （例えば透過性の亢進、白血球接着）
   単球の接着および遊出

3. 平滑筋細胞の中膜から内膜への遊出
   マクロファージ活性化

4. マクロファージおよび平滑筋細胞の脂質飲み込み

5. 平滑筋の増殖、コラーゲンおよびその他細胞外成分の沈着、細胞外脂質

第3章 心臓の病気

8) 泡沫細胞の一部は死んで細胞の中に含まれていた多量の脂質破片（コレステロールやコレステロールエステル）を細胞外に放出します（細胞外脂質の沈着）。細胞外脂質や細胞破片は平滑筋細胞やコラーゲンによって取り囲まれます。

1) から8) までの現象が何十年にわたって繰り返し起こり、内膜における平滑筋細胞の過剰の増殖と細胞外成分の産生は脂肪線条を成熟したプラークに変え、動脈内腔に向かって隆起し、だんだん大きくなり、動脈の内腔を狭めます。完成したプラークの表層は線維性被膜から成り、その下に脂質（コレステロールやコレステロールエステル）が多量に沈着した脂質コアが形成されます。

このように、動脈硬化は炎症細胞（単球／マクロファージ、Tリンパ球）と血管構成細胞（内皮細胞、平滑筋細胞）と遊走因子や細胞増殖因子を含むサイトカイン（産生する細胞自身や別の細胞の働きを調節する蛋白質）の相互作用によって発生・進展する病気で、その病態メカニズムの基礎になっているのが慢性炎症です。

Q&A

問：酸化ストレスは動脈硬化の成り立ちにどのように関わっているのですか？

答：体内に入った酸素の一部は、有害な活性酸素になります。活性酸素が増えすぎるのが酸化ストレスです。タバコ、脂肪の取り過ぎ、過食・偏食、お酒の飲み過ぎ、鉄の過剰摂取、ストレスなどによって活性酸素が大量に作られ、酸化ストレスが発生します。高脂血症や糖尿病で血液中に増えたLDLや血糖は酸化ストレスで酸化LDLやAGE（終末糖化産物）という悪玉物質ができます。これらの悪玉物質は内皮細胞を傷つけ、内皮細胞の機能障害が起こります。また、内膜でマクロファージが酸化LDLを取り込んで泡沫細胞になり、最終的にプラークの脂質コアが形成されます。このように酸化ストレスは動脈硬化の発生・進行を促進します。

第3章 心臓の病気

虚血性心疾患②
狭心症

河合　康幸

　狭心症は労作によってもたらされる胸部の不快感（狭心痛）を特徴とする疾患です。この症状が患者を苦しめ、生活の質を低下させます。またときに死に至ることもあります。

メカニズム

　心臓は1分間に約5ℓの諸臓器が必要とする血液を体全体に送り出すポンプの働きをしています。また自分の意思とは関係なく、1日に約10万回、収縮と拡張を繰り返す非常に働き者の臓器です。心臓もその活動のために、心筋に網の目のように張り巡らされた冠動脈と呼ばれる血管から血液が供給されています。冠動脈は大きく右冠動脈、左前下行枝、左回旋枝の3本に分かれています（図1）。冠動脈に動脈硬化による冠動脈粥腫（プラーク）が生じると、冠動脈内腔が狭くなる（狭窄）ため、心筋への血液の流れが悪くなります。ある程度の狭窄であれば冠動脈の血流は保たれますが、70％以上の狭窄で冠動脈の血流は低下します。さらに労作や興奮などにより心筋の酸素消費量が増えると、心筋酸素の需要と供給のバランスが崩れ、心筋が酸素不足に陥り、心筋虚血という状態になります。また動脈硬化によるプラーク以外に、冠動脈の痙攣（攣縮）が狭心症の原因となることがあります（図2）。冠動脈の攣縮の原因は明らかではありませんが、冠動脈の一番内層にある内皮細胞の機能異常が一因です。内皮細胞は血管の収縮や拡張に関与する物質を放出し、これらのバランスが保たれるこ

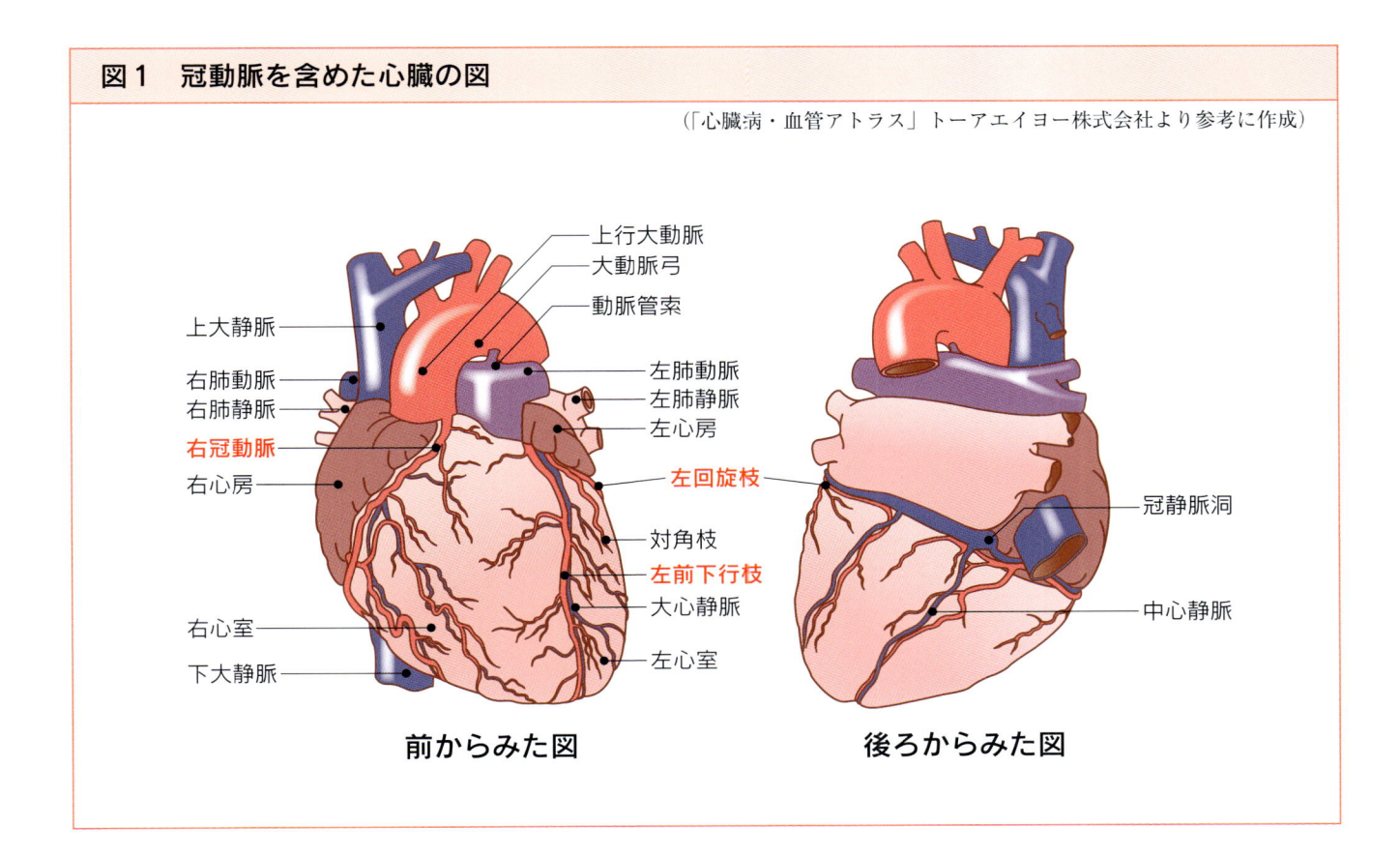

図1　冠動脈を含めた心臓の図

（「心臓病・血管アトラス」トーアエイヨー株式会社より参考に作成）

前からみた図　　　後ろからみた図

第3章　心臓の病気

図2　冠動脈病変

（「心臓病・血管アトラス」トーアエイヨー株式会社より参考に作成）

　正常の冠動脈（左上段）は一層の内皮細胞に裏打ちされています。内皮細胞が傷害されると冠動脈が異常に収縮する冠攣縮が起こり、血流が障害されます（左下段）。冠動脈に動脈硬化が進行すると粥腫が形成され、内腔が狭くなり、血流が障害されます（右）。

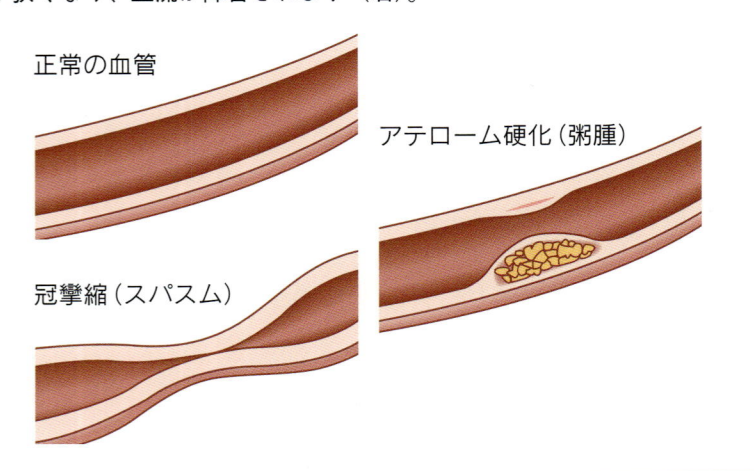

- 正常の血管
- 冠攣縮（スパスム）
- アテローム硬化（粥腫）

とにより血管の大きさが維持されています。内皮機能が低下すると血管を収縮させる物質が優位になり、血管が痙攣すると考えられています。アセチルコリンという物質は内皮細胞が正常である冠動脈を拡張させますが、内皮細胞異常があると逆に冠動脈は攣縮するため、冠動脈攣縮の診断に利用されています（図3）。

　この心筋虚血に引き続いて、心筋では酸素不足により老廃物が蓄積し、これらの物質が痛みを感知する神経を刺激し、狭心痛が起こるのではないかと考えられています。

図3　冠攣縮誘発試験

　冠攣縮性狭心症患者の冠動脈造影像。試験前の左冠動脈造影像（上段）では、すでに全体的に左冠動脈の緊張亢進がみられています。アセチルコリンを冠動脈内に注入（下段左）すると胸痛の自覚とともに、左前下行枝が完全閉塞になりました。ニトログリセリンの冠動脈内注入（下段右）により、痙攣と胸痛が消失し、冠動脈の拡張とともに血流が再開しています。

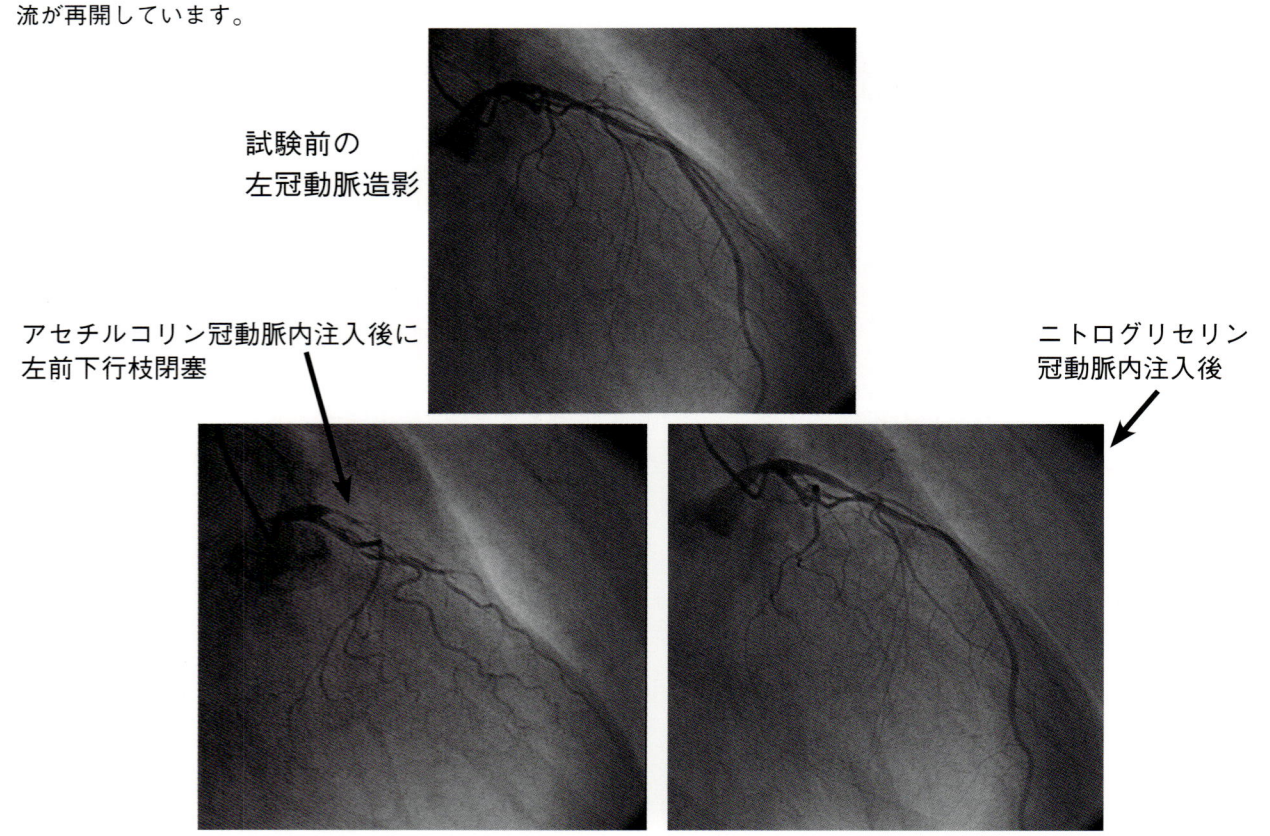

- 試験前の左冠動脈造影
- アセチルコリン冠動脈内注入後に左前下行枝閉塞
- ニトログリセリン冠動脈内注入後

狭心症の種類

　狭心症には発症原因や症例によって重症度が異なることから、病型によって治療法や予後に大きな相違があります。そのため、いくつかの種類に分類されています。

　誘因や発生状況に基づくものとして、

　①労作狭心症：冠動脈硬化が主因。運動や感情的興奮により起こり、安静により数分でおさまります。

　②安静狭心症：冠動脈の攣縮が主因。特に冠動脈の攣縮が原因の場合異型狭心症あるいは冠攣縮性狭心症とも言われています。

　重症度に基づくものとして、

　①安定狭心症：狭心症の慢性化した状態。運動や感情的興奮により起こり、安静により数分でおさまります。

　②不安定狭心症：胸痛発作の回数と持続時間が増加した状態。軽度の労作や安静時にも起こり、治療しなければより重症な心筋梗塞に進行する場合があります。

症状

　狭心症の主症状である狭心痛は典型的には「胸が締め付けられる」「胸が圧迫される」などの症状として表現されます。通常、労作時に出現することが多く、また安静により5～10分程度で症状が消失することがほとんどです。安静だけではなくニトログリセリン舌下によりすみやかに狭心痛がおさまることも特徴です。注意すべきことは痛みが必ずしも胸部だけで起こるのではなく、胸から背部、左肩に放散する場合や顔面下部、歯痛、また腹痛として自覚する場合もあることです。「鋭い」、「針で刺されるような」、「息を吸うと痛い」などで表現される胸痛は肋間神経痛、帯状疱疹、胸膜炎などむしろ心臓以外の原因を考える必要があります。症状とは別に狭心症患者は動脈硬化の原因となる、高血圧、糖尿病、高コレステロール血症などの合併に加え生活習慣として喫煙歴を有している可能性があります。

　日本人に多いといわれているのが、冠攣縮性狭心症で、動脈硬化性プラークによるものではなく、血管が痙攣して虚血が起こる狭心症の一つです。多くは夜間・早朝の安静時に起こることが特徴です。

検査方法（狭心症診断のフローチャート：図4）
心電図

　狭心症の場合は胸痛がなければ、心電図は正常と同じです。したがって診断するために階段を昇り降りしたり、自転車をこいだりして行う運動負荷心電図が有効です。ただし診断できる確率は6～7割程度です。

　24時間ホルター心電図は携行できる心電図で、狭心症で起こる心電図変化や特に夜間や早朝に起こる冠攣縮性狭心症の診断に威力を発揮します。

血液検査

　現在、狭心症を診断できる血液マーカーはありません。

核医学検査

　タリウムやテクネシウムなどの心筋に取り込まれる放射性物質を注射し、運動後、薬物負荷後にガンマカメラで撮影し、数時間後の撮影と比較することによって虚血心筋を検出しようとする検査です。診断できる確率は冠動脈の狭窄度にもよりますが、7～9割程度と考えられています。

運動負荷心エコー

　安静時の心エコー検査で異常を認めることは少なく、強心剤を点滴すると狭窄がある冠動脈が栄養している心筋の動きが悪くなることを利用して、狭心症の診断を行うことができます。これで診断できる確率は8～9割程度と報告されています。

冠動脈CT

　最近、X線検出装置を多数配置し、優れた解像度を有するCTが開発されました。これによって造影剤を使用しますが、非侵襲的に冠動脈をコンピューターで三次元的に構築することが可能となりました。ただし、高度石灰化が存在すると不鮮明な画像になり、診断できる確率は8～9割程度と言われています。

冠動脈造影

　手首や足の付け根の血管からカテーテルと呼ばれる細い管を冠動脈の入り口まで挿入し、造影剤という薬を注射して冠動脈を影絵のようにしてモニターで見る検査です。冠動脈の全体像や狭窄病変の有無、部位、程度やその性質を診断できる最も有効な検査方法です。ただし造影剤にアレルギーがある患者や腎臓の働きが悪い患者は注意して行う必要があります。アセチルコリンなどの薬物を負荷すれば冠攣縮性狭心症の診断も可能です。

自然歴

　慢性の狭心症患者では、長期間狭心発作の起こり方が変わらない人、不安定狭心症や心筋梗塞に進行する人、心筋虚血により突然死する人などがいます。現在は生活習慣の改善と治療の進歩により狭心症と診断された患者の予後は著しく改善されています。ただし主要な3本の冠動脈

第3章　心臓の病気

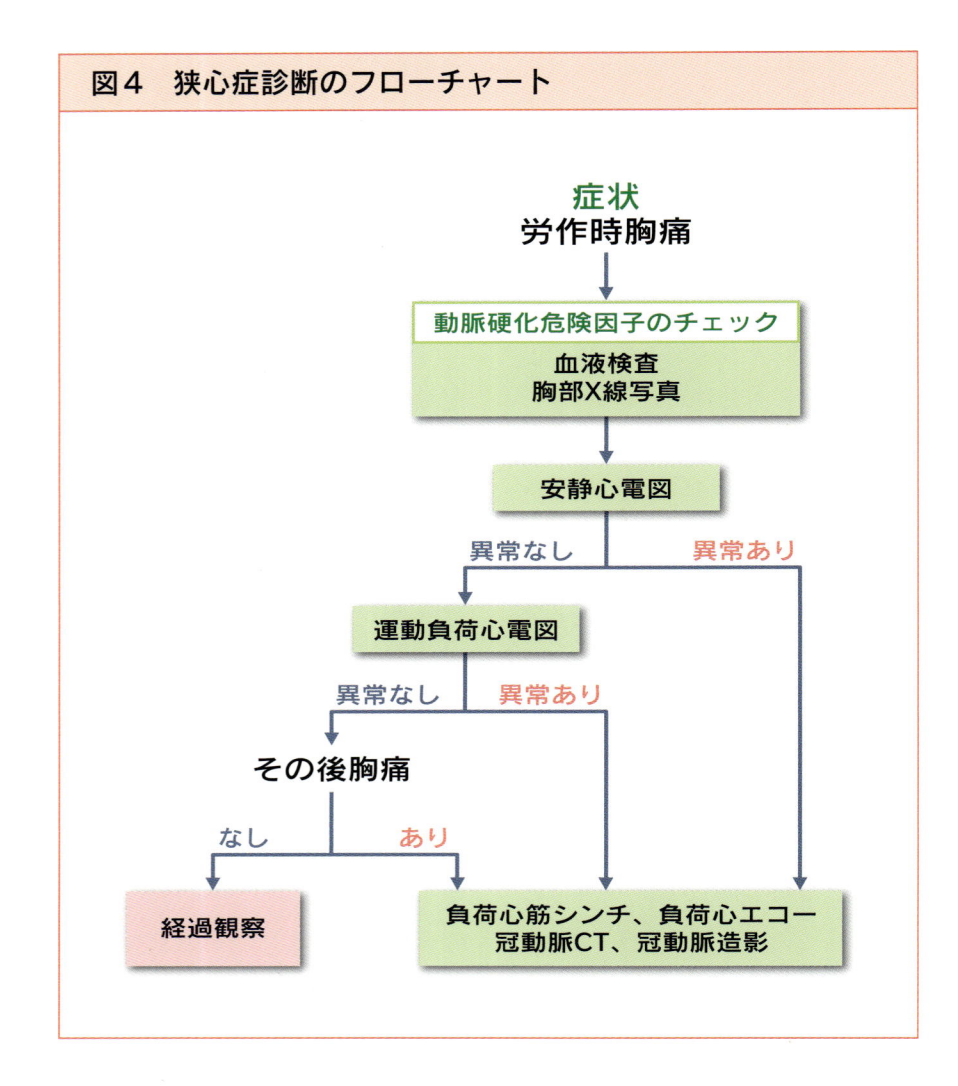

図4　狭心症診断のフローチャート

症状
労作時胸痛
↓
動脈硬化危険因子のチェック
血液検査
胸部X線写真
↓
安静心電図
├─異常なし─→ 運動負荷心電図
│　　　　　　├─異常なし─→ その後胸痛
│　　　　　　│　　　　　　├─なし─→ 経過観察
│　　　　　　│　　　　　　└─あり─→ 負荷心筋シンチ、負荷心エコー
│　　　　　　└─異常あり─────────→ 冠動脈CT、冠動脈造影
└─異常あり──────────────────────→

いずれにも狭窄がある患者、左主幹部（左前下行枝と左回旋枝が枝分かれする手前の部分）に狭窄がある患者は治療後も十分注意する必要があります。

治療

狭心症治療の目的は、発作回数を抑制し、生活の質を改善すること、心筋梗塞の発症を予防すること、究極的には生存率を向上させることです。そのためには薬物治療や非薬物治療とともに、狭心症の原因となる、高血圧、糖尿病、高コレステロールの治療、禁煙、減量などを患者背景に応じて行うことが重要です。不安定狭心症の治療については別の項目で解説します。

薬物治療

狭心症の発作時は硝酸薬であるニトログリセリン舌下やニトログリセリンスプレーの噴霧が有効です。発作の予防には、薬物治療が第一選択となります。硝酸薬、β遮断薬、カルシウム拮抗薬が主に使用される薬剤です。硝酸薬やカルシウム拮抗薬は冠動脈を拡張させ、心臓の負担を軽減させることにより、発作を予防します。β遮断薬は心拍数を減少させ、心臓の収縮力を弱め、心臓の酸素消費量を減らすことによりその作用を発揮します。ただし気管支痙攣や冠攣縮を来す可能性があり、喘息患者や冠攣縮性狭心症患者には原則として使用できません。解熱・鎮痛剤として用いられるアスピリンは直接狭心痛の軽減・予防をする薬剤ではありませんが、少量では血小板凝集とそれに引き続く血栓（血の塊）形成を抑制するため、狭心症患者の心筋梗塞への進行の危険性を減らすと報告されています。したがってアスピリンは出血やアレルギーがなければ多くの狭心症患者に血小板凝集抑制剤として使用されています。冠攣縮性狭心症に対して冠攣縮抑制作用が強いカルシウム拮抗薬が第一選択です。

治療により症状がなくなれば薬物治療が継続されますが、狭心痛が薬物治療によっても起こる、左主幹部や主要な3本の冠動脈いずれにも狭窄が認められる場合などには積極的な非薬物療法が考慮されます。

非薬物療法

ⅰ）経皮的冠動脈インターベンション（PCI）（図5）

PCIは大腿動脈、腕や手首の動脈からカテーテルと呼ばれる細い管の中から先端に風船がついた別のカテーテルを冠動脈の狭窄部に進め、狭窄部で風船を高圧で拡張させ、狭窄を解除してそのカテーテルを引き抜き、冠動脈の血流が増えるようにする治療です。この治療により血管に亀裂が入り、急性に冠動脈が閉塞する合併症（急性冠閉塞）や6カ月以内に約50％近くの患者に再狭窄が起こることが問題でした。これらの問題を克服するためステントと呼ばれる細い網状のステンレス製の筒が開発されました。実際にはカテーテルに付いた風船の上に乗せられたステントを拡張させない状態で狭窄部に運び、風船を高圧で拡張させることによりステントを血管壁に留置しま

図5　冠動脈疾患に対する治療（経皮的冠動脈インターベンション：PCI）

冠動脈の狭窄部を風船で拡張します（上段）。冠動脈の狭窄部に風船の上に乗せられたステントを、風船を拡張することにより留置します（下段）。

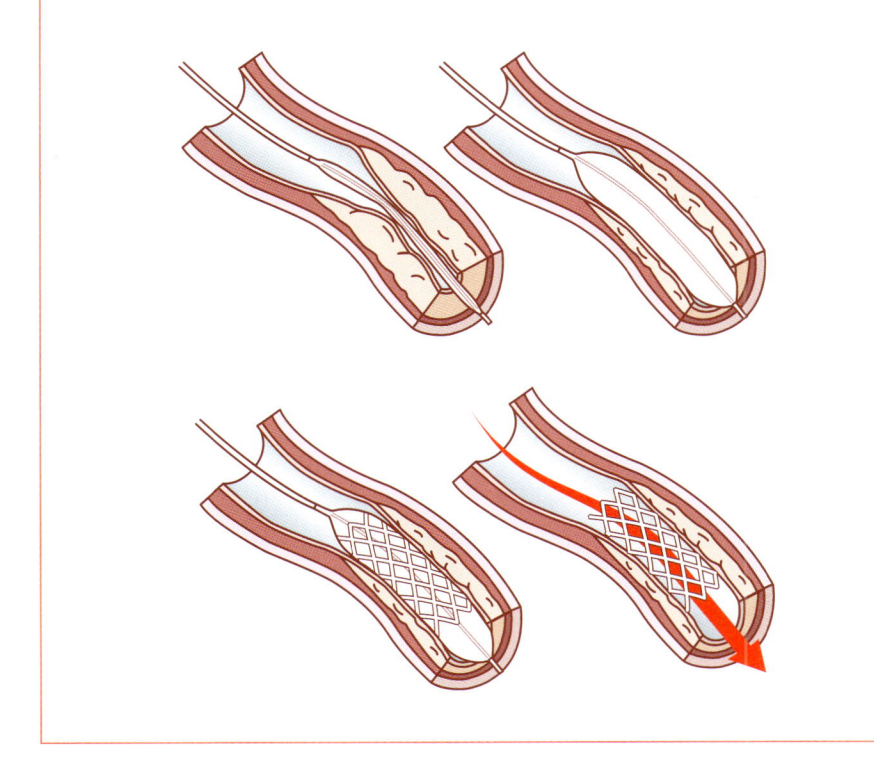

す。ステント治療により急性冠閉塞の治療が容易になり、ステントによって血管内腔をより広く保つことができるようになったため、再狭窄率も20〜30％に改善しました。再狭窄の主要な原因は血管壁を構成する平滑筋細胞が、風船による拡張で刺激され、細胞増殖を起こすためであると考えられています。そこでステントに免疫抑制剤や抗がん剤を塗った薬剤溶出性ステントが開発されました。この薬剤溶出性ステントの登場により再狭窄は10％前後にまで改善されました。最近ではほとんどのPCIで薬剤溶出性ステントが使用されていますが、長期間、血小板凝集抑制剤を内服しなければならないこと、血小板凝集抑制剤の中止によりステント内に血栓が生じ、冠動脈が閉塞してしまうことがあるなどの問題点もあります（図6）。

風船やステントだけではなく、PCIには他の方法もあります。回転性アテレクトミー（ロタブレーター）と呼ばれる方法で、動脈硬化が進行し石灰化したプラークを高速回転の鉄球で切削します。最近では糖尿病により腎臓の機能が著しく低下して血液透析しなければならない患者が増加しています。このような患者では冠動脈の石灰化が著明で、風船やステントのみでは血管を拡張することができません。ロタブレータは特にこのような病変に威力を発揮します。

ii）冠動脈バイパス術（図7）

冠動脈バイパス術は、狭窄部や閉塞部をバイパスして自己血管をつなぐ治療です。つなぐ血管（グラフト）は主に2種類あります。まず、鎖骨下動脈の枝である内胸動脈を直接病変部の遠位につなぐ方法と、足の静脈（大伏在静脈）の一部を取り出し、大動脈起始部と病変部の遠位をつなぐ方法です。内胸動脈グラフトの方が、大伏在静脈グラフトより長期間開存が見込まれるため、内胸動脈グラフトは左前下行枝のような心臓の重要な部分を栄養している血管に使用されます。冠動脈バイパス術はPCIが困難あるいはPCIに適さない冠動脈病変を持っている患者に行われます。最近ではPCI技術の向上でほとんどの病変にPCIが行われていますが、3本の枝に狭窄病変がある糖尿病患者などでは冠動脈バイパス術のほうが長期生存率が高いと報告されています。

不安定狭心症の治療

不安定狭心症は主に急性心筋梗塞と同様、プラークの破裂による血栓によって冠動脈の血流が著しく減少している状態です。容易に心筋梗塞に進行するため、入院し安静にさせるのが原則です。冠動脈疾患集中治療室で、連続して心電図をモニタリングし、心筋マーカー（心筋梗塞の項参照）の測定を行います。薬物治療として硝酸薬の持続点滴静脈内注射とアスピリンなどの血小板凝集を抑制する薬の内服および抗凝固剤であるヘパリンを持続点滴静脈内注射します。これらの薬剤でも胸痛や心電図変化がよくならないときは冠動脈造影検査に引き続いて、PCIや冠動脈バイパス術を行います。

第3章　心臓の病気

図6　薬剤溶出ステント留置後の亜急性血栓症

（Lancet. 2004; 364: 1466-1467 より）

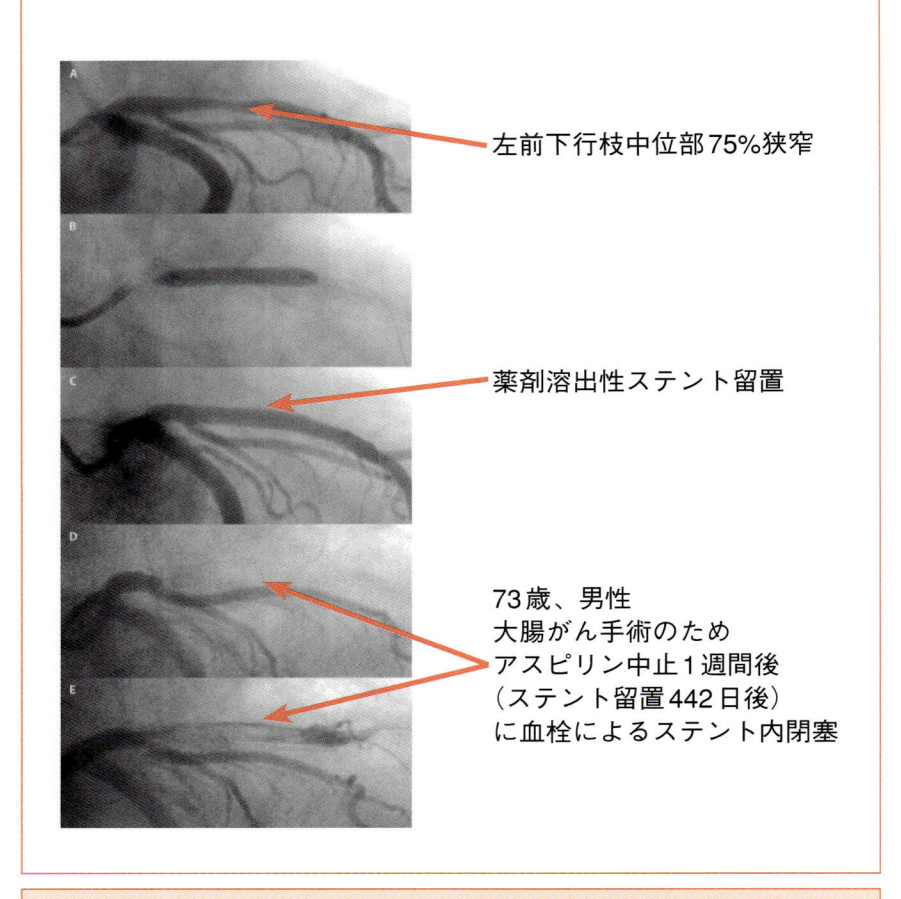

- 左前下行枝中位部75％狭窄
- 薬剤溶出性ステント留置
- 73歳、男性
  大腸がん手術のため
  アスピリン中止1週間後
  （ステント留置442日後）
  に血栓によるステント内閉塞

図7　冠動脈疾患に対する治療（冠動脈バイパス術）

（「心臓病・血管アトラス」トーアエイヨー株式会社より参考に作成）

左鎖骨下動脈より分枝する左内胸動脈が左前下行枝に、また胃大網動脈が右冠動脈につなげられています。

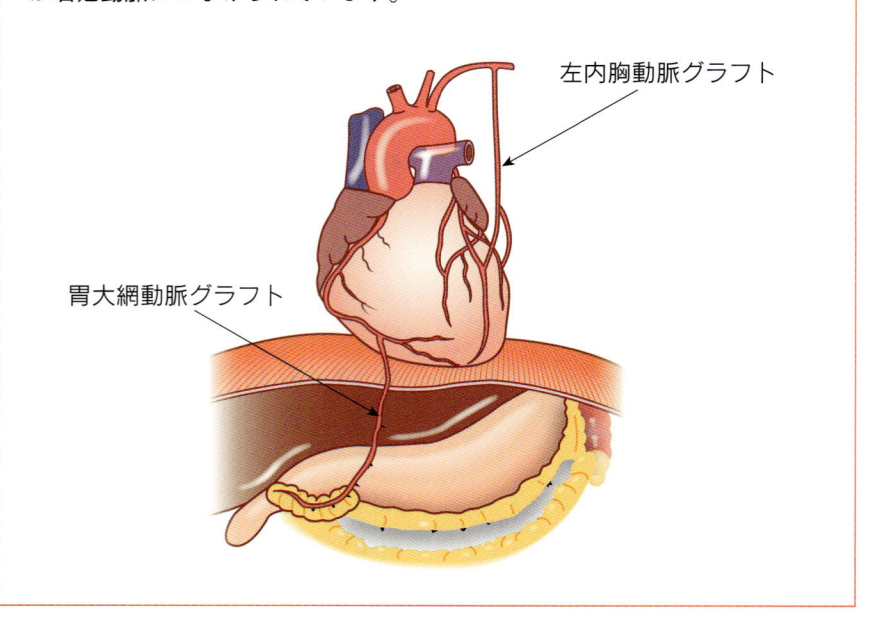

- 左内胸動脈グラフト
- 胃大網動脈グラフト

第3章 心臓の病気

虚血性心疾患③
急性心筋梗塞

河合　康幸

急性心筋梗塞

　心筋梗塞とは、持続する虚血のために心筋が壊死してしまう疾患です。50年前までは急性心筋梗塞の死亡率は約30％と極めて高かったのですが、冠動脈疾患集中治療室の登場により15％まで、さらにカテーテル治療の出現により最近では10％以下まで減少しています。

メカニズム

　心筋梗塞あるいは不安定狭心症に進展するプラークは不安定プラークと呼ばれ、薄い被膜に覆われた、細胞成分に乏しい、コレステロールに富んだ核を持つことが特徴とされています。一方、狭心症の原因となるプラークはむしろ線維成分に富んだ硬いプラークです。心筋梗塞はこの不安定プラークが血圧などの物理的な刺激で破綻し、プラークの内容物が血中にもれ出て、血栓という血の塊によって冠動脈が閉塞するために起こります（図1）。さらに閉塞した冠動脈が栄養している心筋が壊死に陥り、様々な障害を引き起こすのが、心筋梗塞です（図2）。

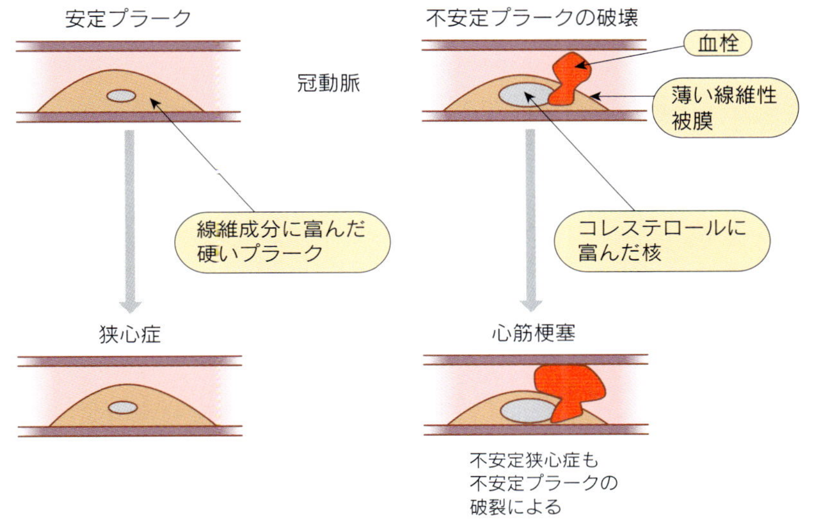

症状

　急性心筋梗塞の痛みは狭心痛に似ていますが、狭心痛より重篤で持続時間が長く、痛みが頸部、左肩、左手に放散します。ニトログリセリンもほとんど効果がありません。胸痛以外には、動悸、呼吸困難に加えて、血圧低下による冷汗などの症状があります。ただし高齢者や糖尿病患者では心筋梗塞を発症しても無症状のことがあります。さらに腹痛を訴え、胃潰瘍や胆石と間違えられることもしばしばあり注意が必要です。

図1　安定プラークと不安定プラーク

　安定プラーク（左）では線維成分に富んだ硬いプラークを有していますが、不安定プラーク（右）は薄い線維性被膜に覆われた、細胞成分に乏しい、コレステロールが多く含まれているプラークが特徴です。プラークが崩壊すると血栓が形成され、血栓が内腔を完全に閉塞すると急性心筋梗塞に、不完全な閉塞であれば不安定狭心症になります。

検査方法（急性心筋梗塞診断のフローチャート：図3）

心電図

　急性期にはST上昇という、特徴的な変化を呈します。また経時的に心電図が変化し、またおおよそどの冠動脈が閉塞しているか推定することもできます。本症の最も簡便で有力な検査です。しかし急性期にもかかわらず心電図に変化が認められない心筋梗塞や逆にSTが上昇しているからといって心筋梗塞ではない疾

第3章　心臓の病気

図2　心筋梗塞発症メカニズム
（「心臓病・血管アトラス」トーアエイヨー株式会社より参考に作成）

たとえば図のように左前下行枝で冠動脈が閉塞すると、それが栄養している心臓の筋肉が壊死に陥ります。

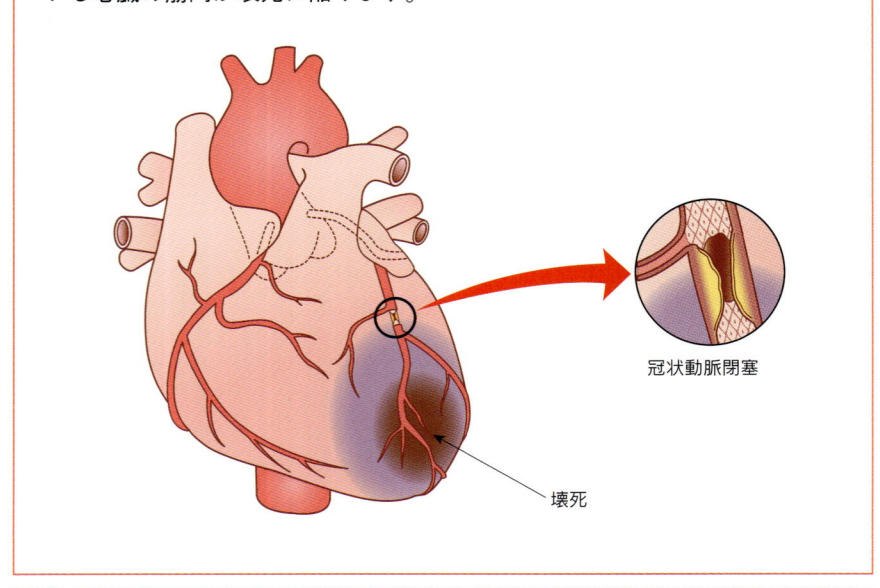

冠状動脈閉塞
壊死

図3　急性心筋梗塞診断のフローチャート

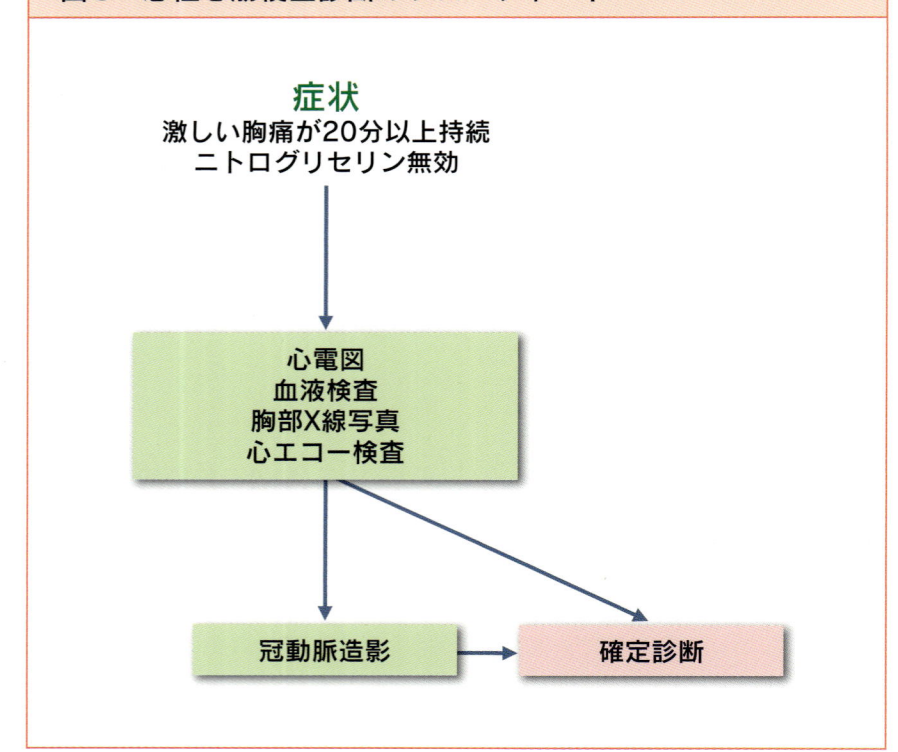

症状
激しい胸痛が20分以上持続
ニトログリセリン無効

↓

心電図
血液検査
胸部X線写真
心エコー検査

↓

冠動脈造影 → 確定診断

患（心膜・心筋炎、たこつぼ型心筋症、くも膜下出血など）も存在するため注意が必要です。

血液検査

心電図の次に簡便に行える検査方法です。急性心筋梗塞の診断マーカーとして、従来はクレアチンホスホキナーゼや乳酸デヒドロゲナーゼといった酵素が用いられてきましたが、必ずしも診断効率がいいとはいえませんでした。最近、心筋梗塞に特異的で発症早期に血液中に出現するトロポニンTや心臓由来遊離脂肪酸結合タンパクと呼ばれる心筋特異タンパクを15分以内で診断できるキットが開発され、実際の臨床の場で用いられています。

胸部X線写真

急性心筋梗塞に合併する心不全の診断や心筋梗塞との鑑別が必要な肺疾患（肺炎、気胸など）や大動脈解離の診断に有効です。

心エコー検査

心筋梗塞で認められる左心室の壁運動異常を可視的に検査できる有効な非観血的検査であり、心臓のポンプ機能や心筋梗塞の合併症を検出できる簡便で重要な検査です。

冠動脈造影

早期治療は心筋梗塞患者の予後を左右するので、後述する治療に直結する冠動脈造影は可能な施設であれば、必須の検査となっています。また冠動脈造影装置を持たない医院や病院は速やかに造影可能な施設に患者を搬送することが望まれます。

治療

急性期の治療

壊死する心筋を少なくすることが、救命率を上げ、心筋梗塞の合併症を少なくし、長期予後を改善する

ことが証明されているため、できる限り早期に冠動脈の血流を再開させること（再灌流）が重要です。また再灌流により胸痛が軽減します。

急性期の薬物治療

まず冠動脈疾患集中治療室に入室させます。ベッド上で安静にさせ酸素投与、痛みが強ければ強力な鎮痛薬であるモルヒネを使用します。再梗塞を予防するアスピリンと心臓の負担を軽減するために硝酸薬の内服あるいは静脈注射などを行います。心筋梗塞はプラークに加えて血栓により冠動脈が閉塞して発症するため、PCI（経皮的冠動脈インターベンション：図4）が何らかの理由でできない、あるいはPCIまでの時間がかかる場合は、血栓溶解療法を行います。血栓溶解剤としてウロキナーゼ、組織型プラスミノーゲンアクチベーターが用いられますが、出血の副作用があります。

急性期の非薬物療法

最近ではほとんどの急性心筋梗塞患者に、緊急冠動脈造影に引き続いて、閉塞している冠動脈に対して直接PCIが行われています。この治療により、短時間で確実に再灌流ができるようになり、死亡率の減少、長期予後の改善に寄与しています。PCIの際、ほとんどの患者に高い成功率と再閉塞の予防が期待できるステント留置が行われていますが、最近では再狭窄予防効果が高い薬剤溶出性ステントが使用されるようになっています。

冠動脈バイパス術は急性心筋梗塞に対する再灌流療法の第一選択とはなりませんが、冠動脈の主要な3本の枝すべてに高度狭窄がある症例、左主幹部に高度狭窄がある症例では緊急手術が行われることがあります。

心筋梗塞の合併症

心筋梗塞急性期の合併症により死亡する場合があり、治療後は冠疾患集中治療室で、それぞれの合併症に早急かつ適切に対応する必要があります。

不整脈

最も重要な不整脈は致死的不整脈

図4　急性心筋梗塞患者に対する経皮的冠動脈インターベンション（PCI）

（A）右冠動脈中位部に完全閉塞を認めます。
（B）ステント留置
（C）ステント留置後、血流の再開が得られました。

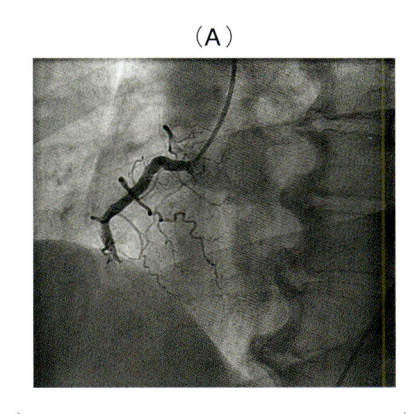

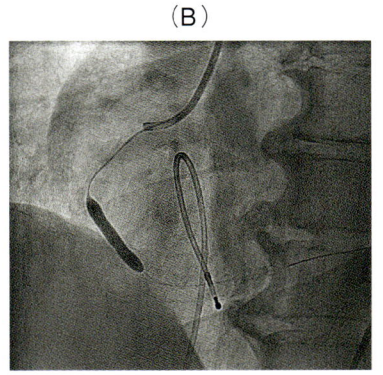

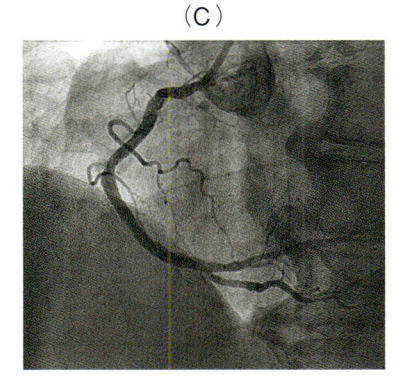

である心室細動です。心室細動になると心臓から有効な血液の拍出ができないために、早急に電気ショック（電気的除細動）を行う必要があります。他には心房から心室への電気刺激の途絶（房室ブロック）により脈が非常に遅くなることがあり、その場合は一時的に内頸静脈からペースメーカーを挿入しなければなりません。特に右冠動脈が閉塞した場合に起こります。

心不全・心原性ショック

心筋梗塞による壊死範囲が広いと、心臓の壊死部分の動きが低下するため十分に体全体が必要とする血液を心臓から送ることができなくなります。この状態を心不全と言い、利尿剤や血管拡張剤などで治療します。さらに壊死範囲が広くなると心原性ショックという低血圧状態になり、強力な薬物治療と体外から挿入した大動脈バルーンパンピングと呼ばれる補助装置がしばしば必要です。

乳頭筋断裂

心臓には、血液を一方向にのみ進めるために、心臓の収縮と拡張に応じて開閉を繰り返す四つの弁があります。特に左心房と左心室の間にある弁は僧帽弁と呼ばれています。この僧帽弁はパラシュートのように腱索というひもと乳頭筋で左心室とつながっています。ところが心筋梗塞により壊死が乳頭筋に及んで断裂するとパラシュートのひもが切れたようになり、急激に僧帽弁から血液が逆流します。放置すると心不全から死に至るため、緊急で弁を交換する手術を行います。

心破裂

非常にまれな合併症ですが、左心室に裂け目ができ心臓から血液が心のう腔（心臓を包んでいる膜と心臓の間にある空間）にもれでるため、急激にショック状態となり多くが急死します。緊急手術を行っても救命は困難です。高血圧、女性、初回の左前下行枝の閉塞で心破裂の危険性が高くなるため、このような患者に対して厳格な血圧コントロールを行うことが重要です。

心室中隔穿孔

心破裂とは異なり、左心室と右心室の間に裂け目ができる状態です。放置すると心不全になるため緊急手術で閉鎖します。

慢性期の治療

ほとんどの急性心筋梗塞患者は後述のリハビリテーション後、社会復帰が可能です。ただし左心室のポンプ機能が著しく低下している症例、心筋梗塞の原因となった冠動脈以外にも動脈硬化による高度狭窄病変が存在し、心筋が虚血にさらされている症例、重篤な不整脈がある症例は予後が悪いと言われています。心筋梗塞の長期予後を悪化させる大きな原因として左室リモデリングがあります。リモデリングとは心筋梗塞後、梗塞部分の動きが悪くなるのはもちろんですが、梗塞をおこしていない正常の心筋も拡大し、最終的には動きが低下してしまう現象です。リモデリングが完成すると心不全や不整脈などにより死亡する可能性が高くなります。リモデリングのメカニズムは未だ十分解明されていませんが、アンギオテンシンIIという物質がリモデリングを促進すると考えられています。したがって慢性期の治療で重要なことは動脈硬化の進展、再梗塞、不整脈およびリモデリングを抑制することであり、スタチン（コレステロールを低下させ動脈硬化の進展を予防する）、β遮断薬、アスピリン、ACE阻害剤（アンギオテンシンIIを低下させリモデリングを抑制する）などを慢性期の心筋梗塞患者に処方します。

プレホスピタルケアの重要性

現在では、10％程度と推測される心筋梗塞の死亡原因の多くは、病院到着前におこる心室細動によると考えられています。心室細動により心停止した患者の救命率は著しく低いため、病院到着前に治療する（プレホスピタルケア）ことが重要です。救急車が到着する前に、倒れた患者のそばにいた人が、心臓マッサージや人工呼吸を行い救命することができます。また最近では自動除細動器（AED）が、学校、ショッピングセンターや駅などに設置されるようになり、一般市民も講習を受ければ簡単に使用することができるようになっています。AEDにより救命された患者の数が年々増加しており、AEDのさらなる普及および一般市民へのプレホスピタルケアに対する啓蒙が重要な課題です。

心筋梗塞後のリハビリテーション

心臓リハビリテーションは急性期の死亡率や合併症を低下させるためのみならず、質の高い社会復帰と再発予防を目的としておこなわれるものです。各施設で個々の患者に応じたプログラムが作られています（表）。

急性心筋梗塞

表 心筋梗塞後のリハビリテーションプログラム

金沢医科大学で用いている心筋梗塞後のリハビリテーションプログラムです。患者の重症度に応じてプログラムは変更されます。

心筋梗塞リハビリテーション指示書　コースA　　　入室日：　　ID：　　　氏名：

Phase I	Stage0	Stage1	Stage2	Stage3	Stage4
予定日					
実施日					
運動負荷（12ECG要）		端座位 5分 足踏み10回	50m歩行	200m歩行	6分間歩行測定 心肺運動負荷試験
リハビリ（12ECG不要）	□リハビリオーダー	端座位足踏み20回×3セット 立ち上がり5回×1セット	50m歩行×4セット 立ち上がり5回×2セット	200m歩行×3セット 立ち上がり10回×2セット	
安静度	ベッド上30度	端座位可　自力体交可 車椅子可	室内可	棟内可	院内可
排泄	尿道留置カテーテル挿入中 排便は便器を使用		尿道留置カテーテル抜去 室内トイレ可		
清潔	清拭・更衣 全面介助	一部介助	自力可		シャワー可 入浴可
指導		□パンフレット指導（ハートセンター看護師）		□パンフレット指導（10階東看護師）	
		□個別服薬指導（薬剤師）端座位実施後より開始			
				□個別栄養指導 1回目 □ニトロペン処方確認	□塩味味覚調査（1回目）
娯楽	CK peak out した時点でテレビ・ラジオ・読書可 時間：特に制限なし　娯楽時間中、バイタルの変化があれば中止			棟内散歩可	院内散歩可
Dr サイン					

適応　　□CK2000以下　　□再灌流療法成功例　　□致死性不整脈なし
　　　　□発症3日以内に狭心症・著明なST変化がない

リハビリアップの基準
①自覚症状：胸痛 呼吸困難 動悸 眩暈 ふらつき 疲労感などが出現しないこと
②心拍数：120回/分以上、または前値より40回/分以上上昇しない
③収縮期血圧：30mmHg以上上昇しないこと　また10mmHg以上低下しない
④0.2mV以上のST低下　ないし梗塞部STの著明な上昇がない
⑤重篤な不整脈が出現しない

運動負荷中上記に1つでも該当した場合は、運動負荷を中止し翌日に運動負荷を行う。　金沢医科大学病院　2009年5月　改訂

第3章 心臓の病気

虚血性心疾患④
冠動脈のカテーテル治療

本山　敦士

カテーテル治療は1977年に世界で初めての冠動脈形成術が行われ、以降年を追うごとに進歩を続けており、現在日本では年間約40万件のカテーテルインターベンション（カテーテルによる血管拡張術）が施行されています。

使用する器具や技術の進歩により患者への治療や検査による侵襲は軽減してきており、最近はTVなどでも取り上げられる機会の多い注目される治療です。

カテーテルとはストロー状の管を指し、このカテーテルを末梢の動脈から血流とは逆行性に進めて行き、心臓へ到達。心臓を栄養する血管の入口部へ挿入し、血管内に造影剤を注入することで冠動脈の狭窄部位や閉塞を検査します。

この造影検査で検出された冠動脈の狭窄が高度（一般的に血管の75％を超える狭窄）の場合、末梢への血流が阻害され、心筋への虚血が起こっていることが予想され、長期間にわたる場合は心機能の低下を来すため、血管の狭窄に対して拡張を行い、血流を改善させる治療が必要になります。

治療方法は一般的に風船を用いて狭窄部位を拡張するバルーン拡張術やステントと呼ばれる金属製の筒を狭窄部に補強として留置するステント留置術、ドリルによる切削術などがあります。

カテーテル治療の初期の頃は大腿動脈（太ももの付け根の動脈）からのカテーテルが中心に行われており、治療後では24時間の安静臥床が求められており、入院から退院までの患者の負担が大きいため、簡便な検査とは言い難い状況でありました。

現在はカテーテルのサイズが小さくなってきており、足からの検査のみではなく、左右の橈骨動脈（脈を測る手首の部分）からも行われるようになっており、術後の安静時間も少なくなってきています。そのためカテーテル治療を行った患者でも1泊〜2泊の入院で退院となる方が増えてきています。ここでは手術や検査を受けるにあたっての要点を述べていきます。

術前に必要なこと

①内服薬：術前にはいくつかの内服薬が必要になります。これはカテーテル治療の危険を軽減する内服であり、可能な限り内服後に治療を行うことで安全に治療を行うことが可能となります。その内服の種類は2つあり、一つ目は抗血小板薬と呼ばれる血小板の能力を落とす内服です。カテーテルは血管内に異物であるバルーンやステントを持ち込みます。そのため血管内で血小板が付着すると血栓を作る可能性が高くなり、ステント留置後などは血栓による急性閉塞を来す場合もあります。内服での副作用が出現しないかを含めてある程度内服期間を長期にみることが必要になります。

そのため出血傾向や胃潰瘍、腫瘍などで手術を控えている方の内服は出血が多量になる場合もあり、カテーテルによる治療が困難な場合があるため、手術を控えている方や胃潰瘍の指摘があった方は主治医にお知らせください。

二つ目に冠動脈の拡張薬があります。血管内にバルーンなどを通過させる場合に血管の痙攣（血管攣縮）が起こる場合があり、重症の場合は冠動脈に閉塞を来す場合があります。そのため血管拡張作用のあるカルシウム拮抗薬やニトログリセリン製剤を服用する必要があります。偏頭痛を持病に持っている方は内服を行うことにより頭痛が起こる場合があるため副作用が出現する場合は内服の変更が必要になります。

②補液（検査、手術前の点滴）：カテーテルによる治療や検査の場合には造影剤を使用する必要があり、造影剤は尿として排泄されます。そのため腎機能に障害がおこる場合があります。早期に排泄されることが腎機能を守ることにつながるため手術前24時間からゆっくりと行うことで腎機能の障害を抑えることも報告されています。

また脱水は血管内での凝固が起こ

りやすいため予防的に点滴を行います。術後しばらくは体内に造影剤が貯留するため持続的な点滴や飲水が必要になります。

③穿刺部分の診察：カテーテルは血管内を逆走して冠動脈に至りますが、血管は狭窄や屈曲、蛇行していることも多く、強い場合は冠動脈にカテーテルを進めることができない場合もあります。そのため一カ所の穿刺ではなく、診察により穿刺部位の候補を含めて確認を行う場合が多いです。腕の血管は特に蛇行や個人差が多いため困難な場合は大腿動脈に変更となる場合もあります。

④アレルギーの確認：造影剤はカテーテル検査になくてはならない薬剤ですが、その中にはヨードや保存薬など何種類もの成分があります。そのため血管内に注入した場合に灼熱感を自覚することがあります。灼熱感は一過性の反応ですが薬剤に伴うアレルギーを来す場合があります。嘔気や倦怠感、ひどい場合は呼吸困難や全身に発赤を伴い、血圧低下を来す場合があります。そのため過去に造影剤を使用したことがないか、使用した場合に症状がでなかったかを確認します。しかし、症状がでなかった場合でもアレルギーの可能性は残るため、薬剤アレルギーのある方は主治医への報告をするようにしてください。

造影検査から治療

ほとんどの施設では検査室への呼び出しがあり、看護師さんとともに検査室へ移動し検査台へ案内されます。検査台に横になり、心電図や血圧計を装着し、検査が開始されます。穿刺部分消毒後、局所麻酔、シースと呼ばれる血管確保のための管が挿入されます。

造影検査は血管の状態により異なりますが方向を変えて、6～10方向で冠動脈の撮影を行います。施設によって異なりますが、そのまま治療に移行する場合と後日改めて治療となる場合があります。使用する造影剤は50 cc前後です。

治療となる場合

治療に入るまでに必要なものとして治療の際には様々な器具をカテーテルに通して血管内に持ち込むため、検査とは異なる専用のカテーテルへの変更が必要になります。一般的に造影で使用されるカテーテルは直径が1.4 mm前後であり、治療の際は2～2.5 mm前後になります。そのため検査用のカテーテルから治療用のカテーテルへの変更に伴い、入れ替えを行います。

治療用のカテーテルを血管内に挿入した後に治療開始となります。風船を用いた治療の原理を図1に示しました。

まず、治療の際には風船やステントのみでは治療部位に運ぶことはできないので、ワイヤーと呼ばれる細い金属性の針金を狭窄や閉塞部位を通過させ、血管の先まで留置します。その後、ワイヤーに伝わせるように

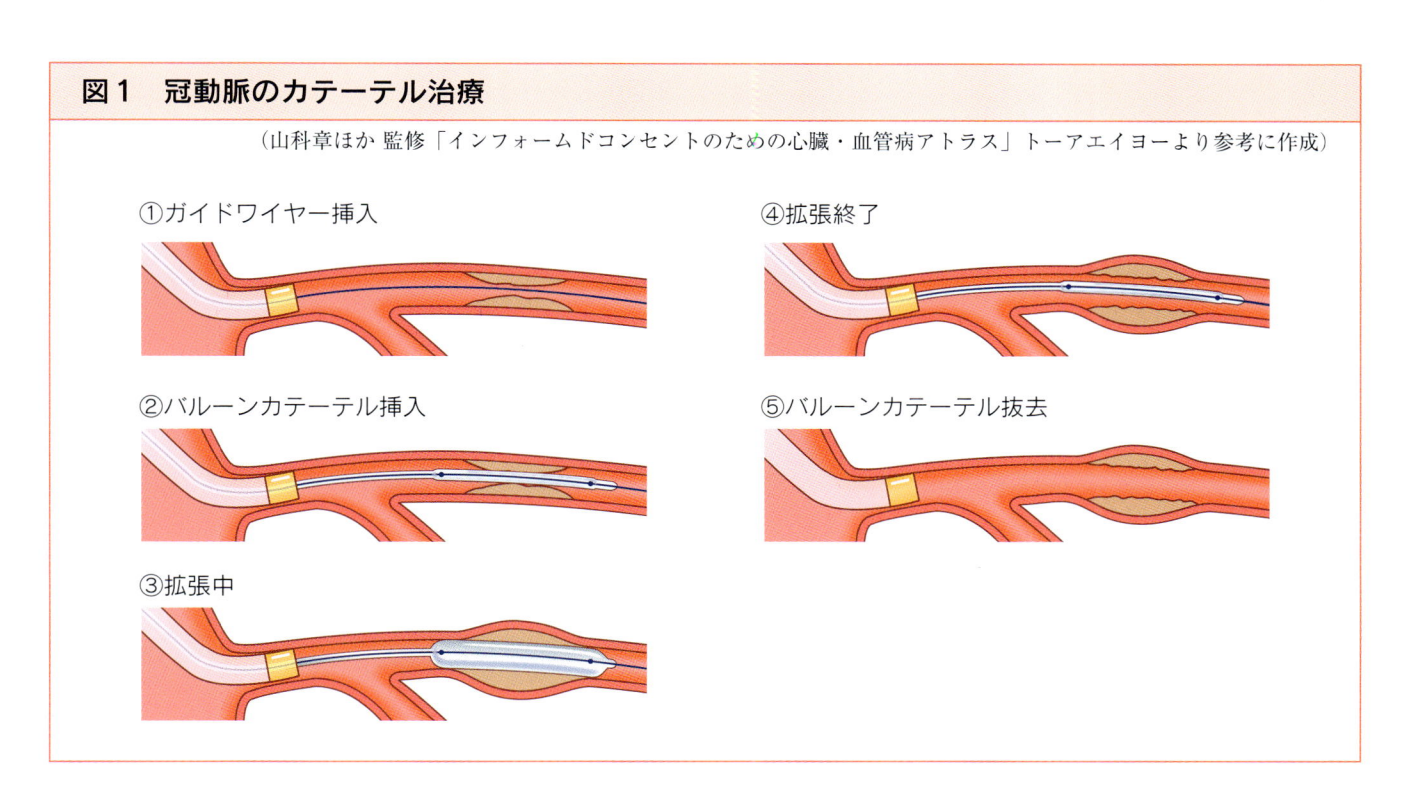

図1　冠動脈のカテーテル治療

（山科章ほか 監修「インフォームドコンセントのための心臓・血管病アトラス」トーアエイヨーより参考に作成）

①ガイドワイヤー挿入
②バルーンカテーテル挿入
③拡張中
④拡張終了
⑤バルーンカテーテル抜去

第3章　心臓の病気

し、道具を進めます。治療の際に必要となる血管の硬さや大きさ、病変の長さを血管エコーにて測定します。

その後血管の大きさにあったバルーンやステントを選択し、拡張を行います。拡張時は一時的に血流が遮断されるため胸部圧迫感を認める場合がありますが、風船を縮めると症状は軽快します。

血管が拡張されたのちは血管の解離がないか、血流が正常に流れているかを確認します。

血管の解離が認められる場合はステントを留置します。留置後は血管の拡張された大きさ、ステントの圧着を確認して確認造影を行い終了となります（図2）。

検査や手術後

手術後はカテーテルやシースを抜去し、圧迫を行います。圧迫時間は数時間行うことが多く、穿刺部周辺に圧迫用のベルトを巻く場合や圧迫帯を用いて止血をします。

術後一時的に胸部の不快感や圧迫感が出現する場合もあるため、術後は部屋に帰室した後は心電図や診察24時間の心拍モニターを装着し、変化が無いかを確認していきます。

腕から行った場合も足から行った場合も尿量や造影剤の排出量を確認しつつ、点滴を12〜24時間継続的に行います。創部に異常がなければ圧迫を解除し、院内自由にもどり、体調をみて退院となります。

治療後

冠動脈治療後に確認造影を施行します。これは治療した部位に再狭窄が生じるため確認を行う必要があります。再狭窄は、風船による治療の場合は拡張された部分が徐々に元に戻っていくため起こります。ステント留置を行った場合はステント内に血管の細胞が徐々に増殖し、ステントを覆うようになります。覆われた膜が薄ければ問題はありませんが、分厚くなることにより再狭窄となります。

そのため再狭窄の可能性がある3〜6カ月後に確認造影を行い、再狭窄を確認します。

検査で再狭窄がない場合はさらに1年後の造影を施行します。問題がない場合は、心電図や自覚症状である胸痛や圧迫感がなければ造影検査は予定されなくなることが一般的です。

治療法について

冠動脈の治療法には何種類かあり、血管の状態や病変の部分によって異なります。

治療方法の説明と利点、欠点に関して説明していきます。

バルーン拡張（図1）

最も初期に開発された治療であり、現在も主流となっている方法です。風船を狭窄部で拡張します。拡張時には均一に血管内に圧力がかかり、粥腫を押しつぶす効果があります。バルーンのみで終了する場合もありますが、再狭窄率は30〜40％前後です。

バルーンによる単一の治療法で終わることは少なく、この治療法に加えて、ステントやローターブレーターを組み合わせてゆきます。

ステント治療（図2）

ステントは1994年より日本で使用が開始されており、材質は腐食しないステンレスや合金にて作られており、筒状の形態で風船に縮められて載せられています。狭窄部に進め、拡張することにより血管内に圧着し、留置されます。一度留置すると半永久的に補強を行ってくれます。再狭窄率は20％前後とされておりま

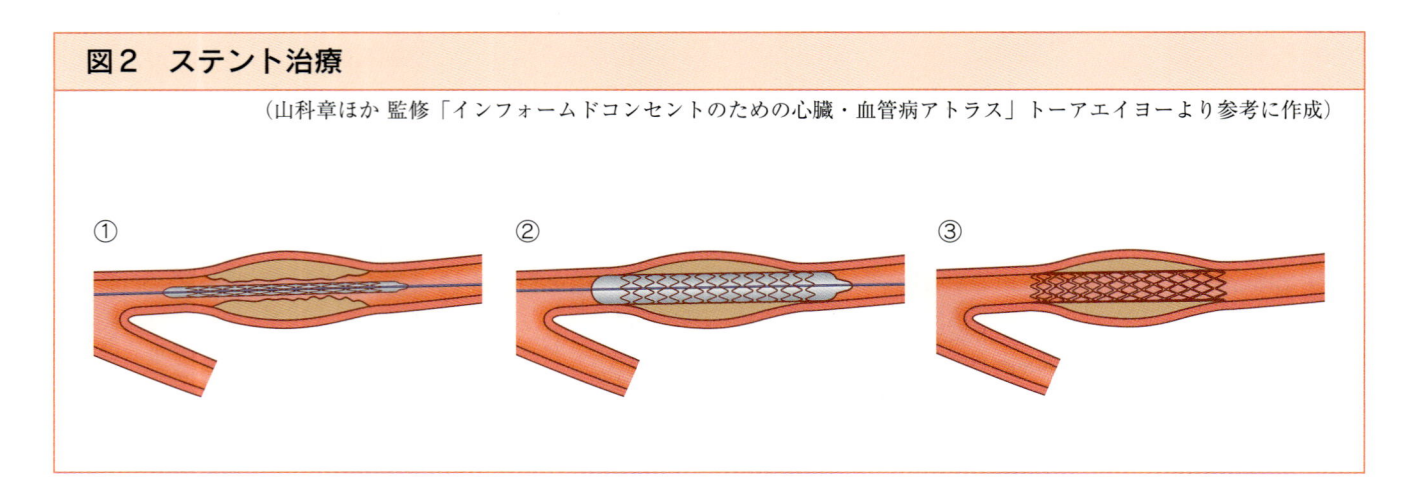

図2　ステント治療

（山科章ほか 監修「インフォームドコンセントのための心臓・血管病アトラス」トーアエイヨーより参考に作成）

①　②　③

す。

近年は再狭窄を抑制する薬剤（免疫抑制剤や抗がん剤）を塗布しているステントがあり、再狭窄率10％前後と最も低い再狭窄率となっています。

ステントを留置する際には血管内に異物が留置されるため抗血小板薬（アスピリンやクロピドグレル）を半年から1年内服する必要があります。そのため手術を控えている患者や胃潰瘍など出血の恐れがある患者には使用しにくいことがあります。

ロターブレーター（図3）

ロターブレーターはダイヤモンドを先端に塗布しているドリルのような治療器具で、高度の石灰化（動脈硬化が高度に進行した状態）に対して有効です。

石灰化は風船で拡張することが難しく、風船自体が破裂する可能性が高くなります。そのためロターで切削を行い、病変部の石灰化を少なくすることや石灰に切れ目を入れることで拡張しやすくする効果があります。切削した削りかすは赤血球以下の大きさになるため血管を通過し、体内で処理されます。

この治療法には施設認定があり、一定の治療基準（年間の冠動脈治療件数および心臓外科手術の件数が一定数を超えていること）を満たしていることが必要になります。そのためこの治療を希望される場合は医師に確認されるとよいでしょう。

カテーテル治療の今後

カテーテル治療は35年前に開発されてから日進月歩で進化をし、新たな器具が開発、使用されています。それにより治療できる患者の適応も広がってきています。

新たな器具としては冠動脈に留置したステントが徐々に体内に吸収されるものや再狭窄を抑制する薬剤を塗布した風船が開発されています。これにより現在行われている治療よりも、より患者の負担や再狭窄が少なくなくなることも予想されます。

ただ、狭窄に対して治療を行うことも重要ですが、冠動脈の狭窄を来す基礎疾患（高血圧、高脂血症、糖尿病）を有している場合は基礎疾患の治療を並行して行うことが再狭窄の予防につながります。日々の生活にも十分注意をいただき、新規病変や再狭窄を予防することを心がけてください。

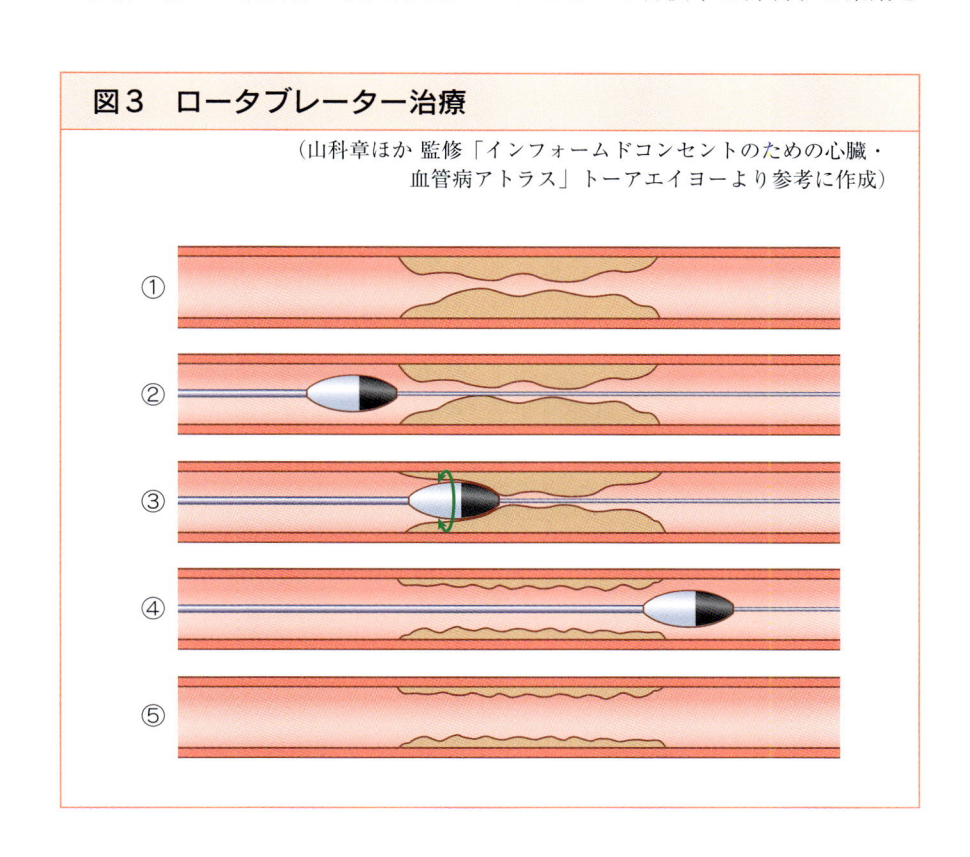

図3 ロタブレーター治療

（山科章ほか 監修「インフォームドコンセントのための心臓・血管病アトラス」トーアエイヨーより参考に作成）

第3章　心臓の病気

虚血性心疾患⑤
虚血性心疾患の外科治療

秋田　利明

冠動脈バイパス術の歴史と現況

　虚血性心疾患の外科治療には冠動脈バイパス術と心筋梗塞後の合併症（心室中隔穿孔、乳頭筋断裂、虚血性僧帽弁閉鎖不全）があります。冠動脈に対する手術は米国Cleaveland ClinicのSonesらによる1960年代初頭の冠動脈造影検査の開発とともに発達してきました。冠動脈造影検査により冠動脈の狭窄部位・程度が正確に評価され、再建すべき血管を決定することが可能になりました。1964年レニングラードのKolesovが最初の左内胸動脈・左前下行枝吻合を行っています。1967年にはCleaveland ClinicのFavaloroらは大伏在静脈を用いた冠動脈バイパス術を行い、1971年に671例の報告をしました。その後冠動脈バイパス術件数は飛躍的に増え、米国では最も行われる外科手術に（＞56万件／年）なりました。日本でも冠動脈バイパス術は最も行われている心臓手術です。1977年チューリッヒのGruentzigが経皮的冠動脈バルーン形成術（PTCA）を開発し、現在では冠動脈バイパス術を遙かに凌駕する数の冠動脈カテーテル治療（PCI）が行われています（表1）。冠動脈カテーテル治療は外科治療より低侵襲な治療法ですが、単純なバルーン拡大では高率に再狭窄が起こるので、ステント治療、薬剤溶出性ステント治療と再狭窄率を減らすための開発が今日でも続いています。一方、カテーテル治療に対する冠動脈バイパス術の利点は、生命予後や症状の改善を含めた長期成績が優れている点です。内科治療、カテーテル治療、外科治療と3つの治療法がある今日、個々の患者でどの治療が一番いいかを明らかにする多施設共同の前向き臨床研究が欧米で行われ、その結果をもとに虚血性心疾患治療のためのガイドラインが作成されています（ESC2010、AHA／ACC 2011）。最新のガイドラインをもとに解説します。

冠動脈バイパス術の適応

　冠動脈バイパス術の目的は生命予後の改善、狭心痛の緩和、心不全の改善です（表2）。侵襲的な治療である以上、これらが内科的治療、カテーテル治療より優れていることが条件になります。

　冠動脈バイパス術の基本的原則は、①冠動脈造影上75％以上の狭窄がある ②その灌流域の心筋虚血に対し手術効果が大きい ③手術の危険性が少ないです。

　狭窄が甘い部位へのバイパスグラフトは閉塞する率が高く、手術侵襲のみ増えて意味がありません。心筋梗塞領域で生き残っている心筋が少なければその領域への血行再建は効果が薄くなります。脳梗塞、慢性閉塞性肺疾患、腎機能障害、末梢動脈硬化性病変などの合併症があれば

表1　米国と日本のPCI vs. CABG数統計

	米国		日本	
	総数／年	／10万人	総数／年	／10万人
PCI 2000	561,000	199	146,992	116
CABG 2000	519,000	184	23,584	19
PCI 2008	1,265,000	450	200,000～300,000	167～250
CABG 2008	469,000	156	14,500	11

表2　冠動脈バイパス術の基本的原則

①冠動脈造影上 75%以上の狭窄がある
　例外：左主幹部病変では 50% 狭窄を有意とする。

②その灌流域の心筋虚血に対し手術効果が大きい。
　生存心筋が多いこと、心室瘤領域には CABG の効果は少ない

③手術の危険性（他臓器合併症）が少ない。

表3　安定狭心症患者に対する治療適応のクラス分類

予想される手術リスクが少なくCABGとPCI両方の治療が可能な安定狭心症患者に対する治療適応のクラス分類

冠動脈病変	CABG優位	PCI優位
1枝病変もしくはLAD近位部病変を含まない2枝病変	IIb C	I C
LAD近位部病変を含む1枝もしくは2枝病変	I A	IIa B
3枝単純病変でPCI治療で完全血行再建が可能、SYNTAX score≦22	I A	IIa B
3枝複雑病変でPCI治療では不完全血行再建なり、SYNTAX score＞22	I A	III A
左主幹部病変（単独もしくは1枝で入口部もしくは中間部）	I A	IIa B
左主幹部（単独もしくは1枝、分岐部病変）	I A	IIb B
左主幹部＋2枝もしくは3枝病変、SYNTAX score≦32	I A	IIb B
左主幹部病変＋2枝もしくは3枝、SYNTAX score≧33	I A	III B

当然手術リスクは上昇します。過去の膨大な治療データをもとに個々の症例の手術リスクを計算する手法がインターネット上（http://www.euroscore.org/）にも公開されています。

それではどのような冠動脈病変が冠動脈バイパス術の手術適応になるのでしょうか。2010年にヨーロッパ心臓病学会European Society of Cardiology（ECS）が冠血行再建のガイドラインを改訂しました（表3, http://www.escardio.org/guidelines-surveys/esc-guidelines/Pages/percutaneous-coronary-interventions.aspx）。2011年には米国からもほぼ同じ内容のガイドライン（AHA/ACC, http://my.americanheart.org/professional/StatementsGuidelines/）が出されています。これらのガイドラインは最近行われた欧米の他施設共同研究の結果（SYNTAX STUDY）を踏まえてもので（N Engl J Med 2009; 360: 961-972, N Engl J Med 2008; 358: 331-341）、従来AHA/ACCのガイドラインで禁忌（Class III）とされていた左主幹部病変に対して、左主幹部あるいは1枝病変合併で入口部や分岐部にかからない病変ではClass IIa（CABGはClass I）とし、実際の治療実態に合わせて改訂されています。一方、分岐部病変を含む左主幹部病変、3枝病変でも完全閉塞、分岐部病変などを含まないSYNTAX SCOREの低い症例でのPCI治療推奨度をIIAとし、さらには複雑な冠動脈病変（SYNTAX SCORE>22）で、不完全血行再建を終わるような3枝病変、主幹部病変で2枝病変以上ではPCI治療を禁忌（Class IIIA）とし、CABGを強く推奨（Class IA）しています。

第3章 心臓の病気

表4 諸専門医療チームを束ねた治療決定、同意書、治療タイミング

	急性冠症候群				安定狭心症 多枝病変	安定狭心症 ad hoc PCI の適応
	ショック	STEMI	NSTE-ACS	急性冠症候群以外		
諸専門家による意思決定	必須ではない	必須ではない	ACS責任病変では必須ではないが、ACS非責任病変では必須	必要	必要	あらかじめ決められたプロトコールに従う
同意書取得	可能なら証人あるいは家族同意での口頭での同意書	法的に書面での同意書が必須でない限り証人同席での口頭同意書	書面での同意書	書面での同意書	書面での同意書	書面での同意書
血行再建までの時間	緊急	緊急	準緊急(可能なら24時間以内、遅くても72時間以内)	準緊急(時間的制約あり)	待機的(時間的制約なし)	待機的(時間的制約なし)
処置・手技	最高の根拠に基づいた処置	最高の根拠に基づいた処置	最高の根拠に基づいた処置/非責任病変は施設のプロトコールに従う	最高の根拠に基づいた処置/非責任病変は施設のプロトコールに従う	診断カテーテルから治療カテーテルまで十分な時間をかけて治療を計画	内科・外科含めた心臓治療チームで定められたプロトコールに従って治療を行う+G59

さらにこのガイドライン画期的な点は、症状、病変毎にチーム医療の関与、同意書の取り方にも言及している点(表4、表5)で、具体例をあげると、急性心筋梗塞のショック症例、冠動脈造影STEMI症例では、冠動脈治療チーム(循環器内科医、心臓外科医)での協議は必須ではなく、同意書は患者以外の証人がいる場での口頭での同意書で、カテーテル治療による緊急冠血行再建を行うべきとしています。しかし、それ以外の重症3枝病変、左主幹部病変では冠動脈治療チーム(循環器内科医、心臓外科医)での協議することを求め、患者に十分説明し、熟慮の時間を与えた上で書面での同意

表5 治療時の患者への説明、医療チーム内での検討

	Class	Level
患者は血行再建術式(PCI vs CABG)の利益と短期・長期のリスクに関して十分に説明を受けること、考える十分な時間が与えら得ることが推奨される	I	C
多枝病変を有する患者に対して内科・外科合同の治療チームが最適な血行再建法について十分な議論をする	I	C

虚血性心疾患の外科治療

書を求めています。豊富な治療経験を持つ内科医・外科医が合同の治療チームを作り症例毎に十分な討議を行い、患者の十分な情報を与えた上で最適な治療を選択することが望まれます。

冠動脈バイパス術

冠動脈バイパス術とは、その名の通り冠動脈の狭窄部位をバイパスしその末梢にグラフトを移植することです（図1）。Favaloroが始めた大伏在静脈グラフトは、足の表在静脈である大伏在静脈を必要な長さ取り出して大動脈と冠動脈をつなぐ手術で、かっては冠動脈バイパス術＝ACバイパス（Aorto-coronary bypass grafting）でした。しかし、大伏在静脈は短期的に内膜肥厚により、長期的には動脈硬化によって閉塞しやすく、10年後には50％以上閉塞し、残り25％にも動脈硬化性病変を認め、良好な大伏在静脈グラフトは25％以下になってしまいます。それに対して内胸動脈を用いたバイパスグラフトは長期開存に優れ、術後10年の開存率は90％程度とされます。左内胸動脈を左前下行枝にバイパスすることで生命予後が改善することがFavaloroと同じCleaveland ClinicのLoopらにより報告され、今日標準術式なりました。

PCI治療とCABGの違いを図1で説明します。冠動脈狭窄部をバルーンで拡張するのがカテーテル治療で、CABGは狭窄部をそのままにして別の血管を狭窄部の末梢に移植します。病変部を治療するカテーテル治療がより根本的と考えられますが、冠動脈造影検査できれいに広がって見えても、実際には図2で示すように動脈硬化病変がなくなる訳ではなくて、病変部を引き裂いて外側に押し広げるという表現があたっています。内腔が広がったからといって正常な構造の血管になるわけでは決してありません。引き裂かれた部分に血管内皮細胞がはるまでは血栓形成が起こりやすく、また修復機転が過剰に働いた場合再狭窄となります。一旦血栓閉塞すれば心筋梗塞を発症します。一方CABGでは病変部を触らないので、狭窄はあってももともとの血流は保たれます。仮に移植したバイパスグラフトが詰

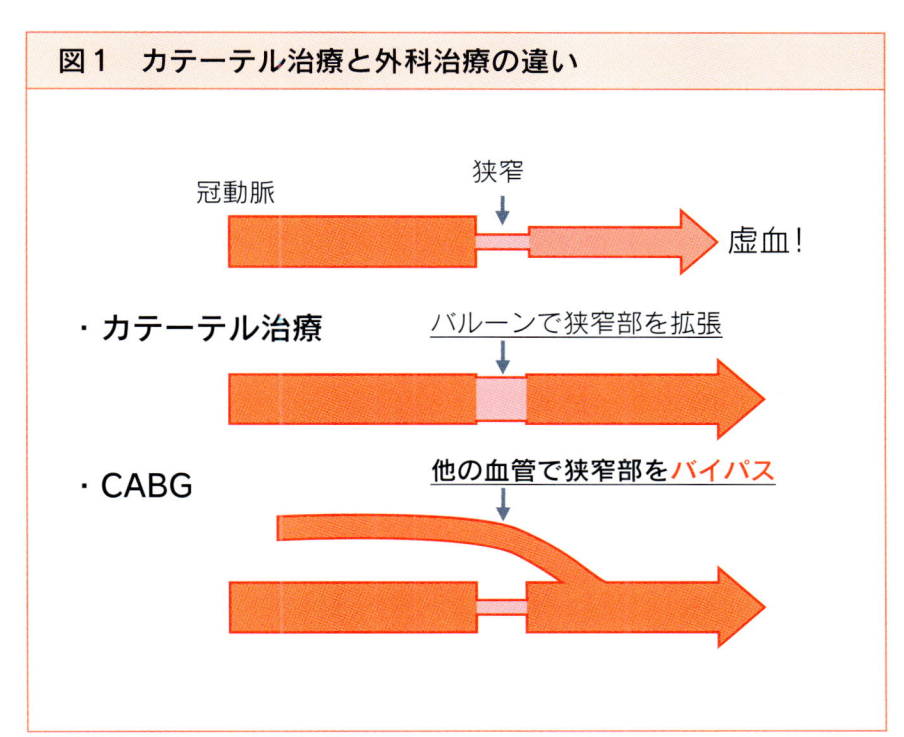

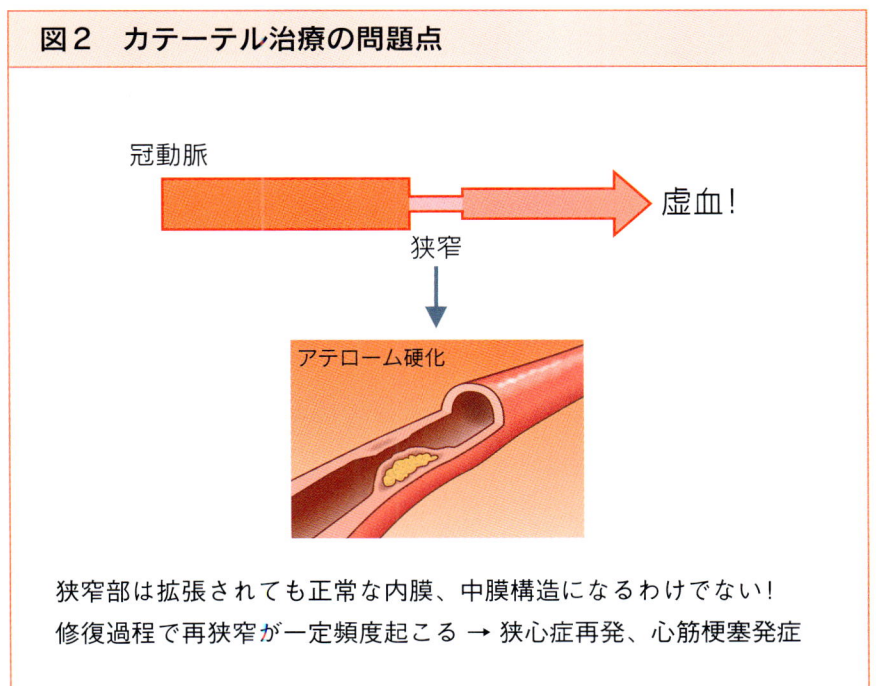

図1　カテーテル治療と外科治療の違い

冠動脈　狭窄　虚血！

・カテーテル治療　バルーンで狭窄部を拡張

・CABG　他の血管で狭窄部をバイパス

図2　カテーテル治療の問題点

冠動脈　虚血！
狭窄
アテローム硬化

狭窄部は拡張されても正常な内膜、中膜構造になるわけでない！
修復過程で再狭窄が一定頻度起こる → 狭心症再発、心筋梗塞発症

第3章 心臓の病気

まってももともとの自己の血流は保たれるので心筋梗塞になりにくく、自己の狭窄部が閉塞した場合は移植された血管の血流が増加します。問題なのは移植したグラフトの部分で自己の血管が閉塞することで、移植部位の末梢が心筋梗塞になります。これは技術的な失敗なので、心臓外科医が最も注意すべき点です。

　実際の冠動脈造影で両者の治療の違いを説明すると、図3の患者の左冠動脈（図3左）では左前下行枝（＃7）と対角枝（＃9）に75％の長い狭窄があります。回旋枝（黄色点線）は起始部で100％閉塞閉塞しています。右冠動脈（図3右）は中間部（＃3）に75％狭窄、後下行枝に90％、房室枝1に90％、房室枝2には完全閉塞を認めます。これらの血管を完全に再建するには（図4深緑線部分）造影剤の量、透視時間、治療時間の問題で何回かに分けて治療することになります。狭窄部が長い場合や、分岐部にかかっている場合、完全閉塞の場合は初期成功率が下がり、再狭窄率が高くなります。これに対して冠動脈バイパス術（図4赤線）は狭窄部には手を加えないので、狭窄の形状には左右されず一回の手術ですべての血管を血行再建することができます。本症例は左前下行枝病変を含む3枝病変ですので、冠動脈バイパス術のClass Iの適応で、左前下行枝に内胸動脈、左回旋枝に2カ所、右冠動脈に2カ所の大伏在静脈を用いて手術を行いました。術後の造影CT検査（図5）で、すべてのグラフトは良好に開存しています。

　1990年台半ばまでは人工心肺を用い、大動脈遮断心筋保護による心停止下に冠動脈バイパスを行う手法

図3　カテーテル治療と外科治療の違い

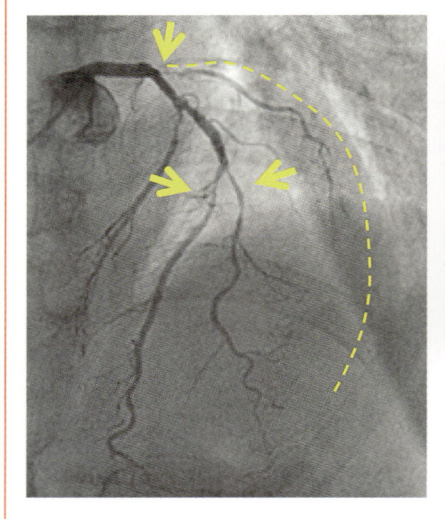

左冠動脈　　　　　　右冠動脈

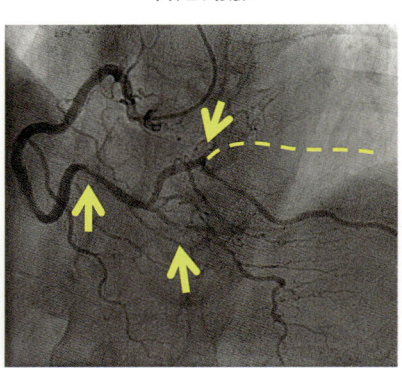

図4　カテーテル治療と外科治療の違い

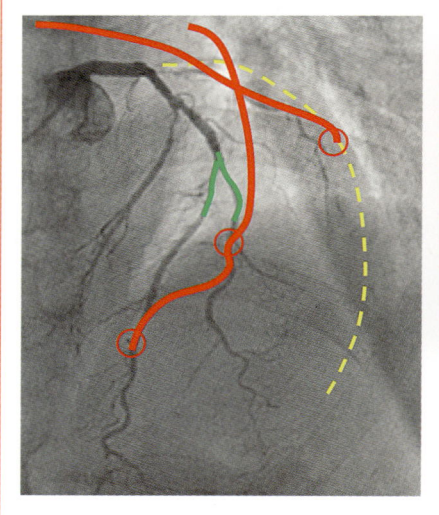

左冠動脈（LAO 30°）　　　右冠動脈（LAO 60°cranial）

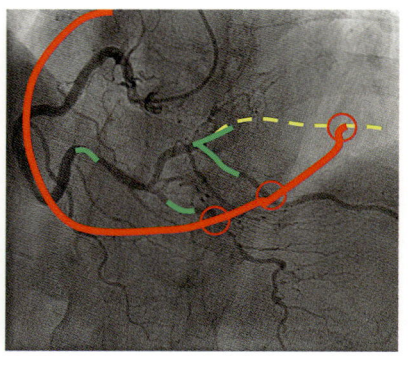

が標準術式でした。心臓のどの部位の冠動脈でも無血静止野でつなぐことができ、冠動脈バイパス術の手術成績、バイパスグラフトの開存率は改善し、手術件数は飛躍的に増えました。しかし症例数が増え高齢者に行うようになると、脳合併症が問題になるようになりました。上行大動脈に高度の粥状硬化病変があると、人工心肺の送血管挿入、大動脈遮断鉗子により粥状硬化病変が剥がれて末梢に塞栓を起こします。人工心肺に伴う全身炎症反応亢進（SIRS : systemic inflammatory response syndrome）による浮腫、術後回復の遅れも問題になります。冠動脈手術自体は心臓の表面の手術なので、人工心肺を用いず心拍動のまま直接吻合する手術が1990年台後半から増え始め、心臓を固定するスタビライザーの進歩と共に今日では約6割の冠動脈バイパス術が人工心肺を用いないOff pump CABG（OPCAB）で行われるようになりました。脳合併症を避ける上で有利なOPCABですが、最近の報告では1年後のグラフト開存率が劣ることが報告されています（Circulation 2005;112: I371-I376）。

　冠動脈バイパス術は、内胸動脈、橈骨動脈、胃大網動脈などの動脈グラフトと大伏在静脈グラフトを用います。大伏在静脈グラフトは長期の開存が不良ですが、動脈グラフトも狭窄の甘い部位に用いると開存率が下がることがわかっています。特に右冠動脈では90％以上の狭窄にのみ動脈グラフトを用いるべきとされます（AHA guideline 2011）。

図5　外科治療（冠動脈バイパス術）

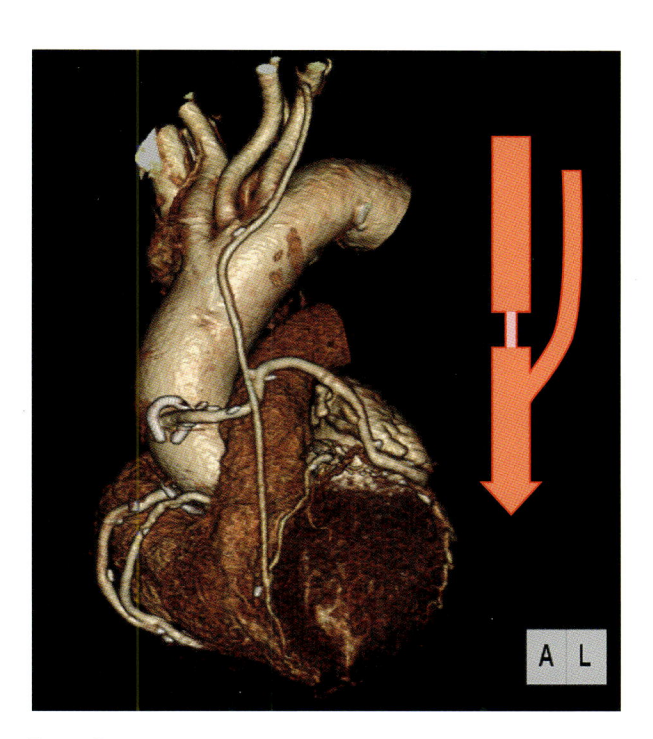

【利点】長期予後に優れる。イベント再発が少ない
【欠点】高侵襲

心筋梗塞後の合併症にたいする外科治療

　心筋梗塞になると、心筋細胞は壊死に陥り収縮力が低下し、組織は著しく脆弱になります。貫壁性の心筋梗塞では、急性期には心室破裂、心室中隔穿孔、乳頭筋断裂に伴う急性僧帽弁閉鎖不全症などの重篤な合併症を引き起こします。慢性期には心室瘤形成、虚血性僧帽弁閉鎖不全による心不全、心室頻拍、心室細動などの致死的不整脈が問題になります。

心臓破裂に対する手術

　急性心筋梗塞（AMI）の3～10％に起こるとされ、AMIの発症後24時間以内に起こることが多い。自由壁が破裂すると（Blow-out型）心嚢内に一気に大出血し、心タンポナーゼの状態になり血圧は出なくなります（Electromechanical dissociation）。救命は非常に困難です。心臓表面から滲むように出血するoozing型の心室破裂では心タンポナーゼで発症します。Oozing部にフィブリンシート（Tacocomb）を当てて止血しますが、出血が続くなら人工心肺下に修復を行います。

心室中隔穿孔に対する手術

　急性心筋梗塞（AMI）の1～3％に起こるとされ、心室破裂よりやや遅くAMIの発症後1週間以内に起こ

ることが多い。保存的治療では80%が1カ月以内に死亡され、肺体血流比Qp/Qs>1.3が手術適応になります。早期診断、早期治療が成績を決める鍵で、聴診で荒い汎収縮期雑音を認めたら心エコーを行い、左室から心室中隔穿孔部を通り右室への血流を認めれば診断は確定します。Swan-Ganzカテーテルで肺体血流比を計算し手術適応を決定します。以前は梗塞部が脆弱な急性期を過ぎてから手術をしていましたが、待機中に重症心不全から多臓器不全に陥る症例も多く、最近では早期手術が主流になっています。手術術式は梗塞部を切除し、右室左室の両面にパッチを当てるDegget法（Sandwitch法）と梗塞部には手をつけず大きな異種心膜パッチを非梗塞部に縫い付けて梗塞部を内側から覆うKomeda-David法（Infarction exclusion法）があります。

乳頭筋断裂に伴う僧帽弁閉鎖不全症に対する僧帽弁置換術

心筋梗塞により乳頭筋が断裂すると急性の重篤な僧帽弁閉鎖不全を来します。緊急僧帽弁置換術の適応です（クラス1）。ほとんどの症例で急性肺水腫となり、術前にIABP、人工呼吸管理を必要とすることがほとんどです。

心室瘤の成因と手術術式

心筋梗塞により壊死となった心室壁が膨隆することにより発症します。心筋梗塞早期にPTCA、PTCRが行われる今日発症例大幅に減少しました。収縮期に心室瘤部に血液流入し（Dsykinesis）、拡張期に流出するため、心臓の収縮効率が著しく低下し、心不全の原因になります。また心室瘤を興奮伝播が旋回する心室頻拍や心室細動など致死的不整脈の原因にもなります。心不全を合併する場合は手術適応で、手術方法は心室瘤を切除して単純に縫合する方法（Cardiac Amputation）が用いられていましたが、心臓の形状が著しく変形するため心臓の収縮効率が低下することが問題になりました。より生理的な円錐形にするために、梗塞部をたばこ縫合で円形に縫い縮め楕円形の小さなパッチを当てるDor法や細長いパッチを心室中隔高位まで当てるSAVE手術（Septal anterior ventricle exclusion）が主流となっています。

心筋梗塞後の慢性期虚血性僧帽弁閉鎖不全

後下壁心筋梗塞では心室壁の外下方への変位に伴い後乳頭筋も外下方に変位し、僧帽弁後尖の後交連より（P3領域）が左室側に落ち込み（tethering）僧帽弁閉鎖不全を生じます。Ⅲ度以上の僧帽弁閉鎖不全では、冠血行再建のみでは僧帽弁閉鎖不全が残り生命予後が悪いことが報告されています。粘液変性による僧帽弁閉鎖不全に適応する人工弁輪サイズより2サイズ小さな人工弁輪を用いる僧帽弁輪縫縮術を行います。収縮期の僧帽弁接合部の高さが前後の弁輪部を結んだ直線より1.5cm以上落ち込んでいる場合、2サイズ小さな人工弁輪縫縮術では僧帽弁閉鎖不全の再発が多いので、僧帽弁置換手術が推奨されます。人工弁置換に伴う遠隔期合併症を避けるため乳頭筋吊上げ術、前後の乳頭筋縫合術が試みられています。

心室心拍、心室細動に対する外科手術

以前は致死的な心室性不整脈である心室頻拍、心室細動の既往のある患者に対して梗塞部心内膜切除術や冷凍凝固手術が行われていましたが、ラジオ波によるカテーテル焼灼術や体内式除細動（ICD）にとって代わられました。

第3章　心臓の病気

うっ血性心不全①

心不全の病態、診断

浅地　孝能

心不全とは

　心臓は、ポンプのように血液を送り出して全身に血液を巡らせながら、血圧を維持し、からだのいろいろな場所に酸素や栄養分を送って、その働きを助けています。心不全とは、"心臓に障害が生じて心臓のポンプとしての働きが悪くなって、全身の重要な臓器（脳、肝臓、腎臓など）に必要な血液量を拍出できなくなり、その結果として、肺や全身の静脈に血液がたまり、呼吸苦や浮腫などがでて、日常生活が正常に送れなくなった状態"をいいます。心臓の障害の程度により、労作時に呼吸苦や息切れがでやすい、尿量が少ない、顔や手足がむくみやすい、意識障害があるなど、様々な症状が出現します。また、心不全では生命にかかわるような不整脈がしばしば出現し、突然死の頻度が高くなります。

心不全の原因と誘因

　心不全はすべての心臓の病気が最終的にたどりつく状態であり、その生命予後はきわめて悪いものです。心不全の原因（表1）には、心筋梗塞、心臓弁膜症などの病気だけでなく、高血圧といった血圧の異常も重要な一因となります。また、心臓の病気で通院している方が、調子がよいからといって薬を飲まなくなり、心臓の病気が悪くなって入院してしまうということもしばしばみられますが、このように心臓の病気を悪くしてしまうような原因（誘因といいます）は表2のように様々なものがあり、これらに対する対策は心不全治療の重要な課題の一つでもあります。

表1　心不全の原因

1. 心筋疾患
   (1) 虚血（心筋梗塞など）
   (2) 心筋変性
       1) 特発性：拡張型心筋症、肥大型心筋症、拘束型心筋症
       2) 続発生：虚血性心筋症、アルコール性心筋症など
   (3) 過負荷（高血圧性心疾患など）
   (4) 炎症：心筋炎、感染症心内膜炎など
   (5) 薬剤：β遮断薬、抗不整脈薬、抗炎症薬、アドリアマイシンなど
2. 弁膜疾患（僧帽弁、大動脈弁、三尖弁などの狭窄、閉鎖不全）
3. 不整脈（心室頻拍、頻脈性心房細動、高度徐脈など）
4. 先天性心疾患（ファロー四徴症、心室中隔欠損症など）
5. 心膜疾患（心タンポナーデなど）
6. その他（肺血栓・塞栓症、甲状腺疾患、高度貧血など）

表2　心不全の誘因

1. 心不全治療の中止
2. 輸液過多
3. 心筋収縮力抑制薬：抗不整脈薬、β遮断薬、Ca拮抗薬、アドリアマイシンなど
4. Na保持性薬：ステロイド、エストロゲン、非ステロイド系抗炎症薬など
5. 高血圧
6. 不整脈
7. 感染症：呼吸器感染症など
8. 肺梗塞症
9. 過度の肉体的・精神的負荷、食事・環境因子の変化
10. 新たな心疾患の合併：心筋梗塞、心筋炎、感染性心内膜炎など
11. 高心拍出状態：甲状腺機能亢進症、貧血、Paget病、Albright病、悪性腫瘍、動静脈瘻、腎炎、肝硬変、妊娠、発熱など

心不全の状態（病態）からみた分類

心不全は、発症の時間経過、心臓の障害の部位および働きなどにより、様々に分類されます。ここでは代表的な分類についていくつか述べてみます。

急性心不全と慢性心不全

急性心不全とは、心筋梗塞などのように心臓が突然障害をうけて、血液を全身に送り出すことができなくなってしまう状態をいいます。最近の急性心不全治療ガイドラインによると、急性心不全の病態（病型）は、6つに分類されています。

1. 急性非代償性心不全
2. 高血圧性急性心不全
3. 急性心原性肺水腫
4. 心原性ショック
   1) 低心拍出量症候群
   2) 重症心原性ショック
5. 高拍出性心不全
6. 急性右心不全

突然発症する急性心不全では、心臓の収縮力は低下して血圧が下がったり、呼吸困難などがみられますが、足の浮腫などはみられません。

一方、慢性心不全とは、長い経過で心筋が障害され、その結果心臓の働き（ポンプ機能）が弱くなって、身体のすみずみまで血液を十分に送り込めなくなった状態をいいます。また慢性心不全の患者が急に心臓の状態が悪くなった場合、「慢性心不全の急性増悪」と呼ばれています。慢性心不全では、通常血圧は維持されますが、浮腫がしばしばみられます。

左心不全、右心不全、両心不全

心臓は、ポンプのような働きをもつ左側の心臓（左心系）と全身から戻ってきた血液を受け入れ、肺に送り出す右側の心臓（右心系）に分かれますが、その左心系に障害が起こっている場合には、左心不全と呼ばれ、呼吸困難や起坐呼吸がみられます。一方、肺血栓塞栓症や肺高血圧症などで右心系に障害が起こっている場合には右心不全と呼ばれ、主に浮腫や肝臓の腫大、静脈の怒張などがみられます。この両者が起こった場合には、両心不全と呼ばれますが、左心不全ではしばしば右心不全を合併することが多く、両心不全になりやすいです。

収縮不全と拡張不全

心臓が正常に収縮して血液を送り出すことができない状態は、一般に収縮不全と呼ばれます。収縮不全では十分な心拍出量が得られなくなりますので、虚弱や疲労といった症状がみられます。一方、心臓の駆出には問題ありませんが、正常に弛緩・充満ができない状態は拡張不全と呼ばれます。拡張不全の割合は心不全全体の30～40％と言われています。しかし、心不全では収縮機能も拡張機能も低下していることが多く、両者を明確に区別することは必ずしも容易ではありません。このため、最近では、収縮不全は左室収縮機能が低下した心不全、拡張不全は左室収縮性が保持されている心不全と呼ばれています。

心不全の病態はどのようになっていますか

心不全では、心臓や血液循環の異常に対して、血圧の低下や循環血液量の減少を予防しようとして、図1のような代償機序が働きます。この代償機序は心不全の起こり方によって異なり、急性心不全では代償機序が間に合わないか、十分に働かないため、病態は重篤になりやすいですが、慢性心不全では代償機序が十分に働き、心臓や血液循環は維持されます。この代償機序の中で神経液性因子（交感神経系、レニン・アンジオテンシン・アルドステロン系）と呼ばれるものが重要な役割を演じており、心不全の急性期には、神経液性因子が亢進して、低下した心拍出量を補うため、循環血液量を増やすように合目的に働きます。しかし、神経液性因子の亢進した状態が持続しますと、増加した循環血液量により浮腫が生じるようになります。心臓では、心肥大や間質の線維化、アポトーシスといった心臓の形態変化（リモデリングと呼ばれます）が進展して、心筋での酸素の需要と供給のバランスが崩れ、循環動態を悪化させます。そして、全身の諸臓器の低灌流により肝臓や腎臓などの障害が助長され、悪循環が形成されていきます。

どのような症状がみられますか

心不全の症状は、うっ血に基づく症状と心拍出量の低下による臓器低灌流に基づく症状に分けられます。うっ血に基づく症状では、左心不全では肺うっ血に基づく症状が主体であり、呼吸困難、息切れ、頻呼吸、起坐呼吸がみられます。また、気道の浮腫が強くなると、いわゆる心臓喘息が出現します。右心不全では全

心不全の病態、診断

図1　心不全における代償機構

(川名正敏ほか「ハーバード大学テキスト　心臓病の病態生理　第2版」メディカルサイエンスインターナショナル，2004年，237pより参考に作成)

心不全の代償機序では、神経液性因子（交感神経系、レニン・アンジオテンシン・アルドステロン系）が重要な役割を演じます。心不全の急性期には、神経液性因子が亢進して、低下した心拍出量を補うため、循環血液量を増やすように合目的に働きます。しかし、神経液性因子の亢進した状態が持続しますと、逆に心拍出量は低下し、増加した循環血液量により浮腫が生じるようになります。

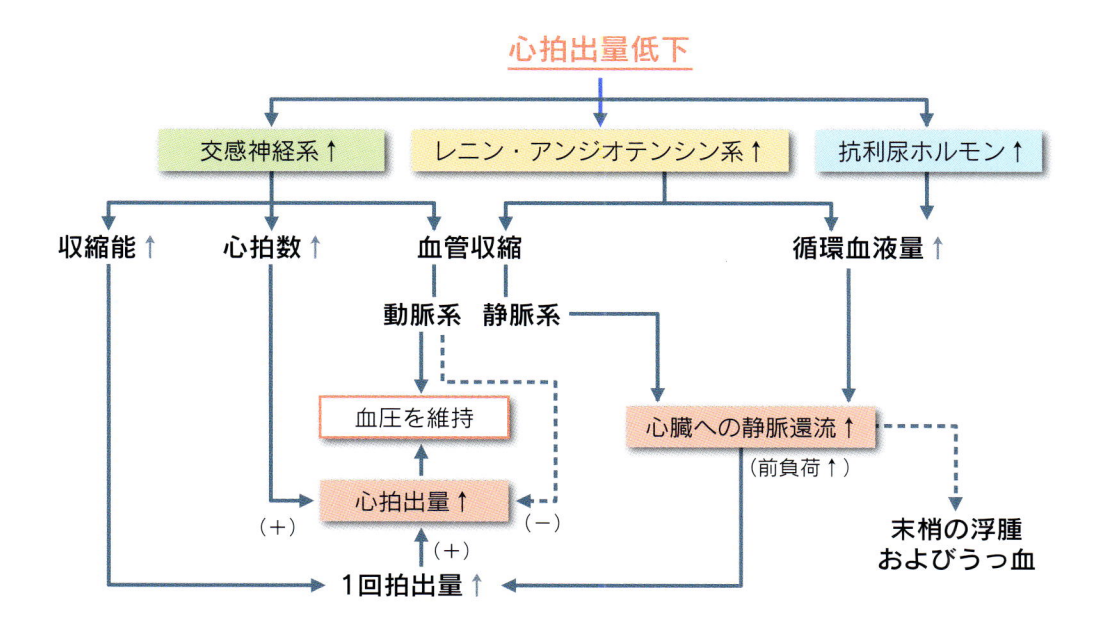

```
                        心拍出量低下
          ┌─────────────┼─────────────┐
      交感神経系↑    レニン・アンジオテンシン系↑    抗利尿ホルモン↑
     ┌──┬──┐         │                    │
   収縮能↑ 心拍数↑  血管収縮              循環血液量↑
                   動脈系 静脈系
                     │    │
                   血圧を維持          心臓への静脈還流↑
                     │                  （前負荷↑）
                   心拍出量↑                       
                    (+)  (−)              末梢の浮腫
                     │                    およびうっ血
                   1回拍出量↑
```

表3　心不全診断基準（フラミンガム研究）

アメリカのフラミンガム研究に基づき、1971年に発表された心不全の診断基準です。2つ以上の大基準、あるいは1つの大基準と2つ以上の小基準が認められれば、心不全と診断されます。

大基準	大または小基準	小基準
発作性夜間呼吸困難 頸静脈怒張 ラ音 胸部X線での心拡大 急性肺水腫 Ⅲ音ギャロップ 中心静脈圧上昇（>16cmH$_2$O） 循環時間延長（>25秒） 肝・頸静脈逆流 剖検での肺水腫、 内臓うっ血や心拡大	治療に反応して5日間で4.5kg以上の体重減少	両足首の浮腫 夜間咳嗽 労作時呼吸困難 肝腫大 胸水 肺活量の低下（最大の1/3以下） 頻脈（>120回／分間）

123

身のうっ血に基づき、右季肋部痛、食欲不振、腹部膨満感、心窩部不快感、浮腫、体重増加がみられます。一方、組織の低灌流による症状には、易疲労感、脱力感、乏尿、夜間多尿、チアノーゼ、四肢冷感、意識障害などがみられます。

心不全の診断と他の病気との鑑別

心不全の症状、診察所見、検査所見、心不全の原因となる心疾患の所見があれば、心不全と診断されます。フラミンガムの診断基準（表3）が診断の際に役に立ちます。しかし、心不全と類似の症状を呈する病気、特に肺、腎臓、肝臓、貧血、甲状腺の病気など、他の病気との鑑別が必要となることも少なくありません。通常は、心エコー検査や血液中の脳性ナトリウム利尿ペプチド（BNP）濃度などから鑑別されますが、成人呼吸促迫症候群などでは、鑑別が困難なこともあり、その際にはスワンガンツカテーテル検査が有用です。

表4 Killipの心不全重症度分類

Killip分類は臨床症状と身体所見から急性心不全の重症度を評価したものです。肺うっ血の程度と低心拍出量状態の有無により4群に分類され、クラスⅢとⅣは死亡リスクが高くなります。

Ⅰ	心不全なし	
Ⅱ	軽度から中等度心不全	両肺野の50％以下の領域にラ音を聴取 Ⅲ音聴取、静脈圧上昇
Ⅲ	重症心不全	肺水腫、両側肺野50％以上でラ音を聴取
Ⅳ	心原性ショックの血圧低下（90mmHg以下）	乏尿（20ml/時間以下）、末梢冷感、意識障害

図2 Forrester分類

スワンガンツカテーテルを用いて得られる心血行動態の指標から心不全の重症度を評価したものです。肺うっ血の有無と末梢循環不全の有無から4つのsubset（サブセット）に分類されます。Subset Ⅳは重症で死亡率が高くなります。

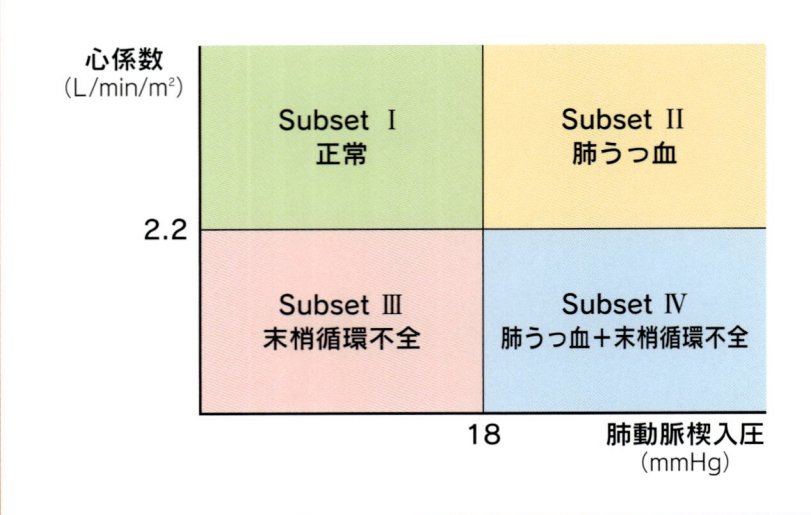

心係数（L/min/m²）

	肺動脈楔入圧 18 mmHg
Subset Ⅰ 正常	Subset Ⅱ 肺うっ血
Subset Ⅲ 末梢循環不全	Subset Ⅳ 肺うっ血＋末梢循環不全

（2.2 L/min/m² を境界）

図3　心不全の臨床病型（Nohriaらの身体所見による分類）

身体所見から急性心不全の重症度を評価したもので、うっ血所見と臓器低灌流（末梢循環不全）所見から4つに分類されます。wet & cold群はdry & warm群に対して死亡率が高くなります。

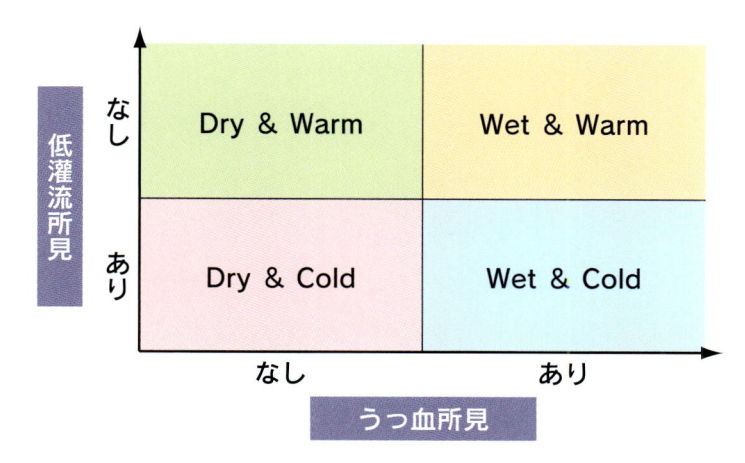

	うっ血所見なし	うっ血所見あり
低灌流所見なし	Dry & Warm	Wet & Warm
低灌流所見あり	Dry & Cold	Wet & Cold

Wet（うっ血所見）：起坐呼吸、頸静脈怒張、ラ音、肝頸静脈逆流、腹水、浮腫、II音肺動脈成分の左方向への放散、バルサルバ操作による短形波反応

Cold（低灌流所見）：脈圧狭小、交互脈、症候性低血圧（起立性を除く）、四肢冷感、意識障害

重症度を評価するためには

急性心不全の重症度分類として、従来からKillip分類（身体所見から判定、表4）、Forrester分類（心臓や血液循環のデータから判定、図2）が用いられていますが、最近、臨床症状で判断するNohriaらの臨床病型（図3）が治療や予後の予測に有用とされています。一方、慢性心不全では、NYHA分類、Borgスケール、6分間歩行試験、運動負荷試験による最大酸素摂取量の測定などが重症度の評価に使用されています。

心不全と診断するための流れ

心不全を診断する際に、症状、病歴、家族歴、身体所見、心電図、胸部X線写真、血液・尿検査などを行い、心不全の所見があり、血液中のBNPが上昇（＞100 pg/ml）していれば、心不全を想定し、心エコー検査を施行します。そして、左室駆出率（EFと略します）という指標を用いて、収縮能が低下した心不全（EFが40～50％未満）か、収縮能が維持された心不全かを鑑別します。左室収縮能が維持された心不全では、先天性心疾患、弁膜症、高心拍出状態、心膜疾患、肺動脈性肺高血圧症の可能性を検討し、いずれにも相当しなくてもBNPが200 pg/mlを超えていれば心不全と考え、心不全の基礎疾患の診断に必要な検査を進めていきます（図4）。

このような心不全の診療を進めるにあたり、心不全と類似の症状を呈する他の様々な病気との鑑別はとても重要となります。特に、心不全が繰り返された場合には、肝臓や腎臓などの働きがよりいっそう低下し、アルブミンの低下や貧血がみられることが多くなりますので、心不全のために肝臓や腎臓が悪くなったのか、肝臓や腎臓の病気に心不全を合併したのか鑑別に苦慮することも少なくありません。

第3章　心臓の病気

図4　慢性心不全診療の流れ

（「慢性心不全治療ガイドライン」2010より参考に作成）

　心不全の診療を行う場合、まず症状、病歴、家族歴を聴取し、診察や心電図、胸部X線写真、血液・尿検査などの検査を行います。心不全の所見があり、血液中のBNPが上昇（＞100pg/ml）していれば、心不全を疑って心エコー検査を行います。そして、左室駆出率（EFと略します）という指標を用いて、収縮能が低下した心不全か、収縮能が維持された心不全かを鑑別します。左室収縮能が維持された心不全では、先天性心疾患や弁膜症などの可能性を検討しますが、いずれにも相当しなくてもBNPが200pg/mlを超えていれば心不全と考え、心不全の基礎疾患の診断に必要な検査を進めていきます。一方、心不全の診療を進めるにあたり、心不全と類似の症状を呈する他のさまざまな病気を鑑別することも重要です。

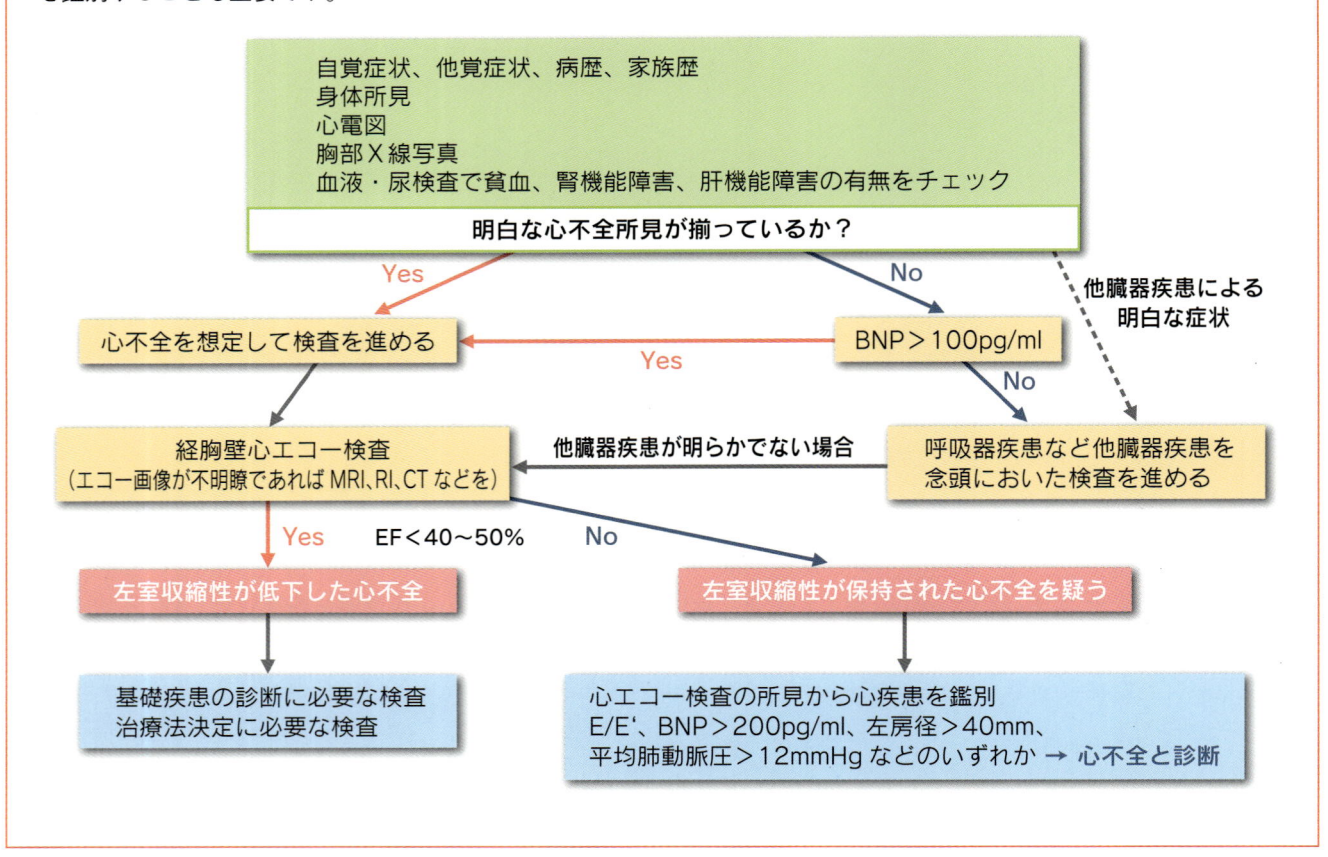

```
自覚症状、他覚症状、病歴、家族歴
身体所見
心電図
胸部X線写真
血液・尿検査で貧血、腎機能障害、肝機能障害の有無をチェック
明白な心不全所見が揃っているか？
```

- Yes → 心不全を想定して検査を進める
- No → BNP＞100pg/ml
  - Yes → 心不全を想定して検査を進める
  - No → 呼吸器疾患など他臓器疾患を念頭においた検査を進める
- 他臓器疾患による明白な症状 → 呼吸器疾患など他臓器疾患を念頭においた検査を進める

経胸壁心エコー検査
（エコー画像が不明瞭であればMRI、RI、CTなどを）

他臓器疾患が明らかでない場合

- Yes（EF＜40～50％）→ **左室収縮性が低下した心不全**
  - 基礎疾患の診断に必要な検査
  - 治療法決定に必要な検査
- No → **左室収縮性が保持された心不全を疑う**
  - 心エコー検査の所見から心疾患を鑑別
  - E/E'、BNP＞200pg/ml、左房径＞40mm、平均肺動脈圧＞12mmHg などのいずれか → 心不全と診断

Q&A

問：心不全で診断に用いられるBNPとは何ですか？

答：BNPとは、brain natriuretic peptideの略で、脳性ナトリウム利尿ペプチドと呼ばれます。心臓では心房や心室に負担がかかると、その場所の心筋細胞からナトリウム利尿ペプチドというホルモンがでて、心臓にかかった負担を軽減するように働きます。最初は心房から発見されたので、心房性ナトリウム利尿ペプチド（atrial natriuretic peptide: ANP）と呼ばれました。その後ラットの脳から同じような利尿ペプチドが見つかり、これはBNPと呼ばれるようになりましたが、このBNPは心不全状態のヒトの心室からもたくさん分泌されることが分かり、今では心不全の重症度や予後の推定にとても役に立っています。

第3章　心臓の病気

うっ血性心不全②
心不全の治療（急性・慢性）

浅地　孝能

心不全の治療は急性期（急性心不全）と慢性期（慢性心不全）で異なります。急性期の治療は、主として急激に悪くなった心臓や血液循環の働きを速やかに回復させることにあり、慢性期は生命予後や生活の質（QOL: Quality of life）の改善、すなわち心臓の病気があっても長生きして、普通に日常生活を送ることにあります。

急性心不全の治療

急性心不全はその病態から、急性非代償性心不全、高血圧性急性心不全、急性肺水腫、心原性ショック（①低心拍出量症候群　②重症心原性ショック）、高拍出性心不全、急性右心不全に分類されます。治療はこの病態を考慮して行うことになりますが、ここでは、心不全の一般的な治療法についてご紹介いたします。

急性心不全治療を行う際の基本的な考え方

急性心不全治療を行う上で重要なポイントは、
① 心臓や血液循環を速やかに改善・安定化させること
② 病態を形成する原因や誘因を速やかに把握し、それらに対しても的確に対処すること
③ 類似した症候を呈する他の疾患を鑑別すること
④ 薬物抵抗性の難治性の心不全に対しては、積極的に機械的補助循環療法を行うこと
⑤ 急性心不全の治療は、急性期から回復した後の慢性期の予後を考慮した治療であること
などです。

急性心不全の診療の流れ

急性心不全では、状態が急に悪化する可能性が高く、高度な治療を必要とすることが多いため、その治療は原則としてCCUなどの集中治療室に入院して行われ、点滴など血管を介した治療が中心になります。

重症度評価や原因検索のため、救急室や集中治療室では、診察と併せて、酸素飽和度、心電図、胸部X線写真、血液尿検査、動脈血液ガス分析、そして心エコー検査を行います。特に心肺蘇生などの救命治療が必要か否か、心原性ショックか否か判断します。症状や身体所見からKillip分類やNohria分類による重症度を評価し、胸部X線写真で心拡大、肺うっ血、胸水貯留などの有無を評価します。血液中のBNP濃度測定も心不全の重症度を評価するうえで参考となります。

入院後は、血圧、脈拍、呼吸数、意識状態などのバイタルサインを頻回にチェックし、心電図、酸素飽和度、尿量を持続的にモニターします。血行動態が不安定な場合には動脈圧モニターも併せて行います。必要に応じ、スワンガンツカテーテルを用いて持続的に心臓や血液循環を監視し、Forrester分類を用いて重症度を評価します（図1）。

急性心不全の治療（表、図2）
1．心臓や血液循環を安定化させるための治療

心不全における心臓や血液循環を改善させる方法として、水分や呼吸などの一般的な管理、薬物による治療、補助循環を用いた治療があります。

一般的な管理

心不全では、肺水腫や低灌流のために、身体が酸素不足になることが多く、その場合、鼻カニューレやマスクを用いた酸素吸入が行われます。これらでも酸素の取り込みが不十分なときには、持続陽圧呼吸や非侵襲的な陽圧呼吸による呼吸管理を行います。これらの方法でも十分な酸素化が行われなければ、気管挿管による人工呼吸管理が行われます。

水分管理では、からだに入ってくる水分量（摂取水分量や補液など）と出ていく水分量（尿や発汗など）との水分バランスを調整します。なかでも尿量、すなわち尿が十分に出ているか出ていないかということは非常に重要です。尿量が少ないとき、脱水でなければ通常利尿薬を用いますが、腎臓の働きが悪く、利尿

第3章 心臓の病気

図1 急性心不全診療の流れ

急性心不全の診療を行う場合、症状や身体所見からKillip分類やNohriaの分類を参考として重症度を評価し、心肺蘇生などの救命治療が必要か否か、心原性ショックか否か判断します。聴診やパルスオキシメータで、肺うっ血や低酸素状態が疑われれば、酸素吸入などの治療を行います。治療と同時に心電図、胸部X線写真、血液尿検査、動脈血液ガス分析、心エコー検査を行います。とくに胸部X線写真で心拡大、肺うっ血、胸水貯留などの有無を評価し、心エコー検査で心臓の構造的、機能的異常の有無を調べます。血液中のBNP濃度測定も心不全の重症度を評価するうえで参考となります。また、必要に応じ、スワンガンツカテーテルを用いて心臓や血液循環を評価し、Forrester分類に基づいて治療を行います。

症状 意識障害（不眠、夜間せん妄、不穏）、全身倦怠感、乏尿、手足が蒼白で冷たい
呼吸困難、腹痛
→ 心肺蘇生など救命処置の必要

身体所見の観察（収縮期血圧、心拍数、酸塩基平衡、尿量、意識、皮膚の冷汗）
聴診（肺野および心臓）
パルスオキシメータ
→ Killip分類、Nohria分類

血圧低下（90mmHg以下）
乏尿（20ml/hr以下）、末梢冷感、意識障害
→ 心原性ショック → ショックの治療

肺うっ血
低酸素時 → 酸素吸入、気管内挿管

12誘導心電図
動脈血液ガス分析
血液尿検査
ポータブル胸部X線写真
心エコー検査

急性心筋梗塞の疑い → 緊急心臓カテーテル検査
急性僧帽弁逆流、大動脈弁逆流 → 必要時緊急手術
完全房室ブロックなどの徐脈性不整脈 → 体外式ペースメーカ

→ 必要時スワンガンツカテーテルによる心血行動態の測定 → Forrester分類

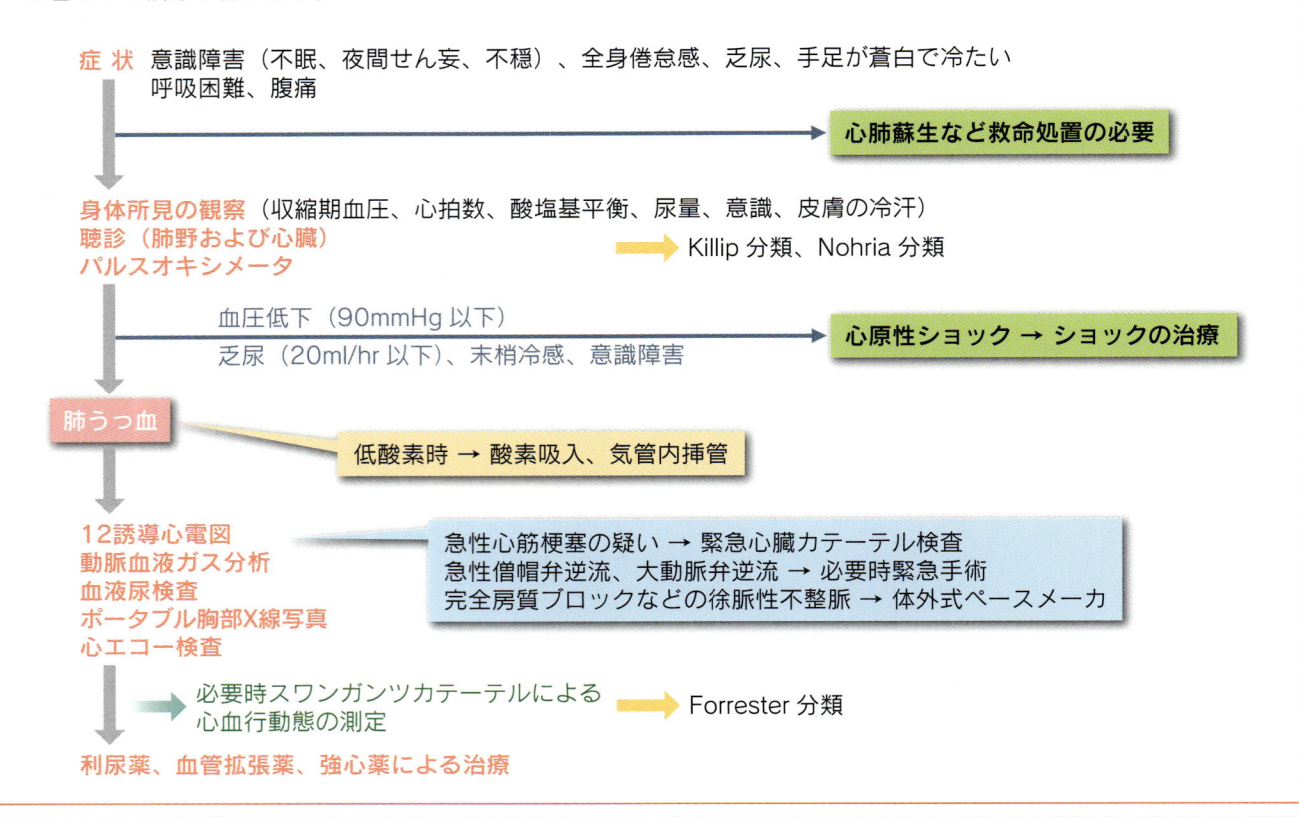

利尿薬、血管拡張薬、強心薬による治療

表 急性心不全の治療

血行動態安定化のための対策

一般的管理
- 水分管理（一日の水分バランス）
- 呼吸管理（酸素吸入、人工呼吸など）
- 精神的管理（モルヒネなどの使用）

薬物療法
- 利尿薬（ループ利尿薬、カルペリチド、バゾプレッシン2受容体阻害薬など）
- 血管拡張薬（硝酸薬、カルシウム拮抗薬など）
- 強心薬（ドブタミン、ドパミン、ノルエピネフリン、ホスホジエステラーゼⅢ阻害薬、アデニル酸シクラーゼ賦活薬など）

循環補助
- 大動脈内バルーンパンピング、経皮的心肺補助装置、補助人工心臓

血液濾過、透析など

原因に対する治療
- 急性心筋梗塞時の再灌流療法（冠動脈インターベンションなど）
- 急性弁疾患における弁置換術など

図2　急性心不全の治療

急性心不全の治療では、まず安静を保ち、水分や塩分の管理、酸素吸入などを行います。その上で、薬剤による治療を行いますが、心原性ショックや薬物治療でも改善しない難治性の心不全の場合には、その病態に応じた機械的補助循環を速やかに併用し、心不全を改善するように治療することが重要です。

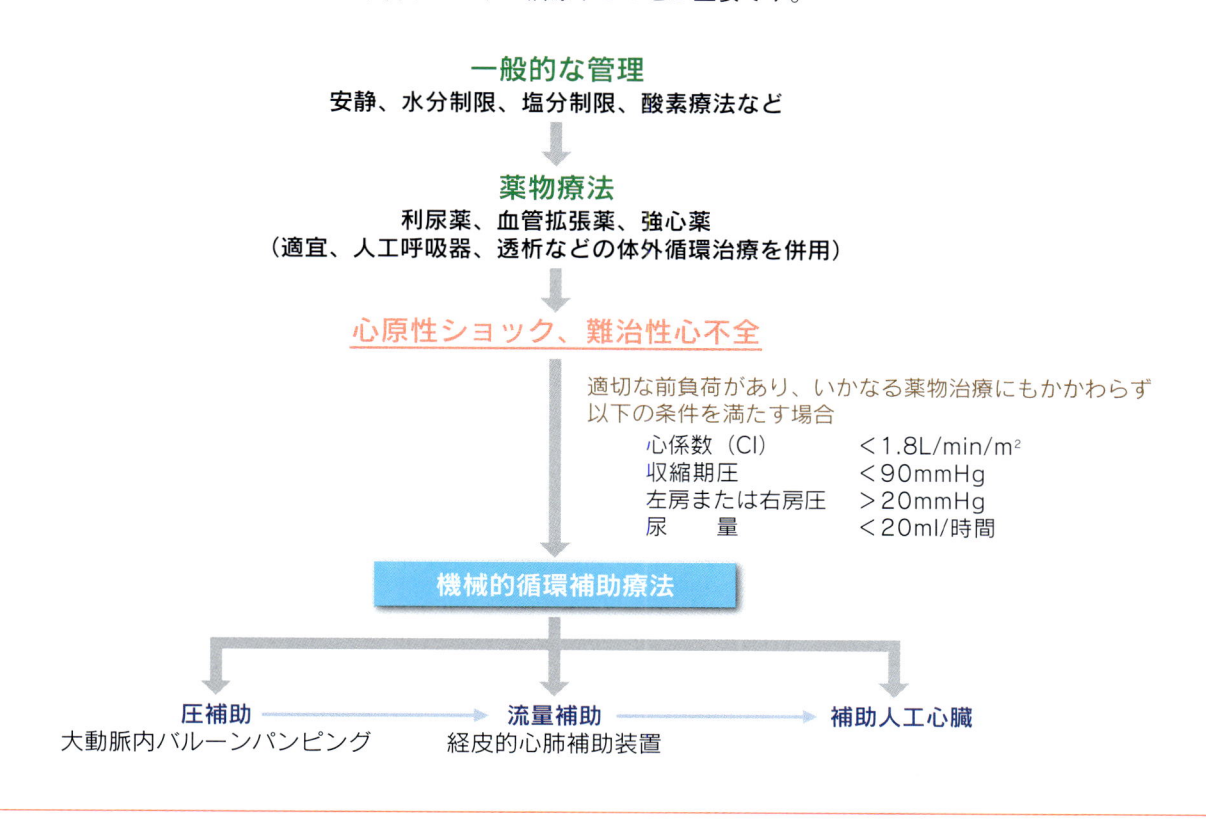

一般的な管理
安静、水分制限、塩分制限、酸素療法など

↓

薬物療法
利尿薬、血管拡張薬、強心薬
（適宜、人工呼吸器、透析などの体外循環治療を併用）

↓

心原性ショック、難治性心不全

適切な前負荷があり、いかなる薬物治療にもかかわらず以下の条件を満たす場合

心係数（CI）	<1.8L/min/m²
収縮期圧	<90mmHg
左房または右房圧	>20mmHg
尿量	<20ml/時間

↓

機械的循環補助療法

- 圧補助 — 大動脈内バルーンパンピング
- 流量補助 — 経皮的心肺補助装置
- 補助人工心臓

薬でも十分な尿量が得られない場合には、血液濾過や透析などの治療が行われます。

また、心不全では不穏、不眠などのために精神的な安定が必要になることがあります。精神安定剤やモルヒネなどを使用しますが、使用後に呼吸状態が悪くなることがありますので注意が必要です。

薬物を用いた治療について

急性心不全では、心不全の病態を考慮して様々な治療薬が用いられます。うっ血を改善するためには、利尿薬（ループ利尿薬、バゾプレッシン受容体阻害薬など）や血管拡張薬（硝酸薬、利尿ホルモン）を用います。もし高血圧を合併しているときには、硝酸薬やカルシウム拮抗薬などの血管拡張薬が用いられます。

臓器低灌流の所見がある場合、強心薬が用いられます。強心薬は心筋の収縮力を高めて心臓の働きを改善する薬です。これにより、心臓や血液循環が改善されますが、多くの心不全に関する臨床成績から、強心薬を使用した場合、慢性期の予後がかえって悪くなる可能性が示されました。このため、強心薬の使用は必要最小限とし、その減量中止を適切に判断していくことが重要です。強心薬には、ドブタミン、ドパミン、ノルエピネフリン、ホスホジエステラーゼⅢ阻害薬、アデニル酸シクラーゼ賦活薬などがあります。使用時には、これらの薬剤の特性を理解し、心不全の病態に応じた薬剤を選択します。例えば、心原性ショックで血圧が低い時には、血圧を上げるために、ドパミンやノルエピネフリンが選択されます。

以前から使用されてきたジギタリス製剤は、今日、強心薬として使用されることはなく、頻脈性心房細動の心拍数をコントロールするために用いられます。

循環を補助するための機械を用いた治療

薬物治療で心臓の働きや血液循環が改善しない場合には、循環を補助する治療として、大動脈内バルーンパンピングや経皮的心肺補助装置

を用いた治療法を行います。最初はそれぞれ単独で、必要に応じていっしょに使用します。いずれも長期間の使用は難しいことから、長期的なサポートが必要な場合には補助人工心臓を使用します。これらの治療法には、それぞれ長所や欠点があり、使用時にはそれらを熟知しておくことが大切です。

2. 原因に対する治療

急性心不全の治療において、血液循環の安定化を図る上で、原因疾患に対する治療法が必要になることが少なくありません。とくに急性心筋梗塞による心不全の場合、血行再建を考慮して緊急冠動脈造影を行います。経皮的冠動脈インターベンションが可能な病変であればインターベンションを行いますが、インターベンションが困難な場合や心筋梗塞合併症の心破裂、急性僧帽弁逆流、心室中隔穿孔などがあれば手術治療を考慮します。

慢性心不全の治療

心不全の多くは左室の収縮機能が低下したために起こる心不全です。その原因としては、ほとんどすべての心疾患があてはまります。前項の心不全の病態生理・診断にあるように、これらの病気においては交感神経系やレニン・アンジオテンシン・アルドステロン系が持続的に活性化され、進行性の左心室拡大や心筋収縮力の低下、すなわちリモデリング（心臓の形態の変化）が生じ、死亡や心不全の悪化などが起こりやすくなると考えられています。そこで、このような神経液性因子の亢進した状態を是正することにより左室のリモ

デリングを抑制し、心不全の予後を改善することが最近の慢性心不全治療の中心となっています。

慢性心不全の重症度評価

慢性心不全の治療では、生命予後や日常生活における生活の質（QOL: Quality of life）を改善させることが重要であり、心不全の重症度や運動耐容能を正しく評価し、治療によりいかに改善されたかを調べることが大切です。通常、自覚症状から評価されるNYHAの心機能分類が最も使用されています。また客観的な評価法として、多段階漸増運動負荷試験による最高酸素摂取量や嫌気性代謝閾値の測定、6分間歩行試験などがあります。

重症度に応じた治療の流れ
治療目標と一般的な管理

慢性心不全の治療目標は、心機能や循環動態を改善して、自覚症状を軽減し、日常生活の質を向上させ、心不全の悪化や突然死、合併症を予防し、生命予後を改善させることです。

そのため、原因となる基礎心疾患を適切に診断し、その病期や重症度、合併症に対する評価を含めた総合的な治療が必要となります。また、慢性心不全では心不全の診断後、一生涯にわたり生活管理や薬物治療を続けていかなければなりません。そのため、心不全を悪化させないような対策が必要です。

生活管理としては、服薬を厳守し、塩分や水分のとりすぎに注意し、過度の労作を避けることが必要です。アルコールの制限や血圧の管理も大切です。かぜなどの感染症も心不全を悪化させやすく注意が必要です。

最近では精神的なケアも必要であり、テレビ電話やインターネットによる管理なども行われています。医師、看護師、薬剤師、栄養士、リハビリ士など多職種が関与して治療にあたる包括的総合医療がとても重要です。

薬物治療について

交感神経系やレニン・アンジオテンシン・アルドステロン系など、神経液性因子の活性の亢進が慢性心不全の悪循環を形成していることが示されて以来、これらに対する治療薬が開発され、それらに対して多くの大規模臨床試験が行われ、生命予後やQOLを改善する有効な薬剤が数多く報告されています。また、大規模臨床試験の結果を踏まえ、現在慢性心不全治療のガイドラインが呈示され、これに基づく治療が推奨されています。

治療薬の種類

主な治療薬として、アンジオテンシン変換酵素阻害薬（ACE阻害薬）、アンジオテンシンII受容体遮断薬（ARB）、β遮断薬、利尿薬、アルドステロン拮抗薬、血管拡張薬（硝酸薬、カルシウム拮抗薬）、強心薬（ジギタリス、ピモベンダン）などがあります。

わが国の慢性心不全治療のガイドラインに基づく治療の流れ

わが国では、2006に慢性心不全治療のガイドラインが作成され、2010年に改定されました（図3）。ACC/AHAのガイドラインのステージ分類（図4）を参考とした薬物治療の流れが示されていますが、使用する治療薬がよりわかりやすくなっています。

ステージA：心不全のリスクは高いが、構造的心疾患や心不全症状が

図3　心不全の重症度からみた薬物治療指針

（「慢性心不全治療ガイドライン」2010に基づき作成）

我が国の慢性心不全治療ガイドラインによる「心不全の重症度からみた薬物治療の指針」です。NYHA分類やACCF/AHAによるステージ分類を基本として、心不全の重症度が分類されています。症状のないステージAからの早期治療が勧められています。心不全の進行に伴い、必要に応じ多剤併用や非薬物治療を組み合わせて治療を進めていきます。

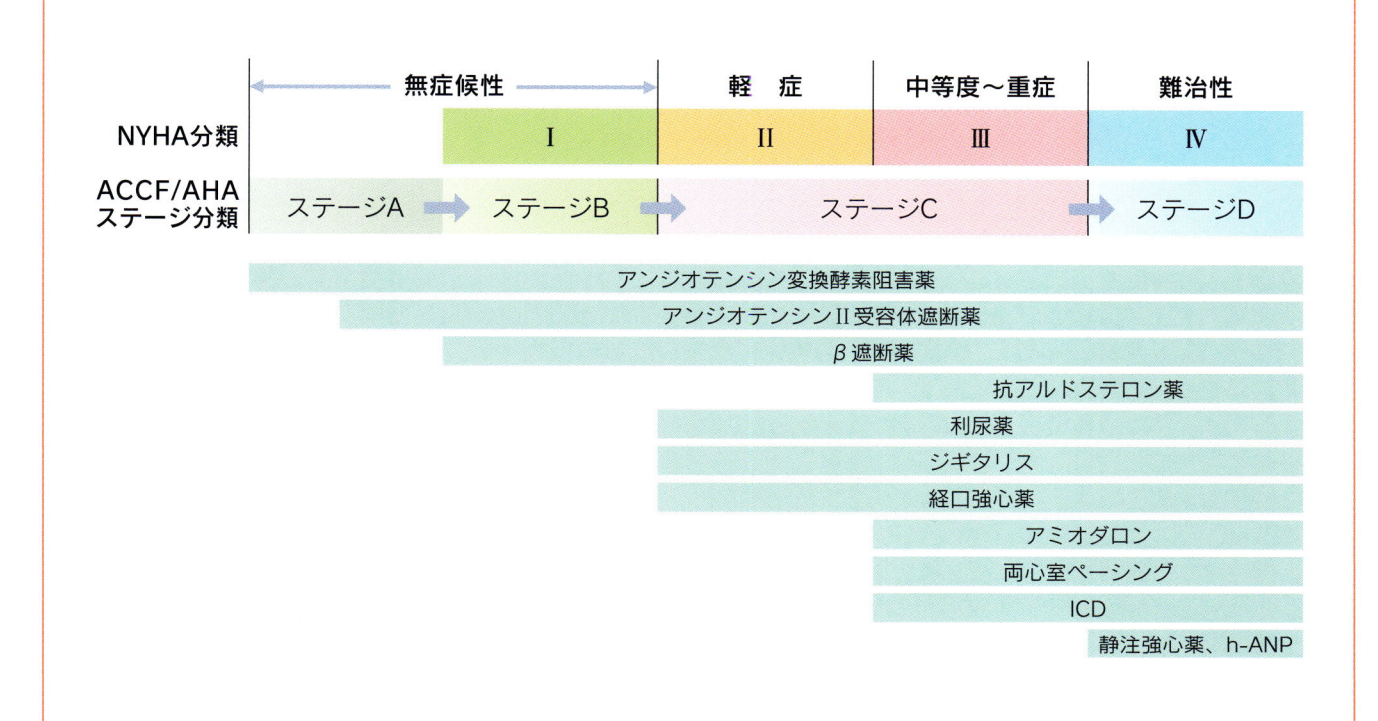

重症度	無症候性	軽症	中等度～重症	難治性
NYHA分類	I	II	III	IV
ACCF/AHAステージ分類	ステージA → ステージB	→ ステージC		→ ステージD

適用範囲（ステージB以降〜）：
- アンジオテンシン変換酵素阻害薬
- アンジオテンシンII受容体遮断薬
- β遮断薬

適用範囲（ステージC以降〜）：
- 抗アルドステロン薬
- 利尿薬
- ジギタリス
- 経口強心薬
- アミオダロン
- 両心室ペーシング
- ICD

適用範囲（ステージD）：
- 静注強心薬、h-ANP

ないもの
ステージB：構造的心疾患はあるが、心不全の徴候や症状がないもの
ステージC：構造的心疾患があり、心不全症状の既往があるか、現在心不全症状があるもの
ステージD：特殊な治療や処置を必要とする難治性心不全

重要なことは、心不全の症状が出現する前の、心不全のリスクがある段階から治療を行うということです。心不全の発症予防として、基礎疾患に対する精査や治療、生活習慣の是正を行い、必要時高血圧、動脈硬化性血管病変、糖尿病に対して、レニン・アンジオテンシン・アルドステロン系に対する治療薬の使用が推奨されています。β遮断薬は構造的心疾患が認められた段階で使用されます。心臓の病気に、息切れ、易疲労感、運動耐容能の低下など、心不全の症状が出現するようになれば、症状を軽減するために利尿薬、ジギタリス、ピモベンダンなどが使用され、必要時心臓の再同期治療や植え込み型除細動器による治療が行われます。最終的な段階では、強心薬や心房性利尿ペプチド（h-ANP）の持続点滴、心臓移植や機械を用いた循環の補助が行われます。

合併症に対する治療について

慢性心不全では、心室性期外収縮や心室頻拍は突然死の危険因子であり、これらの心室性不整脈に対する治療のため、アミオダロンの内服、植え込み型除細動器が使用されています。また心不全では心房細動の合併をはじめ、心房や心室内に血栓が生じやすいので、ワルファリン、プラザキサなどの抗凝固薬が使用されています。

薬物以外の治療法について

慢性心不全の治療では、飲み薬だけでは心臓の働きを十分に改善させることができず、入院を繰り返すことが少なくありません。このため、薬物以外の治療法が盛んに試みられ、成果を上げています。例えば、心室頻拍などの不整脈に対して植込み型除細動器（ICD）が使用され、拡張型心筋症などの病気では心臓の働きを改善させることを目的として心臓再同期療法（両心室ペーシング）が行われています。さらに難治

第3章 心臓の病気

図4 慢性心不全のステージ分類による治療

（ACC/AHA 2009に基づき作成）

ACCFとAHAが合同で作成した「心不全の診断と管理に関するガイドライン」に呈示された『心不全発症のステージ／ステージごとの推奨治療』です。心不全のリスク期と心不全期に大別し、4つのステージに分類しています。ステージごとに対象となる患者層を例示し、その治療目標や推奨薬剤、特定の患者に使用する装置を示しています。またステージIVでは、心不全終末期のケアやホスピスについても言及されています。

心不全のリスク		心不全	
ステージA 心不全のリスクは高いが、構造的心疾患や心不全症状がない	**ステージB** 構造的心疾患はあるが、心不全の微候や症状がない	**ステージC** 構造的心疾患があり、心不全症状の既往があるか、現在心不全症状がある	**ステージD** 特殊なインターベンションを必要とする難治性心不全
例）以下の患者 ・高血圧 ・アテローム性動脈硬化症 ・糖尿病　・肥満 ・メタボリック症候群 または、以下の患者 ・心毒性のある薬剤の使用歴 ・心筋症の家族歴	例）以下の患者 ・心筋梗塞の既往 ・左室リモデリング 　左室肥大 　駆出率低下など ・症状のない弁膜症	例）以下の患者 ・構造的心疾患の診断が確定 および ・息切れと疲労、運動耐容能の低下	例）以下の患者 最大限の薬物治療が奏功せず、安静時に著明な心不全症状がある患者（入院を繰り返す患者、特殊なインターベンション非施行では安全に退院できない患者など）
治療目標 ・高血圧の治療 ・禁煙の奨励 ・脂質異常の治療 ・定期的な運動の奨励 ・飲酒制限の奨励 ・非合法薬物の使用 ・メタボリック症候群のコントロール 薬剤 ・ACE阻害薬あるいはARBを、血管疾患または糖尿病を有する適切な患者に対して使用	治療目標 ・ステージAのすべての指標 薬剤 ・ACE阻害薬あるいはARBを適切な患者に使用 ・β遮断薬を適切な患者に使用 特定の患者に使用する装置 植込み型除細動器	治療目標 ・ステージAとBのすべての指標 ・ナトリウム摂取の制限 ルーチンで使用する薬剤 ・体液貯留に対する利尿薬 ・ACE阻害薬 ・β遮断薬 特定の患者に使用する薬剤 ・アルドステロン拮抗薬 ・ARB　・ジギタリス ・ヒドララジン/硝酸薬 特定の患者に使用する装置 ・両室ペーシング ・植込み型除細動器	治療目標 ・ステージA、B、Cの適切な指標 ・適切なケアレベルに関する決定 選択肢 ・行き届いた終末期のケアホスピス ・特別な手段 　心臓移植 　長期の変力作用薬 　恒久的な機械補助 　実験的手術または薬剤

矢印：構造的心疾患 → 心不全症状の発現 → 安静時における難治性心不全

性の重症の心不全には補助循環装置（大動脈内バルーンパンピング、経皮的心肺補助装置、補助人工心臓など）が使用されたり、僧帽弁形成術や心臓移植などの手術治療が行われます。また、繰り返す狭心症や心筋梗塞後の心不全の場合には、冠血行再建術（経皮的冠動脈インターベンション、冠動脈バイパス術）や左室形成術（ドール手術など）が行われます。

さらに、運動療法（安定期にあるコントロールされたNYHA II～III度の慢性心不全患者）、在宅酸素療法（NYHA III度以上、睡眠時のチェーン・ストークス呼吸、睡眠ポリグラフィーで無呼吸低呼吸指数が20以上）、持続気道陽圧呼吸療法、非侵襲的陽圧換気療法、和音（温熱）療法なども行われています。

医学の進歩により、心不全の病態がより詳細に解明され、心不全の悪循環を形成する要因に対する治療法が開発されました。そして薬物治療や薬物以外の様々な治療法を行うことにより、心不全の生命予後やQOLがかなり改善されています。しかし、その一方では、拡張型心筋症のように、心臓移植以外には十分な治療法がなく、生命予後が非常に悪い病気があります。現在、心筋を再度元気にする再生治療が研究されていますが、一日も早い治療法の確立、また十分な治療体制の確立が切望されています。

さらに、心不全では、図5にありますように、高血圧、糖尿病、脂質異常症、肥満、メタボリック症候群、腎臓病、肝臓病、貧血など、全身の様々な病気を合併します。この意味では、心不全を診療する際には、全身的な観点から考えていかなければなりません。また、今後は心不全を発症しないための予防医学の研究が進むことを期待いたします。

図5　慢性心不全は全身疾患

(心不全up-to-date 2008に基づき作成)

　心不全では、高血圧、糖尿病、脂質異常症、肥満、メタボリック症候群、腎臓病、肝臓病、貧血など、全身のさまざまな病気を合併します。とくに腎臓病と貧血の合併は心臓・腎臓・貧血症候群として注視されています。このため心不全を診療する際には、全身的な観点から病態や治療を考えていかなければなりません。

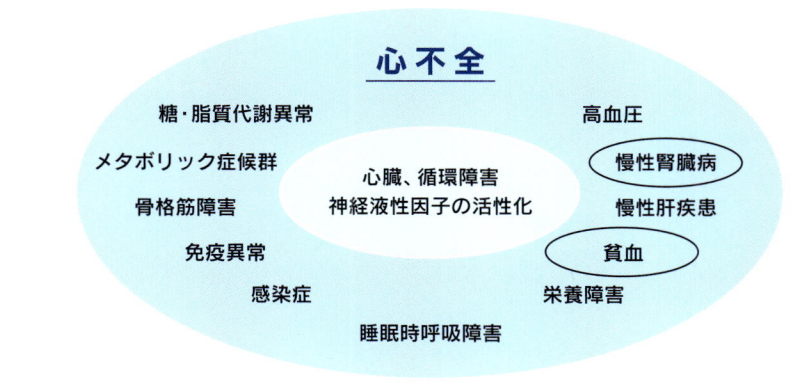

心不全

- 糖・脂質代謝異常
- メタボリック症候群
- 骨格筋障害
- 免疫異常
- 感染症
- 睡眠時呼吸障害
- 高血圧
- 慢性腎臓病
- 慢性肝疾患
- 貧血
- 栄養障害

中心：心臓、循環障害　神経液性因子の活性化

Q & A

問：心不全は良くならないのですか？くり返し易いと聞きますがどうすればよいですか？

答：心不全はすべての心臓の病気が辿りつく最後の状態といわれていますので、元の元気な心臓に戻すことはできませんが、心不全が進んだり、悪くなったりすることを遅らせ、普通の生活をおくっていくことは十分可能です。心不全がくり返される原因には、のみ薬の中断、塩分のとりすぎ、過労などがあります。これらを注意することで心不全が悪くなったり、入院をくりかえすことを防ぐことができます。また最近は新しい心不全の治療薬が出てきていますので、医師と相談しながら、病気に負けない身体を作られることをお勧めいたします。

コラム ②

ペースメーカー治療（CRT）

藤林　幸輔

慢性心不全の新しい治療法として、心臓再同期療法（Cardiac Resynchronization Therapy：CRT）があり、その効果が期待されています。

ペースメーカーを利用した治療法で、お薬で十分に治療しても入退院を繰り返す患者に使用されます。その適応は、十分な薬物治療を行っても改善しないNYHAクラスⅢないしクラスⅣの慢性心不全で、左室駆出率35％以下、心電図QRS幅130 msec以上の心室内伝導障害を有する場合ないしは徐脈に対するペーシング治療の適応がある場合とされています（日本循環器学会『不整脈の非薬物治療ガイドライン』2006年改訂版より引用）。

心臓の各部位に生じた、収縮するタイミングのずれを補正（同期）することで、無駄な動きを減らし、結果として、心臓の負担軽減、血行動態の改善をもたらします。CRTを継続すると、大きく膨らんだ心臓を小さくしたり（reverse remodeling）、運動耐用能やQOLを改善します。予後の面でも、CRTは心不全での死亡率や入院回数を減少させるといわれています。また、重症心不全では心臓突然死を来すことがあり、生命予後改善効果を期待し、両室ペーシング機能付き植込み型除細動器（CRT-D；図1が選択されます。

一方で、このCRT治療に反応しない患者"nonre-

図1　CRT-PおよびCRT-D

CRTの機能を持つペースメーカーをCRT-P、CRTに植込み型除細動器（ICD）の機能を併せ持つ装置をCRT-Dと言います。

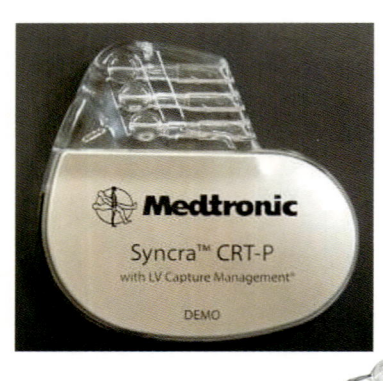

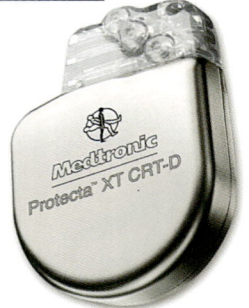

（Medtronic社製）

図2　CRTのシューマ

左心室を挟み込むように、電極を配置することで左心室全体が同時に収縮できるように補正（再同期）します。

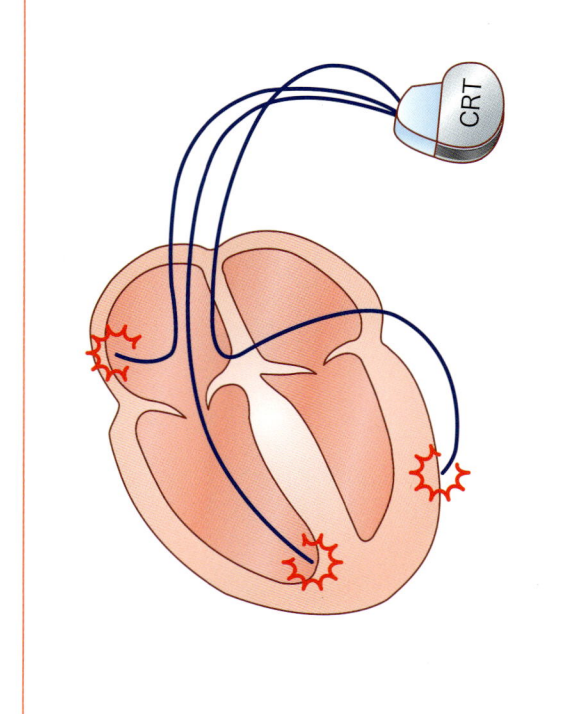

ペースメーカー治療（CRT）

sponder"も3割程度いることが知られており、non-responderを見分ける検査法について研究が盛んに行われています。

CRT（図2）植え込み手技の実際は、ペースメーカーと同様に右心房、右心室に電極を留置し、さらに左心室を挟み込むよう冠静脈（主に側静脈）内にも電極を留置します。冠静脈の解剖学的走行に多様性があり、操作中に冠静脈洞解離や冠静脈穿孔、心タンポナーデなどを生じる可能性があります。また、横隔膜神経刺激や閾値不良のため電極留置部位は制限されることとなります。術後に電極が脱落することもあり、困難症例では外科医と相談し、心外膜に電極を留置することも検討されます。

外来では、自覚症状や心電図、心臓超音波検査、胸部X線、血液検査などを指標に、各電極よりペーシングするタイミングを適宜調節します。経過中に不必要となった薬剤を減量、中止できることもあります。また、デバイスに付加された機能を用いて、生体情報を読み取り、服薬状況や心不全兆候、活動レベルを推察することで診療に生かされる場面もあります。

今後、さらなる研究・開発で発展していくことが予想される分野であり、期待されています。

第3章　心臓の病気

後天性弁疾患①
弁膜症

梶波　康二

弁膜症とは

　ヒトの心臓は内部が4つの部屋（左右の心房と心室）に分かれています。各部屋の出入口には膜状の弁があり、血液の逆流を防いでいます。この弁が何らかの原因によって硬化もしくは破損すると、血液の通過障害や逆流が起きます。これが心臓弁膜症です。心臓には大動脈弁、僧帽弁、肺動脈弁、三尖弁と全部で4つの弁があり、障害される弁によって出現する症状が異なります。このうち疾患として問題になるのは大動脈弁と僧帽弁の障害であり、ここでは両者について説明します。

大動脈弁の病気

大動脈弁狭窄症

　大動脈弁口が狭くなり、収縮期に左室から大動脈への血液拍出が障害されている状態です。原因としては、従来はリウマチ性（リウマチ熱の後遺症として発症）が多数を占めていましたが、抗生物質治療の普及により減少しました。これに対し、正常弁（三尖）が変性や石灰化を呈する硬化性のものが、70歳以上の女性を中心に近年増加しています。先天性の異常である二尖弁も原因となります。
　大動脈弁弁口面積は通常2.6～3.6 cm^2（平均3.0cm^2）ですが、＜1.0 cm^{2}になると臨床症状が発症すると言われています。左室から大動脈への血液拍出が障害され、左心室に慢性的な圧負荷がかかります。これを代償するため左心室は内腔へ向かって肥大するので、病初期には左心室収縮機能は温存され、狭窄は存在するものの無症状で長期間経過することもまれではありません。しかし狭窄が強くなると弁の前後での圧力（血圧）の差は100 mmHg以上にもなり、最終的には左心室の収縮能低下を来します（図1）。よって、労作時の呼吸困難や息切れ、就寝後の突然の呼吸困難など、左心室の機能低下（左心不全症状）が出現した場合は、進行した病状が示唆されます。また失神（労作時に多い）や狭心症を呈する場合も少なくありません。診断は、聴診や心電図に加え、心エコー検査で大動脈弁弁尖の開放障害を検出することが重要です。心エコー検査では弁口面積を推定し、重症度を判定することができます。
　症状が出現した時点で既に左心室機能低下は進行していることから、投薬による内科的治療のみでは予後不良（平均余命5年以内）であり、外科的に弁置換術を行う必要があります。

大動脈弁閉鎖不全症

　大動脈弁閉鎖不全症とは、拡張期に大動脈弁閉鎖が不完全なため大動脈から左室へ血液が逆流する状態を

図1　大動脈弁狭窄症の病態生理

　左室流出路の狭窄により、左室圧上昇と二次性の心肥大を生じます。

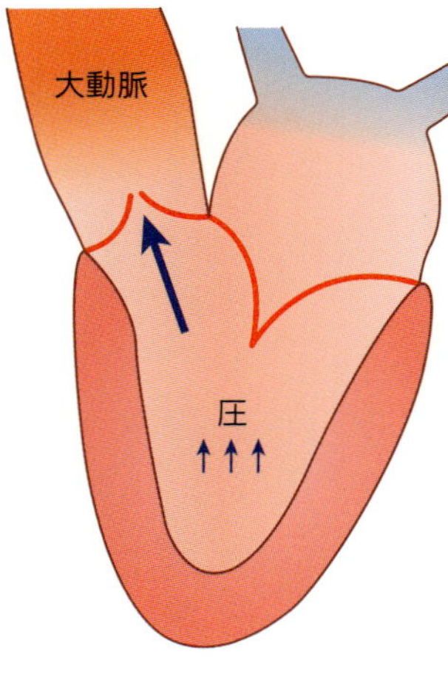

言います。大動脈弁自体あるいは大動脈根部（弁輪部）の異常、またはその両者により起こります。原因は、弁自体の異常としては、大動脈弁狭窄症と同じくリウマチ熱の後遺症（狭窄を合併する、リウマチ熱の発症減とともに頻度低下）、梅毒、感染性心内膜炎があります。一方、大動脈根部の異常としては梅毒、大動脈炎症候群、大動脈解離があり、弁尖および大動脈根部の両者の異常としては、結合組織異常であるマルファン症候群などが知られています。

大動脈から左室への血液逆流は、左室の容量負荷（1回拍出量増大）を来し、これを代償するため左室は拡張します。これが長期間持続すると左室収縮機能障害が生じ、左心不全を起こします。なお大動脈解離など急性経過をとる場合は、左室の代償性拡張は認められず、急激に肺うっ血へと病態が進展し、危険です（図2）。

症状は緩徐な経過をとることが多く、動悸や労作時呼吸困難が初発症状のことが多くあります。重症例では就寝後の突然の呼吸困難や狭心症を呈します。診察では心雑音に加え、脈圧（収縮期血圧と拡張期血圧の差）増大が特徴的で、大きさと重症度は並行します。胸部X線、心電図に加え、心エコー検査での逆流波の証明と半定量、大動脈弁の構造変化や逸脱、大動脈根部拡大の評価が診断の決め手となります（図3）。

図2　大動脈弁閉鎖不全症の病態生理

大動脈から左室に逆流する異常血流を太い矢印で示しています。急性の大動脈弁閉鎖不全症では、左室の大きさは正常でコンプライアンスが比較的低いため、左室拡張期圧は著明に上昇し、それが左房や肺静脈に伝わり肺うっ血や肺水腫を生じます。慢性の大動脈弁閉鎖不全症では左室や左房が代償性に拡大し、逆流量が多くても左室の圧はそれほど上昇しないため、肺うっ血は生じにくい。

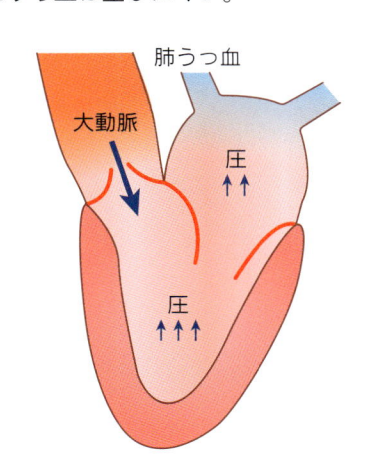

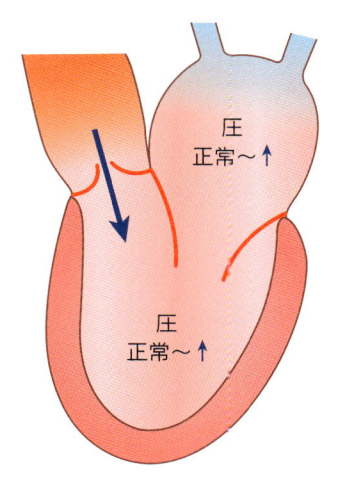

急性大動脈弁閉鎖不全症　　慢性大動脈弁閉鎖不全症

図3　大動脈弁逆流例のカラードップラー血流像

（坂本二哉 編「ドップラー心エコー図テキスト」文光堂（東京），1988年，p104より引用）

逆流ジェットの到達距離は、重症になるほど心尖部に近づきます。逆流ジェットの幅も、重症になるほど広くなっています。

軽度　　中等度　　高度

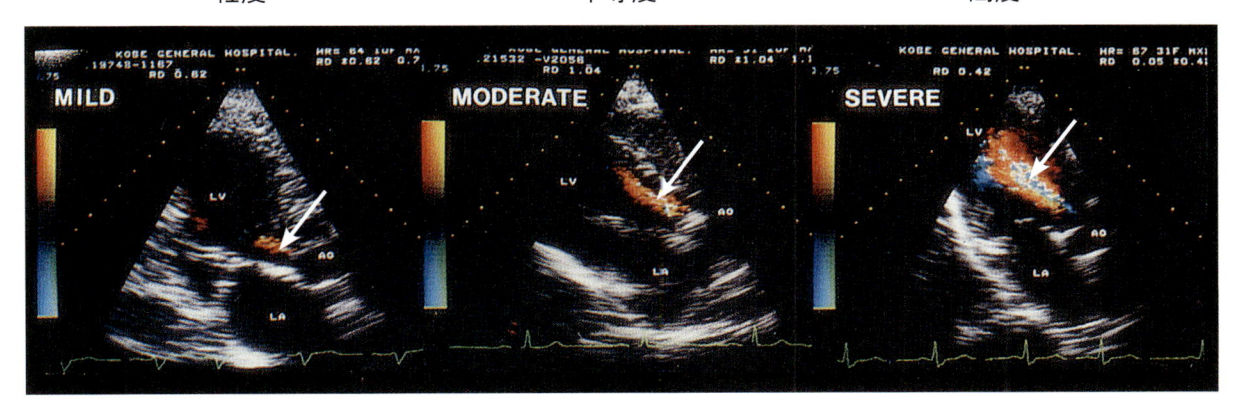

第3章 心臓の病気

治療としては、無症状期は血圧をコントロールすることで逆流量を抑え、心不全症状が出現した場合、症状は目立たなくとも左心室機能低下や左心室拡大が進行した場合は、時期を失うことなく弁置換術を考慮します。大動脈解離など急性に進行する閉鎖不全症は予後が不良であり、早期の外科治療の対象となります。

僧帽弁の病気

僧帽弁狭窄症

僧帽弁口が狭くなり、拡張期に左心房から左心室への血液流入が障害されている状態です。原因としては、大部分はリウマチ熱の後遺症として発症しますが、罹患既往が不明な症例も少なくありません。リウマチ熱による炎症性変化が僧帽弁および周辺組織に繰り返し波及し、変化が生じます。通常リウマチ熱罹患後10年以上を経過して、弁膜症として発症しますが、抗生物質治療の普及により患者数は減少しました。男女比は1:4程度で女性に多い特徴を持ちます。

左心房から左心室への血流が障害され、左心房圧が上昇し、肺静脈および肺毛細管圧の上昇、さらには右心室圧負荷をもたらします。僧帽弁の弁口面積は通常4〜6 cm²ですが、＜1.5 cm²になると臨床症状が発症し、＜1.0 cm²になると明らかな身体活動制限が生じます。軽〜中等症では運動時のみ心拍出量低下と肺動脈圧上昇が見られますが、重症になると安静時心拍量が既に減少しています（図4）。

初期症状は労作時呼吸困難ですが、高頻度に合併する発作性心房細動の発症とともに動悸発作を認める

こともよくあります。女性では心負荷が増大する妊娠時に症状が初めて認められることもあります。肺うっ血が進行した場合は夜間発作性呼吸困難や起座呼吸が、さらに進行して右心室の機能低下に至った場合は肝腫大や食欲低下、全身浮腫などが見

られます。この疾患に特徴的な合併症として、血液がうつ滞した左心房内に血栓（血の固まり）が生じやすく、これが血流に乗って全身の動脈を閉塞する（塞栓症）問題があります。脳動脈に生ずれば広範囲の脳梗塞を、冠動脈であれば急性心筋梗塞

図4 僧帽弁狭窄症の病態生理

正常心では、拡張期に左房から左室に抵抗なく血液が流入します。僧帽弁狭窄症では、左房の出口に閉塞を生じるために左房圧が上昇し、その結果、肺動脈や右心系の圧まで上昇します。

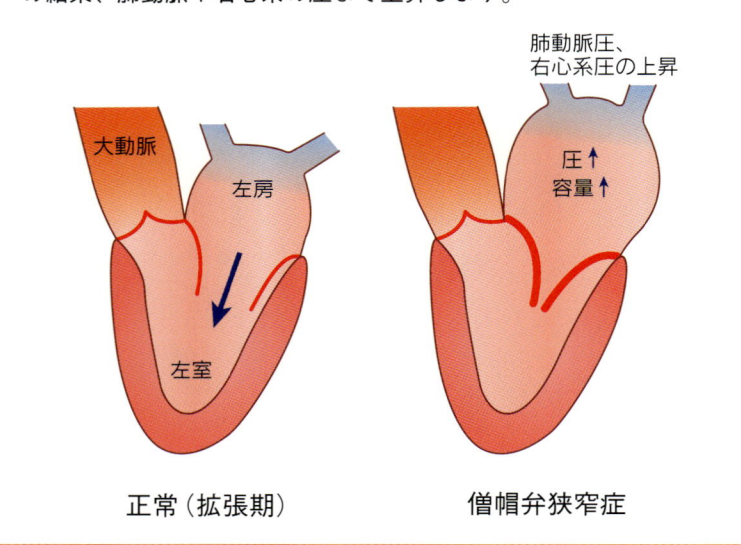

図5 リウマチ性連合弁膜症例

大動脈弁①と僧帽弁②に変化を認めたリウマチ性連合弁膜症例

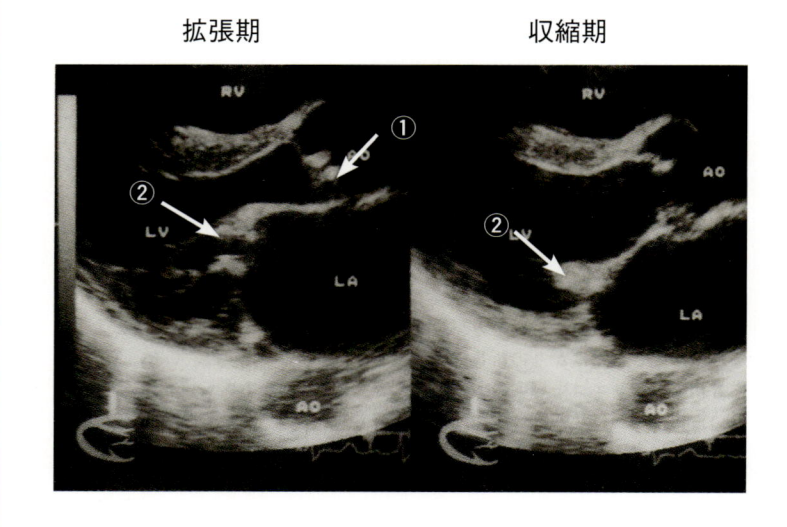

を、腎動脈・脾動脈・腸間膜動脈であれば突然の腹痛を起こします。また健常な弁に比べて感染性心内膜炎（別項参照）に罹患しやすいため、抜歯や婦人科的処置などを行う場合は、予防的に十分量の抗生物質を投与する必要があります。

診断には、聴診による特徴的な心雑音、心電図における左心房負荷・心房細動・右心室負荷に加え、心エコー検査における僧帽弁前尖のエコー輝度増強、開放運動障害、左心房拡大の評価が重要です。また胃カメラ類似の器具（経食道心エコー）は、僧帽弁弁口面積に推定、周辺組織の評価、さらには左心房内血栓の検出に威力を発揮します（図5）。

治療は、軽症例では前述の感染性心内膜炎予防を、中等症では身体安静と塩分制限、心房細動発作予防と心拍数コントロール、必要であれば利尿薬、あるいは抗凝固薬による血栓予防といった内科的治療が中心となります。重症例では、外科的治療が考慮され、バルーンによる狭窄部の切開術が行われます。弁および全身状態がこれに不向きな場合、弁置換術が考慮されます（図6）。

僧帽弁閉鎖不全症

僧帽弁閉鎖不全症は、収縮期に左室から左房へ血液が逆流する状態を指し、僧帽弁複合体が解剖学的にあるいは機能的に不均衡の状態になった場合に発生します。原因としては、リウマチ熱の後遺症（多少とも狭窄を合併）が多かったが、リウマチ熱の発症減とともに頻度は低下しました。これに代わって基礎心疾患の種類によらず左心不全に伴う左心室内

図6　バルーンンよる僧帽弁交連切開術

図7　僧帽弁閉鎖不全症の病態生理

　正常心では、収縮期には僧帽弁が閉鎖し左房への逆流は生じないために、左室の血液は大動脈へ駆出されます。僧帽弁閉鎖不全症では、心拍出量の一部が後方の左房に駆出されるために、大動脈への駆出量は減少します。急性僧帽弁閉鎖不全症では左房は大きくなく、そのコンプライアンスも小さいために、左房圧は著明に上昇し、肺水腫を来しやすくなります。慢性僧帽弁閉鎖不全症では左房が拡大し、そのコンプライアンスも増加するため、左房圧の上昇は軽度で、左室機能の低下を生じないかぎり、肺うっ血は来しにくい。慢性的に容量負荷が増大しているため、左室の拡大と遠心性肥大がみられます。

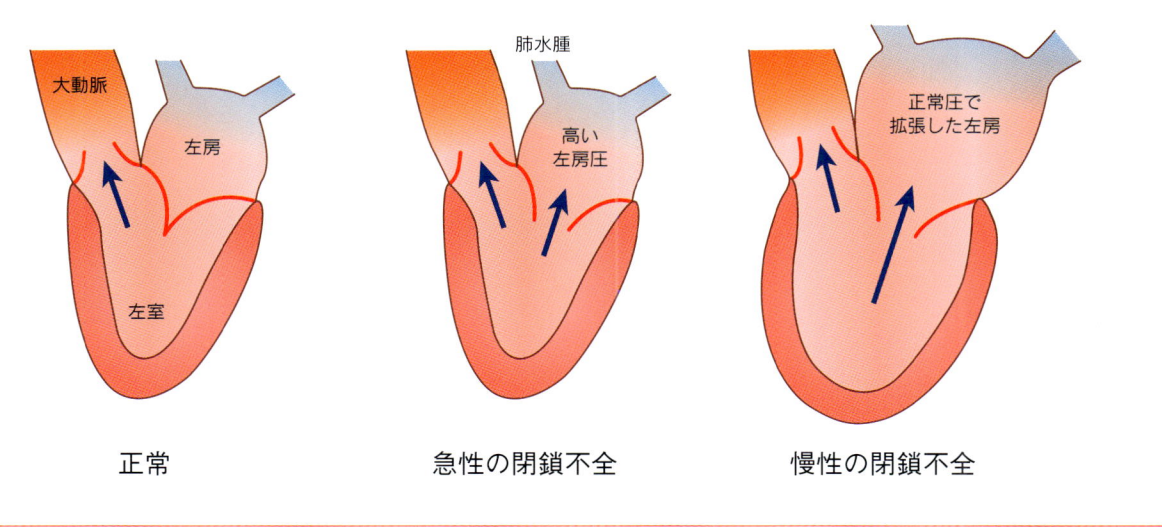

正常　　　急性の閉鎖不全　　　慢性の閉鎖不全

第3章 心臓の病気

腔拡大によって生ずるものが増加しています。

左心室から左心房への血液逆流は左心房および左心室両方に容量負荷を引き起こし、その結果左心房および左心室の拡張と肥大が生じ、さらに僧帽弁閉鎖不全が増悪するという悪循環に陥ります。なお急性の経過をとる原因では、左心房の大きさは正常のままで、左心房圧が上昇し肺うっ血に進展します（図7）。

症状は、労作時呼吸困難・易疲労性・動悸など左心室機能低下によるもので、さらに進行した場合は夜間発作性呼吸困難、起座呼吸などを、右心室の機能低下に至った場合は、肝腫大や食欲低下、全身浮腫などが見られます。

診断には、聴診による特徴的な心雑音、心電図における左心房および左心室負荷・心房細動に加え、心エコー検査における逆流波の証明、左心房や左心室の内腔拡大、僧帽弁支持組織における異常の有無などが重要です（図8）。

治療は、軽症例では前述の感染性心内膜炎の予防を、中等症では身体安静と塩分制限、心房細動発作予防と心拍数コントロール、必要であれば利尿薬、あるいは抗凝固薬による血栓予防といった内科的治療が中心となります。重症例では、外科的治療が考慮され、弁置換術のほかに、弁形成術や弁輪縫縮術など自己弁を温存する術式もあり、個々の病状に合わせて選択されます。

僧帽弁逸脱症

収縮期に僧帽弁が弁輪を越えて左心房側に落ち込むものを言います。原因によって特発性と続発性に分類され、後者の基礎疾患としては、結合組織病（マルファン症候群、Ehlers-Danlos症候群など）、虚血性心疾患、Turner症候群などが知られています。典型例では収縮中期クリックと呼ばれる特徴的な音が聴診されます。心エコー検査が診断に極めて有用であり、僧帽弁尖が、全収縮期ハンモック状に陥凹、収縮中期から後期の左心房内へ突出、さらには反転するなど、種々の運動異常が検出されます。胸痛の合併や心電図異常を伴うことも多く、まれに心室性および上室性期外収縮や頻拍症を合併します。予後は基礎疾患により左右されますが、未解決の点も多く残されます。

図8 僧帽弁逆流例の左室長軸断面血流像

（坂本二哉 編「ドップラー心エコー図テキスト」文光堂（東京），1988年，p93より引用）

逆流ジェットの到達距離が順に長くなり、同時にその幅も広くなっています。

軽度　　　　　中等度　　　　　高度

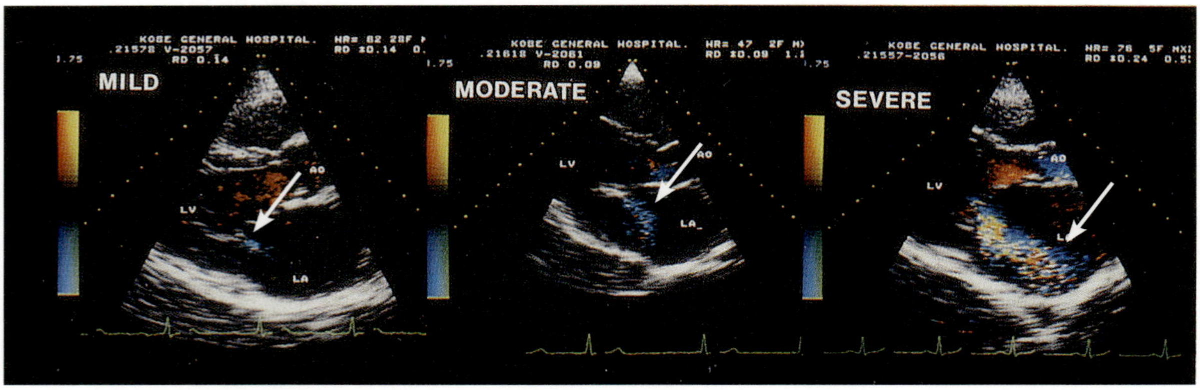

第3章 心臓の病気

後天性弁疾患②

細菌性心内膜炎

梶波　康二

　細菌性心内膜炎とは心内膜、特に弁膜およびその支持組織に疣腫（ゆうしゅ）や膿瘍などの感染巣を有する敗血症で、治癒傾向が極めて乏しく治療が不適切であった場合には、ほとんどが死亡します。

病型

　臨床経過により、急性（1.5カ月以内）と亜急性（1.5～3カ月）に分けられ、前者は心疾患を持たない人に多く、後者は従前から心疾患を有する人に多く発症します。まれながら感染を起こす病原体が真菌（カビ）など細菌以外の場合もあります。

病態

　素因・契機・進展要素の三つが発症に関与します。

　感染成立の素因として、弁逆流やシャントによるジェットや乱流が心内膜を傷害し、血栓が付着し細菌が定着し易い環境の存在が必要です。これは疾患に罹患しやすさ、つまりリスクの高い人をあらかじめチェックできる可能性を示唆しています。

　感染の契機として、一過性の菌血症（血液中を細菌が流れる状態）が挙げられます。抜歯をはじめとする歯科治療、扁桃摘出、消化管や気管粘膜の手術、尿道カテーテル、感染巣の切開、婦人科的処置、静脈内カテーテル留置、麻薬・覚醒剤常習による不潔な静脈注射などがこれに該当します。

　病原体（細菌）が心内膜に定着後に繁殖し、フィブリン・血小板血栓・細菌集落を含む「疣腫」を形成します。増殖した細菌に対する免疫反応として炎症が生じた結果、弁の穿孔・亀裂・瘤形成、弁支持組織である腱索の断裂など一連の構造破壊が生じ、弁の閉鎖不全症を来します

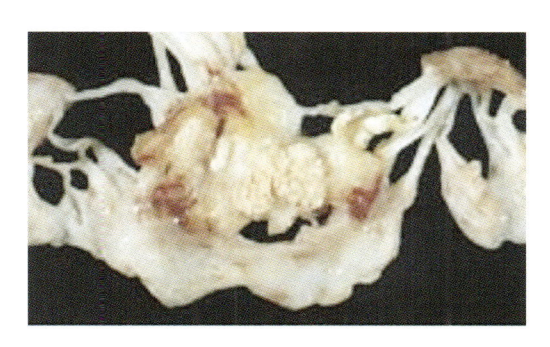

図1　僧帽弁に付着する疣腫の切除標本

（日本心臓財団ホームページ　ハートニュース
http://www.jhf.or.jp/heartnews/hn2004/no1/index.html）

心内膜に疣腫（ゆうしゅ）ができるまで

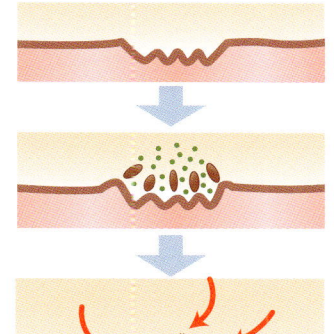

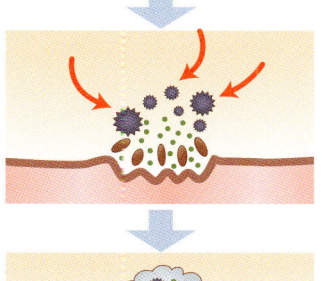

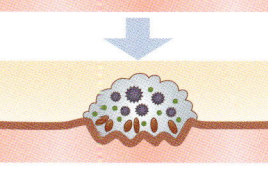

- 心内膜の損傷
- 血小板とフィブリンの付着
- 起炎菌の付着
- 菌の増殖
  毛細血管の新生
  線維芽細胞の増生

第3章　心臓の病気

図2　僧帽弁に付着する疣腫の心エコー

（日本心臓財団ホームページ　ハートニュース　http://www.jhf.or.jp/heartnews/hn2004/no1/index.html）

心拍動とともに僧帽弁に付着する疣腫が大きく動く様子（→）。拡張期は左房から左室へ流入する血流によって左室側へ押し出され、収縮期は僧帽弁を逆流する血流によって左房側へ押し出されています。

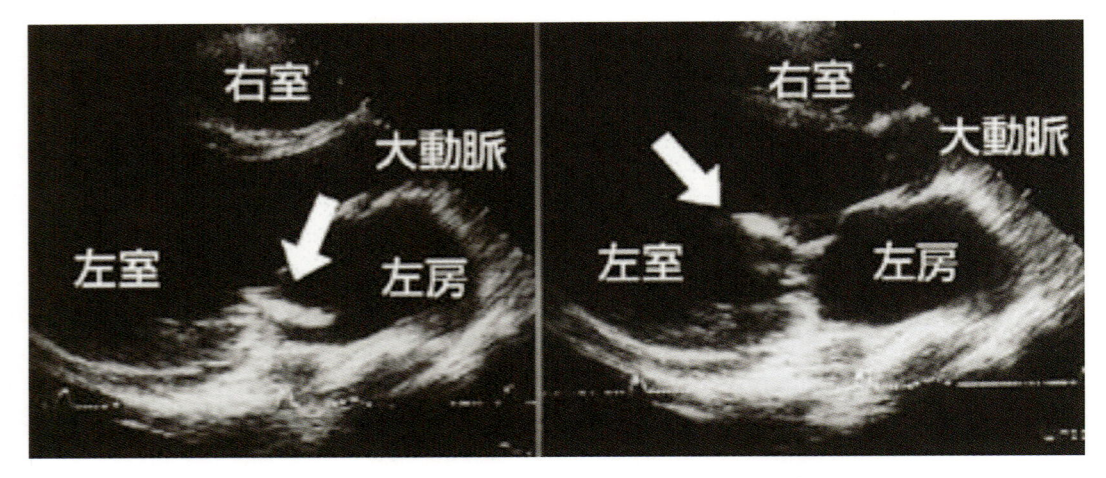

収縮期　　　　　　　　　　　　　拡張期

表　細菌性心内膜炎に関するDukeの診断基準

大基準：
　血液培養陽性
　心エコー所見陽性（疣腫や膿瘍の存在、弁逆流の出現）
小基準：
　素因
　発熱（38℃以上）
　血管現象（Janeway発疹、眼球結膜出血、など）
　免疫現象（Osler結節、Roth斑、糸球体腎炎、など）
　微生物学的所見（大基準以外）
　心エコー所見（大基準以外）

大基準2つ、または大基準1つと小基準3つ、または小基準5つを満たせば診断できる

（図1）。僧帽弁単独＞僧帽弁＋大動脈弁＞大動脈弁単独の順に高頻度に起こります。

疣腫は脆弱なため容易に剥がれ、血流に乗って塞栓症（脳・腎・心臓・脾臓・皮膚など）を起こします（急性で40～60％、亜急性で15～40％）。また塞栓を生じた場所で細菌が増殖し、膿瘍が形成されます。

症候

感染による全身所見としては、発熱（37℃以下には解熱せず、頻回に高熱がスパイク状に出る）、悪寒・発汗、体重減少や食欲不振、筋肉痛や関節痛、貧血などが見られます。心臓の局所所見としては、疣腫が弁およびその支持組織を破壊するため心雑音が生じ易く、破壊の進行とともに経時的な音量や音調の変化や、新たな心雑音の出現が特徴的です。これに加えて、塞栓症による所見として脳塞栓や感染性脳動脈瘤破裂による頭蓋内出血、髄膜炎、脳膿瘍などが知られています。

診断（表）

一般検査では、核の左方移動を伴う白血球増多、CRP陽性、赤沈亢進などの急性炎症反応が顕著です。細菌学的検査として、血液培養から原因となる細菌を検出するのが診断に

は最も重要です。心エコー検査は、疣腫の同定（図2）、弁の構造破壊の評価、心機能の評価など、本疾患の診療には不可欠な情報が得られ、特に経食道心エコーが有用です。

治療

内科的治療は同定した起炎菌に感受性の高い抗生物質を大量かつ長期に投与することを原則とします。例えば、緑色レンサ球菌の場合はペニシリンGが第一選択で、ゲンタマイシンの併用を考慮します。腸球菌であればアンピシリンまたはバンコマイシンにゲンタマイシンを併用します。

一方、うっ血性心不全、大きく可動性著明な疣腫で塞栓症の危険性が高い場合、塞栓症の既往、コントロール不能な敗血症などを呈した場合、外科的治療つまり弁置換術を考慮します。

病態の項で述べたように、ハイリスク症例における予防が重要です。生体弁を含む人工弁置換患者、細菌性心内膜炎の既往を持つ患者、複雑性チアノーゼ性先天性心疾患（ファロー四徴症など）、大動脈弁狭窄症、僧帽弁狭窄症、閉塞性肥大型心筋症、弁逆流を伴う僧帽弁逸脱、長期にわたる中心静脈カテーテル留置患者などにおいて一時的な菌血症が予想される場合は、処置時に有効血中濃度がピークになるように予防的に抗生物質を投与し、処置後も十分に投与継続することが推奨されます。

第3章　心臓の病気

後天性弁疾患③
弁膜症の外科

森岡　浩一

弁膜症の種類

心臓には4つの弁があり、弁の種類や成因によりリウマチ性心炎、感染性心内膜炎、僧帽弁狭窄症、僧帽弁閉鎖不全、僧帽弁逸脱症候群、大動脈弁狭窄、大動脈弁閉鎖不全、三尖弁閉鎖不全、連合弁膜症などがあります。

弁膜症の外科治療のトレンド

日本で年間約8,000例の手術件数です。リウマチ性の弁膜症は減少しており、変性疾患による僧帽弁閉鎖不全症が増加しています。僧帽弁形成術の技術が進歩し、広く普及してきています。さらに合併する心房細動に対するMaze（メイズ）手術も増加しています。また加齢変性による大動脈弁狭窄症が年々増加しています。

僧帽弁の解剖

僧帽弁は前尖と後尖の2枚の弁膜から成り立っており、それぞれの弁膜をパラシュートのひもに例えられる乳頭筋に付着する腱索で支えられています。

僧帽弁狭窄症

病因、病理、自然歴

以前はリウマチ熱が原因のものが多くを占めました。
リウマチ熱（Acute rheumatic fever）
　疫学：A群β群溶血レンサ球菌感染上気道感染の一部（約3%）がリウマチ熱を発症
　病因：A群溶レン菌感染とリウマチ熱発症の機序は完全には解明されていない。
　診断：リウマチ熱を確定できる特異的臨床検査はない（改訂Jones基準 1992）。

僧帽弁狭窄症の病理

リウマチ熱罹患後に交連部の癒合、弁葉の肥厚が起こり、弁の開閉が制限されて弁口が狭小化します。さらに腱索の癒合・短縮が起こり、弁の可動性は著しく低下します。最終的には弁葉、弁輪部に石灰化を来します。

僧帽弁狭窄症の病態生理

僧帽弁の狭窄により左房圧が上昇し、肺静脈圧上昇から肺高血圧に至ります。左房の拡大により心房細動が発症し、また右心系の拡大により三尖弁閉鎖不全を生じます。弁口面積（正常は約5±1cm^2）が1.5 cm^2≦となると症状が出現します。

僧帽弁狭窄症重症度分類

僧帽弁狭窄症重症度の分類を表に示します。

僧帽弁狭窄症の治療方針（図1）

僧帽弁狭窄症に対する手術・経皮的僧帽弁交連切開術（PTMC）適応

・NYHA Ⅱ度以上の臨床症状
・心房細動の出現
・血栓塞栓症、左房内血栓の出現
・僧帽弁弁口面積＜1.5 cm^2
・肺高血圧（収縮期）＞60 mmHg

PTMCの適応

クラスⅠ
1）症候性（NIHA Ⅱ～Ⅳ）の中等度以上MSで弁形態がPTMCに適している例

表　僧帽弁狭窄症重症度分類

	弁口面積	弁圧較差	肺動脈圧
正　常	4.0～6.0 cm^2	0 mmHg	＜25 mmHg
軽　症	1.5～2.0 cm^2	＜5 mmHg	＜30 mmHg
中等度	1.0～1.5 cm^2	5～10 mmHg	30～50 mmHg
重　症	＜1.0 cm^2	＞10 mmHg	＞50 mmHg

図1　NYHA心機能分類Ⅰ・Ⅱ度僧帽弁狭窄症（MS）に対する治療指針

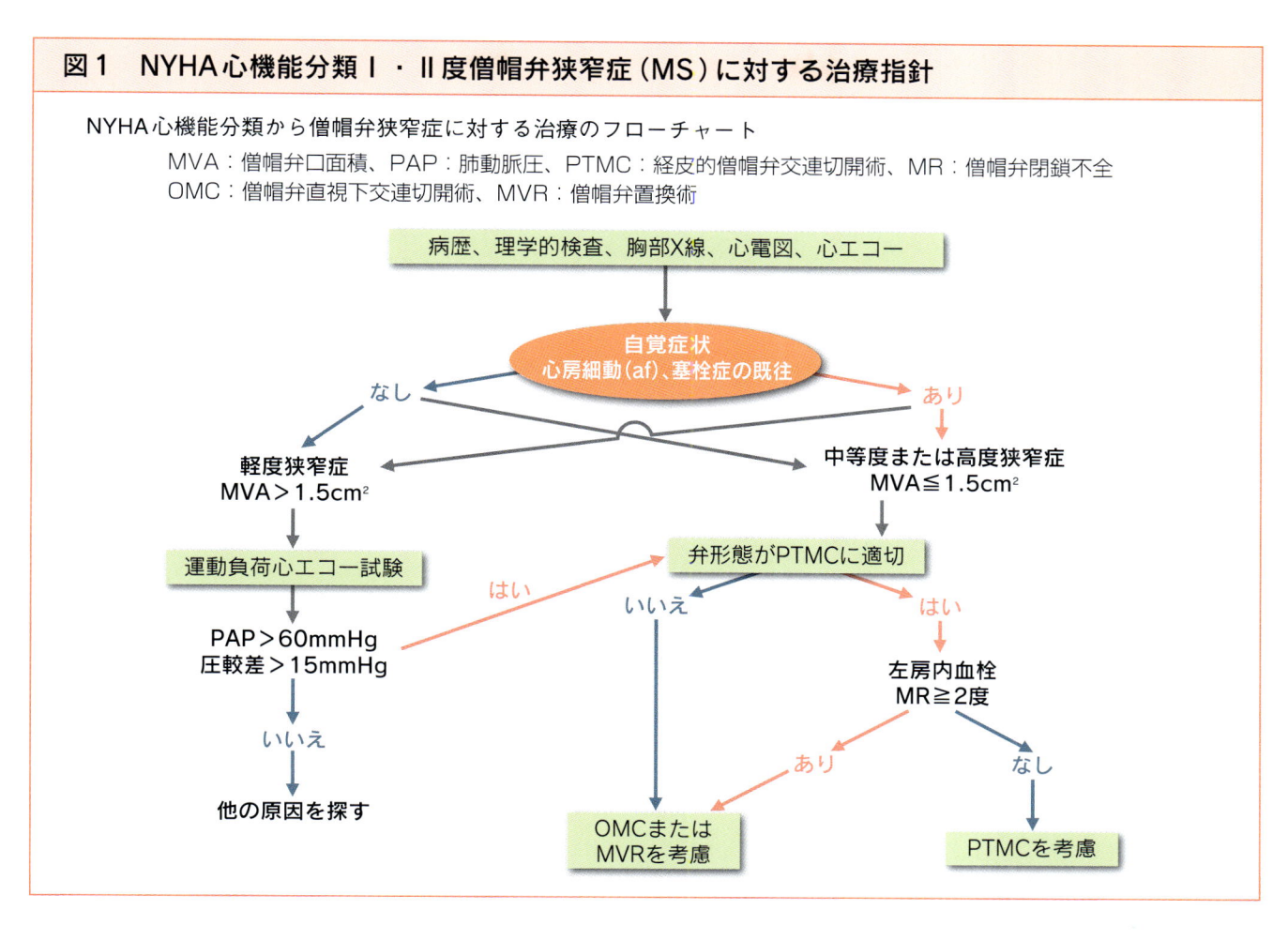

NYHA心機能分類から僧帽弁狭窄症に対する治療のフローチャート
MVA：僧帽弁口面積、PAP：肺動脈圧、PTMC：経皮的僧帽弁交連切開術、MR：僧帽弁閉鎖不全
OMC：僧帽弁直視下交連切開術、MVR：僧帽弁置換術

```
病歴、理学的検査、胸部X線、心電図、心エコー
                │
         自覚症状
      心房細動（af）、塞栓症の既往
        ／              ＼
      なし              あり
       ↓                ↓
   軽度狭窄症      中等度または高度狭窄症
   MVA＞1.5cm²       MVA≦1.5cm²
       ↓                ↓
   運動負荷心エコー試験  弁形態がPTMCに適切
       ↓            いいえ／   ＼はい
   PAP＞60mmHg              左房内血栓
   圧較差＞15mmHg              MR≧2度
       ↓いいえ              あり／  ＼なし
   他の原因を探す    OMCまたは      PTMCを考慮
                    MVRを考慮
```

2）無症候性であるが、肺動脈圧が安静時50 mmHg以上または運動負荷時60 mmHgの肺高血圧を合併している中等度以上MSで、弁形態がPTMCに適している例

クラスⅡa
1）臨床症状が強く（NYHA Ⅲ～Ⅳ）、MRや左房内血栓がないものの弁形態は必ずしもPTMCに適していないが、手術のリスクが高いなど手術適応にならない例

クラスⅡb
1）症候性（NIHA Ⅱ～Ⅳ）の弁口面積1.5cm²以上のMSで、運動負荷時収縮期肺動脈圧60 mmHg、楔入圧25 mmHg以上または左房左室間圧較差15 mmHg以上である例
2）無症候性であるが、新たに心房細動が発生したMSで弁形態がPTMCに適している例

クラスⅢ
1）軽度のMS
2）左房内血栓または中等度以上MRのある例

PTMC不適病変
クラスⅠ
1）心房内血栓
2）度以上のMR

クラスⅡa
1）高度または両交連部の石灰沈着
2）高度ARや高度TSまたはTRを伴う例
3）冠動脈バイパス術が必要な有意な冠動脈病変を有する例

僧帽弁直視下交連切開術（OMC）の適応（図2）
クラスⅠ
1）NYHA心機能分類Ⅲ～Ⅳ度の中等度～高度MS（MVA≦1.5m²）の患者で、弁形態が形成術に適しており、（1）PTMCが実施できない施設の場合、（2）抗凝固療法を実施しても左房内血栓が存在する場合
2）NYHA心機能分類Ⅲ～Ⅳ度の中等度～高度MS患者で、弁に柔軟性がないか、弁が石灰化しており、OMCかMVRかを術中に決定する場合

クラスⅡa
1）NYHA心機能分類Ⅰ～Ⅱ度の中等度～高度MS（MVA≦1.5m²）の患者で、弁形態が形成

術に適しており、(1) PTMCが実施できない施設の場合、(2) 抗凝固療法を実施しても左房内血栓が存在する場合、(3) 充分な抗凝固療法にもかかわらず塞栓症を繰り返す場合、(4) 重症肺高血圧（収縮期肺動脈圧50 mmHg以上）を合併する場合

クラスⅢ
1) ごく軽度のMS患者

僧帽弁置換術（MVR）の適応（図3）
クラスⅠ
1) NYHA心機能分類Ⅲ～Ⅳ度で中等度～高度MSの患者で、PTMCまたはOMCの適応と考えられない場合
2) NYHA心機能分類Ⅰ～Ⅱ度で高度MS（MVA≦1.0 cm²）と重症肺高血圧（収縮期肺動脈圧50mmHg以上）を合併する患者で、PTMCまたはOMCの適応と考えられない場合

図2 僧帽弁直視下交連切開術（OMC）の適応

右側左房を切開して僧帽弁を直視下に観察して癒合している交連部を切開する術式

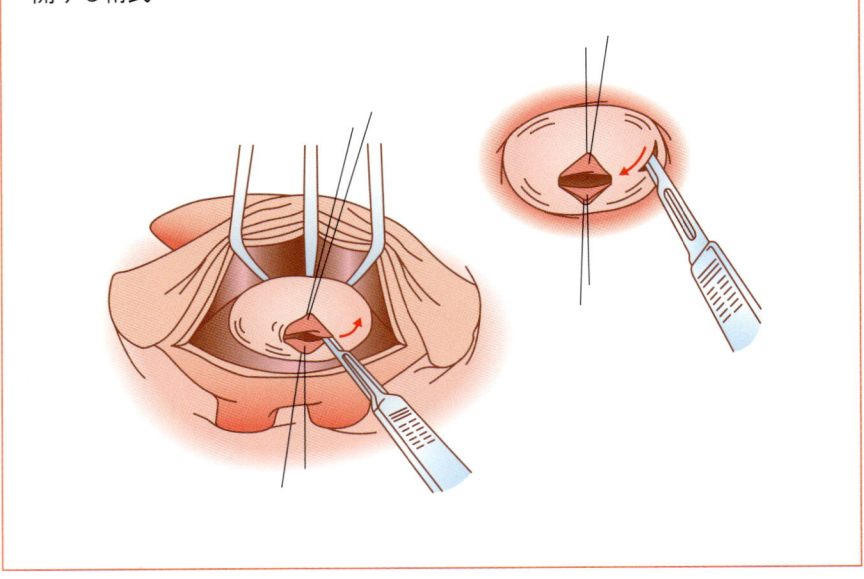

Maze手術

1991年にCoxらにより発表されたMaze手術は、すべての肺静脈を含む左房後壁を電気的に隔離するだけでなく、解剖学的障壁周囲を旋回するマクロリエントリー回路を全て切断し、さらに心房筋を一定の幅以下に切離し再縫合することにより心房リエントリーをブロックし心房細動の維持を阻止する、という術式です。

当初は切開して再び縫合するとい

図3 僧帽弁置換術（MVR）の適応

僧帽弁に中等度から高度の狭窄を認め、PTMCまたはOMCの適応と考えられない場合僧帽弁を切除して人工弁に置換する術式

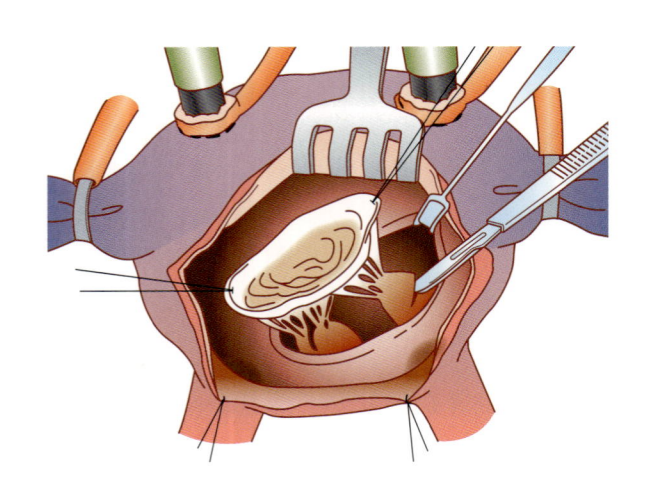

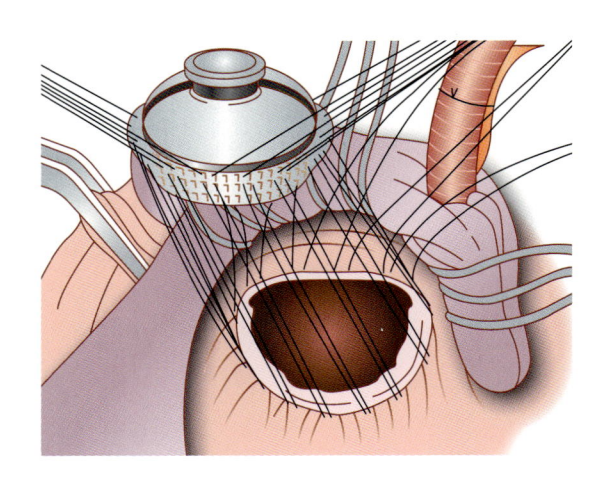

う術式で止血に問題がありましたが最近は筋肉を凝固させて刺激伝導を断つ方法とデバイスが改良されて成績がアップしています。デバイスは凍結凝固から双極焼灼に移行しています。

Maze手術の成功率は80〜90%と言われいています。単独のMaze手術のみはあまり推奨されませんが、他の心臓手術と同時に施行することが多くあります。

僧帽弁全閉鎖不全（MR）

病態
収縮期に僧帽弁が完全に閉鎖せず、左室から左房に血液が逆流する状態です。

病因
1. リウマチ性：弁肥厚・腱索癒合
2. 僧帽弁逸脱症候群（粘液変性）：腱索延長・断裂
3. 虚血性：乳頭筋不全、乳頭筋断裂左室拡大、収縮不全
4. 感染性：弁尖・弁輪破壊、腱索断裂
5. 先天性：多くは狭窄症兼閉鎖不全の形をとる

形態学的分類（弁の構成より分類）
弁尖の異常：①弁硬化：リウマチ性、膠原病、石灰沈着（加齢、透析患者）②弁尖破壊：感染性心内膜炎 ③弁劣隙形成（cleft）：先天性、外傷

腱索の異常：延長・断裂、腱索短縮（変性疾患、感染性、外傷）

乳頭筋の異常：乳頭筋不全（虚血性）、断裂（虚血性、感染性）

弁輪の異常：弁輪拡大、弁輪石灰化

左室の異常：心筋梗塞（後下壁＞前壁中隔梗塞）、拡張型心筋症

僧帽弁閉鎖不全に対する治療指針
機械弁による人工弁置換術では術後の抗凝固療法が必要で、生体弁では耐久性に問題があるので、人工弁置換術と弁形成術では手術適応・手術時期が異なります。症状や心エコーの所見から弁形成が可能であれば、手術時期は早まる傾向にあります。

手術適応（AHAガイドライン2006改訂版より-付録2）

クラスI
1) 僧帽弁手術は以下の患者に勧められる。
  a. 症状のある急性僧帽弁閉鎖不全患者
  b. 慢性の僧帽弁閉鎖不全でNYHA-II、III、IVの状態にあり、かつ重度の心機能低下がない（LVEF<0.30、LVDd>55mm）患者
  c. 無症状だが重度の僧帽弁閉鎖不全で軽度から中等度の左室機能不全がある患者
2) 僧帽弁形成術は置換術より推奨され、経験豊富な施設に紹介させるべきである。

クラスIIa
1) 左室機能が良好な（EF>0.60、LVDs<40 mm）な無症候性の高度僧帽弁閉鎖不全患者で、90%以上の確率で僧帽弁修復が可能な患者に対する、経験豊富な施設での僧帽弁形成術は合理的である。
2) 僧帽弁手術は以下の患者に合理的である。
  a. 左室機能が良好な無症候性の僧帽弁閉鎖不全で、①新たな心房細動の発生、②肺高血圧の合併（安静時>50 mmHg、運動時>60 mmHg）
  b. 僧帽弁自身の異常による慢性の高度僧帽弁閉鎖不全で、NYHA III-IVの症状があり、高度の左室機能低下（EF<0.30, LVDs>55 mm）があるが僧帽弁形成術が可能な場合。

クラスIII
1) 無症候性の僧帽弁閉鎖不全患者で左室機能が良好EF>0.60、LVDs<40 mm）かつ僧帽弁形成術が困難である可能性がある場合は僧帽弁手は勧められない。
2) 軽度または中程度の僧帽弁閉鎖不全患者には対する僧帽弁単独手術は勧められない。

僧帽弁形成術（MVP）の適応と術式（図4）
弁輪拡大や変性疾患による弁逸脱の8割以上が適応となります。

交連部縫縮：Kay-Reed法

人工弁輪縫縮術：

後尖の矩形切除、縫合：McGoon法

人工腱索：Goretex糸による腱索再建

僧帽弁置換術（MVR）の適応と術式
リュウマチ性の狭窄合併病変や心筋梗塞後の乳頭筋断裂では修復が困難なので弁置換術が適応となります。

僧帽弁閉鎖不全に対してMVRよりもMVPが行われる理由としては、

・血栓塞栓症の合併が低い
・抗凝固療法の必要性が低い
・手術死亡が低い：1.4% vs. 4.7%（日本胸部外科学会集計）
・左室機能（Mitral complex）が温存される
・血行力学上の優位性：弁圧較差が少ない

第3章 心臓の病気

- 遠隔性成績が優れる：
- 感染性心内膜炎のリスクが低い
- 医療費の軽減：人工弁100万円 vs. 人工弁輪30万円
- 同等の耐久性：10年から15年の再手術回避率は80%〜96%

などがあげられます。

大動脈弁狭窄症

自然歴および病態生理（図5）

大動脈弁の狭窄により左室の慢性的な圧負荷が生じる。求心性肥大が生じ、狭心症・不整脈・心不全が惹起される。

狭心症が出現すると予後5年、失神で3年、心不全では2年とされています。

大動脈弁狭窄症の手術適応

- 症状（狭心症、失神、心不全）を伴う重症大動脈弁狭窄症
- 冠動脈バイパス手術や他の弁膜症手術、上行大動脈の手術を行う症例で重症から中等症の大動脈弁狭窄症
- 無症状の大動脈弁狭窄症で左

図4　僧帽弁形成術（MVP）の適応と術式

僧帽弁形成術には弁の逆流の部位と程度により様々な術式が選択されます。

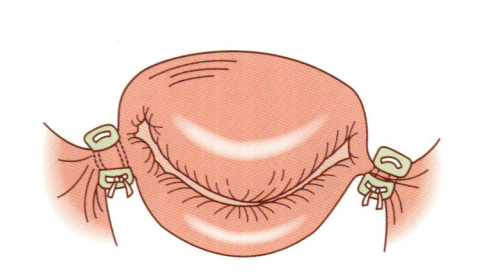

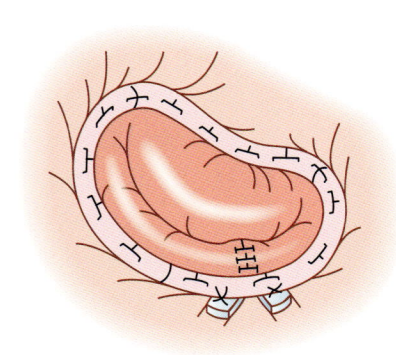

交連部縫縮　　McGoon+人工弁輪縫縮術　　人工腱索

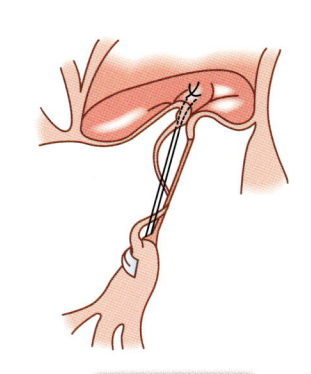

図5　自然歴および病態生理

大動脈弁狭窄症の自然歴は、無症状で過ごす時期が長く、症状が出現すると急激に悪化します。

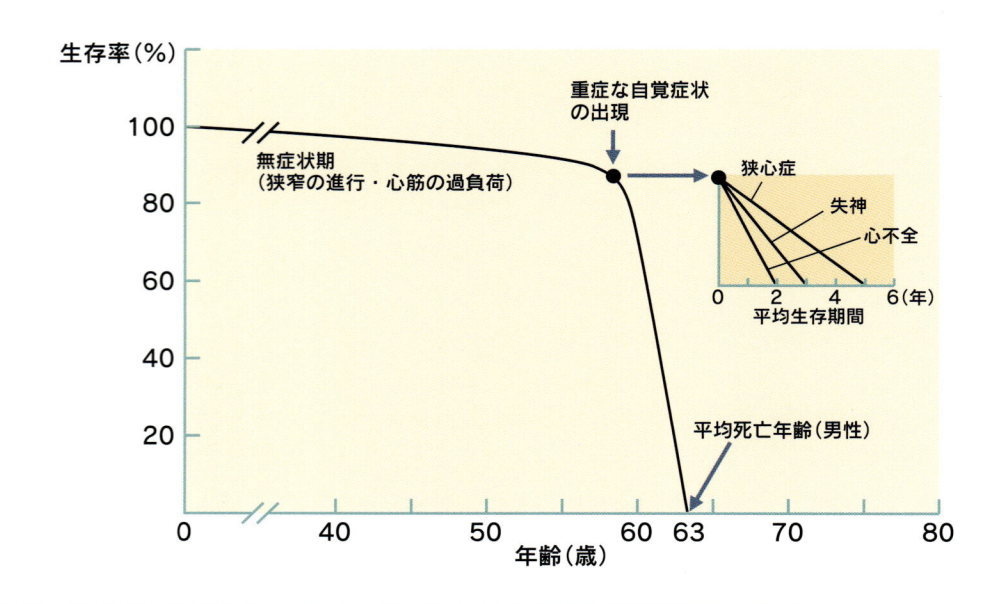

室収縮能不全を伴うもの
・弁口面積＜0.75 cm²、左室大動脈圧較差≧40 mmHg、平均圧較差が40 mmHg以上

大動脈弁閉鎖不全

大動脈弁閉鎖不全の成因
大動脈弁自体の病変
・リウマチ熱
・感染性心内膜炎
・先天性二尖大動脈弁、先天性四尖大動脈弁
・心室中隔欠損
・老年者の石灰化大動脈弁、粘液腫様変性
・膠原病：SLE、慢性関節リウマチ、強直性脊椎炎、高安病

大動脈基部の異常
・Annulo-Aortic Ectasia（AAE）（Marfan症候群）
・大動脈加齢による大動脈拡大（STJ開大）
・大動脈解離
・梅毒性、強直性脊椎炎、ベーチェット病、巨細胞性動脈
・Reiter症候群

重症大動脈弁閉鎖不全の自然歴
1　左室収縮機能正常の無症状大動脈弁閉鎖不全症患者
　①症状の発現かつ・あるいは左室機能障害の出現率
　　　　　　　　　＜6.0%／患者・年
　②無症状だが左室機能障害が出現率
　　　　　　　　　＜3.5%／患者・年
　③突然死率　＜0.2%／患者・年
2　左室収縮機能低下のある無症状大動脈弁閉鎖不全症患者
　①心症状の発現率
　　　　　　　　　＞25%／患者・年
3　症状のある大動脈弁閉鎖不全症患者
　①死亡率　　　＞10%／患者・年

大動脈弁閉鎖不全症に対する手術適応
クラス I
1）胸痛や心不全症状のある患者（但し、LVEF＞25%）
2）冠動脈疾患、上行大動脈疾患または他の弁膜症の手術が必要な患者
3）感染性心内膜炎、大動脈解離、外傷などによる急性AR
4）無症状あるいは症状が軽微の患者で左室機能障害（LVEF 25〜49%）があり、高度の左室拡大を示す

クラス II a
無症状あるいは症状が軽微の患者で、
① 左室機能障害（LVEF 25〜49%）があり、中等度の左室拡大を示す
② 左室機能正常（LVEF≧50%）であるが、高度の左室拡大を示す
③ 左室機能正常（LVEF≧50%）であるが、定期的な経過観察で進行的に、収縮機能の低下／中等度以上の左室拡大／運動耐容能の低下を認める

クラス II b
1）左室機能正常（LVEF＞50%）であるが、軽度以下の左室拡大を示す
2）高度の左室機能障害（LVEF＜25%）のある患者

クラス III
1）全く無症状で、かつ左室機能も正常で左室拡大も有意でない

大動脈弁閉鎖不全に対する手術
・大動脈弁置換術
・大動脈弁形成（交連つり上げ）
・大動脈基部置換術
・Bentall手術（Cabrol法）
・自己弁温存手術
・Remodeling（Yacoub法）
・Reimplantation（David法）
・Ross手術（Autograft：自己肺動脈移植）

三尖弁閉鎖不全

病因、症状
・弁自体の変化
・リウマチ性
・感染性心内膜炎
・先天性：Ebstain奇形、先天性弁膜症
・弁輪拡大
・僧帽弁疾患に伴う2次性
・症状＝右心不全症状
・肝、脾腫
・全身浮腫
・胸水・腹水
・頸静脈怒張
・肝拍動

三尖弁閉鎖不全に対する手術適応
クラス I
1）高度TRで、僧帽弁との同時初回手術としての三尖弁輪形成術

クラス II a
1）高度TRで、弁輪形成が不可能であり、三尖弁置換術が必要な場合
2）感染性心内膜炎によるTRで、大きな疣贅、治療困難な感染・右心不全をともなう場合
3）中等度TRで、弁輪拡大、肺高血圧、右心不全をともなう場合
4）中等度TRで、僧帽弁との同時再手術としての三尖弁輪形成術

クラス II b
1）中等度TRで、弁輪形成が不可能であり三尖弁置換術が必要

第3章　心臓の病気

な場合
2) 軽度TRで、弁輪拡大、肺高血圧をともなう場合

クラスⅢ
1) 僧帽弁が正常で、肺高血圧も中等度（収縮期圧60 mmHg）以下の無症状のTR

三尖弁閉鎖不全症の手術（図6）

三尖弁輪をリングによる三尖弁輪縫縮術を行います。

感染性心内膜炎

感染性心内膜炎（infective endocarditis；IE）は、心臓の心内膜、弁、弁周囲組織に対する細菌感染が元で弁の破壊から弁逆流を生じ、心不全、全身感染症（菌血症或いは敗血症）、感染性塞栓症の3つを基本病態とします。

手術適応は心不全、感染症のコントロール、塞栓症の既往を考慮します。

自己弁心内膜炎に対する手術適応

クラスⅠ
1) 自己弁の狭窄や逆流による心不全を伴ったacute IE
2) 左室拡張末期圧や左房圧の上昇を伴うARやMRを合併したacute IE
3) 真菌や高度耐性菌によるIE
4) 心ブロックや弁輪膿瘍、穿通性病変（Valsalva洞と右室や左房の穿通、大動脈弁感染による僧帽弁尖の穿通など）を合併したIE

クラスⅡa
1) 適切な抗生剤治療にもかかわらず、塞栓症を繰り返し疣贅が消失しないIE

クラスⅡb
1) 可動性のある10 mmを超える疣贅をともなうIE

人工弁心内膜炎に対する手術適応

クラスⅠ（PVEに関する心臓外科医へのコンサルト）
1) 心不全をともなうPVE
2) 透視や超音波検査により弁輪からの人工弁離開が明らかなPVE
3) 弁狭窄や逆流が明らかに増悪しつつあるPVE
4) 膿瘍などの合併症をともなうPVE

クラスⅡa
1) 適切な抗生剤治療にもかかわらず、菌血症が遷延したり塞栓症を繰り返したりするPVE
2) 再発したPVE

クラスⅢ
1) 感受性のある細菌による合併症のともなわない初回PVE

感染性心内膜炎の治療

・手術の時期
・抗生剤治療により感染のコントロール
・感染コントロール後に待期的手術
・急性期の手術が必要な場合
・コントロールできない心不全
・難治性の感染
・巨大な疣贅（10mm以上）
・頻回なる塞栓症
・人工弁感染v

図6　三尖弁閉鎖不全症の手術

三尖弁閉鎖不全症の治療は刺激伝導系を避けるために特殊な形のリングが使用されます。

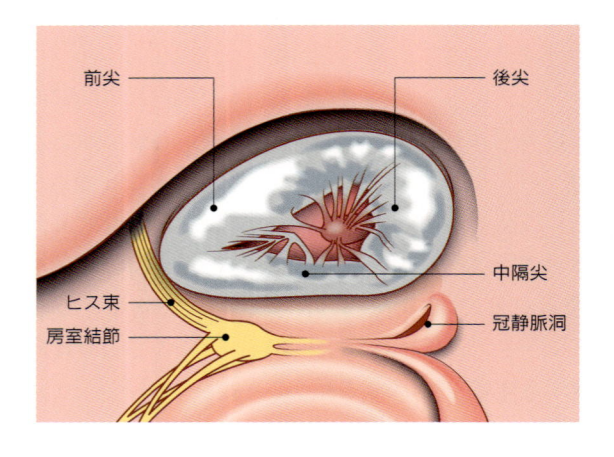

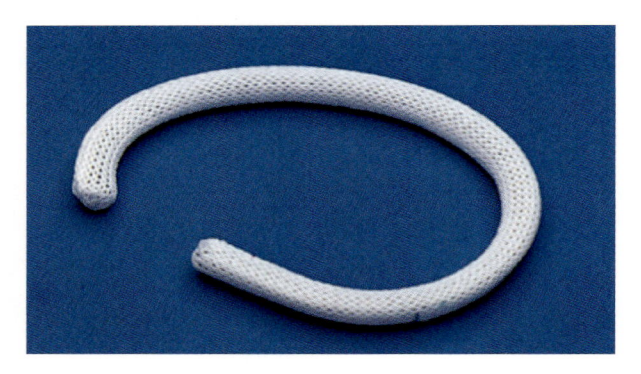

（Carpentier ring）

人工弁の種類
生体弁
- ブタ大動脈弁
- ステント弁（Mosaic弁、Hancock弁、SPV弁）
- ステントレス弁（Free style弁、Prima弁）
- 牛心膜弁（Carpentier-Edward弁）

機械弁
- 一葉弁：Medtronic-Hall弁（Bjork-Shiley弁）
- 二葉弁（St. Jude Medical弁、CarboMedics弁、ATS弁、On-X弁）

人工弁の種類と特徴
生体弁の特徴と適応
長所：抗血栓性に優れ、基本的には抗凝固療法が必要ない

短所：耐久性に劣り、小児、慢性腎不全症例では数年、僧帽弁置換で約10〜15年、大動脈弁置換で15〜20年程度で石灰化による弁破壊が進み、弁狭窄あるいは閉鎖不全状態となる。

適応：高齢者、妊娠希望の女性（ワルファリン催奇形性）

機械弁の特徴と適応
長所：耐久性に優れる

短所：血栓塞栓症、機械弁機能不全予防のため抗凝固療法が必須となる。

適応：高齢者以外の若年者

人工弁合併症
- 血栓塞栓症（僧帽弁＞大動脈弁）
- 抗凝固療法に伴う出血
- 生体弁構造劣化
- 機械弁機能不全（血栓弁、内膜形成）
- 人工弁感染
- 溶血（弁周囲逆流）
- Patient-prosthesis mismatch

第3章　心臓の病気

不整脈①

徐脈性不整脈

藤林　幸輔

　徐脈とは、心拍数が毎分50〜60回以下となることを指します。軽度のものは健康な人にも認められ、多くは自覚症状を伴わず、治療を必要としません。症状としては心拍数が低下することで、心臓からの血液の拍出量が保てなくなり、失神、めまい、全身倦怠感、息切れ、前胸部違和感などの脳虚血症状や心不全症状を生じます。重篤になると、遷延する脳虚血から重度の脳障害を生じることもあります。原因としては、心臓を刺激する回数が低下する（自動能低下）か、刺激が心臓全体に伝わらない（伝導障害・遅延）ことが考えられます。徐脈性不整脈は、大きく洞不全症候群、房室ブロックに分かれます（図1）。

洞不全症候群

　洞不全症候群の病態は、自動能低下および伝導障害の両者が複合した状態です。心臓刺激伝導系の最初に位置する洞結節およびその周囲の組織における機能不全と位置付けられます。

病因

　病因としては、自律神経の緊張・反射、加齢、糖尿病、高血圧、電解質異常、代謝異常、甲状腺機能低下症、薬剤（ジギタリス・β遮断薬・Ca^{2+}拮抗薬・抗不整脈薬）の影響、虚血性心疾患、心筋症（膠原病やアミロイドーシス、ヘモクロマトーシスを含む）、心筋炎（ジフテリア、リウマチ熱、結核）、神経筋疾患、脳圧亢進、腫瘍、外傷、先天性などがあげられます。

分類

　一般的に使用されるものとして、心電図の特徴によるRubenstein分類が挙げられます。これらの分類は、線維化や障害の生じた部位により異なると考えられ、同一症例で複数のパターンをとることもあります（下記のP-P間隔とは、心房筋が興奮する時間的間隔を指します）。

原因不明の持続性洞除脈
　P-P間隔が一定のまま、50/分以下となる洞調律を指します。
洞停止あるいは洞房ブロック
　洞停止はP-P間隔が基本周期の1.5倍以上に突然延長するもので、

図1　刺激伝導系と傷害部位

徐脈性不整脈は刺激伝導系の自動能低下または伝導障害により生じます。

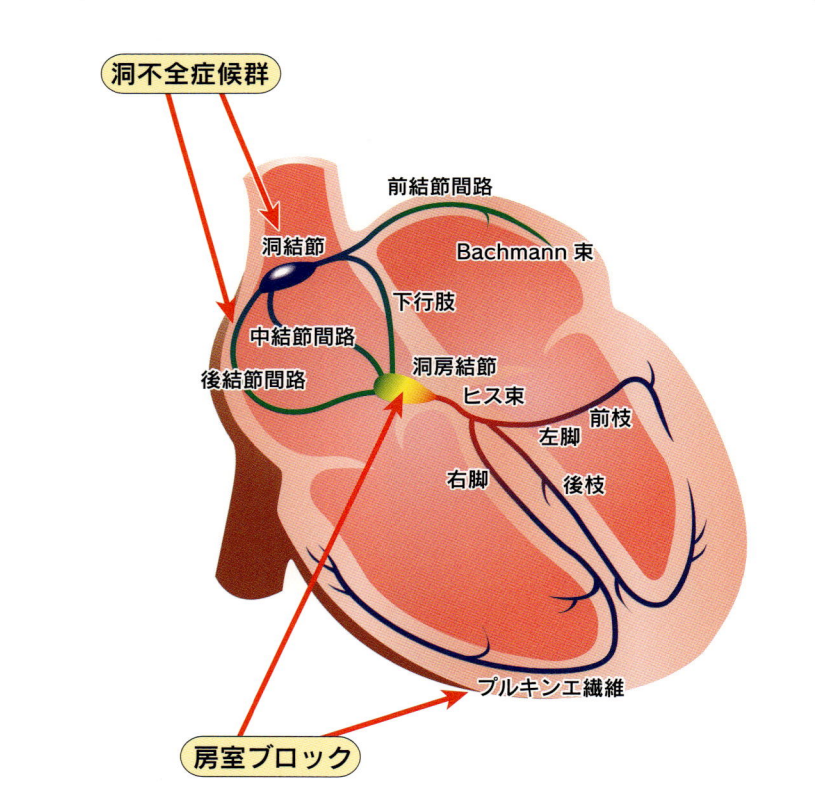

洞不全症候群 → 洞結節

前結節間路
Bachmann束
下行肢
中結節間路
後結節間路
洞房結節
ヒス束
左脚　前枝
右脚　後枝
プルキンエ繊維

房室ブロック

洞房ブロックはP-P間隔が基本周期の整数倍に延長したものを指します。

徐脈頻脈症候群

徐脈頻脈症候群とは心房細動や心房粗動、心房頻拍などの心房性不整脈を合併した洞房ブロックを指し、頻拍停止後に洞徐脈や洞房ブロックを呈する群です。

診断

前述の自覚症状から推測しますが、睡眠中に徐脈を生じる場合は無症状のことが多いです。12誘導心電図や24時間Holter心電図で確定診断に至ります。症状と徐脈に関連が確認されない場合や、その他の不整脈を合併している可能性がある場合には電気生理学的検査（Electrophysiological study:EPS）を施行することもあります。

その他の検査としては、ベッドサイドモニター心電図、運動負荷心電図、自律神経試験（薬物学的除神経）、血液検査、胸部X線、心臓超音波検査、心臓核医学検査、冠動脈造影検査、心筋生検などが挙げられ、これらを組み合わせて洞機能の状態や基礎疾患、合併症の有無について検索を進めていきます。

最近では、イベントレコーダーという心電図モニターを改良した機器も開発されています（図2）。これは、数週間から数年間に亘り、自覚症状を認めた際や、設定された間隔で自動に心電図を記録していくもので、植え込み式と体外式があります。患者が、ふらつきや失神、動悸症状などを自覚した際に付属のスイッチを押すことで、外来診療では捉えきれなかった一過性イベントを記録できるようになりました。心身症やてんかん、頻脈性不整脈、冠攣縮性狭心症などの失神しうるその他の疾患との鑑別に有用との報告があり、今後広まっていく検査法と考えられます。

治療

治療方針としては、①原因となる疾患の治療、および薬物など洞不全を増悪させる要因の除去　②徐脈の治療に分けられます。

①原因疾患や増悪因子がある場合

臨床でよくみられるケースとしては、ジギタリスやβ遮断薬、抗不整脈薬、高カリウム血症を生じる薬剤の過量投与があります。このような場合、ほとんどは原因薬物を中止するのみで洞機能の改善をみます。

②徐脈に対する治療

薬物治療としては、一時的な治療としてアトロピン、交感神経作動薬、テオフィリンがありますが、いずれも副作用のため長期投与に向かない薬剤です。一般的に多く使用される薬剤としてはシロスタゾールが挙げられます。しかし、洞房結節に対する陽性変時作用（心拍数を増やすこと）については明らかにされていませんし、保険適応もありません。いずれも、効果が一定ではなく、ペースメーカー植え込みの絶対適応がない場合や徐脈の原因が除去されるまでの一時期間、社会的理由がある場合などに選択される治療法で、基本的にはペースメーカー治療が主な治療法となります（後述）。

房室ブロック

房室ブロックは、心房から心室へ刺激が伝わる際に、その経路である刺激伝導系（房室結節－His束－脚－Purkinje）に伝導障害・遅延が生じることで起こります。

病因

病因としては、自律神経の緊張・反射、加齢、糖尿病、高血圧、薬剤（ジギタリス・β遮断薬・Ca^{2+}拮抗薬・抗不整脈薬）の影響、虚血性心疾患、心筋症（膠原病やサルコイドーシス、アミロイドーシス、ヘモ

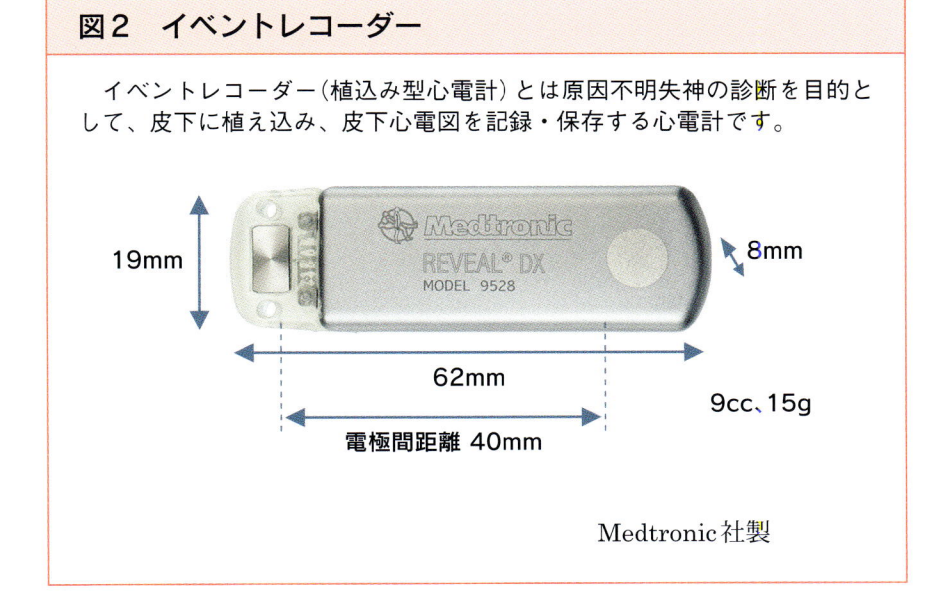

図2　イベントレコーダー

イベントレコーダー（植込み型心電計）とは原因不明失神の診断を目的として、皮下に植え込み、皮下心電図を記録・保存する心電計です。

19mm / 8mm / 62mm / 電極間距離 40mm / 9cc、15g

Medtronic社製

クロマトーシスを含む)、心筋炎(ジフテリア、リウマチ熱、ウイルス)、腫瘍、外傷、先天性(心内膜床欠損、修正大血管転位)、特発性(Lev病、Lenegre病)などがあげられます。

分類

一般に①障害の程度②障害の部位③障害の経過による分類がなされます。

①障害の程度による分類(心電図による分類)

・第1度房室ブロック

P-R間隔(心房と心室の電気的興奮間隔)が0.20秒以上になります。

・第2度房室ブロック

Wenckebach(MobitzⅠ)型:P-R間隔が徐々に延長し、その後QRS波(心室の興奮)が脱落します。

MobitzⅡ型:P-R間隔が延長せずに、突然QRS波が脱落する。高度房室ブロックとは、心房と心室の伝導比が3:1以下のことを指します。心房細動などの不整脈で徐脈を呈する場合も、高度房室ブロックや第3度房室ブロックを合併した状態だと考えられます。

・第3度房室ブロック

心房と心室の興奮が全く無関係になることで、完全房室ブロックともいいます。

②障害の部位による分類

His束心電図(カテーテルを用いた心内心電図)を用いて障害部位を房室結節内、His束内、His束下の3つに分類します。His束、His束下ブロックの場合は、器質的障害であることが多く、最終的にペースメーカー治療の適応になることが多いです。

③障害の経過による分類

房室ブロックの出現が一過性、間欠的のことがあります。慢性的なものは恒久的房室ブロックといいます。非常にまれですが、発作性房室ブロックを呈することもあります。これは突然生じた房室ブロックの後、一定時間心室の興奮がみられない状態を指します。

診断

心電図で診断しますが、一過性のブロックが疑われる場合は、Holter心電図を行います。潜在性の場合は、運動負荷や薬物負荷(硫酸アトロピン)、カテーテルでのペーシング負荷を行います。症状と徐脈に関連が確認されない場合や、その他の不整脈を合併している可能性がある場合には電気生理学的検査を施行することもあります。

その他の検査としては、ベッドサイドモニター心電図、血液検査、胸部X線、心臓超音波検査、心臓核医学検査、心臓CT、心臓MRI、冠動脈造影検査、心筋生検などが挙げられ、これらを組み合わせて房室伝導の状態や基礎疾患、合併症の有無について検索を進めていきます。

治療

急性心筋梗塞や心筋炎、薬剤性などが原因の場合は、可逆性のことがあり、必要に応じて体外式ペースメーカーや薬物療法を併用し、原因の治療を行います。房室ブロックの薬物療法には、硫酸アトロピンや交感神経作動薬が使用されますが、一定の効果を認めにくく、一般に一過性ブロックの場合に検討されます。第2度房室ブロック、高度房室ブロック、第3度房室ブロックでは、徐脈による症状を認める場合や、無症状でも増悪することが予想される場合、改善が見込めない場合にペースメーカー植え込み術の適応となります。

ペースメーカー治療

心臓ペーシングとは、電気刺激により心筋細胞の膜電位を強制的に上昇させ、その興奮伝播により心収縮を引き起こすことをいいます。つまり、ペースメーカー治療とは、これを一定の頻度で行い、心拍数をコン

表 ペーシングモードの命名(ICHDコード:Inter-Society Commission for Heart Diseases Resources)

ペースメーカーは以下のように3つの文字で機能を表しています。基本的に、刺激部位で一定間隔にペーシングが行われます。しかし、感知部位で心筋の興奮を検出したり、ペーシングが生じると、反応様式に従いペーシングを中止(抑制)したり、心房と心室興奮に一定のタイミングをとった(同期)ペーシングが行われるようになります。

①刺激部位	②感知部位	③反応様式
A:心房	A:心房	I:抑制
V:心室	V:心室	T:同期
D:心房と心室	D:心房と心室	D:抑制と同期
O:なし	O:なし	O:なし

トロールする治療法のことを指します。

　ペースメーカー治療は、一時的な体外式ペースメーカーと、永久式の植え込み型ペースメーカーに大別されます。体外式ペースメーカーは、徐脈を来す可逆性の原因・誘因がある例や永久式ペースメーカー植込みまでの橋渡しが必要な例で使用される場面があります。

　永久式ペースメーカーについて、絶対適応は徐脈による症状が明らかな慢性の徐脈で、長期間必要不可欠な薬剤投与による徐脈の場合も含められます。相対適応は、心電図で徐脈が認められるが、症状との関係が明らかではないものとされています。

　ペースメーカーの種類として、失神のみを考慮した場合はVVIペースメーカーで十分ですが、心機能低下や頻脈、ペースメーカー症候群などを予防する目的でDDDペースメーカーを選択することが多くなっています。心室ペーシング率が高いほど心房細動の発生や心不全による入院のリスクが増大すると報告されています。現行のペースメーカーでは、不必要な心室ペーシングを避ける設定としてAAI⇔DDDやAVdelay延長など、必要に応じてペーシング設定を変更するアルゴリズムが組み込まれている機種がほとんどです（表）。

第3章　心臓の病気

不整脈②

頻脈性不整脈

藤岡　央

頻脈性不整脈とは

　正常の脈を正常洞調律と言い、右心房上部に存在する洞結節で自らおこる周期的電気興奮（60-100／分）が、心房内を伝播し房室結節へ入り、ヒス束から右脚・左脚へ伝導し、プルキンエ線維を介して心室に規則正しく伝わります。不整脈とは正常洞調律以外を指し、そのうち拍動頻度の増加するものを頻脈性不整脈と呼びます。

頻脈性不整脈の種類

　頻脈性不整脈は不整脈の発生部位と発現様式により分類されます。不整脈の発生部位は心房（あるいは心室より上という意味で房室接合部を含めて上室）と心室に分類されます。また、発現様式からは期外収縮、頻拍、粗動、細動に分類されます。予期される心拍より早期に出現する3連発未満の収縮を期外収縮と言います。それ以上持続する場合は不整脈発生部位の興奮様式により遅いほうから頻拍、粗動、細動に分けられます。

　不整脈は発生部位と発現様式の組み合わせから命名されており、例えば不整脈発生部位が心室で、発現様式が頻拍であれば、心室頻拍となります。

頻脈性不整脈の機序

　頻脈性不整脈のおこる仕組みは3つあります（図1）。

　①異常自動能：自動能とは洞結節のように、自ら刺激を生成する能力のことで、他に結節間路、房室結節、ヒス束、脚、プルキンエ線維などの刺激伝導系細胞に元々自動能はあります。自動能の興奮頻度は洞結節（60-80／分）、房室結節（40-60／分）、プルキンエ線維（20-40／分）と、通常下位に向かうほど減少し最上位の洞結節の興奮頻度が最も高頻度であるために、その命令に従います。刺激伝導系の異常により生理的自動

図1　頻脈性不整脈の機序

頻脈性不整脈のおこるしくみには、①異常自動能、②triggered activity、③リエントリーの3つがあります。

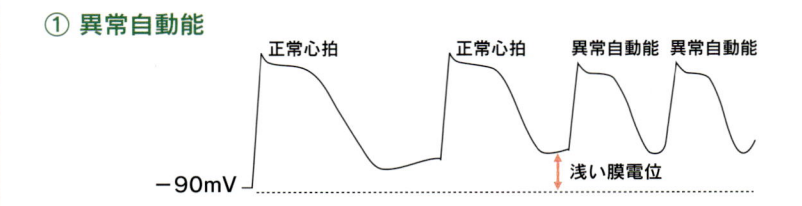

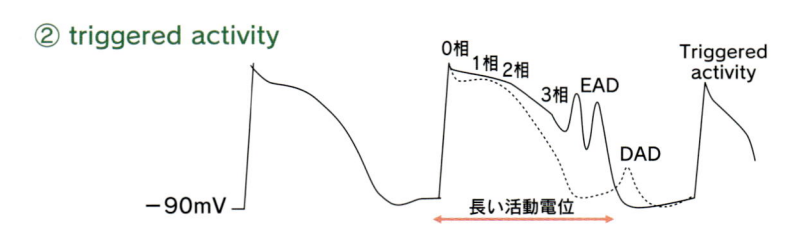

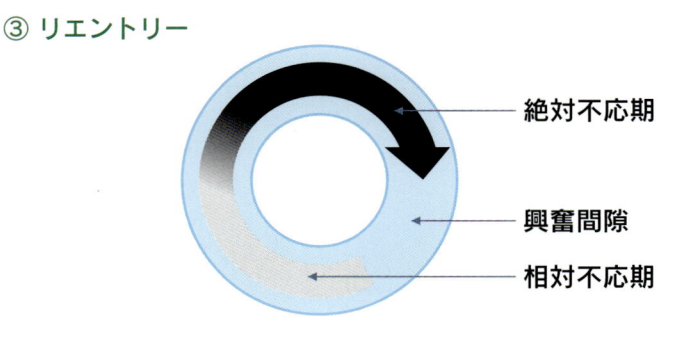

① 異常自動能

② triggered activity

③ リエントリー

- 絶対不応期
- 興奮間隙
- 相対不応期

能亢進が生じたり、本来自動能を持たない作業心筋が炎症、虚血など障害を受けることにより異常自動能を獲得することがあります。

②**激発活動（triggered activity）**：心筋の興奮収縮は心筋細胞膜を特定のイオンが通る動きにより生じた活動電位の周期的変動（脱分極と再分極を繰り返す）により成立しています。活動電位が再分極途中ないし終了直後に再び振動性の膜電位上昇がみられることがあり、これを後電位（after potentials）と言います。その振幅が次第に増大し閾値を越えて興奮が起きると、激発活動と呼び、頻脈性不整脈の原因となります。後電位が再分極終了前に起きるものを早期後脱分極（early after depolarization: EAD）、再分極が終わってからのものを遅延後脱分極（delayed after depolarization: DAD）に細分されます。激発活動は広義の異常自動能にも分類されます。

③**リエントリー（reentry）**：リエントリーとは一定の回路を電気的興奮がぐるぐると永続的に回り続けることを言い、それに伴い心臓は絶え間なく速い拍動を繰り返し、頻脈性不整脈に陥ります。リエントリーには特定の構造を基盤とする解剖学的リエントリーと解剖学的構造を必要としない機能的リエントリーがあります。

主な頻脈性不整脈

期外収縮（premature contraction）

基本調律より早期に生じる興奮波で、発生部位により上室期外収縮（supra ventricular premature contraction: SVPC）（図2(A)）と心室期外収縮（ventricular premature contraction: VPC）（図2(B)）に分類されます。期外収縮の機序としては異常自動能、激発活動、リエントリーのいずれもあります。SVPCでは通常洞調律波形と同一のQRS波形となりますが、VPCでは幅広いQRS波形になります。SVPCは基礎心疾患のない人にも多く認め、その予後は良好で、動悸など症状がなければ治療は不要です。動悸症状が強い場合や心房細動など誘発する場合には抗不整脈薬の適応となります。VPCも基礎心疾患を伴わない例では予後良好で、動悸など症状がなければ特に治療は必要ありません。一方、器質的心疾患を有する場合は心室頻拍や心室細動の危険性が増す可能性があり、慎重な対応が必要です。

発作性上室性頻拍（paroxysmal supraventricular tachycardia: PSVT）

発作性に心房あるいは房室接合部を起源とする3拍以上連続する頻拍で、心房レートは100～240／分で、動悸、胸部不快、心不全、時にAdam-Stokes発作が生じます。発生機序のほとんどはリエントリー性ですが、異常自動能や激発活動でも発生します。房室結節リエントリー性頻拍と房室リエントリー性頻拍で発作性上室性頻拍の原因の90％以上を占めます。

房室結節リエントリー性頻拍（atri-oventricular nodal reentrant tachycardia; AVNRT）（図2(C)）：成人PSVTのもっとも多いタイプです。房室結節へ進入する複数の入力経路（本来の正常伝導路である速伝導路と異常な遅伝導路）を介するリエントリーです。通常型（遅伝導路を順行し速伝導路を逆行して旋回）と非通常型（その他）に分けられます。

房室リエントリー性頻拍（atrio-ventricular reentrant tachycardia: AVRT）（図2(D)）：WPW（Wolff-Parkinson-White）症候群に基づく頻拍であり、房室結節を通る正常伝導と副伝導路（Kent束）の間でリエントリーが形成されます。心房筋→房室結節→心室筋→副伝導路→心房筋とリエントリーが生じるものが主ですが、逆方向旋回する場合もあります。

洞結節リエントリー性頻拍（sinoa-trial nodal reentrant tachycardia; SANRT）：洞結節を回路に含むリエントリー性頻拍です。器質的心疾患に合併することが多く認められます。

心房内リエントリー性頻拍（intra-atrial reentry: IAT）：心房内にリエントリー回路が存在し、頻拍維持に回路以外の心房筋や房室結節、洞結節、心室筋を必要としません。器質的心疾患に合併が多く、また、心臓手術後の心房切開跡が原因でリエントリーが生じる場合もあります。

異所性心房頻拍（ectopic atrial tachycardia）（図2(E)）：心房内に発生する異常自動能や激発活動により起こります。

心房粗動（atrial flutter: AFL）

心房レートが240～440／分の規則正しい、心電図上鋸歯状の粗動波（F波）を特徴とする上室性頻脈です。うち、心房レートが240～340／分と比較的遅いTypeⅠ（図2(F)、(G)）と340～440／分と速いTypeⅡ（図2(H)）に分類されます。TypeⅠのうち下壁誘導心電図でF波が陰性のものと陽性のものとがあり、陰性

第3章 心臓の病気

のものは通常型（図2（F））、陽性のものは非通常型と呼ばれます。通常型のすべてと非通常型（図2（G））の多くは三尖弁輪を旋回する心房内リエントリーで、前者では反時計方向に、後者では時計方向に旋回しています。TypeⅡは心房細動に近い性質を有し、発生機序は個々の例により異なります。

心房細動（atrial fibrillation: AFib）（図2（I））

　心房の各部分が無秩序に電気的興奮をすることにより、心房として有効な収縮を失った状態です。心電図上P波はなく、代わりに300〜600／分の不整な細動波（f波）が認められ、心室には不規則に興奮が伝達し脈は通常全く不整（絶対性不整脈）になります。細動の本態は機能的リエントリーで、特定の解剖学的構造はなく一拍ごとにリエントリー経路が変わる為、頻拍レートは不安定となります。心房細動は高血圧症、冠動脈疾患、アルコール中毒、甲状腺中毒、肺疾患、心臓術後の人に多くみられ、70歳以上の日本人男性の4％以上が罹患しています。動悸、胸部不快などの症状を伴うことが多く、心拍出量低下、心不全や血栓形成による脳塞栓、全身塞栓症を生じます。

心室頻拍（ventricular tachycardia: VT）

　心室起源の3拍以上連続して出現する頻拍で、持続時間から30秒以上続く持続性VT（図2（J））と30秒未満で治まる非持続性VTに分けられます。VTの機序としてはリエントリー、異常自動能、激発活動いずれもあります。また、波形により単一

図2　頻脈性不整脈の典型的心電図波形

　波形が最も顕著に見られる誘導（Ⅱ, V1など）を併せて示しました。いずれの誘導にも見られる場合は記載していません。なお略記した各不整脈の正式名称は本文を参照してください。

(A) SVPC

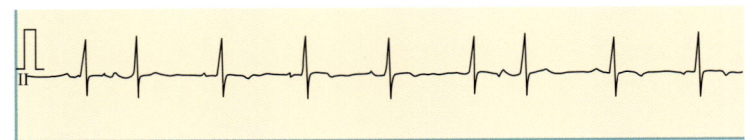

(B) VPC

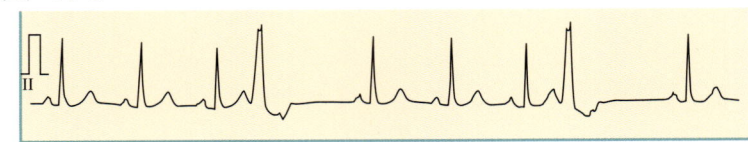

(C) AVNRT

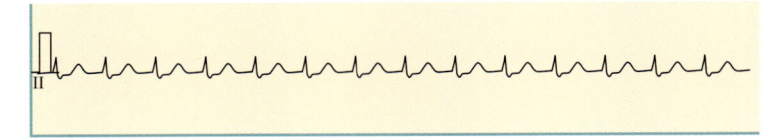

(D) AVRT

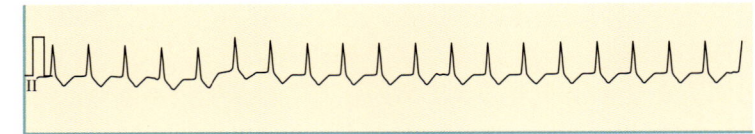

(E) AT

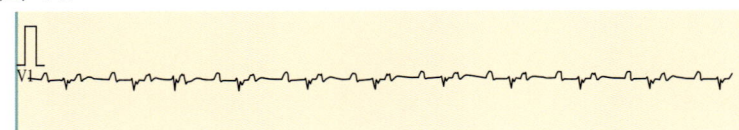

(F) AFL TypeⅠ通常型

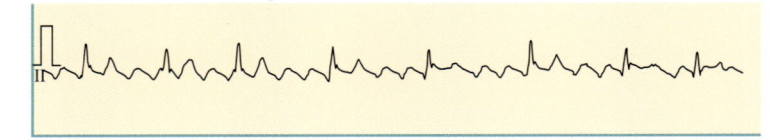

(G) AFL TypeⅠ非通常型

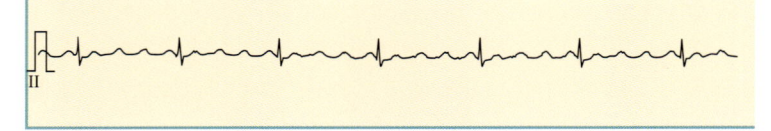

波形が連続する単形性VT（図2(K)）と複数波形へ変化する不安定な多形性VTに分けられます。多形性VT（図2(L)）は心室内に複数の異常興奮発生部位があるか、リエントリー回路がたえず変化していることを示し、特殊型としてQT延長に随伴するTorsade de pointes（トルサード・ド・ポアンツ）（図2(M)）があり、基線を軸としてQRSの周期的ねじれ回転を特徴とします。VTの症状は動悸、心不全、血圧低下、意識消失で、適切に治療が行われなければ心室細動、死へ移行することもある危険な不整脈です。リスクの高い患者には植え込み型除細動器（ICD）の適応となります。

心室細動（ventricular fibrillation: VF）（図2(N)）

心電図ではQRSは同定されず、大きさと波形が不規則な基線のゆれとして記録されます。生命を脅かす最も危険な不整脈で、心室の各部分が無秩序な電気的興奮により細かく震え痙攣した状態になり、心臓からの拍出は停止し、数秒間で意識消失し、3〜4分持続すると、脳に不可逆的変化が生じ、死に至ります。VFに対しては直ちに心肺蘇生、電気的除細動を行う必要があります。

頻脈性不整脈を来す心電図症候群

WPW症候群

房室間に副伝導路（Kent束）が存在する病態であり、PSVTの原因として重要です。洞調律時は心電図においてデルタ波、PR短縮、QRS幅延長が見られます（図3(A)）。デルタ波はKent束を介して正常伝導路

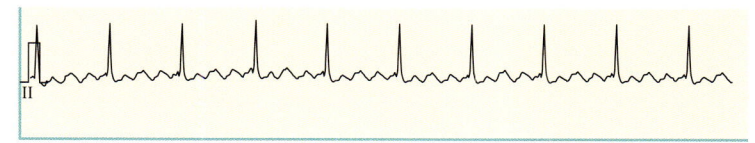

(H) AFL TypeⅡ

(I) AFib

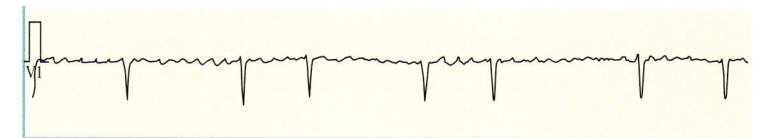

(J) 非持続性VT

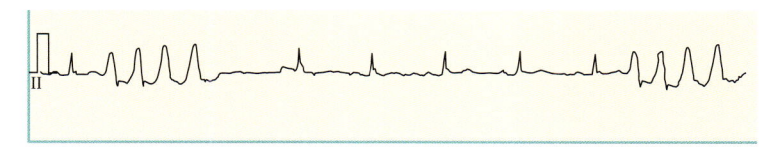

(K) 単形性VT

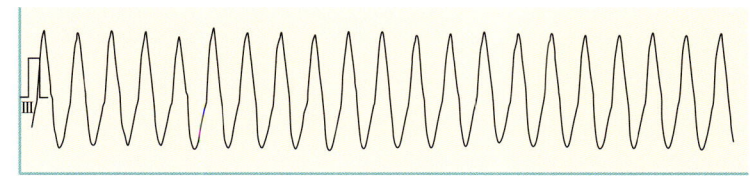

(L) 多形性VT

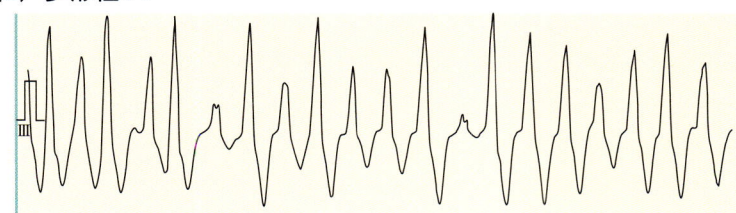

(M) Torsade de pointes

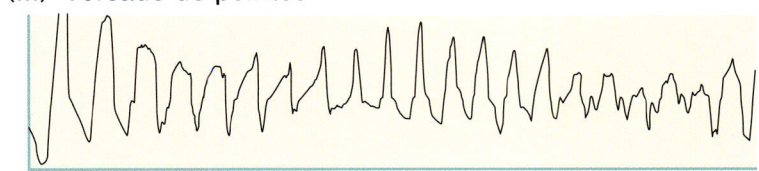

(N) VF

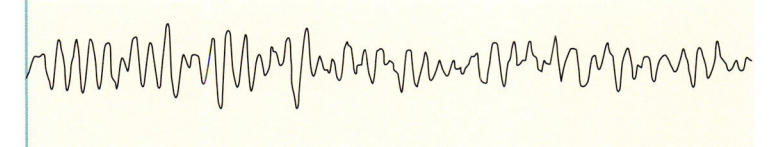

第3章　心臓の病気

より早期に興奮が心房から心室へ伝導されることにより形成されます。不応期の短いKent束に心房細動が合併すると、心房の高頻度興奮が心室に伝播して偽性心室頻拍がおこりVFに至ることがあります。

QT延長症候群（図3（B））

心電図上でQT時間延長を認める病態であり、Torsade de pointsを惹起することで知られます。先天性と後天性があり、先天性にはRomano-Ward症候群、聾唖を伴うJervell and Lange-Nielsen症候群があり、遺伝子診断がなされます。後天性の原因には薬剤性、電解質異常、徐脈性不整脈、脳血管障害、栄養障害などがあります。

Brugada症候群（図3（C））

1992年にBrugada兄弟により報告された症候群で、明らかな器質的心疾患を有さず、右側胸部誘導における特徴的なST上昇とVFを主徴とします。いわゆるぽっくり病の原因の一つで、日本を含めたアジア地域が多いとされます。

図3　頻脈をおこす心電図症候群

（A）WPW症候群：①デルタ波、②PQ短縮、③幅広いQRS
（B）QT延長症候群、
（C）Brugada症候群：Coved型ST上昇

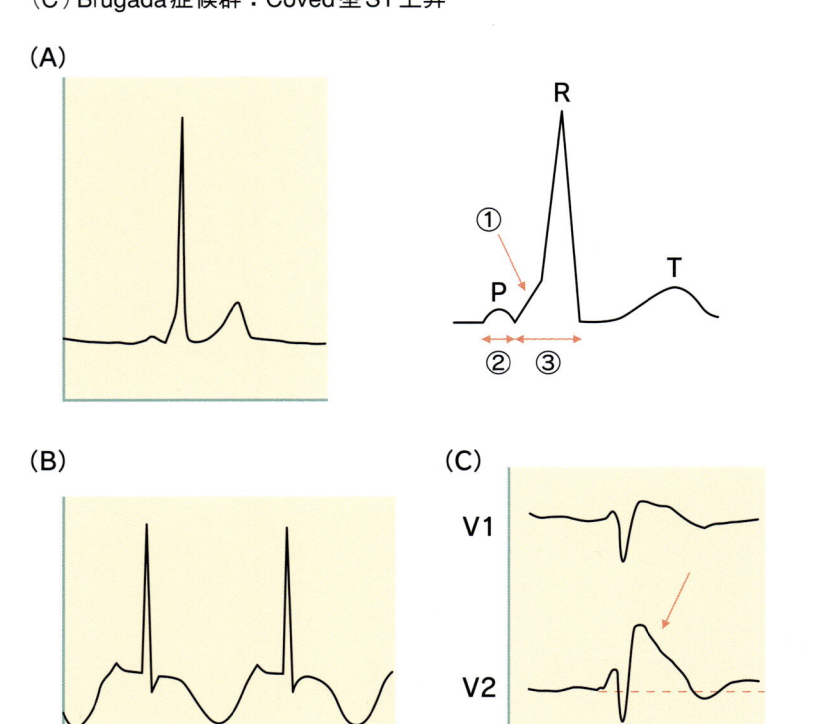

第3章　心臓の病気

不整脈③

不整脈の治療：薬物療法

藤岡　央

　不整脈にもいろいろ種類があり、同じ不整脈であっても原因は患者ごとに異なります。不整脈の治療方針は、まず誘因となるものがあればできるだけ取り除くことです。普段毎日のように飲んでるカフェイン入りドリンク、気道の通りを改善する薬、飲酒、仕事のストレスなど様々な誘因が不整脈に関係していることがあり、それらを是正すれば改善することがあります。不整脈以外の疾患が原因で不整脈になる場合もあります。例えば心臓を栄養する血管が細くなる狭心症の人に心室性不整脈がおこったり、甲状腺ホルモンが過剰に分泌される甲状腺機能亢進症の人が頻脈や心房細動になったりします。その場合は不整脈にアプローチするよりも、まず先に原疾患を治療することが大事です。不整脈への直接的アプローチ法ですが、薬物療法と非薬物療法（カテーテルアブレーション、ペースメーカー、植え込み型除細動器など）があります。本稿においては、薬物療法として抗不整脈薬について概説いたします。

　不整脈は、見つかれば治療する。以前はそう考えられていた時期もありましたが、1980年代後半に行われた大規模臨床試験CAST（Cardiac Arrhythmia Suppression Trial）の衝撃的事実から一変しました（図1）。陳旧性心筋梗塞患者では、心室期外収縮の数が少ないほど生命予後がよいことが知られておりました。そこで、陳旧性心筋梗塞の患者に心室期外収縮抑制作用を有する抗不整脈薬（encainide, flecainide）を長期投与すれば、生命予後が改善されるだろうとの仮説をたて、試験がなされました。結果は予想に反して投与日数平均300日において、プラセボ投与群3.5%死亡に対し、抗不整脈薬投与群7.9%死亡と有意に死亡率が高く、早期に試験中止に追い込まれました。その後の検討により、死因の約2／3は不整脈死であり、生命予後悪化の原因として、抗不整脈薬による催不整脈作用や陰性変力作用が考えられています。

図1　大規模臨床試験（CAST: Cardiac Arrhythmia Suppression Trial）

（The CAST Investigators: N Engl J Med, 321: 406-412, 1989に基づき作成）

陳旧性心筋梗塞患者において心室期外収縮抑制作用を有する抗不整脈薬（encainide, flecainide）を長期投与した群は、プラセボ投与群に比べ、有意に心事故率が高い。

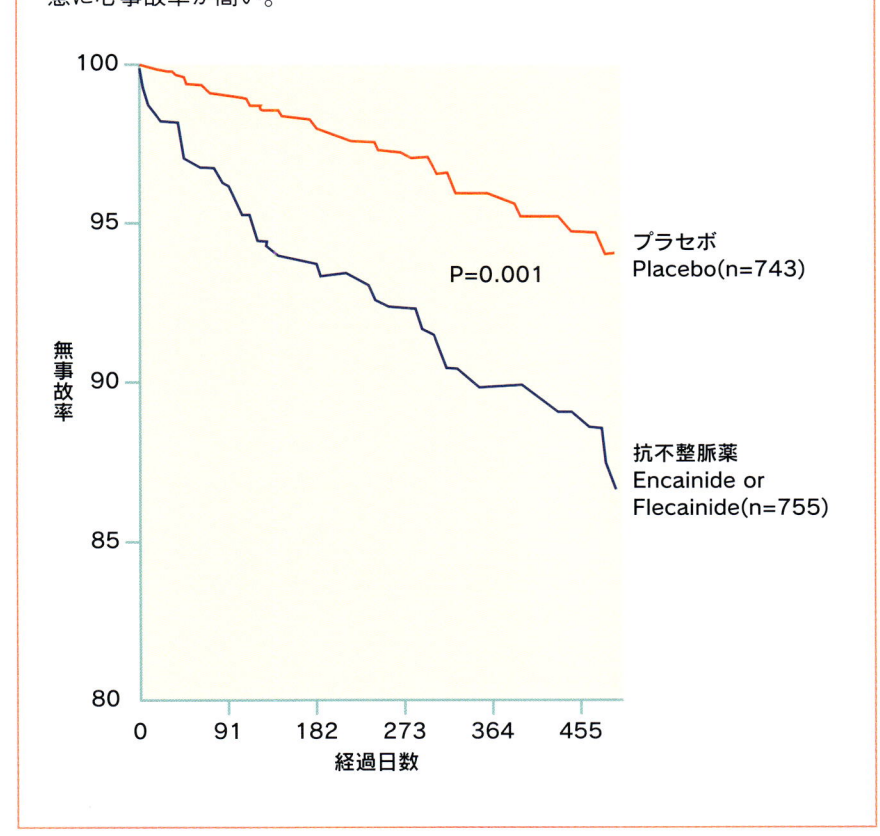

第3章 心臓の病気

薬物療法の適応

薬物投与によって生命予後が悪化してしまっては本末転倒になります。よって薬物治療の対象は、頻脈性不整脈のすべてではなく、致死的不整脈（心室頻拍、心室細動）や血行動態に悪影響を及ぼす不整脈（発作性上室頻拍、心房粗動、心房細動、心室頻拍）とその引き金となる期外収縮、QOL低下が著しい自覚症状を伴った不整脈です。

心筋の電気活動

抗不整脈薬を理解するには心筋活動電位とそれを構成する膜電流の理解が必要ですので、簡単に触れておきます。心筋細胞の活動電位は第0相から第4相まであり（図2）、心室作業心筋を例にとると平坦な部分の第4相は電気的安静な時期で細胞外の電位を0 mVとすると細胞内の電位は約 −90 mV近傍で平衡状態を示し、静止電位と言います。細胞膜にあるNa^+-K^+ポンプは細胞外へNa^+を、反対に細胞内へK^+汲みだしを行っており、細胞内は細胞外に比しK^+が多い状態になっています。このような状態で、細胞膜にK^+だけ通れる穴（IK1）が開きます。すると、細胞内外のK^+濃度勾配によりK^+の密度が高い細胞内から低い細胞外へ移動しようとする力が生じるわけですが、これと同時にK^+の細胞外への移動に伴い細胞内はマイナス電位に傾きますので、プラスイオンであるK^+を引き戻そうとする力も生じて、両者は適度なところで平衡状態に至り、その結果が約 −90 mVになります。ここで、上流の心筋から電気的興奮が伝わると閾値約 −55 mVでNa^+チャネルが急速に活性化して開き、電位勾配に従って勢いよくNa^+が細胞内に流入し、オーバーシュートに達する第0相立ち上がり相を形成します。一方、Ca^{2+}チャネルも第0相途中の閾値約 −35 mVで活性化され内向き電流を生じますが、Na^+電流に比し比較的ゆっくりと活性化され、不活性化も遅い特徴があります。続いて一過性外向き電流（Ito）により第1相のノッチが形成されます。Ca^{2+}はNa^+-Ca^{2+}ポンプや筋小胞体を介してさらに細胞内に流入し、筋収縮に利用されますが、外向きの遅延整流K^+電流（IK）も活性化される為、初期はCa^{2+}の流入と釣り合って第2相のプラトーを形成し、その後K^+流出がCa^{2+}流入を凌駕し第3相再分極へと向かい、初期の第4相静止電位に戻ります。

心室作業心筋を例に活動電位の説明をしましたが、活動電位は心筋の部位によって異なります（図3）。

洞結節や房室結節はIK1がないために、第4相は深い静止電位とはなりえず、不安定で浅い膜電位となります。浅い膜電位においてNa^+チャネルは不活性化状態なので、脱分極はCa^{2+}チャネル依存となり、この場合の脱分極立ち上がり速度は緩慢となります。また、第4相にはペースメーカー電流（If）が緩徐に流れ、緩徐脱分極をおこし自動能を有します。

心房筋は心室筋に比し活動電位持続時間が短い特徴があり、これは外向き電流（Ito, IKAch, IKur…）が多いことと関係しています。

このように心筋の部位によりイオンチャンネルの分布および活動電位が異なり、治療を目的とする心筋部位によって抗不整脈薬を適切に使い分ける必要があります。

不整脈の起こる仕組みと治療法

頻脈性不整脈の起こる仕組みには異常自動能、激発活動、リエントリーの3通りがあることは頻脈性不整脈の項で触れましたが、治療方針は機序によって異なります。異常自動能は炎症や虚血に伴い第4相が深い膜

図2　活動電位とチャネル電流

心筋細胞の電気活動は大きく5つに分けられます。それぞれNa、K、Caといったイオンをくみ出すポンプが様々な形でかかわり、周期を形成しています。

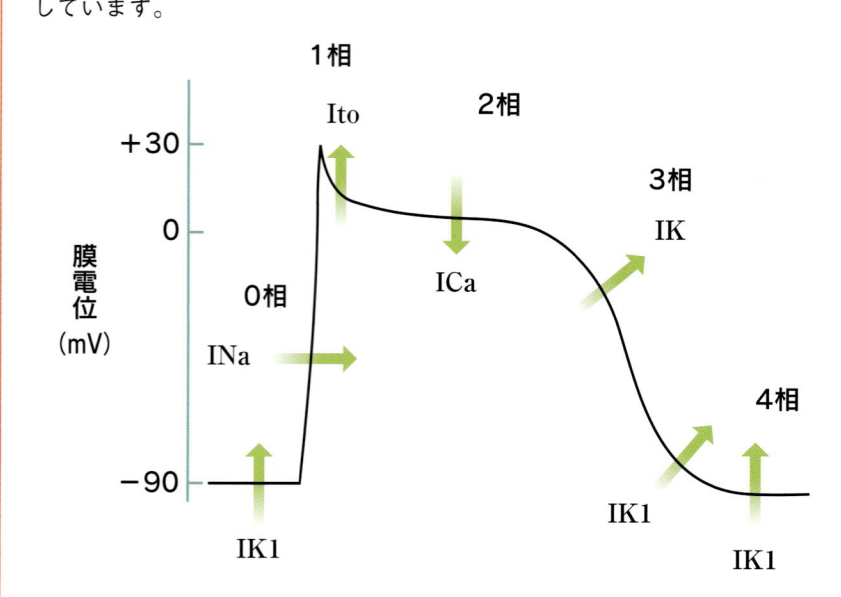

不整脈の治療：薬物療法

図3　心筋部位と活動電位

心筋細胞の電気活動の様子は、心筋の部位によって異なることが知られています。これは、自らがリズムを刻む役割（洞結節・房室結節）、興奮を伝える役割（プルキンエ線維）、伝わってきた興奮に従って収縮する役割（心房筋・心室筋）など、目的に見合った違いとも言えます。

A　洞結節　　B　心房筋　　C　房室結節
D　プルキンエ線維　　E　心室筋

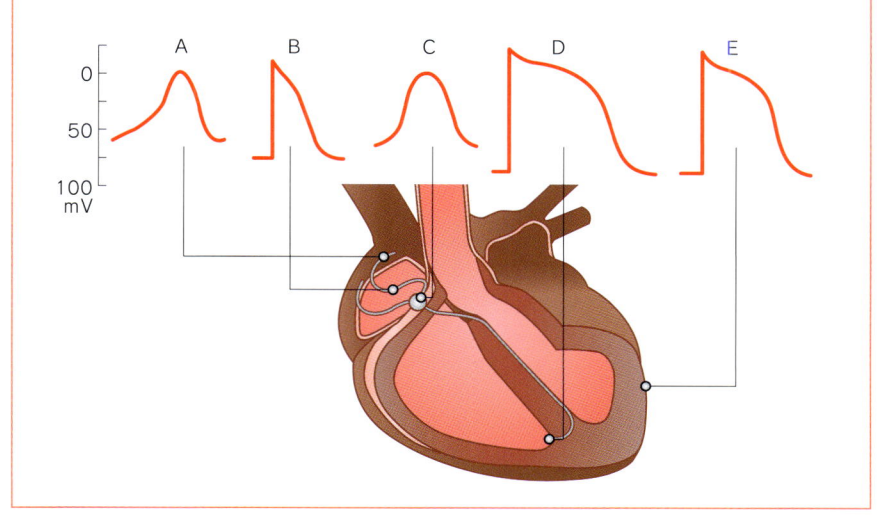

図4　リエントリーに対する薬物治療方針

頻脈性不整脈では原因別に治療方針を立てることが可能です。興奮がぐるぐる旋回するリエントリーが原因の場合、興奮間隙と呼ばれる「隙間」の大小を考慮し、薬剤選択の根拠にすることができます。

(A) 興奮間隙が狭い場合 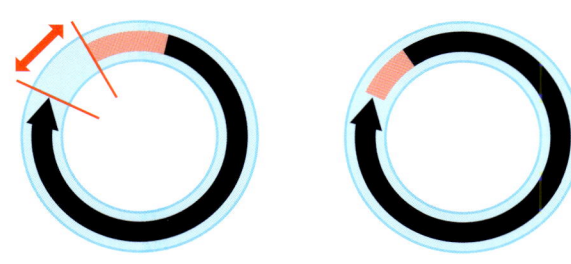
薬物作用：不応期の延長

(B) 興奮間隙が広い場合 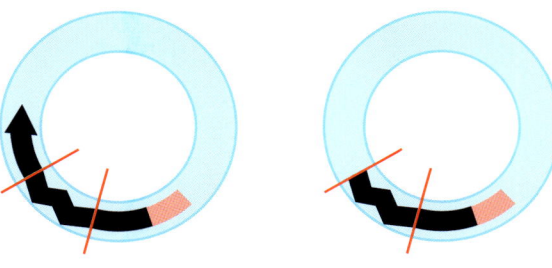
薬物作用：興奮伝導の抑制

電位を維持できず、Ca^{2+}電流の活性化が起きやすい状態です。よって治療方針としては拡張期電位をより深く、閾値電位を上げ、第4相脱分極勾配を緩やかにさせることです。具体的には迷走神経刺激、β遮断、Ca拮抗薬、結節細胞以外ではNaチャネル遮断も有効です。激発活動の早期後脱分極（EAD）は通常QT延長、すなわち活動電位持続時間延長を伴います。この場合の治療方針としては、活動電位持続時間の短縮と脱分極の契機となるCa^{2+}電流抑制になります。激発活動の遅延後脱分極（DAD）はジギタリス中毒やカテコーラミン、低カリウム血症により細胞内Ca過負荷が原因で筋小胞体から細胞質へCa^{2+}が自発的放出が誘発され、おこる一過性脱分極です。治療方針としては細胞内Ca^{2+}濃度低下であり、Ca拮抗薬やβ遮断となります。リエントリーには興奮間隙（excitable gap）、すなわち興奮波が通り不応期を脱して次の興奮が到達するまでの興奮可能な隙が、狭い場合、広い場合の両方が考えられます。狭い場合の治療方針（図4(A)）は不応期を延長させることにより興奮間隙を潰し、興奮不可能な状態に持ち込むことが考えられます。一方、興奮間隙が広い場合（図4(B)）は、不応期を延長しても間隙が埋まらないので、その場合は伝導速度を低下させ、緩徐伝導興奮をさらに遅くし消滅させることを目指します。

抗不整脈薬の分類と使い方

現在、様々な抗不整脈薬がありますが、これらを適切に使用する目的で2種類の分類法が考案され用いられています。古くは1970年代前半から使用されてきたのはVaughan Williams分類（表1）であり、抗不整

第3章 心臓の病気

表1 Vaughan Williams分類

Class（群）		抗不整脈薬
Ⅰ群薬 （Naチャネル抑制）	a（活動電位持続時間延長）	キニジン、プロカインアミド、ジソピラミド、シベンゾリン、ピルメノール
	b（活動電位持続時間短縮）	リドカイン、メキシレチン、アプリンジン
	c（活動電位持続時間不変）	プロパフェノン、フレカイニド、ピルジカイニド
Ⅱ群薬（β受容体遮断作用）		プロプラノロールなど
Ⅲ群薬（活動電位持続時間延長）		アミオダロン、ソタロール、ニフェカラント
Ⅳ群薬（Ca拮抗作用）		ベラパミル、ジルチアゼム、ベプリジル

表2 Sicilian Gambitの提唱する薬剤分類枠組（日本版）

薬剤	Na Fast	Na Med	Na Slow	Ca	K	If	α	β	M₂	A₁	NaK ATPase	左室機能	洞調律	心外性	PR	QRS	JT
リドカイン	○											→	→	◐			↓
メキシレチン	○											→	→	◐			↓
プロカインアミド		Ⓐ			○							↓	→	●	↑	↑	↑
ジソピラミド			Ⓐ		○				○			↓	→	◐	↑↓	↑	↑
キニジン		Ⓐ			○		○		○			→	↑	◐	↑↓	↑	↑
プロパフェノン		Ⓐ						◐				↓	↓	○	↑	↑	
アプリンジン		Ⓘ		○	○	○						→	→	○	↑	↑	→
シベンゾリン			Ⓐ	○	○				○			↓	→	○	↑	↑	→
ピルメノール			Ⓐ		○				○			↓	↑	○	↑	↑	↑→
フレカイニド			Ⓐ		○							↓	↑	○	↑	↑	
ピルジカイニド			Ⓐ									↓→	→	○	↑	↑	
ベプリジル	○			●	◐							?	↓	○			↑
ベラパミル	○			●				◐				↓	↓	○	↑		
ジルチアゼム				◐								↓	↓	○			
ソタロール					●			●				↓	↓	○	↑		↑
アミオダロン	○			○	●		◐	◐				→	↓	●			↑
ニフェカラント					●							→	→	○			↑
ナドロール								●				↓	↓	○	↑		
プロプラノロール	○							●				↓	↓	○	↑		
アトロピン									●			→	↑	◐	↓		
ATP											■	?	↓	○	↑		
ジゴキシン										●	■	↑	↓	●	↑		↓

遮断作用の相対的強さ：○低　◐中等　●高
A=活性化チャネルブロッカー　I=不活性化チャネルブロッカー
■＝作動薬

脈薬をその主たる作用に基づいてⅠ～Ⅳ群に大別しています。Ⅰ群はNaチャネル遮断薬で、活動電位第0相脱分極の最大立ち上がり速度を減少させ、伝導速度を低下させるもの、(うち、活動電位持続時間を延長するものをⅠa群、短縮するものをⅠb群、変化させないものをⅠc群と細分化)、Ⅱ群はβ受容体遮断薬、Ⅲ群は再分極を遅らせ，活動電位持続時間の延長するもの、Ⅳ群はCaチャネル遮断薬と分類しています。Vaughan Williams分類は薬理学的作用の特徴を簡潔に表現している点が優れ、多くの臨床家に利用されてきました。しかしながら、現在ほど多くの薬剤がなく、電気生理学的知識も豊富でなかった時代に提唱されたため、新しい抗不整脈薬はこの枠組で分類しようとするとうまく表現しきれないなどの矛盾や限界が生じました。さらに、従来の経験的な不整脈治療から、科学的な情報と知識に基づいた病態生理学的なアプローチによる治療が求められるようになりました。そこで、1990年、イタリアのシシリー島で開かれたSicilian Gambit会議で提唱された新しい分類法がSicilian Gambit（表2）です。Sicilian Gambitでは、スプレッドシート方式ですべての薬剤が示され、左半分にはチャネル、受容体、ポンプに対する作用、右半分には左室機能、洞調律への影響、心外性の副作用の有無、心電図上の指標に対する効果を詳細に記載しています。Sicilian Gambitの基本概念は論理的かつ病態生理学的な抗不整脈薬療法（図5）であり、①「不整脈の機序」の決定、②治療に最も反応しうる電気生理学的指標である「受攻性因子」の同定、③治療の「標的」とし

ての細胞膜レベルのチャネルや受容体の決定、④「薬剤」の選択という論理過程を経て薬剤を決定します。ただし、実際の診療で遭遇する不整脈発生機序のすべてを特定することは困難であり、経験的な治療法選択に頼らざるを得ない現状も指摘されています。

抗不整脈薬の副作用

抗不整脈薬使用において注意すべき点として副作用があります。CASTで明らかになったように抗不整脈薬の多くは心抑制や催不整脈作用を有しており、心機能低下例に対しては、心抑制の低いものを選択する必要があります。また、アミオダロンにおける肺線維症など重篤な心外性の副作用にも注意を要します。妊婦と胎児においてはすべての抗不整脈薬は毒性を持つものと考え、基本的に薬物治療は可能な限り避けるべきです。肝機能低下例、腎機能低下例では代謝排泄遅延により副作用が生じやすく、減量、薬剤変更など検討します。薬物療法は不整脈の根本治療ではありません。効果を保つには服薬を継続する必要があり、患者の服薬コンプライアンスに依存し、それに伴う長期通院やコスト負担などQOL低下を来す問題があります。カテーテルアブレーションは多くの頻脈性不整脈において根治が望めます。心室性不整脈の長期予後を改善するには種々のエビデンスから植え込み型除細動器が有用です。これら非薬物治療と薬物療法をうまく組み合わせると、お互いの欠点を補完し、より良い治療が可能となります。

図5 Sicilian Gambitの病態生理学的薬剤選択

Sicillian Gambitでは論理的な薬物選択に向け、以下のフローチャートが提唱されています。

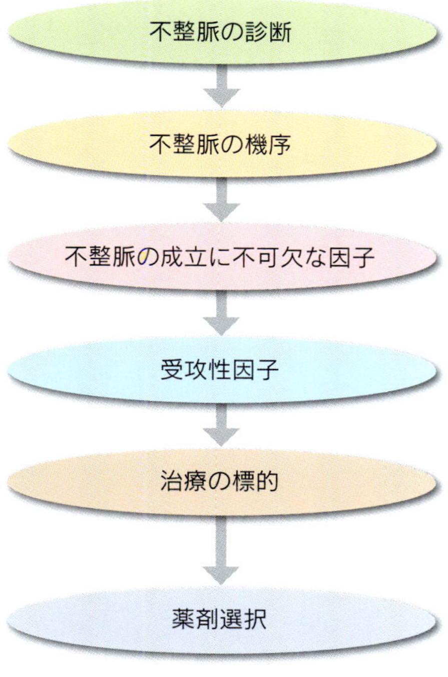

不整脈の診断
↓
不整脈の機序
↓
不整脈の成立に不可欠な因子
↓
受攻性因子
↓
治療の標的
↓
薬剤選択

第3章　心臓の病気

不整脈④

不整脈の治療：非薬物療法

粕野　健一

不整脈の非薬物治療は、内服薬による薬物治療のみでは生活の質（QOL: quality of life）や生命予後の改善を得られない場合に行われる治療法です。原則的には、不整脈による動悸、失神、めまい、心不全、突然死などが、内服薬では防ぎきれないときに、治療の選択肢となりますが、近年、疾患によっては、安全性、有効性などの面から、非薬物療法が第一選択となる場合もあります。また、これらは、日々進歩している治療法であり、高度な医療技術を必要とします。専門の医師に、専門の施設で受ける必要があります。

ペースメーカー

徐脈性の不整脈に対するものとしてペースメーカーがあります。ペースメーカーは、様々な原因によって徐脈となった心臓に弱い電気信号を送り（ペーシング）、心臓を拍動させるための機械です。薬物治療を行っても、徐脈が日常生活に支障を来すと判断された場合、ペースメーカーの植込みの手術を検討します。手術は通常、局所麻酔で行います。鎖骨の少し下の方を麻酔し、ペースメーカーの大きさに応じて皮膚を数cm切開します。皮下にペースメーカーサイズのポケットをつくり、そのポケットの中から鎖骨の下にある静脈を通して、リード線を心臓に挿入します。病状によって右心房、右心室のどちらかもしくはその両方にリード線を挿入し（図1）、患者に応じたペースメーカーの設定をします。手術の後でも、心拍数や他の設定を変更することができ、術後ほとんどの方が健康な方と変わりない生活を送っておられます。本体には電池が内蔵されており、5年〜10年に1回、電池を交換する必要があります。新規のペースメーカー植込みも、電池消費によるペースメーカー交換も、通常は術後1週間程度で退院できます。

除細動器

致命的な頻脈性不整脈（心室細動）に対しては、除細動器を使用します。心室細動は、心臓がけいれんしたようになってポンプ機能が破綻し、死に直結する危険な不整脈です。除細動器は、この心室細動に対して電気ショックを与え、心臓を正常な調律に戻すための機械です。2004年7月から、公共の施設、企業など、人が多く集まる場所に自動体外式除細動器（AED）が設置され、医療従事者ではない一般市民の方でも使用

図1　ペースメーカー植込み後の胸部X線写真

左胸の皮下にペースメーカー本体（矢印）、右心房、右心室にリード線（矢頭）が挿入されています。

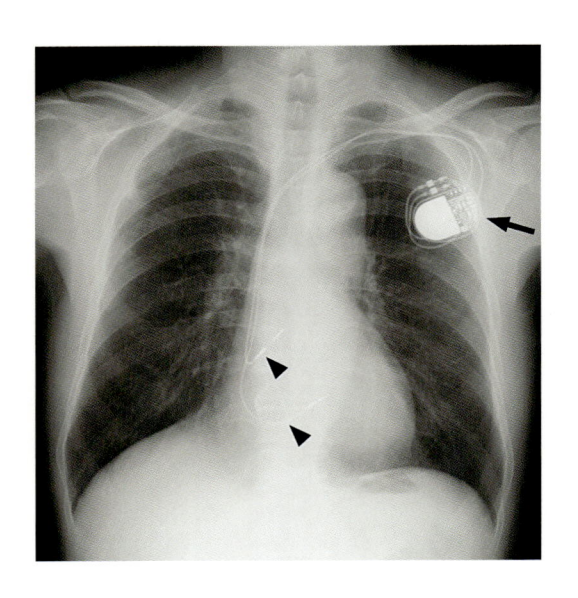

不整脈の治療：非薬物療法

できるようになっています。AEDを使った迅速な対応により一命を取り留めた事例も数多くあります。しかし、心室細動の治療は一刻を争うため、場所によってはAEDの用意が間に合わず、手遅れになるといったことも十分考えられます。また、慢性心不全では、心室細動が突然死の原因となることも多く、薬物治療のみでは突然死の回避が不十分である可能性も指摘されています。原因疾患の治療を行いながらも心室細動が起こる可能性が高いと判断される患者には、予防的治療として植込み型除細動器（ICD）の植込みを検討する場合もあります。ICDは、24時間不整脈を監視した上で、必要であれば自動で電気ショックによる治療を行います（図2）。ICDの植え込み手術は、ペースメーカーの植込み手術とほぼ同様の方法です。設定にもよりますが、ICDが心室細動を感知すると、10秒前後で電気ショックによる治療が行われます。

心臓再同期療法

ペースメーカーを応用した治療で、慢性心不全に対する心臓再同期療法（CRT）が近年注目されています。様々な原因で、心臓のポンプ機能が不十分になった心不全の状態では、心臓の中に収縮のズレが生じていることがあります。このズレをペースメーカーで是正することで心機能を改善させようという治療です。通常のペースメーカーでは、右心室に心室のリード線を留置しますが、この治療では左心室側のリード線をもう一本留置してズレた収縮のタイミングを合わせる（再同期させる）ようにペーシングを設定します。右心室、左心室にリード線を挿入するため両室ペースメーカーとも呼ばれます。また、前述のように慢性心不全では致死的な不整脈を合併することも多いため、再同期療法機能がついたICD（両室ペーシング機能付き植込み式除細動器；CRT-D）を植込むことが多いのが現状です。

カテーテルアブレーション

他の頻脈性不整脈の非薬物療法として、カテーテルアブレーションがあります。これはメスを使わずに行う心臓手術の一種で、心臓の中で頻拍の原因となっている異常な興奮部位や興奮回路となっている心筋を高周波電流で変性・不活化（焼灼）させ、不整脈を根絶させる治療です（図3）。カテーテルアブレーションは、基本的には局所麻酔で行います。鼠径部の静脈、もしくは動脈から心臓に直径2～3 mm程度のカテーテルを挿入し、まずは頻脈の原因となっている場所を探し出します。安全な焼灼が可能と判断されれば、その場所を焼灼します。1回の焼灼は30秒～2分程度で、カテーテルの先端が心筋に触れている部分が半球状に（直径10 mm、深さ5mm程度）焼灼され、これを数回から数十回繰り返します。この高周波の熱による痛みなどはほとんどなく、また手術時間は1時間から数時間程度であり、これまで開胸手術で行われてきたものに対しても、より低侵襲

図2　植込み型除細動器（ICD）による除細動の記録

心室細動（矢印）を発症したが、ICDによるショック（矢頭）で適切に治療された例

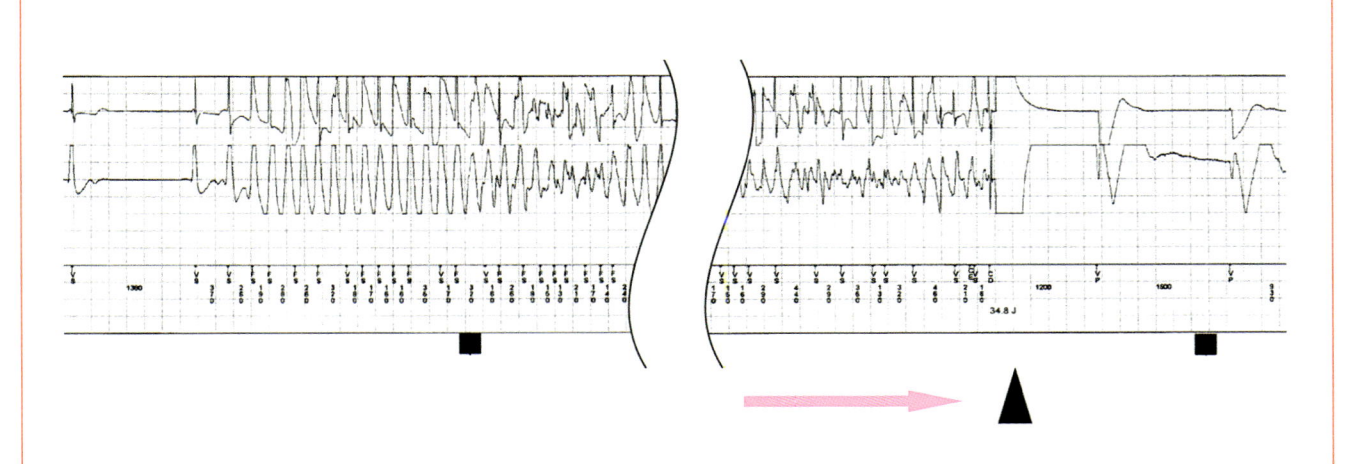

第3章　心臓の病気

図3　カテーテルアブレーション

足の付け根（鼠径部）に局所麻酔を行い、静脈（もしくは動脈）からカテーテルを心臓に挿入します。高周波通電で心筋を焼灼し、不整脈を治療します。

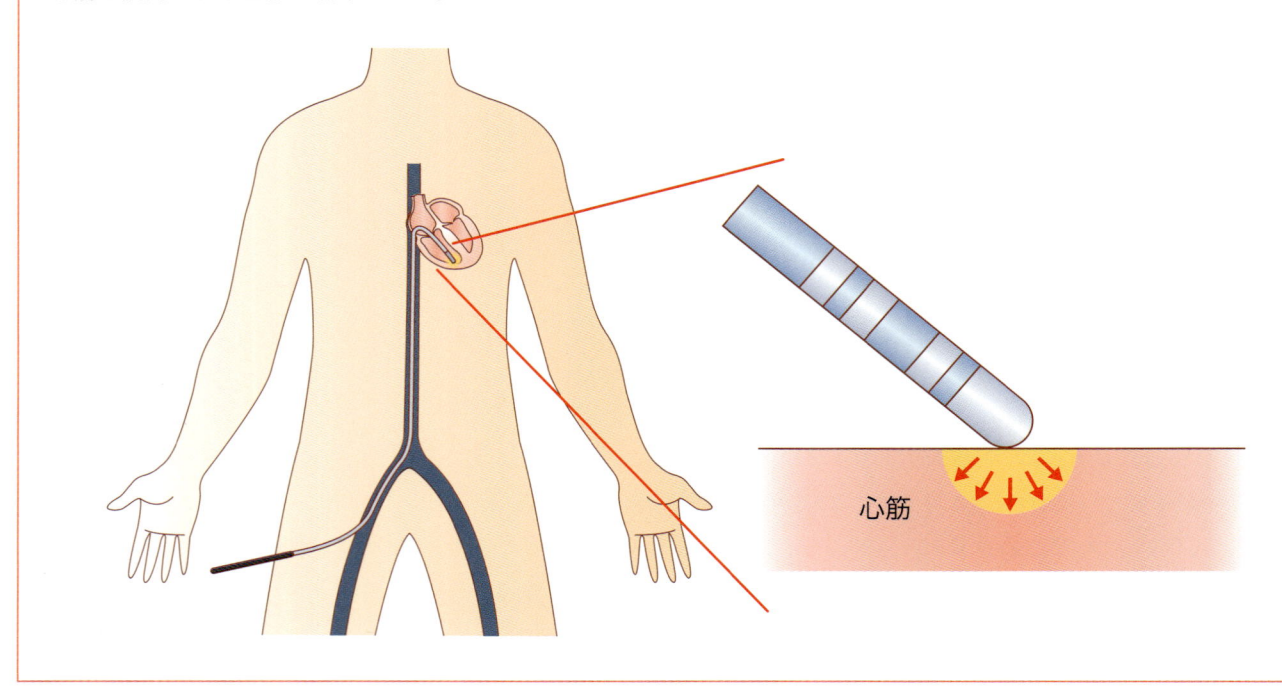

心筋

で安全に行うことができるようになりました。また、カテーテルアブレーションは薬物治療のような対症療法ではなく、根治的治療法であるため、治療が奏効すれば、薬物療法を中止することができ、その後の通院も不要となることも多くあります。薬物が有効である場合でも、カテーテルアブレーションによって根治される可能性が高いWPW症候群など一部の上室性頻拍では、長期間の内服が不要になることから、第一選択治療として用いられることもあります。その他、種々の不整脈に対してカテーテルアブレーションが有効ですが、近年、心房細動に対するカテーテルアブレーションが注目されています。心房細動は、薬物治療ではQOLの改善が困難なことも多く、これまでは対症的な治療が主と考えられてきました。しかし、カテーテルやその他の医療機器の急速な進歩により、カテーテルアブレーションは心房細動治療の一つの選択肢として普及しつつあります。心房細動の発生には、多くの場合、肺静脈の異常興奮が関与していると言われており、カテーテルアブレーションによる肺静脈周囲の焼灼が心房細動の抑制に有効である場合があります。医師や施設によって方法は若干異なりますが、基本的には、肺静脈の付け根の部分（左心房）を焼灼し、肺静脈と左心房の間の興奮の伝導を途絶させます。これに肺静脈以外の異常興奮部位に焼灼を加える場合もあり、それぞれの患者に合った焼灼方法を検討します。術後、内服を中止できる患者もたくさんおられますが、一部の患者では、思い通りの効果が得られないこともあり、今後の課題と言えます。

コラム ③

自動体外式除細動器（AED）

青木　洋文

AEDとは何の略ですか？

　AEDは Automated External Defibrillatorの略語で、日本語訳は「自動体外式除細動器」といいます。小型の機械で、体に貼ったパッドから自動的に心臓の状態を判断してくれます。心室細動という致死性不整脈が起きていれば、強い電流を流し、心臓に電気ショックを与えることで、心臓の状態を正常に戻すことができます。設置場所には、「自動体外式除細動器」よりも「AED」と書かれていることが多く、「AED」と覚えたほうが簡単かもしれません（図1）。

図1　AED（自動体外式除細動器）

　AEDのケースを開け、カラダに装着するパッドを取り出したところ。フタの裏に使用法が図説され、本体のスイッチには1、2、3と操作順が記載されています。

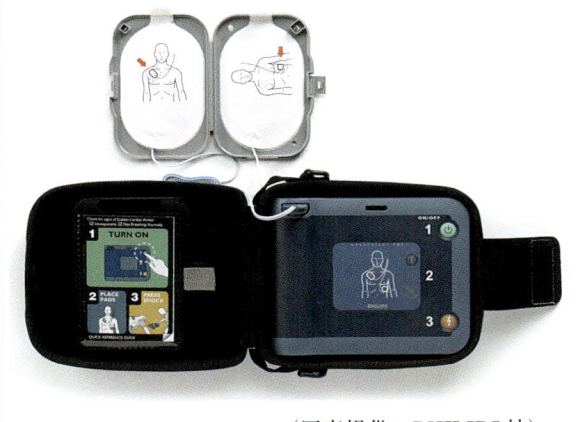

（写真提供：PHILIPS社）

心臓突然死について

　突然死はいつ、どこで起こるか分かりません。心臓突然死の多くは、「心室細動」という危険な不整脈によって起こります。心室細動になると、心臓が細かく震えた状態になり、血液を全身に送り出すことができなくなり、脳にも血液が行かなくなるので、意識を失ってしまいます。心室細動の治療法は、心臓に電気ショックを与え、不規則になった心臓のリズムを正常に戻す「除細動」です。

　心室細動を起こすと、除細動が1分遅れるごとに救命率は10%低下すると言われ、いかに早く除細動を行うかが救命のカギとなっています。救急車が現場に到着するまでの時間はおよそ6分といわれており、救急車を待っていたのでは、助かる確率はかなり低くなってしまうと言えます。最短でも、救命率は40%以下ということが、グラフよりわかります（図2）。

図2　心室細動を起こしたときの救命率

　突然死の主な原因である心室細動を正常リズムに戻し救命できる確率（救命率）は分刻みで低下することが知られています。

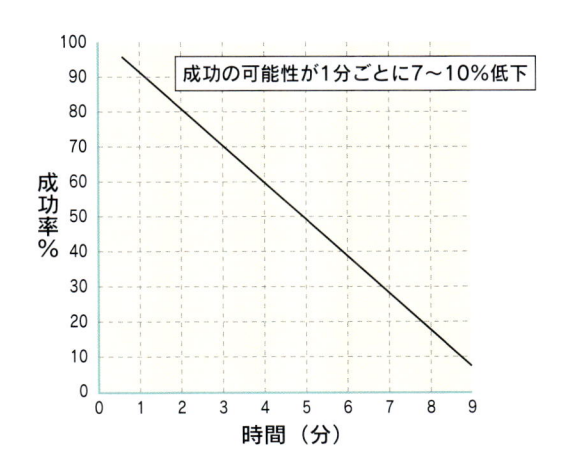

成功の可能性が1分ごとに7〜10%低下

自動体外式除細動器（AED）

　AEDが登場したことで、人が倒れていても、すぐにAEDを操作することで、助かる可能性が高くなったのです。

誰でも使えますか？

　心臓突然死から1人でも多くの命を救うため、2004年7月より、医師や救急救命士だけでなく、一般の人でもAEDが使えるようになりました。

設置場所はどこですか？

　多くの人が出入りする空港や駅、学校、病院などに設置してあります（図3）。AEDの設置場所を示すロゴマークには下図のようなものがあります。

図3　AEDの設置場所

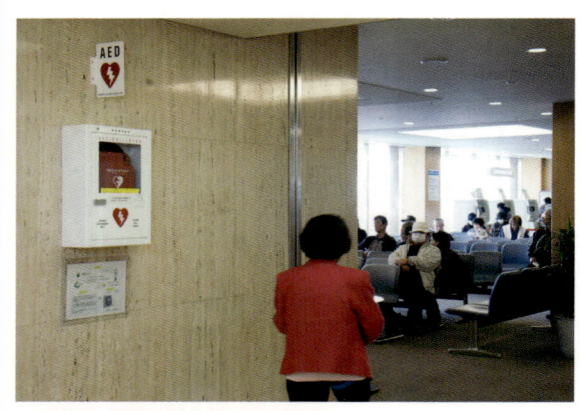

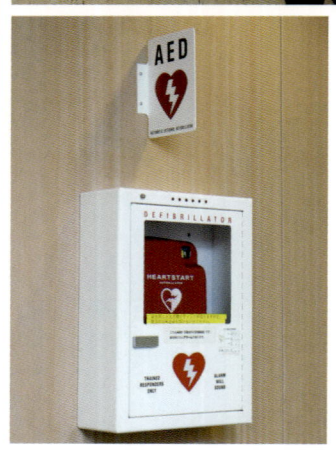

どのようにして使いますか？

　AEDは体に貼り付けて、音声ガイドに従うだけで誰でも簡単に操作することができます（図4）。

　実際倒れている人がいたら・・・

①声をかけてください。
②反応がなかったら、119番に通報してください。
③息をしているか確認してください。
④呼吸をしていなければ、近くの人にAEDを持ってきてもらうよう、頼んでください。AEDが来るまでの間、心臓マッサージ（胸骨圧迫）を、続けてください。
⑤AEDが到着したら、胸を裸にして、電極パッドを貼ってください。金属をはずし、ペースメーカーなどの出っ張りがあれば避けて、濡れていれば拭いてから貼ってください。
⑥AEDの音声指示に従ってください
⑦電気ショックを必要と音声が指示した場合は、倒れている人の体に誰も触っていないことを確認してください。
⑧ボタンを押して電気ショックをかけてください
⑨すぐに心臓マッサージを再開してください。
⑩2分後に再度、自動的にAEDが電気ショックをかけるか判断し、音声指示があります。
⑪意識がもどったら、倒れている人の体を横にしたまま、到着を待ってください。

図4　AEDの操作法

　除細動の際に電気エネルギーを伝えるパッドは心臓をはさむように、つまり右肩近くと左胸に装着します。パッド自体に装着部位が図示されていますので、それに従えば簡単に行えます。

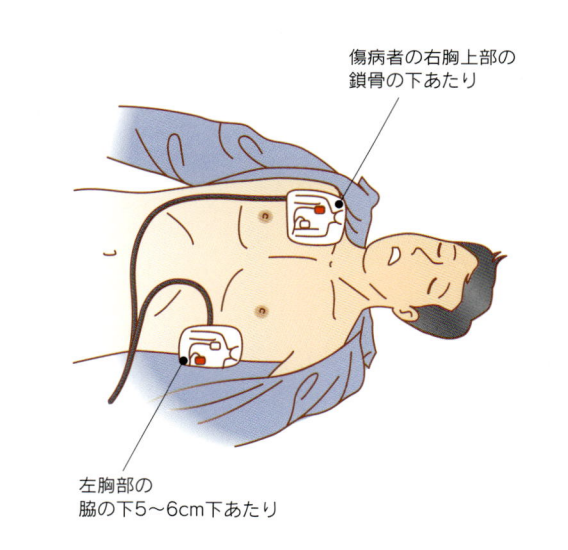

傷病者の右胸上部の鎖骨の下あたり

左胸部の脇の下5〜6cm下あたり

第3章　心臓の病気

心筋・心膜疾患①

特発性心筋症

若狭　稔

病態

定義と分類

　心筋症とは、臨床的に弁膜症・高血圧症などの心筋因子以外の原因がなく、"心臓機能障害を伴う心筋疾患"と定義され、拡張型心筋症、肥大型心筋症、拘束型心筋症に加え、その他どの型にも分類しえない分類不能の心筋症に分類されています。"原因または全身疾患との関連が明らかな心筋疾患"は特定心筋症（specific cardiomyopathy）として心筋症から区別されております（表）。

病態生理

　特発性心筋症の中で代表的な拡張型心筋症、肥大型心筋症、拘束型心筋症、不整脈原生右室心筋症につき以下に簡単に説明します。

①拡張型心筋症（図）

　拡張型心筋症は特発性心筋症の中で、心筋収縮不全と左室内腔の拡張を特徴とする疾患群であり、進行性で慢性心不全症状を呈し、急性増悪を繰り返す予後不良の疾患です。また、致死性不整脈による突然死や動脈性血栓塞栓症を合併することがあります。

②肥大型心筋症（図）

　高血圧症などの心肥大を来す原因を認めず、左室ないし右室心筋の不均一な肥大を来す疾患です。基本的に左室内腔の拡大はなく、左室収縮能は保たれており、肥大に基づく左

表　WHO/ISFCによる心筋症の分類

（WHO/ISFC合同委員会、1995年改訂に基づき作成）

特発性心筋症
- 拡張型心筋症
- 肥大型心筋症
- 拘束型心筋症
- 不整脈源性右室型心筋症
- 分類不能型心筋症（心拡大を伴わず心収縮能が低下する例）

特定心筋症（二次性心筋症）
- 虚血性心筋症
- 弁膜症性心筋症
- 高血圧性心筋症
- 炎症性心筋症（心筋炎後）
- 代謝性心筋症（アミロイドーシス、Fabry病、グリコーゲン蓄積病など）
- 全身性疾患（サルコイドーシス、白血病の心浸潤）
- 筋ジストロフィー（Duchenne型、Becker型、筋緊張性）
- 神経筋疾患（Friedreich失調症、Noonan症候群など）
- 感作性および毒性（アルコール、カテコラミン、ドキソルビシン、放射線など）
- 周産期心筋症

第3章 心臓の病気

図　閉塞性肥大型心筋症と拡張型心筋症

（山科章ほか 監修「インフォームドコンセントのための心臓・血管病アトラス」トーアエイヨーより参考に作成）

正常心

閉塞性肥大型心筋症　　　拡張型心筋症

室拡張能障害が基本的病態です。
　左室流出路に狭窄が生じる場合を特に閉塞性肥大型心筋症と呼びます。また、心室中部の内腔狭窄がある心室中部閉塞型、心尖部に肥大が限局する心尖部肥大型があります。
　さらに、肥大型心筋症の経過中に肥大した心筋が菲薄化し、心室内腔の拡大および左室収縮力の低下を来し、拡張型心筋症様の病態を呈した場合、拡張相肥大型心筋症と呼ばれます。

③拘束型心筋症
　左室拡張障害が基本病態であり次の4つが特徴的です。
　1）硬い左心室の存在
　2）左室拡大や肥大の欠如
　3）正常または正常に近い左室収縮能
　4）原因が不明

④不整脈原性右室心筋症
　右室優位の心拡大と心機能の低下、右室起源の重症心室性不整脈を特徴とし、病理学的には右室自由壁における脂肪浸潤と心筋細胞の脱落ならびに線維化を認める心筋疾患群です。

診断

自覚症状
主な自覚症状としては、呼吸困難（発作性夜間呼吸困難、起座呼吸）、夜間の咳嗽、動悸、易疲労感、胸部圧迫感があります。

身体所見
浮腫、頸静脈怒張、頻脈、聴診：肺ラ音、III音、IV音、奔馬調律、肝腫大の所見が認められます。

評価法
心電図：ST-T異常、QRS幅延長、陰性T波、異常Q波を認めることがあります。

心エコー：壁の厚さ、壁運動の評価、心房心室の大きさ、弁膜症の合併などを評価します。

心臓カテーテル検査：冠動脈造影で冠動脈病変の有無、左室/右室造影で左室/右室の拡大/肥大、駆出率の低下の有無、心内膜下心筋生検で心筋の変性、線維化、錯綜配列の有無を評価します。

核医学検査：駆出率の低下、欠損像の出現、心筋灌流の低下の有無、程度を評価します。

遺伝子診断：特発性心筋炎の一部の症例でミオシン、トロポニン、アクチンのほかタイチン、MLP、カベオリン3などの筋収縮に関係のない要素の遺伝子異常が見出されています。

治療

日常生活管理
塩分、水分管理、運動制限が必要になることがあります。

薬物療法
利尿薬、ジギタリス、β遮断薬、ACE阻害薬、アンジオテンシン受容体拮抗薬（ARB）、抗アルドステロン拮抗薬、強心薬、抗不整脈薬、抗凝固薬を投与します。

非薬物療法
ペースメーカー、両心室ペーシング、人工心臓、心臓移植が必要になることがあります。

第3章 心臓の病気

心筋・心膜疾患②

二次性心筋症

若狭 稔

ミトコンドリア心筋症

ミトコンドリア心筋症はミトコンドリアDNA（mitochondrial DNA: mtDNA）あるいは核DNAの変異に基づくミトコンドリア病のなかで、特に心筋症の病態を呈する疾患群です。

病因
ミトコンドリアにおけるエネルギー産生障害により肥大型心筋症、拡張型心筋症、拘束型心筋症などの心筋症の病態を呈します。遺伝性、家族性に現れますが散発性に現れることもあります。

症状
循環器症状のほかに感音性難聴、耐糖能異常、頭痛、嘔気、意識障害などの中枢神経症状を合併することが多いのが特徴です（表1）。

診断
表2に示すように心筋症の病態を呈し、以下の3項目のうち2項目を満たせば確実例となります。すなわち、①血清または髄液の乳酸値が正常の1.5倍以上またはミトコンドリア関連酵素の欠損、②心筋生検でミトコンドリアの形態の異常、③心筋症に関連する遺伝子変異です。

検査所見
血液生化学検査：血中乳酸・ピルビン酸値の上昇を認め、血中アラニン値の上昇を伴うことが多いと言われています。

遺伝子診断：原因遺伝子は多岐にわたります。骨格筋、頬粘膜、唾液などから精製したmtDNAを用いるほうが検出率が高いとされています。

心電図、心エコー、心カテーテル検査、心筋シンチグラフィ：心伝導ブロック、左室側高電位、Wolf-Parkinson-White（WPW）症候群、上室性頻拍を合併することがあります。胸部X線では心陰影の拡大、心エコーでは全周性の左室肥大を呈しますが、末期になると拡張型心筋症様になることがあります。心臓カテーテルでは心機能の評価に加え、糖尿病も合併するため冠動脈造影検査で虚血性心疾患の鑑別が必要になります。アイソトープを用いて心筋の状態を評価する心筋シンチグラム（99mTc-MIBI-SPECTや123I-BMIPP-SPECT）を用いて心筋

表1　ミトコンドリア病にみられる症状

① 中枢神経症状
（痙攣、精神発達遅延、知能低下、皮質盲、片麻痺、ミオクローヌス、小脳失調、頭痛、意識消失発作）
② 視覚障害
（網膜色素変性、視神経萎縮）
③ 眼瞼下垂
④ 外眼筋麻痺
⑤ 感音性難聴
⑥ ミオパチー
⑦ 末梢神経障害
⑧ 心伝導障害あるいは心筋症
⑨ 周期性頭痛、嘔吐
⑩ 胃腸症状
⑪ 低身長
⑫ 耐糖能異常、糖尿病
⑬ 腎尿細管障害
⑭ 乳酸アシドーシス
⑮ 運動耐容能低下に由来する易疲労感や身体活動制限

表2 ミトコンドリア心筋症診断の手引き

基本病態
　ミトコンドリア病はミトコンドリアにおけるエネルギー産生障害に基づく多様な疾患群である。
　ミトコンドリア心筋症は広義の代謝性心筋症に分類され、ミトコンドリアの機能障害に基づく疾患である。
　遺伝性、家族性に現れるものもあるが、散発例も多い。

診断基準
　確実例：肥大型心筋症、拡張型心筋症、拘束型心筋症などの心筋症の病態を呈しており、かつ下記の
　　　　　ミトコンドリア障害の2項目を満たすもの
　疑い例：肥大型心筋症、拡張型心筋症、拘束型心筋症などの心筋症の病態を呈しており、かつ下記の
　　　　　ミトコンドリア障害の1項目を満たすもの

ミトコンドリア障害の根拠
1. 血清または髄液の乳酸値が正常の1.5倍以上またはミトコンドリア関連酵素の欠損：安静臥床時の血中乳酸値もしくは髄液中乳酸値が正常上限の1.5倍以上あるか、体細胞由来の酵素検索で、電子伝達系、解糖系（ピルビン酸代謝関連およびTCAサイクル関連酵素を含む）、脂質代謝系関連酵素などの酵素欠損がある場合
2. 筋生検（骨格筋あるいは心筋）でミトコンドリアの形態変化：病理で赤色ぼろ線維、コハク酸脱水素酵素欠損線維、電子顕微鏡によるミトコンドリア形態変化などが存在する場合
3. 心筋症に関連する遺伝子変異：心筋症の原因となることが確認されている変異、あるいは病因となることが確実と推定される遺伝子変異

代謝およびミトコンドリア機能を評価することができます。

治療

　現在のところ、ミトコンドリア病に対する根本的な治療は確立されておりません。そのため対症療法が中心となります。

　薬物治療ではユビキノン（coenzymeQ10）の投与で心機能が改善するという報告もありますが、根本的な治療としては不十分です。完全房室ブロックなどの合併に対してはペースメーカー植込み術が施行されます。

予後

　ミトコンドリア病は一般に低年齢で発症した症例ほど進行は早く、予後不良であります。とくに心筋症を伴う症例は生存率が低下します。

心Fabry病

病因

　1898年ドイツの皮膚科医Fabryが報告したのが最初であります。Fabry病はリソソームの加水分解酵素の一つであるα-galactosidaseの遺伝子欠損により生じるX染色体性劣性のスフィンゴ糖脂質代謝異常症であります。

　古典的Fabry病では、α-galactosidase活性の欠損のために全身の血管内皮細胞や平滑筋細胞、皮膚、神経系、眼、腎臓、心臓のリソソームにスフィンゴ糖脂質が蓄積します。

　1990年ころより心肥大を主症状とする亜型のFabry病が報告されるようになり、「心Fabry病」という新しい疾患概念が提起されました。

症状

　幼少期より、被角血管腫、四肢末端痛、低汗症、角膜混濁があります。

診断

　心Fabry病はの心臓所見は肥大型心筋症と類似しており、心電図、心エコーではその鑑別は困難であり、酵素活性の測定（α-galactosidase）が有用です。

　女性患者の場合、約1/3は正常値であるため、遺伝子診断が必要になることもあります。

治療

　近年酵素補充療法が可能となり、非常に効果があると報告されています。

第3章 心臓の病気

心臓サルコイドーシス

病因
サルコイドーシスは全身の臓器に非乾酪性類上皮性肉芽種を形成する病気で、本症の死亡原因の1位が心臓サルコイドーシスです。その原因は未だ明らかにされていませんが、最近アクネ菌の関与が指摘されています。

症状
本症に特異的な症状はなく、他臓器でサルコイドーシスと診断され、経過観察中に心電図異常を認めたり、心不全症状を合併することによって指摘される場合があります。

また、完全房室ブロックなどの刺激伝導障害や心室頻拍などの頻脈性不整脈による動悸や失神で受診することがあります。

診断
心電図：高度房室ブロックの合併が有名ですが、心病変を認めるも心電図変化が現れない場合があります。

胸部X線、胸部CT：両側肺門部リンパ節や縦隔リンパ節の腫脹を有する例があります。

心エコー：本症例で特徴的な所見が心室中隔基部の菲薄化であります（図1）。しかし、全例にみられるものではなく、左室壁運動の異常を示さず、心肥大を呈する例や、病変がびまん性に広がり拡張型心筋様になるものまで様々です。

ガリウムシンチグラム：炎症細胞浸潤や類上皮細胞肉芽腫の存在と関連があり、心筋の障害部位に集積します。また、治療の効果判定にも用いることができます。

心内膜心筋生検：巨細胞を伴う類上皮細胞性肉芽種を認めるが、心筋内に散在しているため、サンプリングエラーを生じることがあり、診断には5カ所以上からのサンプリングが勧められています。

治療
ステロイドが効果的ですが、難治例には免疫抑制剤の併用も試みられています。

心アミロイドーシス

病因
アミロイドとは線維構造をもつ特異な蛋白で、それらが臓器に沈着し様々な臓器障害を引き起こします。

心筋にアミロイドが沈着し、形態的、機能的異常を来すと心不全症状や不整脈が現れます。

症状
息切れ、浮腫、胸水（難治性）、蛋白尿、肝機能異常、不整脈が出現します。また、舌や声帯にアミロイドが沈着し肥大すると嗄声（声のかすれ）、手根管症候群（手首の痛み、しびれ）を認めることがあります。

診断
尿検査：尿中の異常蛋白（ベンス・ジョーンズ蛋白）を認めることがあります。

心電図：心アミロイドーシスの10〜15％に心房性不整脈が合併します。12誘導心電図では四肢誘導での低電位、右前胸部誘導でのQSパターンが特徴的です（図2）。

図1 心サルコイドーシスにおける心室中隔の菲薄化

心室中隔基部に限局した菲薄化　　　心室中隔基部を含む広範な菲薄化

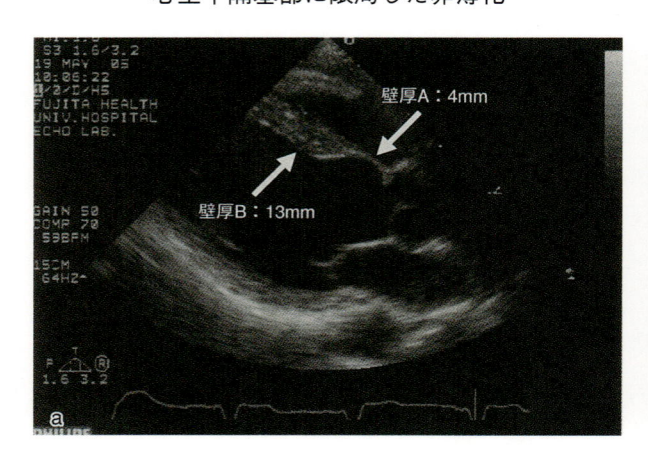

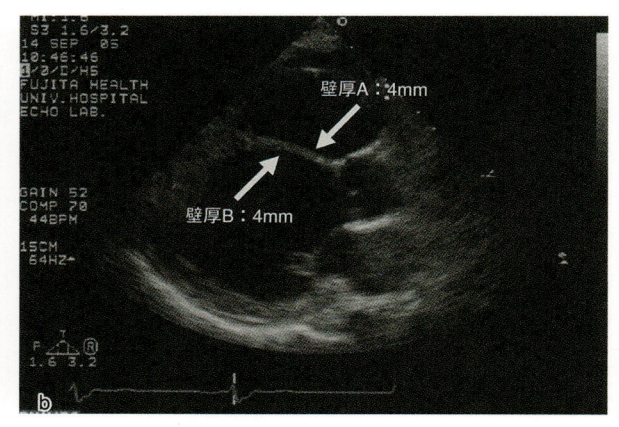

二次性心筋症

心エコー：左心室の求心性肥大、病変部の油滴状の輝き（granular sparkling）が特徴的です（図3）。

心内膜心筋生検：Congo red染色で間質に無構造で好酸性の線維を認めるのが特徴です（図4）。

遺伝子検査：家族性のアミロイドーシスでは遺伝子で特定する場合があります。

治療

根本治療はなく、心不全、不整脈に対する対症療法が主になります。そのため心アミロイドーシスが合併すると予後は不良です。ただし多発性骨髄腫が合併する例では免疫抑制剤、自己幹細胞移植を行い、症状が軽減する例があります。

薬剤性心筋症

病因

薬剤性心筋症を引き起こす薬剤としてドキソルビシン（アドリアマイシン）がよく知られています。この薬剤は心筋に対する障害が強いですが、臨床的に多く使用されている抗がん剤であり、心機能に注意しながら使用する必要があります。ドキソルビシンによる心筋障害の発生機序はいまだ解明されていませんが、ドキソルビシンから産生される活性酵素によって心筋が傷害されていると考えられています。

症状

ドキソルビシンの急性毒性としては、不整脈の出現、一過性の心機能低下、心嚢液の貯留があります。慢性毒性は、反復して使用すると、体内に薬物が蓄積し毒性を発揮するものです。一般的に500 mg/m^{2}を超えると心不全症状が出現することが

図2　心アミロイドーシスの心電図

12誘導心電図では四肢誘導での低電位、右前胸部誘導でのQSパターンが特徴的です。

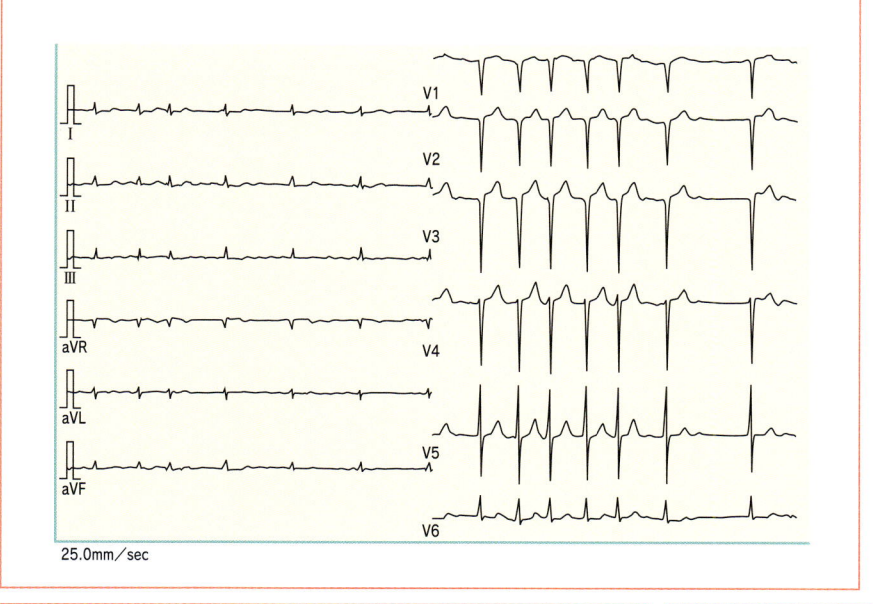

図3　心アミロイドーシスの心エコー

左心室の求心性肥大、病変部の油滴状の輝きgranular sparkling（赤矢頭）が認められます。

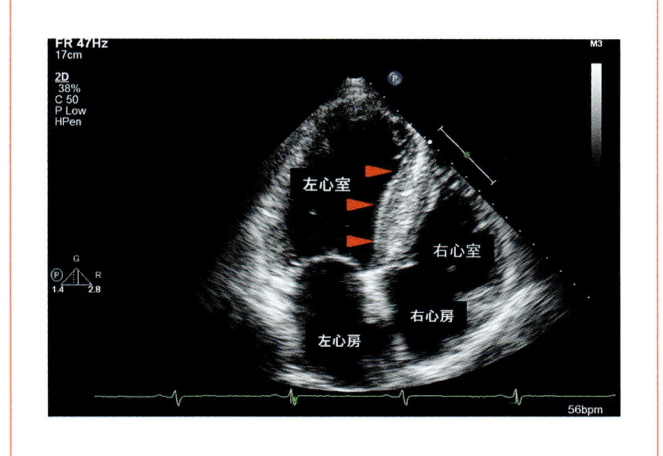

図4　心アミロイドーシスの病理

Congo red染色で間質に無構造で好酸性の線維（赤矢頭）が見られます。

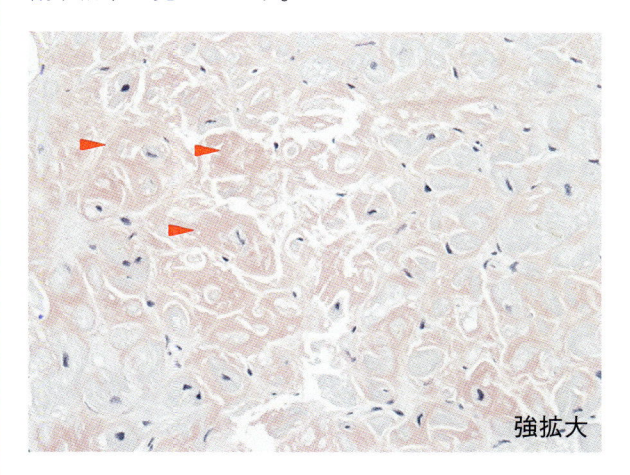

強拡大

第3章　心臓の病気

多いです。また、ドキソルビシン心筋症を発症しやすい危険因子も報告されており、年齢、他の抗がん剤・放射線治療の併用、心疾患の既往、高血圧、肝疾患の合併などです。

診断

心電図、心エコーに特徴的な所見はありませんが、不整脈の出現、QT延長、T波、Q波の異常に注意し、定期的に心エコーで心機能の低下がないか観察する必要があります。

最近ではアイソトープで心筋障害の有無を評価する研究が進められています。

治療

まず、薬剤による心筋障害が疑われたら直ちに減量または中止する必要があります。

アルコール性心筋症

病因

過剰なアルコールを摂取（80～90gのエタノールを5年以上毎日摂取）することにより拡張型心筋症様の変化来したものである。そのメカニズムはエチルアルコールおよびその代謝産物であるアセトアルデヒドの作用によるものが考えられている。

症状

浮腫、肺うっ血、胸水の貯留に伴う呼吸困難などの心不全症状が出現します。また、不整脈も合併、アルコール性の肝障害が出現します。

診断

大量の飲酒歴があり、断酒によって3カ月以内に心機能の改善を認めれば本症を疑います。

血液検査：低K血症、低マグネシウム血症、栄養障害によるビタミンB$_1$欠乏を認めることがあります。

また、アルコール性肝障害の合併による肝逸脱酵素の上昇、γ-GTPの高値を認めます。

心エコー、X線：心エコーでは初期には肥大所見を認めることが多いですが、慢性期には壁が薄くなり拡張し、壁運動の低下を伴ってきます。

心内膜心筋生検：心筋の線維化、脂肪沈着、リポフスチンの蓄積を認めます。

治療

断酒に加え心不全に対する一般的な治療（塩分制限、利尿剤、強心剤）により改善します。しかし、本症例の多くは大酒家であり、断酒を継続することが困難な場合が多く、合併する高血圧症や糖尿病の加療も重要となります。

糖尿病性心筋症

臨床的に心不全徴候や左心機能低下を認める糖尿病患者のうち、冠動脈疾患を認めず、長期にわたる高血圧や弁膜症を伴わず、他の心筋疾患が除外される疾患群です。この疾患の特徴は拡張障害が収縮障害に先行して出現するのが特徴で、原因として心筋内微小血管の器質的および機能的異常、心筋代謝異常、心臓交感神経機能低下などが推測されています。

結合組織病、膠原病に伴う心筋疾患

膠原病は多臓器を侵す慢性疾患であり、心疾患を合併することがあり、患者の予後を大きく影響します。

心筋障害にいたる機序は二説あり、筋層外血管もしくは心筋内の血管炎に起因するものと、フィブリン変性などの非血管性病変に起因するものがあります。心筋疾患を合併する膠原病には、関節リウマチ、全身性エリテマトーデス、全身性進行性硬化症、多発性動脈炎、多発性筋炎/皮膚筋炎、混合性結合織病があります。

たこつぼ型心筋症

病因

たこつぼ型心筋症とは1990年広島市民病院の佐藤らによって名づけられた病態で、急性冠症候群に類似した胸痛を認め、心電図ではST上昇を伴うこともあります。しかし、冠動脈造影では冠動脈に器質的有意狭窄または攣縮は認めず、左室造影では心尖部バルーン状拡張（たこつぼ）と無収縮が特徴的です。2～3週から1か月程度で大部分の症例においてほぼ正常化しますが、まれに後遺症を残す例、死亡例の報告もあります。原因として冠動脈の多枝攣縮、冠動脈微小循環障害、心筋炎、自律神経異常が指摘されていますが、未だその原因については確定されていません。

症状

急性心筋梗塞と鑑別を要する様な胸痛、圧迫感を認めることがあり、心不全症状、血圧低下、心電図異常で発症、発見されることがあります。

検査

心電図：ST上昇、異常Q波が出現し、その後左右対称性の陰性T波（巨大陰性T波）を示します。

陰性T波は時間の経過とともに陽性に戻ります。

心エコー、冠動脈造影・左室造影検査：左室心尖部の収縮低下と心基部の過収縮により、収縮期左室造影において蛸壺のような形態を示し

図5 たこつぼ型心筋症

急性期の左室造影検査：収縮期に心基部の過収縮と心尖部の無収縮を認めます。

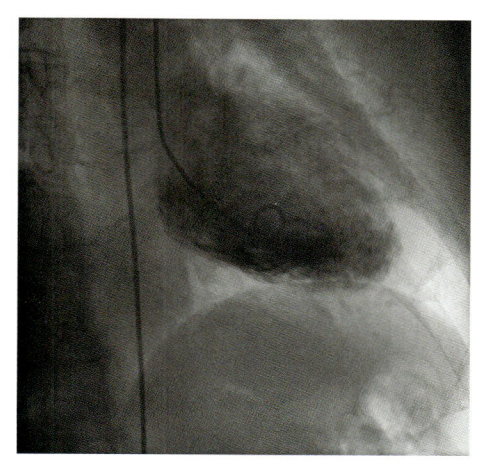

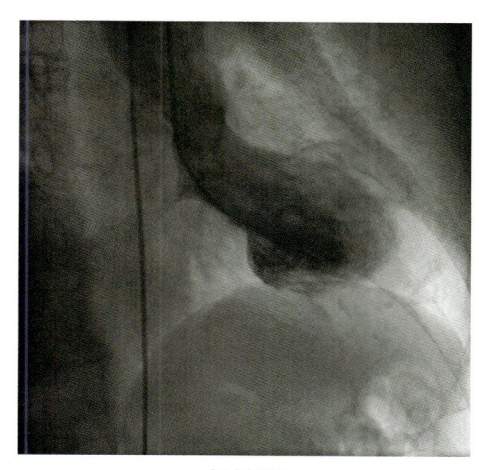

拡張期　　　　　　　　　　　　収縮期

す（図5）。

冠動脈に器質的狭窄は認めませんが、いくつかの報告では冠攣縮の存在が示唆されています。

核医学検査：各種の心筋シンチグラムにおいて集積低下を認め、心機能の改善とともに集積は正常化します。

治療

心不全になれば一般的な心不全治療を行い、心機能が回復するまで経過をみます。しかし、中には重症化する例が存在し、強心剤、さらには大動脈内バルーンポンプや経皮的人工心肺などの循環補助が必要となり、死に至るケースもあります。

産褥性心筋症

定義

出産前1か月〜出産後5か月の間に発症、心不全発症時に明らかな原因がない、心疾患の既往がない、左室収縮能が低下しているの4条件を満たすものと定義されます。また、危険因子として、30歳以上での出産、多産、アフリカ系民族、コカイン常用者、子宮収縮抑制剤の長期使用があげられます。

原因は未だ明らかにされていませんが、炎症性サイトカイン、心筋炎、自己免疫性、食塩負荷などの関与が指摘されています。

症状

呼吸困難、起座呼吸、全身倦怠感などの通常の心不全症状と同じ所見を認めます。

検査

妊娠中はX線検査が行いにくいので心エコー検査が有用です。心内膜心筋生検では所見に特異的なものはなく、その他の二次性心筋症の鑑別が必要な時に行います。

治療

通常の心不全と同様ですが、妊娠中はアンギオテンシン変換酵素阻害薬、アンジオテンシン受容体遮断薬は禁忌であり、一部のβ遮断薬、ジゴキシンは使用可能です。強心薬は必要に応じて使用しますが、ノルエピネフリンのような昇圧剤は臍動脈血流を低下させる恐れがあるので慎重に使用する必要があります。

コラム④

妊娠と循環器疾患

河合　康幸

　ここではもともと循環器疾患を持っている患者が妊娠したときの対応と、妊娠に伴う循環器疾患について概説します。ただし、まず正常妊娠中の循環動態の変化を理解することが必要です。

正常妊娠中の循環動態の変化
　正常妊娠中は妊娠週数が進むにつれ血流量が増加します。赤血球数も増加しますが、血漿量がさらに増加するため貧血になります。血漿量が増加するのはエストロゲンという女性ホルモンによりアルドステロンという体に塩分と水分を貯留させるホルモンが分泌されるためです。血流量は増加しますが、血圧はむしろ低下気味です。これはプロスタグランディンや心房性ナトリウム利尿ペプチドという物質が増加するためで、特に心房性ナトリウム利尿ペプチドは体液貯留を抑制する働き以外に血管を拡張させる働きがあり、血圧が低下します。また妊婦では胎児のいる子宮で、心臓に血液を返す下大静脈という大きな血管が圧迫されるため、運動しても心臓からの血液の拍出があまり増加しませんし、仰向けになるとさらに血圧が低下するという不都合なことがおこります。したがって正常妊娠の妊婦は疲労感、呼吸困難、めまい、ふらつきを訴え、まるで心不全の患者と同様の状態になります。

出産時の循環動態の変化
　出産時は不安、痛みや子宮収縮のため、血圧は高くなり、心臓から出る血液の量は通常より50％増加します。これにより酸素消費量は通常の3倍も増加し、母体にかなりの負担がかかります。

先天性心疾患患者の妊娠・分娩
　先天性心疾患の種類、重症度および心臓の働きを評価しなければなりません。心房中隔欠損症、心室中隔欠損症、動脈管開存などは通常の妊娠、出産が可能とされています。チアノーゼがある患者は母体や胎児に対する危険性が高くなります。複雑な先天性心疾患患者には抗凝固療法が必要なこともあります。出産時には感染性心内膜炎を予防するため分娩時に抗生物質を処方します。患者に対する治療のみならず、患者や家族への十分なカウンセリングが重要です。母体および胎児に与える影響や遺伝の可能性、抗凝固剤や抗生物質の必要性などを十分に説明しなければなりません。

他の心疾患患者の妊娠・分娩
　弁膜症、肥大型心筋症、Marfan症候群などの患者の妊娠・出産に関しても先天性心疾患と同様のケアが必要です。

妊娠に伴う循環器疾患
産褥心筋症
　妊娠後期から分娩後6カ月までに発症する、拡張型心筋症様の左室機能障害を特徴とするまれな疾患です。原因は不明ですが、高齢、多産、多胎の妊婦に多いと報告されています。心臓の動きが悪くなり心不全状態に陥るため、利尿剤や強心剤などで治療します。通常、半数以上は6カ月以内に正常の心機能に戻ります。

妊娠時の高血圧
　もともと高血圧であった患者が妊娠する場合、妊娠時に一過性の高血圧を示す場合、子癇前症、子癇に分類されます。母体の死亡原因の一つで、脳出血、腎不全、胎盤剥離などの危険因子となるため、妊娠中の血圧のコントロールは重要です。薬剤には胎児や母体に影響を与えるものがあるため注意が必要です。例えばACE阻害剤は胎児死亡、未熟児、新生児腎不全などが報告されており使用禁忌となっています。

第3章　心臓の病気

心筋・心膜疾患③

心筋炎・心膜炎

梶波　康二

心筋の炎症性疾患（心筋炎）とは

心筋全体に炎症が生ずる疾患を心筋炎と呼び、原因としてはウイルスなどの病原体が感染して生ずるものが大半を占めます。比較的急激に病状が進行する場合があること、極軽度の症状から極めて重症な場合まで、症状は非常に多彩であることが特徴です。

病因（表1）

病原体の感染が原因の大半を占め、特にウイルス感染症が中心となります。また心内膜や心膜にも障害を伴うことが多く、後述する心膜炎を高率に合併します。具体的には、RNAウイルスでピコルナウイルス群のエンテロウイルスに属するコクサッキーBやA、RNAウイルスでオルトミクソウイルス群に属するインフルエンザBやA、RNAウイルスでフラビウイルス群に属するC型肝炎ウイルスなどが知られています。他には、リケッチアや真菌、さらには寄生虫なども原因となりますが、ウイルスに比べてまれです。

感染以外の原因としては、薬品や毒物といった化学物質が挙げられ、抗がん剤がその代表例です。また放射線照射といった物理的刺激も原因となります。膠原病も原因となることがありますが、後述する心膜炎が病変の中心です。

症状

無症状で経過する場合もあれば、急激に生命が脅かされる場合もあり、臨床経過は極めて幅広いのが特徴です。ウイルス性の場合は、上気道感染症状や消化器症状を初発とすることが多く、場合によっては発熱や倦怠感などウイルス感染による全身症状が前面に強く出ることもあります。典型的には、鼻水や咳・痰といった上気道炎症状の約1週間後に、比較的突然の動悸や息切れ、また、その他の心臓に関する異常を見た場合に本症を疑う必要があります。心膜炎を合併すれば胸痛を来すことが多く、その場合は聴診時に心膜摩擦音をしばしば認めます。急激に病状が進行する場合は、ショック状態に至ることもあり、肺塞栓症や心筋梗塞などと類似の所見を呈する場合もあります。

検査所見

胸部X線写真では、心内腔の拡大や心膜腔貯留により心陰影が拡大することが多いですが、必ずしも必須の所見ではありません。心電図でも高頻度に変化が出現しますが、心筋炎に特徴的な変化はありません。但し心臓内の刺激伝導系が障害されやすいこと、心室頻拍などの危険な頻脈性不整脈を合併し易く、短時間に状態が悪化する一因となります。心筋全体が障害されるのが一般的ですが、比較的部分的に留まった場合、急性心筋梗塞類似の心電図変化を呈することもあります。血液検査では、

表1　心筋に炎症を起こす病因

感染：原因の大半を占める
　―ウイルス：原因の中心で、心膜炎を合併することが多い
　　・コクサッキーBやA
　　・インフルエンザBやA
　　・C型肝炎ウイルス　など
　―リケッチア
　―真菌
　―寄生虫

化学物質（薬品や毒物）

物理的刺激（放射線など）

膠原病

不明な場合

第3章　心臓の病気

炎症反応（白血球増加、赤沈亢進、CRP上昇）に加えて、AST・LDH・CK（CK-MB）・心筋トロポニンTなど傷害心筋からの逸脱酵素（蛋白）の血中濃度上昇が見られます。心エコーは非侵襲的に経時的評価が可能であり、傷害心筋部位の広がりや収縮能、さらには心嚢水（心膜液）の評価を行うために欠かせない検査です。

画像診断としては、心筋内の炎症を描出する検査としては、従来用いられてきた核医学的手法のガリウムシンチに加え、最近はMRIによって炎症の広がりを評価することが可能となっています。感染症の場合は病原体を証明することが診断に直結しますが、ウイルスを心筋または心膜腔から分離することは極めて困難です。そこで、感染を契機に患者に生ずる免疫反応を利用して、病初期（急性期）と約2週間後（回復期）の血液をペアで採取し、抗体価が前後で4倍以上の上昇を示したウイルスの感染があったと判定する方法が採用されています。

診断

カテーテルを用いた心筋生検による病理組織診断が急性心筋炎の唯一の確定診断法であり、病気の初期に行うほど陽性率は高いとされています（図1）。心筋細胞の変性、壊死とリンパ球浸潤の存在が活動性の心筋炎を示唆する所見ですが、炎症の分布が心臓全体に及ばずに不均一な場合もありうるので、陰性所見であっても心筋炎の否定は困難な場合もあります。

前述の種々の検査所見が短時間に変動することも心筋炎診断の一助となります。

治療

ウイルス性心筋炎の場合、特異的治療法はなく、一般的補助療法にとどまります。病状は急激に変化しうることから、病初期（急性期）にはあらゆる可能性を想定し対策を準備する必要があります。特に不整脈対策は重要で、ペースメーカーや除細動器などを準備する必要があります。また心臓のポンプ機能が数時間で急激に低下する場合もまれではなく、人工呼吸器や補助循環装置の使用を視野に入れた対応が求められます。感染によって引き起こされる免疫反応を抑制することで炎症をコントロールする方法（免疫抑制療法）の臨床効果は未確立です。また、インフルエンザウイルスに対し近年使用されている抗ウイルス薬の効果についてもいまだ明らかではありません。

心膜の炎症性疾患（心膜炎）とは

種々の原因によって生ずる漿膜の急性炎症で、滲出液を伴うことが多く、大量となると心タンポナーデとなります。炎症は心膜下心筋に及び心膜心筋炎の状態となることが少なくありません。

病因（表2）

病原体の感染が原因の大半を占めます、特にウイルス感染症が中心です。また心内膜や心筋にも障害を伴うことが多く、前述した心筋炎を高率に合併します。コクサッキー、インフルエンザ、サイトメガロ、エコー、アデノ、HIVウイルスなどが知られています。ウイルス以外の感染症としては、緩徐に経過することの多い結核性が重要です。

心筋炎と異なり、悪性新生物において心膜炎を呈する場合があり、原発性では中皮腫や線維肉腫が、転移性では肺がん・乳がん・胃がん、さらにはリンパ腫や白血病が原因となる場合もあります。

図1　ウイルス性心筋炎の組織像

心筋細胞（濃いピンク）から変性壊死し、その間には小円形細胞（リンパ球）が多数認められます。

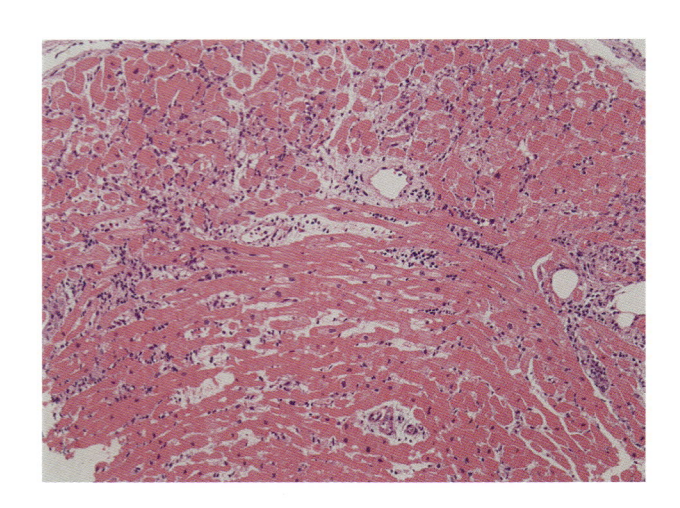

三番目の原因として自己免疫性、すなわちリウマチ熱、関節リウマチ、SLE、混合型結合組織病、強皮症、シェーグレン症候群など、膠原病およびその関連疾患が挙げられます。

腎不全や甲状腺機能低下症（粘液水腫）といった代謝性疾患、さらにはアミロイドーシスやサルコイドーシスでも心膜炎を来すことが知られています。

放射線照射後やある種の薬剤（抗凝固薬、ダウノルビシン、プロカインアミドなど）も原因となりえます。

臨床症状

最も頻度が高く重症な症状は胸痛です。前胸部に感ずることが多く、息を大きく吸い込んだり仰向けに寝る（仰臥位）と強くなり、逆に座ったり前かがみで軽くなることが多く、特徴的です。ウイルス感染が原因の場合は、その全身症状として発熱や筋肉痛、咳・痰などが見られます。

診察所見としては心膜摩擦音が最も重要で、3成分から成る「蒸気機関車様」の聴診結果が知られています。この音は一過性にしか聞こえない場合も多いとされています。心嚢水（心膜液）が貯留すると心拡大が認められます。

検査所見

胸部X線写真では、心膜液貯留があれば拡大する可能性がありますが、原則心拡大は認めません。心電図は特徴的で、広範なST上昇（上に凹型の上昇で、冠動脈灌流枝で説明できずT波の尖鋭化は伴わない）を示します。異常Q波は通常認めません。血液検査では、炎症反応（白血球増加、赤沈亢進、CRP上昇）は認めますが、心筋からの逸脱酵素（蛋白）は上昇しません。ウイルス感染の場合は心筋炎と同様に、病初期（急性期）と約2週間後（回復期）の血液をペアで採取し、抗体価が前後で4倍以上の上昇を示したウイルスの感

表2　心膜炎の原因

感染：原因の大半を占める
　―ウイルス：原因の中心で、心内膜や心筋にも障害を伴うことが多い
　　・コクサッキー　　・インフルエンザ
　　・サイトメガロ　　・エコー
　　・アデノ　　　　　・HIV
　　・伝染性単核球症　他
　―細菌性
　　・肺炎球菌　　　　・レンサ球菌
　　・ブドウ球菌　　　・インフルエンザ菌　他
　―結核性
　―リケッチア
　―真菌
　―寄生虫

悪性新生物
　―原発性：中皮腫、線維肉腫
　―転移性：肺癌、乳癌、胃癌、リンパ腫、白血病

自己免疫性
　―リウマチ熱、関節リウマチ、SLE、MCTD、SS

代謝性
　―腎不全、甲状腺機能低下症（粘液水腫）、アミロイドーシス、サルコイドーシス、コレステロール心膜炎

医原性
　―放射線照射後、ペースメーカーなどのカテーテル、薬剤（抗凝固薬、イソニアジド、ダウノルビシン、プロカインアミド等）

外傷性
その他
　―急性心筋梗塞、心筋梗塞後症候群（Dressler）、心膜切開後、急性大動脈解離

特発性

第3章 心臓の病気

染があったと判定する方法が採用されています。

心エコー検査は診断のみならず病態の把握には不可欠で、心内腔の計測による左室機能の評価に加え、心膜液を評価することでタンポナーデの診断と管理に重要な情報が得られます。穿刺などにより心膜液を採取することができれば、細菌など病原体培養・分離、悪性細胞の検出や腫瘍マーカー測定、自己抗体や補体などの免疫学的検査が可能となり、診療に貢献する貴重な情報が得られます。

診断

特徴的な胸痛と心電図所見、炎症反応、心膜液貯留により診断は難しくありません。心膜液採取が可能であれば病因検索に極めて有用です。

治療

膠原病や悪性腫瘍など、心膜炎の基礎疾患・背景疾患が認められる場合は、それに対する治療を行います。補助的治療手段としては、疼痛対策として非ステロイド系消炎鎮痛薬（ステロイド使用時は細菌性・結核性の除外が必須）、心タンポナーデ対策が挙げられますが、ウイルス性心膜炎の場合は後者が治療の中心となります（図3）。

20～30％の症例に再発があるといわれ、その場合は慢性期合併症として次項の収縮性心膜炎が重要になってきます。

心タンポナーデ

心膜液貯留のための心膜腔内圧の著明な上昇から、心腔内圧の上昇、心室充満の障害、心拍出量の低下を来した状態を指し、全ての心膜炎の原因はタンポナーデを生じる可能性があります。充満障害の所見がなく、臨床症状を伴わず慢性に経過した心嚢水は、心タンポナーデとは区別され、通常直達的治療は要しません。

原因としては、悪性腫瘍の転移、特発性あるいはウイルス性の順に多く、心膜液が貯留し、心膜腔内圧が右房圧および右室拡張期圧を超えると右室の拡張期充満が障害されます。さらに進行し左室の拡張末期圧を越えると、心拍出量および動脈圧低下が顕著となります。その結果、頸静脈怒張、肝腫大、下腿浮腫、腹水など右心不全症状・徴候が見られることになります。このうち、右室の拡張期充満が障害されると、呼吸による特徴的な血行動態の変化（吸気時の血圧低下が高度となる）が生じます。これを奇脈と呼びます。

心エコーではエコーフリースペースと右室拡張早期虚脱（自由壁が心室内腔に向かう運動）が重要で、CTやMRIでは心膜液貯留に加え心膜肥厚や腫瘍の有無も評価が可能です。心電図ではQRS低電位を全誘導で認めます（図2）。

治療は心膜穿刺や心膜液ドレナージによる排液であり、再発時には心膜開窓術や心膜切開術を考慮します。

収縮性心膜炎

定義は、心膜が線維化、肥厚、癒着し、石灰化が生じ心膜腔が閉塞して心臓の拡張障害に至ったものを言います。全ての急性心膜炎が原因となる可能性がありますが、頻度の高いものとしては、特発性、結核性（減少傾向）、膠原病などが挙げられます。右室充満障害が左室に先んじて出現するため、肝腫大、浮腫、腹水などの右心不全様症状が主ですが、さらに進行し左室充満障害も来した場合は、肺うっ血（左心不全症状）が出現します。

図2 心膜炎の心エコー所見

左室後壁と心外膜の間にエコーを反射しないスペース（矢印）が認められ、液体貯留が示唆されます。

拡張期　　　収縮期

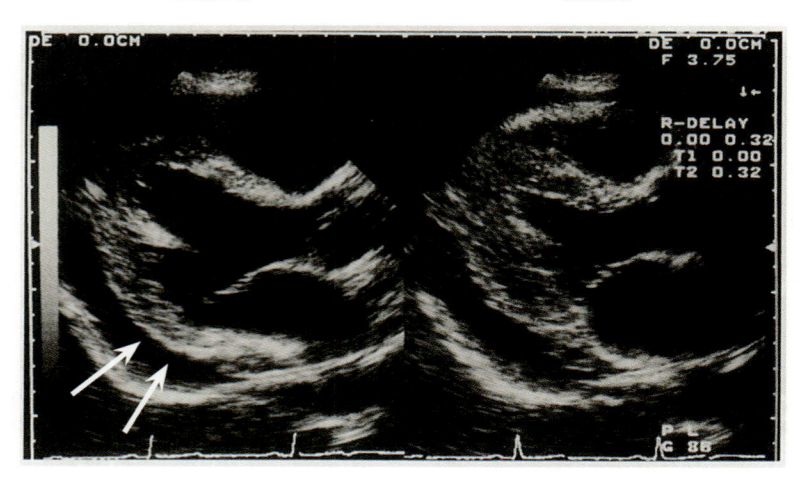

図3 心タンポナーデと収縮性心膜炎

心タンポナーデと収縮性心膜炎の病態生理。症状と徴候（四角の囲み）は、収縮機能不全を伴わない拡張期充満の障害によって起こります。

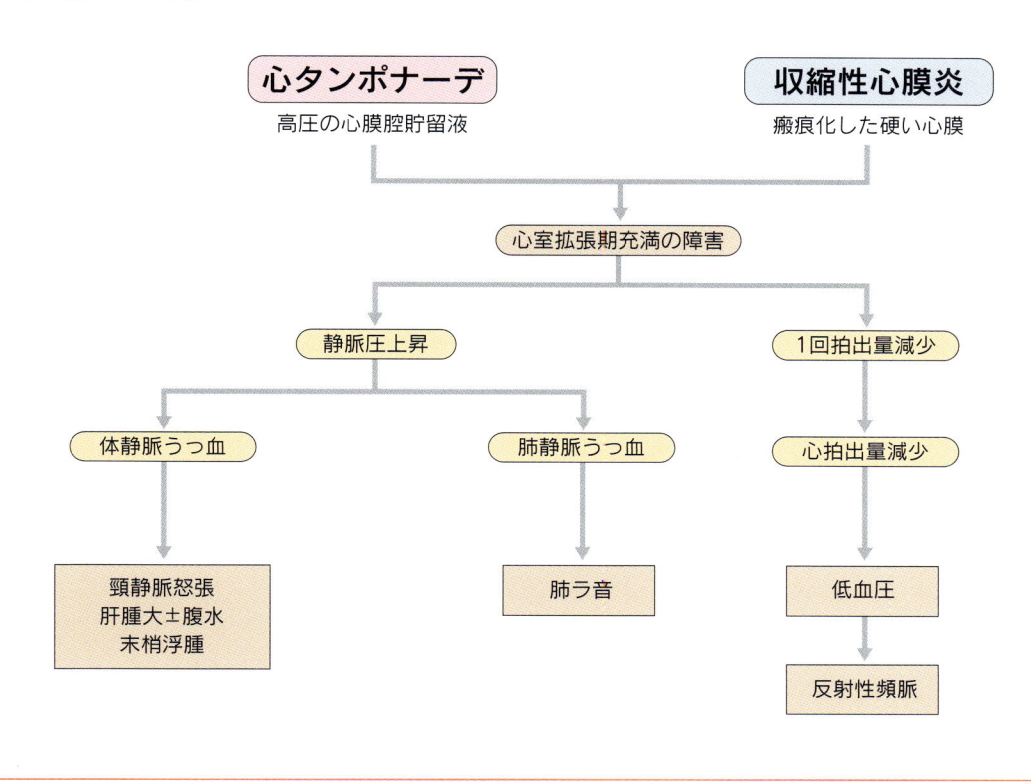

```
  心タンポナーデ            収縮性心膜炎
  高圧の心膜腔貯留液         瘢痕化した硬い心膜
              ↓          ↓
          心室拡張期充満の障害
           ↓               ↓
      静脈圧上昇         1回拍出量減少
       ↓     ↓              ↓
  体静脈うっ血  肺静脈うっ血   心拍出量減少
       ↓        ↓              ↓
   頸静脈怒張   肺ラ音         低血圧
   肝腫大±腹水                  ↓
   末梢浮腫                   反射性頻脈
```

　心室内圧を測定するとdip and plateauと呼ばれる特徴的な波形となり、吸気時に静脈圧が上昇し頸静脈が怒張するKussmaul徴候が知られています。これらは前述の心タンポナーデでは見られません。逆に心タンポナーデに特徴的な奇脈は、収縮性心膜炎の約半数にしか認められません。CTでの心膜石灰化像は特徴の一つです。治療は固くなった心膜を外科的に切除するものです。

Q & A

問：インフルエンザが心臓に病気を起こすことがありますか？

答：病原体が心臓の筋肉に感染し炎症を起こす病気を心筋炎と呼びますが、インフルエンザウイルスは、この心筋炎を起こすことが知られています。高熱、関節痛、咽頭痛などのインフルエンザウイルス感染症状の経過中に、胸痛や動悸、息切れが見られた場合は心筋炎の合併がないかチェックが必要です。

第3章 心臓の病気

心臓腫瘍

森岡　浩一

心臓腫瘍の発生頻度

　心臓腫瘍の発生頻度について、Benjyaminらは40,000例の剖検で0.03%と報告しており、Heathらは、3,914の剖検で1例と報告しています。アメリカ合衆国全体では17/100万例の頻度であるとされていましたが、近年の我が国では500例／年と報告されています。

心臓腫瘍の分類

　原発性腫瘍と転移性腫瘍に大きく分類されます。

原発性良性心臓腫瘍

　原発性で最も頻度が高い腫瘍は、粘液腫です。それ以外に乳頭状線維弾性腫、横紋筋腫、線維腫、血管腫、奇形腫、脂肪腫、傍神経節腫、心膜嚢胞などがあります。

粘液腫

　頻度：原発性心臓腫瘍全体の50%を占めます。

　発生率：女性が男性の2～4倍で、まれにみられる家族性腫瘍（Carney症候群）は男性に多く認められます。

　発生部位：約75%が左房であり、孤立性腫瘍として他の心腔内に生じる場合や複数部位に発生する場合もあります。

図1　左房粘液腫の胸部X線写真、造影CT、心エコー検査

　左房粘液腫による心不全の胸部X線写真所見、造影CTで左房を占拠する腫瘤の画像、心エコーで僧帽弁を乗り越えて左房から左室に腫瘍が嵌頓しかけている像を認めます。

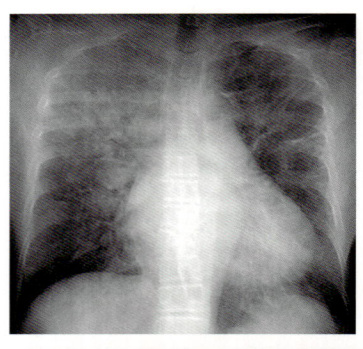

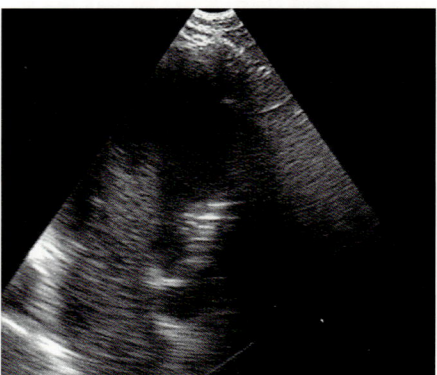

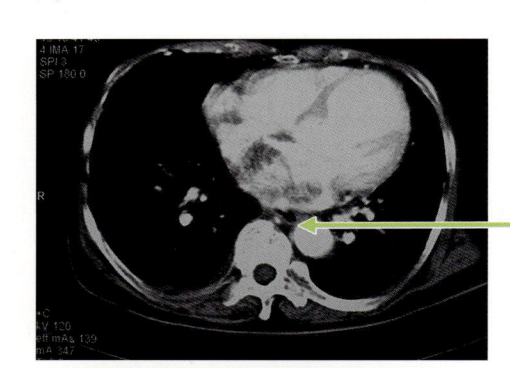

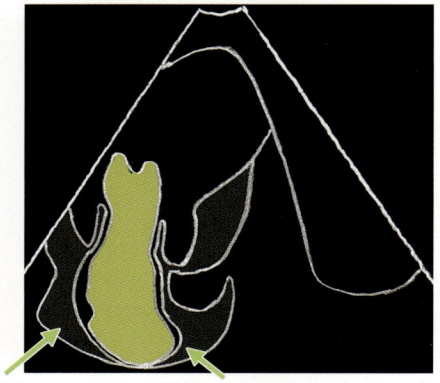

腫瘤

左房　　僧帽弁を越えて左室に突出する腫瘤

腫瘍の性状：腫瘍の形は約75%が有茎性であり、拡張期に僧帽弁を通って逸脱し、心室充満を妨げます。残りは広基無茎性のものがあります。また腫瘍の性状は、ゼラチン状や粘液状であり、平滑で堅い小葉性のものやもろく不均整のものがあります。

臨床所見：呼吸困難、起坐呼吸、夜間発作性呼吸困難、急性肺水腫、胸痛、浮腫、意識消失発作を認めます。

診断：偶然、心エコー検査で発見されることがあります。また症状を伴う場合は、造影CT検査や心エコー検査が有用です（図1）。

病理所見：粘液様基質に種々の遊走細胞、少数の紡錘型細胞、毛細血管にとむendothel cellと間質から成ります。

治療：発見次第外科的摘出を行います。その際に腫瘍の茎を同時に（茎の付着部位の心房中隔あるいは左房壁などを一緒に）切除することが大切です（図2）。

予後：良性腫瘍でありながら再発する可能性があり、脳への転移の報告もあります。

乳頭状線維弾性腫

粘液腫に次いで多くみられる良性原発性腫瘍です。主に大動脈弁および僧帽弁に生じる無血管性の乳頭腫です。男女とも同率で罹患します。中核から枝分かれした乳頭状の葉部を有し、イソギンチャクに類似しています。約45%が有茎性であり、弁機能障害を引き起こすことはないが、塞栓症のリスクが高い腫瘍です。

横紋筋腫

頻度は、原発性心臓腫瘍全体の20%ですが、小児における原発性心臓腫瘍の90%を占めます。好発年齢は、乳児および小児が罹患し、その50%が結節性硬化症を併せ持ちます。性状は、通常多発性であり、左室の中隔壁または自由壁の内壁に生じ、心臓伝導系に影響を及ぼすことがあります。腫瘍は堅く白色の小葉

図2　左房粘液腫の手術所見と摘出標本

経心房中隔的に右房から左房へ切開を行うと巨大な左房粘液腫が確認できます。

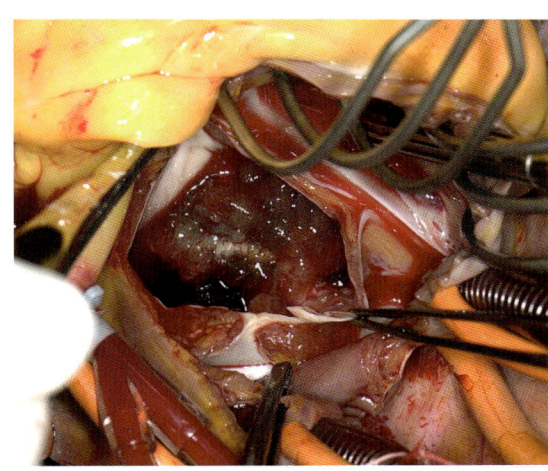

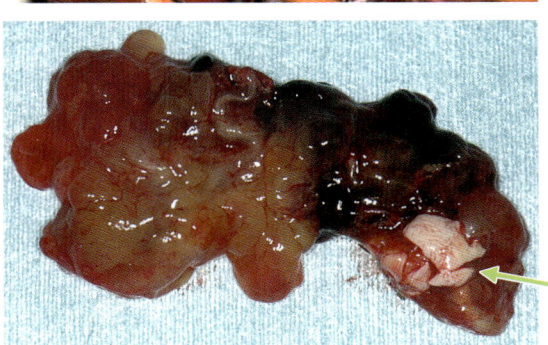

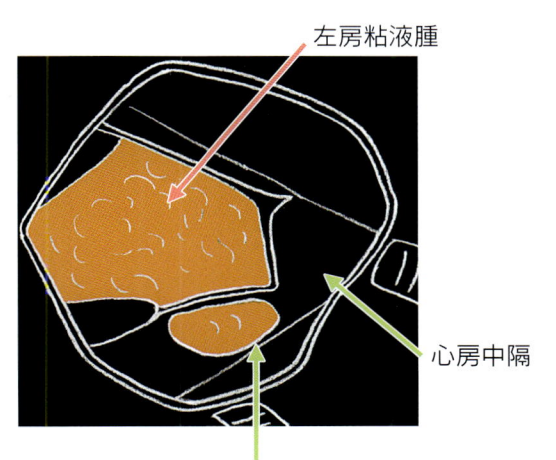

左房粘液腫

心房中隔

心房中隔から右房側に進展した粘液腫

Superior transseptal approachにて右房と左房を切開し、粘液腫の茎と付着する心房中隔を一塊にして切除

心房中隔

第3章 心臓の病気

性で、典型例では年齢とともに退行しますが、少数の患者が左室流出路閉塞による頻拍性不整脈および心不全を発症することがあります。

原発性心臓悪性腫瘍

40%が血管肉腫でほとんどが右房に発生し、心膜を侵襲して右室流入路を閉塞したり、心膜タンポナーデおよび肺転移をもたらす性質を持ちます。そのほかに未分化肉腫（25%）、悪性線維性組織球腫（11〜24%）、平滑筋肉腫（8〜9%）、線維肉腫、横紋筋肉腫、脂肪肉腫、骨肉腫などがあります。

肺動脈内膜肉腫（肺動脈肉腫）

最も多くみられる悪性腫瘍であり、（粘液腫に次いで）二番目に多くみられる原発性心臓腫瘍です。比較的まれな疾患で、世界で200例程度の報告があります。

発生率：主に中年成人に生じます（平均41歳）。女性に多く、90%以上が肺動脈本幹から発生します。

臨床症状・病態：慢性肺動脈血栓症と類似し、術前に確定診断に至ることが難しく、ほとんどが手術摘出標本か剖検で診断されています。

術前診断：経静脈的吸引生検カテーテルによる組織診断（図3）や、MRIのT1強調画像におけるhomogenous intermediate signal intensityを特徴とします。またFDG-PET（図4）も診断の助けになり得ます。片側肺動脈への進展例では肺血流シンチグラフィーや肺血管造影で病側のみの血流低下、欠損がみられ（図5、6）、慢性肺動脈血栓塞栓症との鑑別点となりうることもあります。

診断のポイントとして、肺動脈血栓塞栓症の鑑別診断の一つとして本疾患を疑うことが大切です。

治療：化学療法や、放射線治療が効きにくく、予後不良です。確定診断後の平均寿命は1.5カ月程度とされており、手術を行った場合（図7）でも、平均寿命は1〜2年以下です。しかし、完全切除例では、5年以上の生存例も報告されています。

転移性心臓腫瘍

転移性の心臓腫瘍は原発性の心臓腫瘍の100倍以上の頻度があり、心臓転移の原発巣としては次のものが挙げられます。

図3 経肺動脈生検

肺動脈内膜肉腫は専用のシースとカテーテルを用いて生検されます。

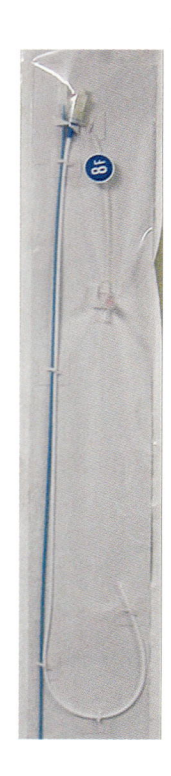

PAシースを使用
（右用 8Fr. 80cm）

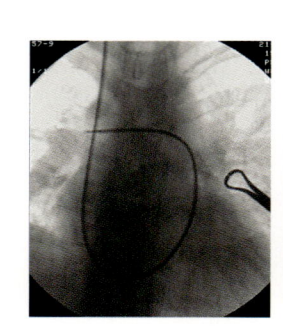

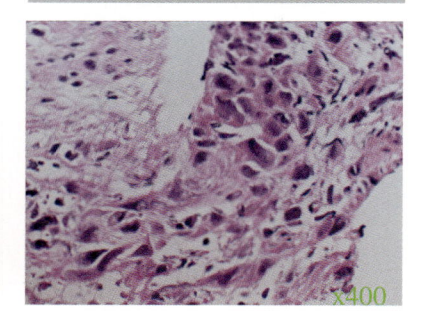

病理組織

肺がんが全体の33%と最も頻度が高く、その他のものとして、乳がん、軟組織肉腫、腎がん、悪性黒色腫、白血病、リンパ腫などがあります。

図4　FDG-PET画像

FDG-PETで腫瘍に一致して取り込みを認めます。

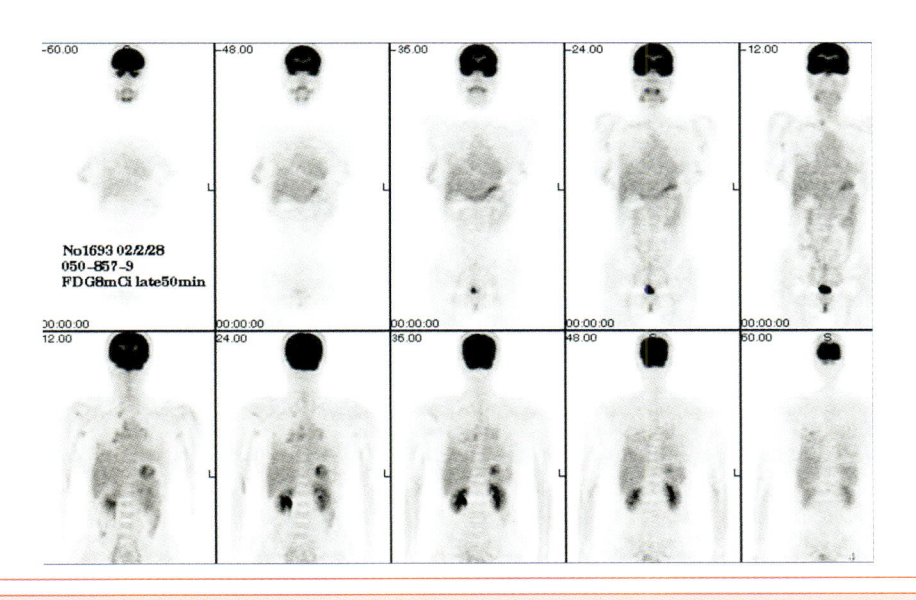

図5　胸部X線写真、肺血流シンチ画像

肺血流シンチでは、肺塞栓に似た血流の欠損像を呈することがあります。

胸部X線写真　　　　肺血流シンチ

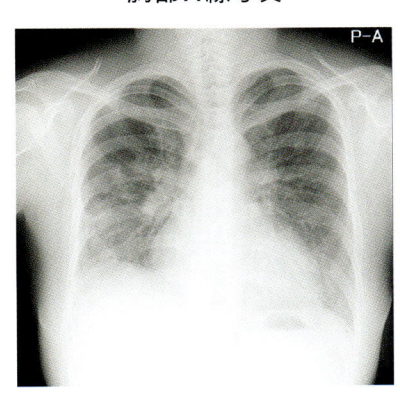

右肺門部における肺動脈の拡張
右下肺の含気の低下
心拡大

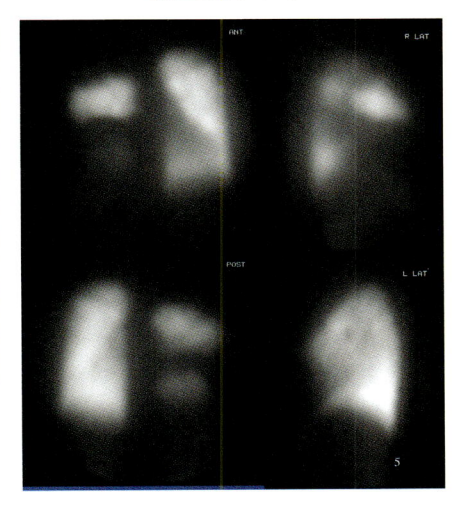

第3章　心臓の病気

図6　肺動脈造影

肺動脈造影で右肺動脈の血流の途絶を認めます。

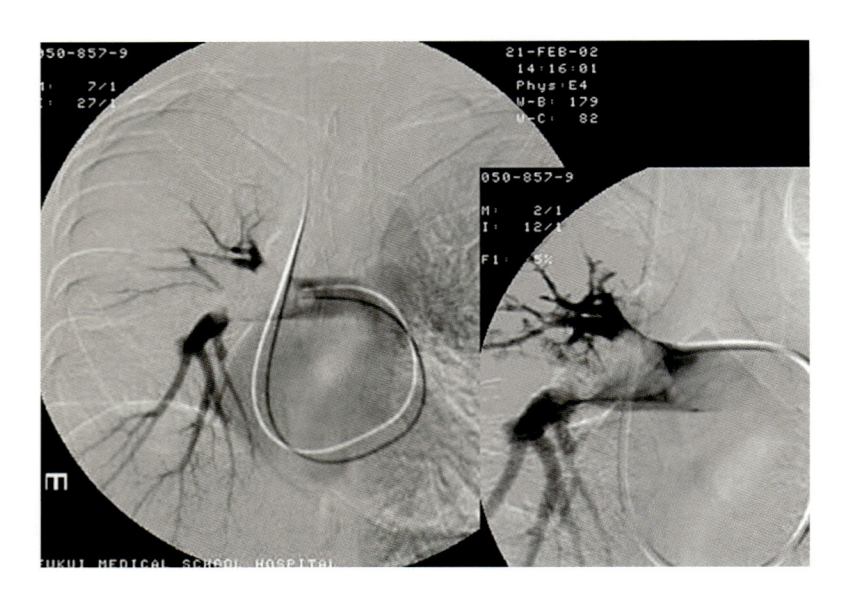

図7　右肺動脈腫瘍摘出術

人工心肺を用いた体外循環下に肺動脈を切開し、腫瘍を摘出しました。

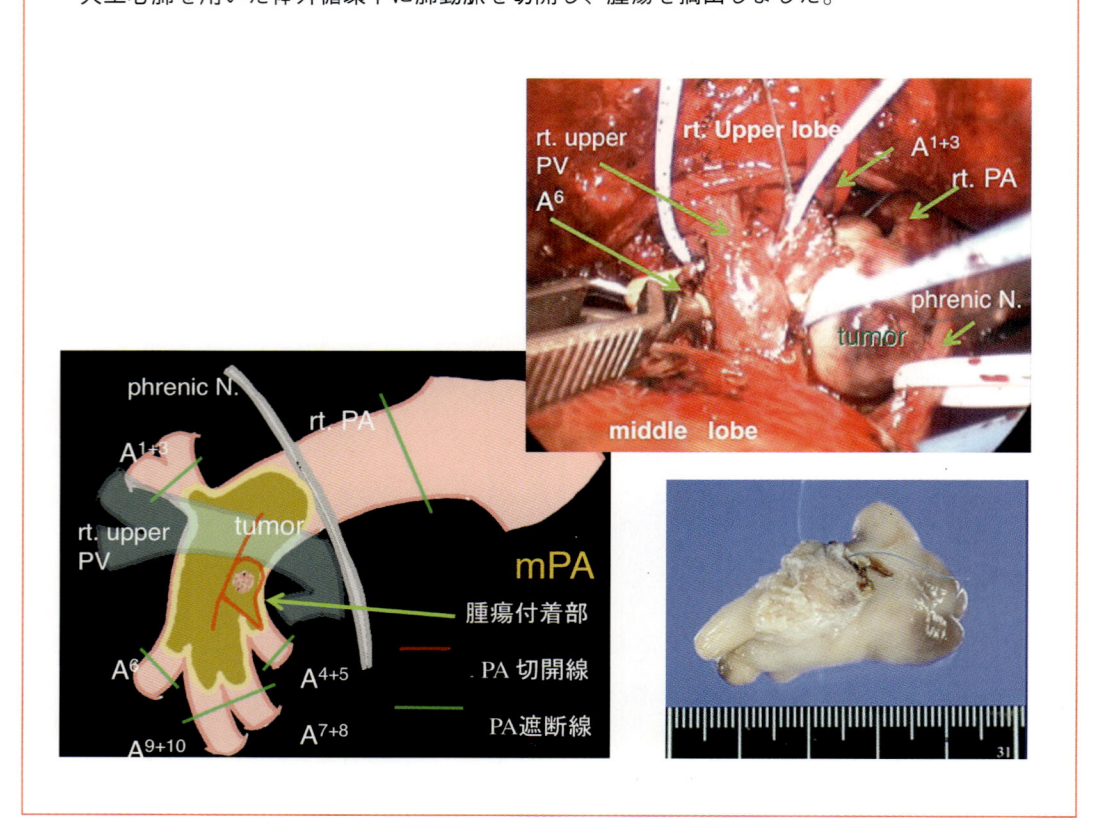

190

第4章

血管の病気

動脈疾患
 末梢動脈疾患 …………………………………………………… 192
 大動脈瘤（胸部・腹部）………………………………………… 197
コラム ⑤　ステントグラフト ……………………………………… 205
 急性大動脈解離 ………………………………………………… 207
 血管炎症候群 …………………………………………………… 212
 川崎病 …………………………………………………………… 214
静脈疾患
 静脈疾患 ………………………………………………………… 217
 肺高血圧症 ……………………………………………………… 232
リンパ管疾患 ………………………………………………………… 237

第4章　血管の病気

動脈疾患①

末梢動脈疾患

小畑　貴司

末梢動脈疾患には、動脈が拡張する拡張性疾患と動脈が狭窄や閉塞する閉塞性疾患があります。

拡張性疾患は、動脈瘤と呼ばれています。発生した部位によって、上肢動脈瘤、大腿動脈瘤、膝窩動脈瘤などと呼ばれています。

閉塞性疾患には、閉塞に至る時間的経過により、急性動脈閉塞症と慢性動脈閉塞症があります。

拡張性疾患

動脈が動脈硬化や外傷などが原因で拡張すると、動脈瘤と呼ばれます。この疾患は破裂するだけでなく、病変部位より末梢側で塞栓症を発症することがあります。

上肢動脈瘤

他の末梢動脈瘤と比較すると、まれな疾患であります。原因は、外傷によることが最も多いです。発症部位によって、鎖骨下動脈瘤、腋窩動脈瘤、上腕動脈瘤、尺骨動脈瘤と呼ばれています。

腋窩動脈瘤は松葉杖を長期間誤った使い方をした人や、野球の投手、テニス選手に認めることがあります。上腕動脈瘤は、近年では種々のカテーテル検査や治療を施行した後に発症することがあります。尺骨動脈瘤はハンマーを使う仕事に従事している方に認めることが多いです。

症状

ほとんどが動脈瘤の血栓閉塞あるいは動脈瘤よりも末梢側への血栓塞栓症による上肢虚血症状（手指や前腕の運動をするとだるくなったり、手指が痛くなったりチアノーゼを認めたりします）です。

鎖骨下動脈瘤では、動脈瘤が神経を圧迫して痺れなどの神経症状を認めることがあります。また、破裂して大出血を起こして死に至る場合もあります。

診断

血管撮影、CT検査、MRI検査および超音波検査などを用いて診断します。

治療

早期に診断して治療しないと、手や指を喪失もしくは麻痺に至る可能性があります。治療方法は、動脈瘤の切除と人工血管あるいは自家静脈（他の部位にある自分自身の静脈を採取してグラフトとして使用します）による血行再建術を施行します。

大腿動脈瘤

末梢動脈瘤のなかでは2番目に多いと言われています。

男性に多くみられ、腹部大動脈瘤を合併することが多いと言われています。また、両側に発生することが多くみられます。

症状

ほとんどが無症状ですが、動脈瘤の圧迫症状、動脈瘤や末梢側（足側）の塞栓症による下肢虚血症状および破裂による痛みや出血性ショックなどがあります。発生部位によっては静脈や神経を圧迫してそれに伴う症状を認めることもあります。

診断

触診による拍動性腫瘤を触知することや、超音波検査やCT検査を行います。

治療

症状がある時や動脈瘤の短径が2.5 cm以上に拡大しているときに手術の適応になります。治療方法は、人工血管あるいは自家静脈による血行再建術を施行します。

膝窩動脈瘤

末梢動脈瘤のなかでは最も多いと言われています。原因のほとんどが動脈硬化によるものです。

圧倒的に男性に多くみられ（95%以上）、腹部大動脈瘤を合併することが多い（30%）と言われています。また、両側に発生することが多く（40%）みられます。

症状

動脈瘤や末梢側（足側）の塞栓症による下肢虚血症状を多く認めます。下腿と足部の急性動脈閉塞症を認め、壊死に陥る場合もあります。

5%程度に破裂による痛みや出血

性ショックなどがあります。

診断
拍動性腫瘤を膝裏に触知することや、動脈瘤が血栓で充満している場合は拍動のない固い腫瘤を触知します。超音波検査やCT検査で確定診断をします。

治療
治療の目的は、破裂の予防、血栓閉塞の予防、塞栓症の予防であります。治療方法は外科的治療しかなく、動脈瘤の径が小さくても手術の適応になります。手術は、自家静脈による血行再建術を施行します。

閉塞性疾患

動脈閉塞症には閉塞に至る時間経過により、急性動脈閉塞症と慢性動脈閉塞症があります。狭窄からゆっくりと病状が進行して閉塞に至る慢性閉塞は、病状進行の経過中に側副血行路と呼ばれる"脇道"が発達するため、症状が緩やかに出現してきます。一方、急性閉塞は側副血行路の発達に時間的猶予がないため、症状は急激に起こり、さらに強く出現します。急性動脈閉塞症は血管外科領域で行う緊急手術では最も多い疾患です。

急性動脈閉塞症
急性四肢虚血とは、四肢生命の存続を脅かす可能性を伴った肢への血液灌流の急激な減少もしくは悪化と言われています。発症から可能な限り早急に血行再開（6時間以内）をすることが重要ですが、病状によっては血行再開が不可能となり、肢切断や危篤状態に陥る疾患です。

病因
血流の中枢側（心臓側）から流れてきた塞栓が動脈を閉塞させる塞栓症と、局所で血栓が形成される血栓症があります。血栓形成の原因は、凝固異常による血液が固まりやすくなったり、血管自体に狭窄などの病変があったり、血流の異常（乱流など）があります。

症状
動脈拍動の消失、疼痛、皮膚の蒼白化、感覚鈍麻、運動麻痺の5つが典型的な症状です。

発症すると、皮膚が蒼白となりチアノーゼを示すことが多いです。患肢の皮膚温が低下して冷たくなり、痛みを認めます。また、閉塞部位より末梢側（手や足側）の動脈拍動は触知できなくなります。また、血流悪化は神経への血流も悪化しますので、感覚鈍麻や運動麻痺を発症します。

治療
下肢の場合は、6時間以内に血行再開しなければ救肢できないと言われています。発症部位などによっては、6時間以内でも救肢が困難な場合もあります。

治療方法は、手術治療、薬物療法、血管内治療があります。

通常は、緊急手術になります。閉塞した動脈から血栓を除去して血流を再開するのですが、具体的には、動脈を切開して血栓除去用バルーンカテーテル（フォガティーカテーテル図1）を挿入し、血管内にある血栓を除去します。そして、切開した血管を吻合して血流を再開します。また、緊急バイパス術を施行する場合もあります。

薬物療法は、血栓を溶解することが主体となりますが、血液が固まらないようにする抗凝固療法も極めて有効な治療法であります。

血管内治療としては、カテーテルを用いて病変部まで先端を挿入して、血栓を吸引したり血栓溶解剤を投与したりする場合もあります。

合併症
下肢の急性動脈閉塞症とその治療後に起こる虚血再灌流障害は、重篤な合併症であります。虚血により筋肉が壊死することで筋肉細胞が破壊され、ミオグロビンなどのタンパク

図1　血栓除去用バルーンカテーテルの先端部分（バルーン拡張状態）

カテーテル先端が風船状に膨らむ構造になっており、気体もしくは液体を注入して風船部分を拡張させます。

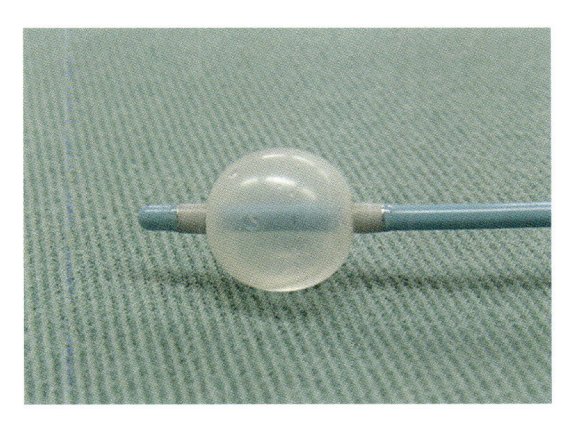

第4章 血管の病気

質が細胞内から逸脱します。そして血流が再開した後に急激な血流増加を認めてさらに細胞が破壊され、ミオグロビンが腎臓の機能を急激に低下させることがあります。その後、全身の炎症反応が過剰に起こり、呼吸障害から多臓器不全を発症します。これを筋腎代謝症候群と呼びますが、発症すると極めて死亡率の高い合併症です。虚血と再灌流された筋肉の量と障害の程度に比例して重篤になります。現時点では確実な予防法と治療法はありません。

また、治療で血流再開した筋肉が浮腫を来すことがあります。筋肉の浮腫は、圧の上昇を認め、血流を遮断することがあります。これをコンパートメント症候群と呼びます。この場合は、筋膜を切開して減圧することが重要です。

慢性動脈閉塞症

動脈血管の狭窄が緩徐に進行して閉塞に至る慢性閉塞は、側副血行路と呼ばれる"脇道"が発達するため、症状が緩やかに出現してきます。よって、この疾患は側副血行路の血液供給能力がどれくらいあるのかを評価して治療方針を決めることになります。

虚血症状を問診から分類したのが、Fontaine分類（フォンテイン分類）と呼ばれるもので、広く用いられています。

Fontaine Ⅰ度（最も軽症）は、下肢の冷感や痺れ感を認める場合です。Fontaine Ⅱ度は、「ある距離を歩くと下肢の痛みを認めて歩けなくなり、しばらく休むとまた歩ける」という症状を認めます。これは間歇性跛行と呼ばれています。Fontaine Ⅲ度は、安静時に組織が必要としている血流量を十分に供給できない病状で、これを安静時疼痛と言います。虚血の程度としては高度です。Fontaine Ⅳ度（最も重症）は、下肢の皮膚潰瘍や壊死を呈している病状です。病状が高度ですと、潰瘍の治癒どころか肢切断の危険性があります。

慢性動脈閉塞症を診断するにあたり、最も広く使用されている無侵襲診断法として、「足関節－上腕血圧比（Ankle Brachial Pressure Index: ABPI）（図2）」があります。これは、足関節収縮期圧を上腕収縮期血圧で除した値で、正常値は0.9～1.3でこれ以下の値ですと何らかの虚血があることがわかります。ABPI値が正常値かその境界域にある場合で間歇性跛行や冷感を認めることがあります。この場合は、歩行などの運動負荷をして測定すると判断できる場合があります。

慢性動脈閉塞症の治療目的は、肢機能の回復および肢切断の回避であり、病態および全身状態を把握した上で最適と考える治療方法を選択することが大切です。

閉塞性動脈硬化症

四肢の太い血管が動脈硬化が原因で慢性に狭窄もしくは閉塞することによって、軽い場合には冷感、重症の場合には下肢の壊死にまで至ることがある病気であります。約70％がFontaine Ⅱ度、すなわち間歇性跛行を認めています。

中年以降、特に50歳以降の男性

図2　足関節－上腕血圧比測定の実際

上腕と足首（ふくらはぎ）に血圧測定用のカフを巻きつけて、同時に血圧を測定します。結果はコンピューターが解析します。

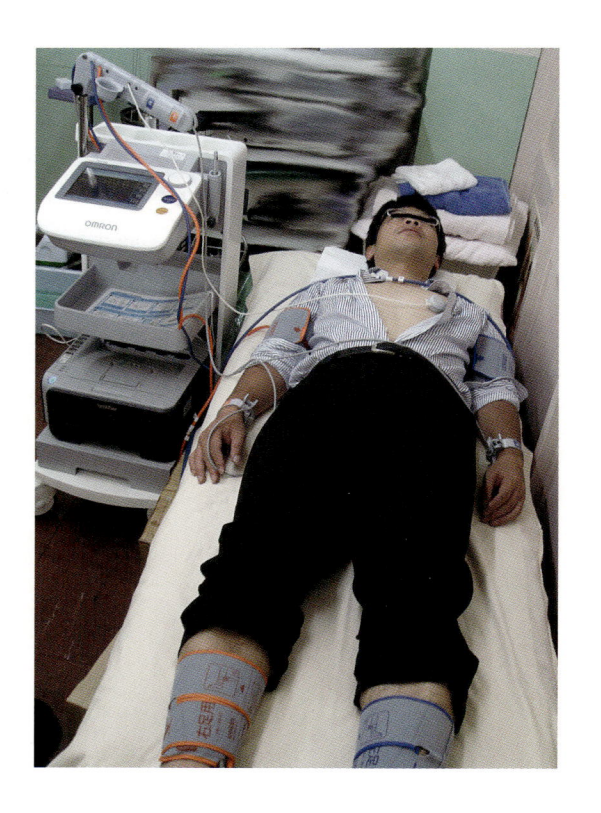

に多く、生活スタイルの欧米化と人口の高齢化に伴い、患者数が増加傾向にあります。

糖尿病、喫煙、高齢、高血圧、高脂血症などが発病の危険因子と言われていますが、特に糖尿病と喫煙は重大な危険因子であり、糖尿病治療と禁煙の必要性が高いです。

診断

診断にはまずは問診が重要ですが、閉塞部位より末梢側（手や足側）の動脈拍動は触知できなくなりますので、診断は比較的容易です。

ABPI検査（場合によっては運動負荷ABPI検査）をし、値の低下を認めることで、同じような症状を訴える整形外科領域の疾患の脊柱管狭窄症との鑑別診断になります。閉塞性動脈硬化症では、しばしばこのABPI値が0.9未満、場合によっては0.5未満にまで低下することがあります。

造影CT検査や動脈造影検査では動脈の狭窄像や側副血行路の発達がみられることがあります。MRI検査も有用なことがあります。

治療

病期の進行に応じて、軽症では内服による治療が第一選択です。抗血小板剤や血管拡張剤をほぼ生涯にわたって内服することになります。Fontaine Ⅱ度では、薬物療法と運動療法（歩行など）を施行し、改善しなければ血管内治療やバイパス術を施行します。まずは3～6ヵ月の薬剤療法と運動療法を継続することになります。Fontaine Ⅲ度以上では、血管バイパス術や、バルーン拡張やステント留置（図3）による血管内治療が施行されることがあります。Fontaine Ⅳ度では、下肢の壊死が重症である場合は、下肢の切断となる

図3　ステント（展開状態）

自己拡張型ステントを展開した状態。血管の屈曲に対応できる。

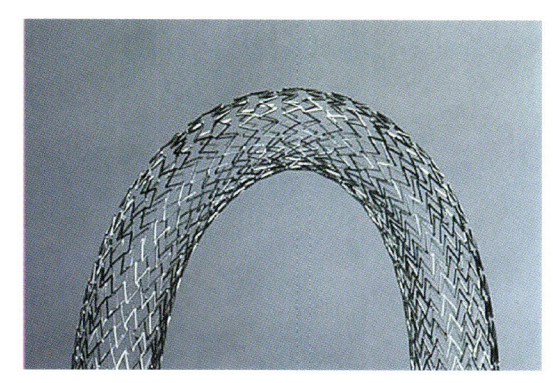

（写真提供：ジョンソン・エンド・ジョンソン株式会社）

ことがあります。

最近では、血管新生を促進するために、造血幹細胞移植が試みられています。骨髄細胞移植、末梢血幹細胞移植、末梢血単核球移植については、厚生労働省が規定する先進医療として認められており、一部医療機関で保険診療との併用が認められています。

予後

疾患自体の予後は良好ですが、患者は全身の動脈硬化を来していることが多く、症状がない患者でも5年後に10～15％死亡すると言われており、死因の70％以上が冠血管疾患（MI、AP）です。また、Fontaine Ⅱ度での5年生存率は大腸がん患者と同等と言われています。Ⅲ度、Ⅳ度はさらに生存率が低下します。

閉塞性血栓血管炎

末梢動脈に閉塞性の内膜炎を起こし、末梢部に潰瘍や壊疽を引き起こす疾患です。一般に、発見者であるレオ・ビュルガー（Leo Buerger）にちなんで、ビュルガー病（ドイツ語読み）あるいはバージャー病（英語読み）と呼ばれています。

日本では、特定疾患治療研究対象疾患（難病）に定められており、国からの治療費などの補助が受けられます。最近では患者数が急激に減少している疾患です。

臨床診断基準としては、"塩野谷基準"が用いられています。①喫煙歴（1日20本以上）、②50歳未満での発症、③膝下の動脈閉塞、④上肢の動脈閉塞または遊走性静脈炎、⑤喫煙以外の動脈硬化促進要因（高血圧、糖尿病、高脂血症）の欠如の5つを満たした患者を「確診患者」としています。

動脈造影検査にて、側副血行路が"コルクスクリュー状"や"木の根状"を認めることがあり、これが確定診断になります。

病態

末梢動脈に血栓を生じ、それが結合組織に置き換えられて動脈が閉塞して、末梢部の壊死を引き起こします。ついには切断に至ることが多い疾患です。

最近、東京医科歯科大学の研究調査により、病変部位より高率に歯周病菌が発見されていることが報告さ

第4章　血管の病気

れて、発症との因果関係が注目されています。

疫学
90％が50歳未満で発病します。特に40歳以下のヘビースモーカーが罹患し、禁煙すると症状や病状が軽快して安定します。

症状
静脈に炎症が見られ、静脈炎の部分は痒みを伴います。また、静脈炎があちこちに移動するので遊走性静脈炎と呼ばれています。

血流不足によって、末梢部の痺れ、冷感、蒼白化、皮膚潰瘍、重症の間歇性跛行、激しい安静時疼痛、指趾の難治性潰瘍や壊死が起こります。

寒冷曝露によるレイノー現象（手や足の指先の小さな動脈の血流不足が発作的に発生し、「冷感」や「皮膚色の変化」が出現すること）を認めることがあります。

治療
将来的に、内膜炎が血管閉塞を引き起こして皮膚潰瘍や壊死するのを予防することが重要であります。

血管が収縮しないように、寒気を避け、運動することが良いでしょう。また、患部を清潔に保つことも効果があります。喫煙は血管が収縮するため絶対禁止で、禁煙を遵守しない場合は、ほとんどが足趾や下肢切断などに至ります。さらに歯周病の治療および口腔内ケアの徹底が望まれることであります。

治療は、抗血小板剤や血管拡張剤の薬物療法、血管バイパス術や交感神経節切除などの外科的治療がありますが、病変が末梢部にあるのでバイパス術は難しいとされています。現在、自己造血幹細胞を用いた再生医療が試みられており、期待されています。

第4章 血管の病気

動脈疾患②

大動脈瘤（胸部・腹部）

秋田　利明、小畑　貴司

胸部大動脈瘤とは

　一般的に動脈瘤とは部位を問わず、動脈の壁の一部分が嚢状に拡張するか、全周性に正常径の1.5倍以上に紡錘状に拡張した状態を指し、それぞれ嚢状動脈瘤、紡錘状動脈瘤といいます（図1）。大動脈瘤は動脈壁の脆弱性に起因しますが、その成因は、動脈硬化性、炎症性、先天性結合織異常（Marfan症候群、Ehler Danlos症候群）、外傷と様々です。胸部大動脈瘤はできる部位により上行大動脈瘤、弓部大動脈瘤、下行大動脈瘤、胸腹部大動脈瘤に分けられ、それぞれ45％、10％、35％、10％の頻度となっています（図2A）。さらにMarfan症候群に伴う大動脈弁輪基部拡張（Annulo-Aortic Ectasia）があります（図2B）。

図1　動脈瘤

紡錘状動脈瘤：全周性に正常径の1.5倍以上に紡錘状に拡張した状態
嚢状動脈瘤：　動脈の壁の一部分が嚢状に拡張した状態

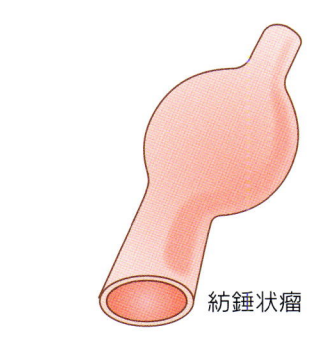

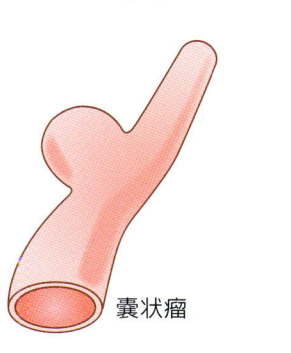

紡錘状瘤　　　　嚢状瘤

図2　胸部大動脈瘤部位別分類

胸部大動脈瘤：横隔膜より中枢の大動脈瘤、横隔膜をまたがる場合は胸腹部大動脈瘤
上行大動脈瘤：大動脈基部より腕頭動脈までの上行大動脈の瘤
弓部大動脈瘤：腕頭動脈から左鎖骨下動脈までの弓部大動脈の瘤
下行大動脈瘤：左鎖骨下動脈から末梢の下行大動脈の瘤

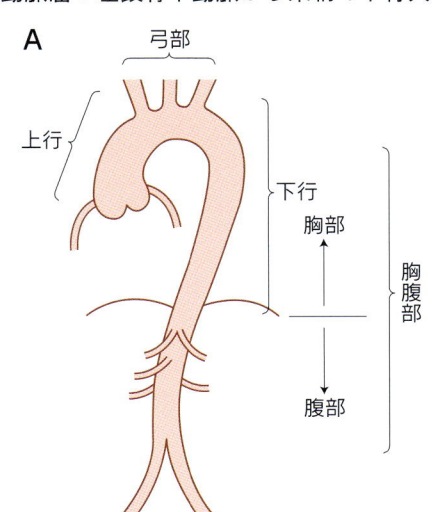

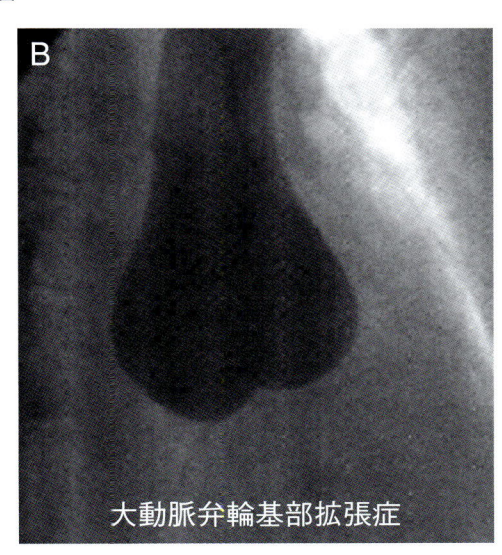

A　弓部／上行／下行／胸部／胸腹部／腹部

B　大動脈弁輪基部拡張症

第4章 血管の病気

症状

ほとんどの場合は無症状で、多くは胸部X線写真や胸部CTなど他疾患のスクリーニング検査で偶然発見されることが多いです。遠位弓部大動脈瘤の場合、左反回神経が圧迫されて反回神経麻痺による嗄声や食道圧迫による嚥下困難が症状としてでます。症状が出てから破裂までは平均2年といわれます。痛みが出た場合は動脈瘤の急速な拡大に伴う切迫破裂の症状で、早急な手術が望まれます。破裂すればショック、血胸、心タンポナーデなどの症状がでます。破裂すると救命できるのは僅かに10〜15%でしかないため、無症状の状態での診断・治療が重要です。

診断

胸部X線画像（図3）：胸部大動脈瘤が発見される最初の診断法ですが、胸部大動脈瘤や急性大動脈解離の患者17%には胸部X線写真では異常がないので注意が必要です。

胸部CT（図4）：胸部大動脈疾患の診断に最も有用な診断法で、大動脈瘤のサイズ、部位、伸展度を正確に評価でき、無症状の患者の手術時期の決定や術後の評価に有用です。造影2次元断層像を積み重ねて表示するVolume rendering法（図5）は特に動脈瘤の形態を3次元的に把握するのに役立ち、手術プランを立てるのに役に立ちます。大動脈瘤患者の25%は大動脈の一領域に留まらないので、胸部と腹部大動脈を精査すべきです。欠点として詳細な描写には造影剤が必要で、造影剤アレルギーの患者や腎機能低下症例には適応できません。

MR：空間分解能はCTに劣るが、造影剤は不要でCT、血管造影と同等の情報が得られます。

図3 胸部X線写真

左一弓の拡大

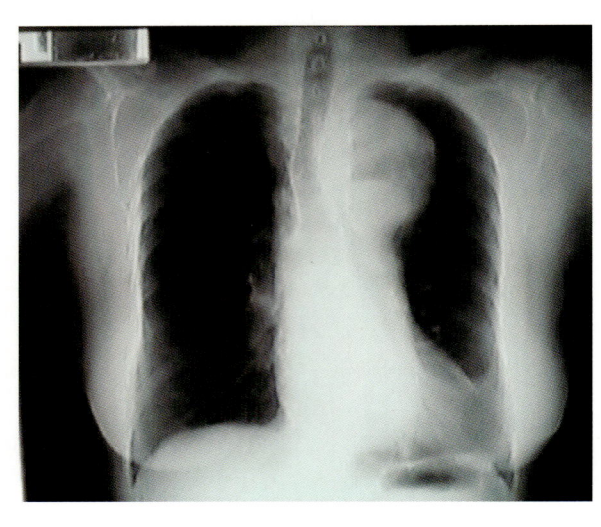

図4 胸部CT画像（単純・造影）

A：術前CT（単純）　　B：術前CT（造影）　　C：術前CT（単純）
D：術後CT（造影）

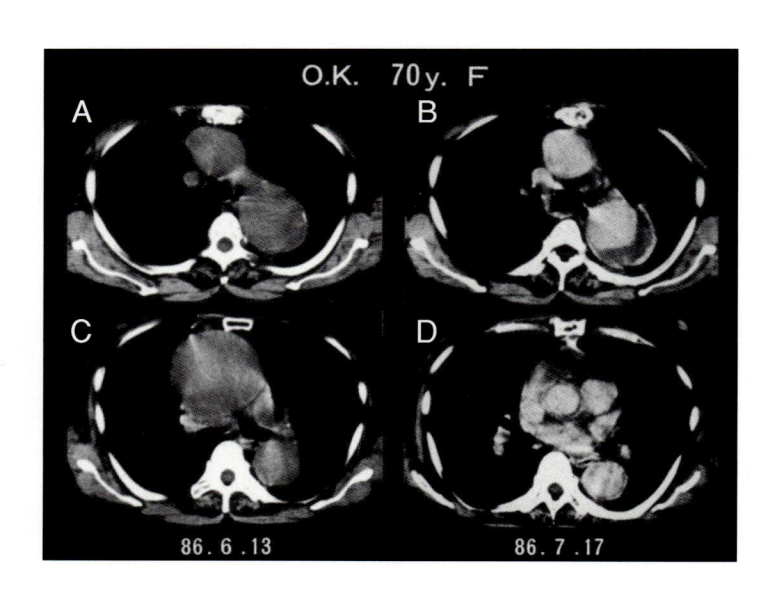

大動脈瘤（胸部・腹部）

図5　遠位弓部大動脈瘤　術前造影CT

遠位弓部に囊状瘤（黄色矢印）を認めます。

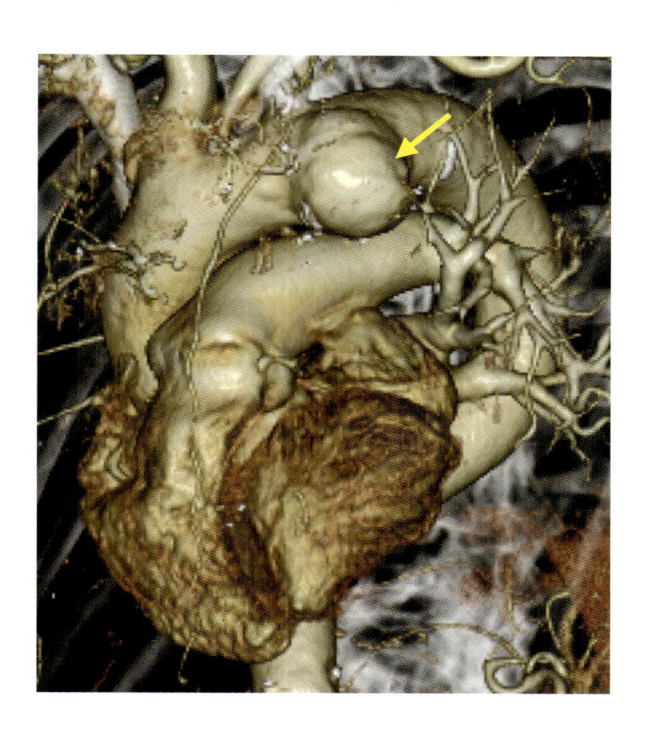

自然歴（図6）

　腹部大動脈瘤に比して正確なデータに乏しいが、胸部大動脈瘤で手術を受けなかった第1位の死亡原因は破裂でその頻度は42〜70%と報告されています。初回の検診時の瘤径が破裂の最も予測できる因子で、5年の累積での破裂の危険性は6cm以上の径に最も高率で約50%です。

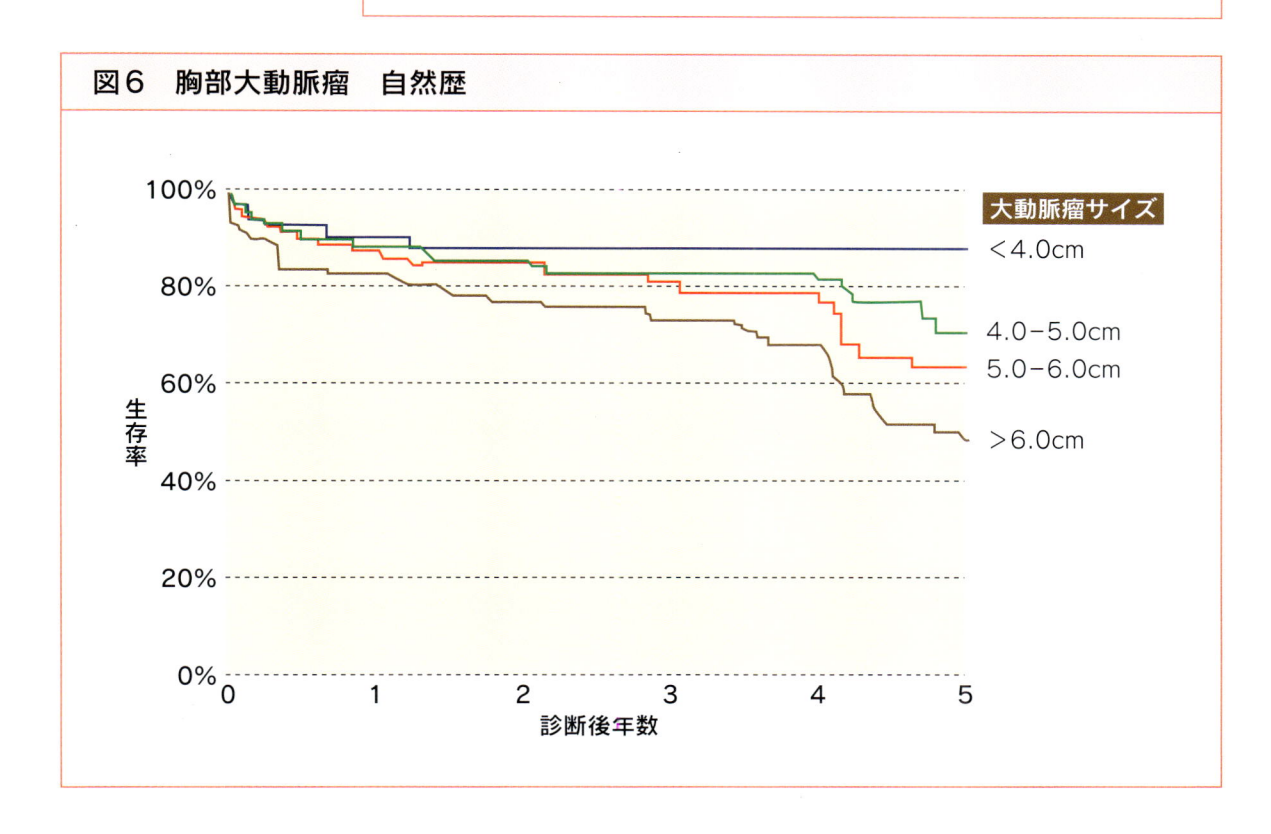

図6　胸部大動脈瘤　自然歴

大動脈瘤サイズ
- ＜4.0cm
- 4.0-5.0cm
- 5.0-6.0cm
- ＞6.0cm

縦軸：生存率
横軸：診断後年数

外科治療の適応と手術術式、手術成績

ほとんど無症状の胸部大動脈瘤の手術治療の目的は破裂の予防による生命予後の改善です。ガイドラインでは6cm以上がClass Iの手術適応になります（表）。

手術術式

大動脈基部拡張症：人工弁を人工血管内に埋め込んだComposite graftによるBentall手術が標準術式になります。近年自己大動脈弁を温存した手術法（Reimplantation法、remodeling法）が考案され、人工弁による諸問題（機械弁による血栓塞栓症、抗凝固療法に伴う出血性合併症、生体弁の構造劣化）を回避します。しかし、温存した大動脈弁の長期耐久性や手術が複雑になるための手術リスクの増大が問題で、現時点ではBentall型の手術か、大動脈弁温存手術のどちらが優れるかの有力な証拠はなく、施設毎、症例毎に選択されています。

上行大動脈瘤：拡張した部分を人工血管で置換します。腕頭動脈直下まで拡大している場合は超低体温、循環停止（＋逆行性脳灌流）下に一分枝付き人工血管で置換します。

弓部大動脈瘤

かっては一流施設でも20～30%の死亡率でしたが、現在では5%未満の手術死亡となっています。選択的脳灌流下あるいは超低体温・循環停止（＋逆行性脳灌流）下に4分枝人工血管を用いて置換を行います。

胸部下行大動脈瘤

内科治療による大動脈瘤破裂、解離の発生率との比較から6cm以上が手術適応になります。下行大動脈はほぼ直線の走行なので、左鎖骨下動脈から2cm以上の距離があればステントグラフトのよい適応になります。下行大動脈瘤、胸腹部大動脈瘤の手術では、対麻痺が発生することがあり、その予防が重要な課題になります。一旦発生すると単に両下肢が麻痺するだけでなく、膀胱直腸障害、対称性の感覚脱失を伴い生活の質は著しく低下します。ステントグラフトを含む広範囲の人工血管置換や術後の低血圧、腹大動脈瘤手術の既往などが対麻痺のリスクファクターになります。脊髄を主として栄養する大脊髄根動脈（Adamkiewicz動脈）が胸椎8～腰椎2の間するので、術前の造影CTやMRIで、人工血管置換部位にこのAdamkiewicz動脈が存在した場合は再建する必要があります。対麻痺を予防する補助手段として脊髄液ドレナージが用いられます。

大動脈瘤の中枢側が左鎖骨動脈にかかり中枢側遮断鉗をかけることが困難な場合は、超低体温循環停止、逆行性脳灌流下に中枢側を解放したまま吻合（Open proximal anastomosis）する高本法で行います。

胸腹部大動脈瘤（図7）

胸腹部大動脈瘤は瘤の部位と範囲によるCrawfordの分類が用いられる。6cm以上が手術適応になる。胸腹部大動脈瘤ではAdamkiewicz動脈を置換することになるので対麻痺予防が特に重要になる。術前に造影CT、MRAなどにより

表　胸部・胸腹部大動脈瘤における治療の適応（マルファン症候群、嚢状瘤を除く）

（「日本循環器学会大動脈瘤・大動脈解離ガイドライン」に基づき作成）

Class I	最大短径6cm以上に対する外科治療（Level C）
Class IIa	1. 最大短径5～6cmで、痛みのある胸部・胸腹部大動脈瘤に対する外科治療（Level C） 2. 最大短径5cm未満（症状なし、慢性閉塞性肺疾患なし、マルファン症候群を除く）の胸部・胸腹部大動脈瘤に対する内科治療（Level C）
Class IIb	1. 最大短径5～6cmで、痛みのない胸部・胸腹部大動脈瘤に対する外科治療（Level C） 2. 大短径5cm未満で、痛みのある胸部・胸腹部大動脈瘤に対する外科治療（Level C）
Class III	最大短径5cm未満で、痛みのない胸部・胸腹部大動脈瘤に対する外科治療（Level C）

Adamkiewicz動脈を同定し、肋間動脈再建あるいは温存の手掛かりとする。広範囲胸腹部大動脈瘤の場合には、前日に脳脊髄液ドレナージチューブを挿入し、術後3日間脳脊髄圧を一定にしてドレナージを行う。術中は運動性脊髄誘発電位（MEP）や体性知覚電位（SSEP）をモニターし、大動脈遮断により変化が現れた場合は肋間動脈を再建する。この対策により対麻痺を合併する頻度は5%程度まで低下している。

（秋田利明）

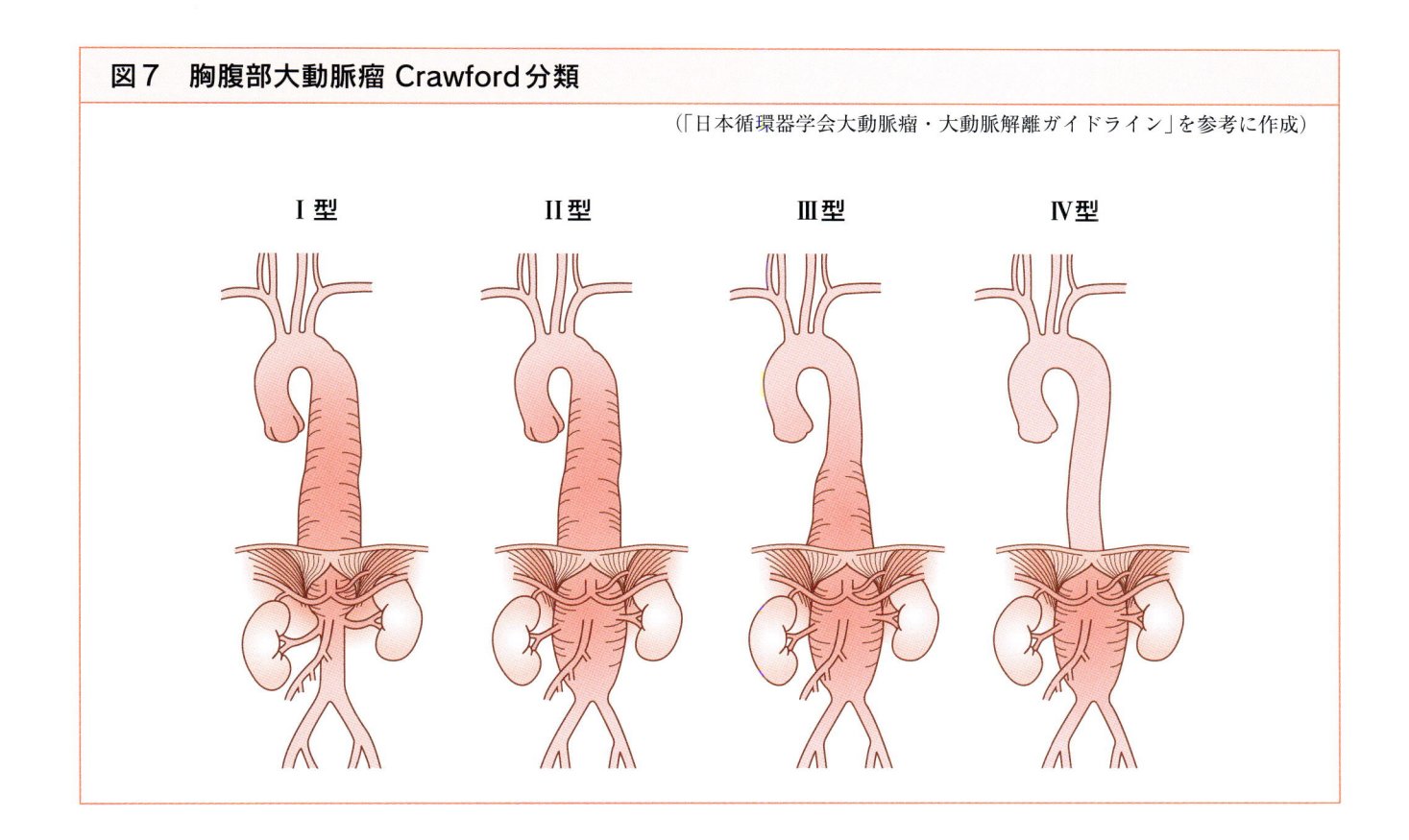

図7 胸腹部大動脈瘤 Crawford分類

（「日本循環器学会大動脈瘤・大動脈解離ガイドライン」を参考に作成）

I型　II型　III型　IV型

第4章　血管の病気

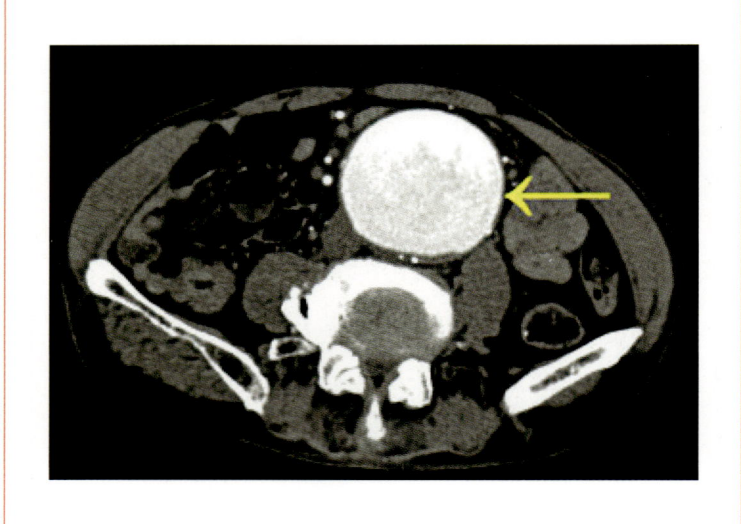

腹部大動脈瘤とは

　腹部大動脈壁一部分の全周もしくは局所的に拡張した状態で、壁の一部分が局所的に突出して嚢状に拡大するか、直径が正常径（腹部大動脈の正常径は一般的に2 cmといわれています）の1.5倍（すなわち3 cm）を超えて紡錘状に拡張した場合に腹部大動脈瘤と呼ばれています（図8）。また、腹部大動脈瘤は紡錘状のものが多いです（図9）。

　大動脈瘤の発生には動脈壁の脆弱化が大きく関与していて、炎症、先天性結合織異常、動脈硬化などが原因といわれていますが、完全には解明されていません。脆弱化した動脈壁に血圧などの力学的ストレスが加わり、動脈瘤を発生させると考えられています。

　腹部大動脈瘤は90％以上が、動脈硬化症が原因で発症すると考えられていますので、生活習慣病に罹患している場合は発症頻度が高い可能性があります。

　発生部位は、解剖学的に腎動脈が分岐した末梢（足）側に発生することが多いですが、時に腎動脈分岐部やそれより中枢（頭）側に発生することもあります。

症状

　ほとんどの場合は無症状です。腹満感、便秘、腰痛などの症状を認めることもあります。比較的痩せた方では、臍の周辺に拍動する腫瘤（拍動性腫瘤といいます）を触知することがあります。しかし肥満例では拍動性腫瘤を触知することが困難です。もしも拍動性腫瘤に一致する痛みがあるようなら破裂の可能性があるため救急受診が必要です。

図8　造影CTによる腹部大動脈瘤の断面

黄色い矢印が腹部大動脈瘤（直径8cm）

図9　腹部大動脈瘤

　CT検査よりデーターを3次元構築して3D-CT化した腹部大動脈瘤

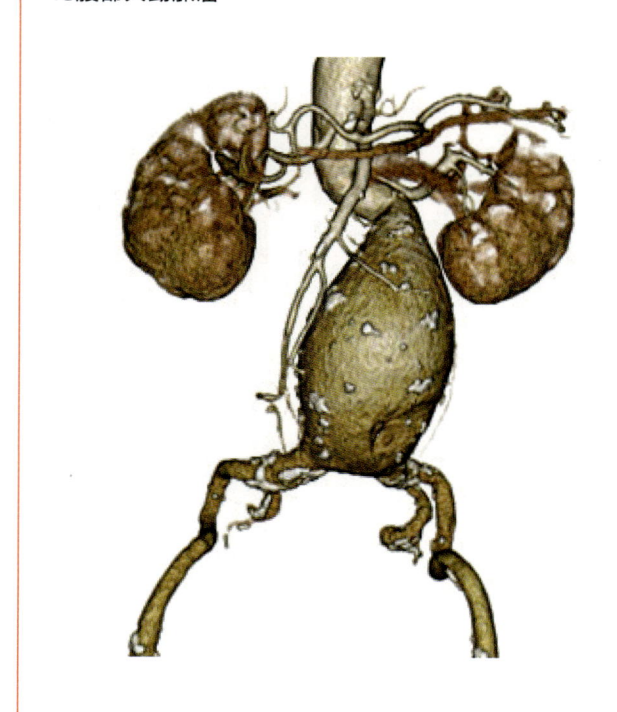

診断

確定診断を目的に、超音波検査やCTおよび3D-CTが有用です。他の疾患でCT検査などをした際に偶然に発見されることがあります。「人間ドック」などで腹部超音波検査やCT検査などを定期的に受けられることを勧めます。

破裂の可能性

動脈瘤の大きさ（最大短軸径）から、1年間で破裂する可能性は、4cm未満ですと0.3％、4～4.9cmで1.5％、5～5.9cmで6.5％、6cm以上では10％以上と急激にリスクが増大します。

また、喫煙や高血圧症および慢性閉塞性肺疾患を合併している場合は動脈瘤の拡張を助長して破裂する可能性が高いため、合併症の治療や動脈瘤を早期に治療することもあります。

治療

治療の目的は、動脈瘤の破裂を予防、動脈瘤由来の末梢動脈塞栓症（瘤内で血流が乱流を呈して血栓が形成されて、これが下肢動脈の血流を途絶させることがあります）を予防、動脈瘤による凝固障害（瘤内で血栓が形成されて血液凝固因子を過剰に消費することがあり、出血傾向を呈することがあります）を予防することです。

日本では5cm以上になると手術を勧められます。女性は男性と比べて破裂する可能性が高いため、施設によっては4.5cm以上になると手術を勧められることがあります。

また、6ヵ月間で5mm以上の拡張を認める（拡張速度が速い）場合に手術を行うことがあります。

動脈瘤の形状では、紡錘状よりも囊状の方が破裂の危険性が高いため、囊状動脈瘤は早期に手術を行うこともあります。

とにかく、破裂がさし迫ってない場合はリスクを回避するために内科的治療（禁煙、高血圧治療を重点的に、生活習慣病を治療）を行い、破裂の危険性が増大した場合は外科的治療を施行することになります。

外科的治療は、手術リスクや生命予後などを検討して施行するかどうかを決定します。手術は基本的に全身麻酔下で腹部を切開して動脈瘤を切開して人工血管（多くはY型に分岐した人工血管）に置換します。手術リスクが高く、解剖学的に適応がある方ならばステントグラフト内挿術を施行することができます。

人工血管置換術

全身麻酔下に、まず腹部を切開して腸管を避けると、背骨（腰椎）の近くに拍動している動脈瘤を認めます。動脈瘤の中枢（頭）側と末梢（足）側の正常血管径の部位（腹部大動脈が分岐して腸骨動脈になりますが、ほとんどの場合は腸骨動脈となります）を露出します。血液が固まらないように薬剤を投与してから、正常血管部分を遮断して動脈瘤を切開します。そして、人工血管（ほとんどはY型人工血管（図10）ですが、I型人工血管を使用することもあります）を正常血管に吻合して血液を人工血管内に流して末梢側に血液を送ります。

また、動脈瘤の発生部位によっては補助循環装置を用いて腹部臓器の血流を維持しながら手術することもあります。

待機的手術の死亡率は1～5％程度と報告されています。

ステントグラフト内挿術

ステントグラフト内挿術は動脈瘤を切除したり切開したりせずにステント付き人工血管を留置して動脈瘤への血流を遮断して破裂を予防することが目的となる治療方法です。

1991年にアルゼンチンのParodi医師らが腹部大動脈瘤に対してステントにポリエステル製人工血管を被覆させたステントグラフトを大腿動脈から内挿したことを論文発表し、「侵襲の少ない治療方法」として世界的に注目を浴びることとなりました。

日本では、2006年に腹部用ステントグラフトが薬事承認され、良好な成績を認めています。

しかし、全ての患者に提供できる方法ではありません。

解剖学的に、大動脈主要分枝（腎動脈）から動脈瘤起始部までの健常大動脈（Landing zone）の長さが15mm以上あり、両側腸骨動脈の健常部位の長さが15mm以上あることが前提条件となります。また、ステントグラフトを固定するLanding zoneに強度屈曲あるいは強い石灰

図10　Y型に分岐した人工血管

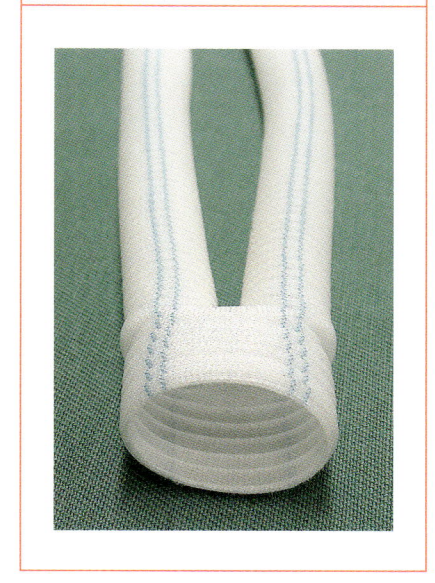

第4章　血管の病気

化を認めず、さらにステントグラフト運搬用シースの進行が可能であることが大まかな適応基準となります。

実際の方法ですが、術前にCT検査などから計測した結果より使用するステントグラフトのサイズを決定します。手術は、両鼠径部（脚の付け根）を各々5cm程切開して、大腿動脈を露出します。この動脈を切開して分岐型ステントグラフト（図11）を挿入し、血管造影検査を施行して留置する部位を決定して、ステントグラフトを展開します。展開が終了して運搬用シースを回収して切開した動脈を吻合して下肢への血流を再開して手技は終わります（図12）。時間は3〜4時間程度で終了します。

この手術方法は局所麻酔下にも施行が可能ですので、合併症の程度が重篤で全身麻酔下手術が困難と判断された方にも治療が可能となります。

しかし、術後に大動脈瘤内への血流を完全に遮断できないエンドリーク（漏れ）や位置移動などの合併症を認めることがあります。さらに血行動態の改変や動脈硬化の病状進行に伴う大動脈自体の屈曲および伸展を認め、内挿したステントグラフトが変形したり破損したりすることがあります。場合によっては追加治療あるいは再手術になることもありますので長期間の経過観察が必要となります。

待機的手術の死亡率は1〜2％程度と報告されています。

術後合併症

術後早期の合併症としては、循環器合併症（狭心症、心筋梗塞、不整脈など）、呼吸器合併症（肺炎など）、腎機能低下、腸管虚血、下肢虚血、創部感染症、出血などがあります。病状によっては重篤な経過を辿ることがあります。晩期の合併症としては、吻合部動脈瘤、グラフト感染、グラフト閉塞、グラフト腸管瘻などがあります。これらの合併症は再手術の必要性があります。

破裂

突然に激しい腹痛や腰痛を認めることがあります。破裂の程度が重篤ならショック状態に陥り、極めて危険な状態になります。

破裂すると、病院へ到着した場合でも死亡率が40〜70％と高率であり、例え手術が完了したとしても術後に重篤な合併症を発症して死亡する可能性が高いため、破裂する前に治療することが重要です。

（小畑貴司）

図11　腹部大動脈瘤用の分岐型ステントグラフト

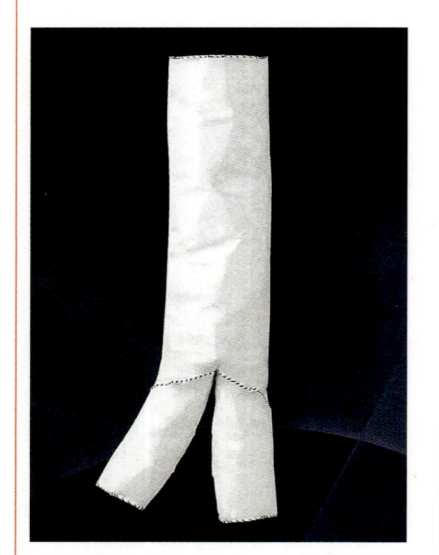

（写真提供：コスモテック株式会社）

図12　腹部大動脈瘤に分岐型ステントグラフトを内挿して治療した後の3D-CT

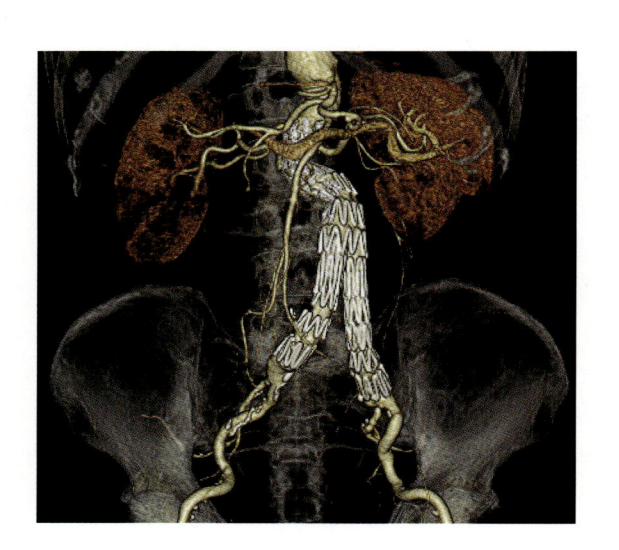

コラム⑤

ステントグラフト

小畑　貴司

ステントグラフトとは？

　ステントと呼ばれるバネ状の金属に人工血管を取り付けて筒状にしたものがステントグラフトです。これをシースと呼ばれる細いチューブの中に圧縮して収納したまま使用します。一般的には脚の付け根を5cm程切開して、露出した動脈にシースを挿入して、動脈瘤のある部位まで運搬して、収納したステントグラフトを放出します。放出したステントグラフトは、バネの力と血圧によって拡張して血管内壁に張り付きますので、血管に縫い付けなくても固定されます。動脈瘤は切除しませんので残りますが、瘤はステントグラフトにより蓋をされますので血流がなくなり、動脈瘤の拡大や破裂を防止することができます。

　ステントグラフトの歴史は、1986年にアイスランドのBalko医師らがステントにポリウレタンを被覆させたステントグラフトを開発したことに始まり、腹部大動脈瘤治療の実験的研究が開始されました。1990年にアルゼンチンのParodi医師らが腹部大動脈瘤に対してステントにポリエステル製人工血管を被覆させたステントグラフトを内挿し、1991年に論文発表され、世界的に注目を浴びることとなりました。

切開手術とステントグラフト内挿術について

　従来、動脈瘤の治療方法として、胸部あるいは腹部を切開して動脈瘤を確認し、動脈瘤を切開して代わりに人工血管を縫い付けて埋め込む手術、すなわち人工血管置換術を行っていました。

　胸部大動脈瘤の手術では、脳をはじめとする重要な臓器へ血流を送る血管を取り替えたり、血流を一時的に止めて、その代わりに「人工心肺装置」を使うなど、複雑な手術方法を用いる必要があり、手術時間は長く、頻度は低いですが重篤な合併症を認めることがあります。腹部大動脈瘤の手術では、胸部大動脈瘤と比較すると人工心肺装置を用いるなどの複雑な手技が必要ないので手術時間は短いですが、喫煙などによる呼吸障害や腎臓の機能が低下している場合などでは重篤な合併症を認めることがあります。

　ステントグラフト内挿術は胸部あるいは腹部を切開せず、手術時間が比較的短いので身体にかかる負担が少ない治療方法であります。しかし、全ての動脈瘤に対して施行できるわけではありません。動脈瘤の存在する部位や形態および身体の状態などを確認したうえで、切開手術とステントグラフト内挿術の利点と問題点について医師と十分に検討して、納得できる治療方法を選択することが大切です。

どこでも受けられますか？

　日本では腹部大動脈瘤は2006年（図1）、胸部大動脈瘤は2008年（図2）に薬事承認されましたので、ステントグラフト内挿術は比較的新しい治療方法であります。よって、ステントグラフト内挿術を安全確実に実施できる施設（病院）は限られています。決められた実施基準を満たす施設と医師を審査するために、「日本ステントグラフト実施基準管理委員会（ホームページは、http://stentgraft.jp/）」が設立されています。実施施設に関しましては、ホームページに記載されていますので参照してください。

治療実績は？

　日本では、胸部大動脈瘤に対して約3年間で2,700例、腹部大動脈瘤に対しては約5年間で約11,000例が施行されました。

　日本ステントグラフト実施基準管理委員会が、2006年から2年間に腹部大動脈瘤および腸骨動脈瘤に対してステントグラフト内挿術を施行した約1,700例について調査結果を発表しましたが、手術中に死亡したケースはなく、術後に死亡したケースも0.5%と、従来の人工血管置換術の死亡率2〜3%よりも良好な成績となっています。また、合併症も1〜2%程

ステントグラフト

図1 腹部大動脈瘤用の分岐型ステントグラフト

腹部大動脈瘤にステントグラフトを内挿した状態

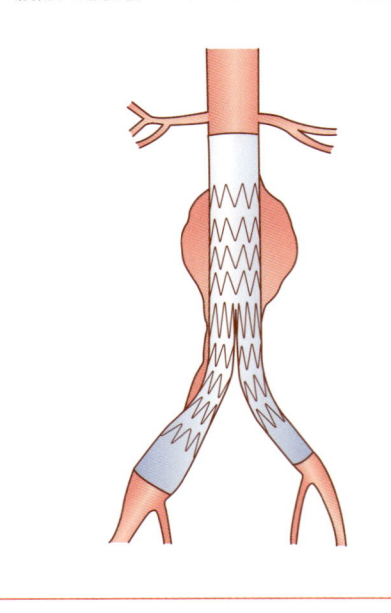

図2 胸部大動脈瘤用のステントグラフト

左：展開した状態　右：格納した状態（展開前）

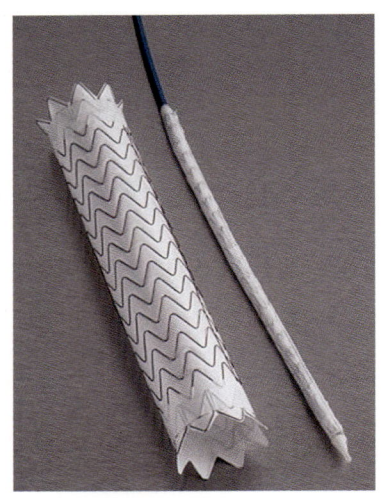

（写真提供：日本ゴア株式会社）

度と極めて良好な成績となっています。

ステントグラフト内挿術は新しい治療方法であり、長期間にわたる十分な実績がないので、治療後も定期的に経過を診る必要があります。

治療後はどうなりますか？

ステントグラフトにより、動脈瘤内への血液流入が十分に遮断されていれば、特に運動を制限する必要はありません。また、特別な食事制限や薬を服用する必要もありません。しかし、高血圧や糖尿病などの病気を患っている方には適度な運動をしたり、塩分制限やカロリー摂取に気を付けることと、それぞれの病気に対して治療薬が必要になります。

ステントグラフトに使用される人工血管は、従来の手術に用いていた人工血管と同じ素材で作られていて、開発から60年以上経過して、その間にも改良されていることから耐久性は向上しています。しかし、ステントグラフトの骨格部分である金属製のステントとの接触部分で人工血管が磨耗することも想定されます。また、動脈瘤の形態やステントグラフトの固定位置などによって、ステントグラフト内挿術の治療効果が不安定になることがありますので、定期的にCT検査やX線検査が必要となります。

これからのステントグラフトは？

適応拡大を目的にいくつかの企業が分枝血管の血流温存を目的に「分枝付きステントグラフト」あるいは「開窓型ステントグラフト」を開発しています。

解離性大動脈瘤は企業製造ステントグラフトで参入しているものはありませんが、今後のステントグラフトの適応を拡大するうえでこの疾患は避けられません。今後、企業がステントグラフトを改良して問題点が解決されれば、適応が広がると思われます。

科学技術が進歩することで、ステントグラフトの耐久性や柔軟性が向上し、さらに細径化された次世代型ステントグラフトが開発されますと、適応が拡大され、さらに合併症が低減されることとなるでしょう。

今後も期待される治療方法であります。

第4章　血管の病気

動脈疾患③

急性大動脈解離

秋田　利明

急性大動脈解離とは？

　大動脈解離とは、高血圧や大動脈瘤などによるシェアストレス増大によって大動脈の内膜に亀裂（intimal tear）が生じると、血液が血管壁に入り込み（entry）中膜層を裂いていき、血管壁に血液のたまる偽腔（pseudo lumen）を形成する病態です（図1）。偽腔は当初、先端が行き詰まっているので偽腔内の圧が逃げないため、解離は末梢側に進展していきます。しばしば逆行性に中枢側にも解離は進展していきます。再度解離の先端で内膜が裂ける（re-entry）と偽腔から真腔に血液が戻るので解離の進展は止まります。偽腔は血栓化することもありますが、多くは真腔と偽腔の二重管の構造となります。内膜亀裂は通常大動脈弁に近接した部位に生じることが多いですが、下行大動脈や大動脈弓にも生じます。危険因子として高血圧が最も重要な危険因子（表1）です。

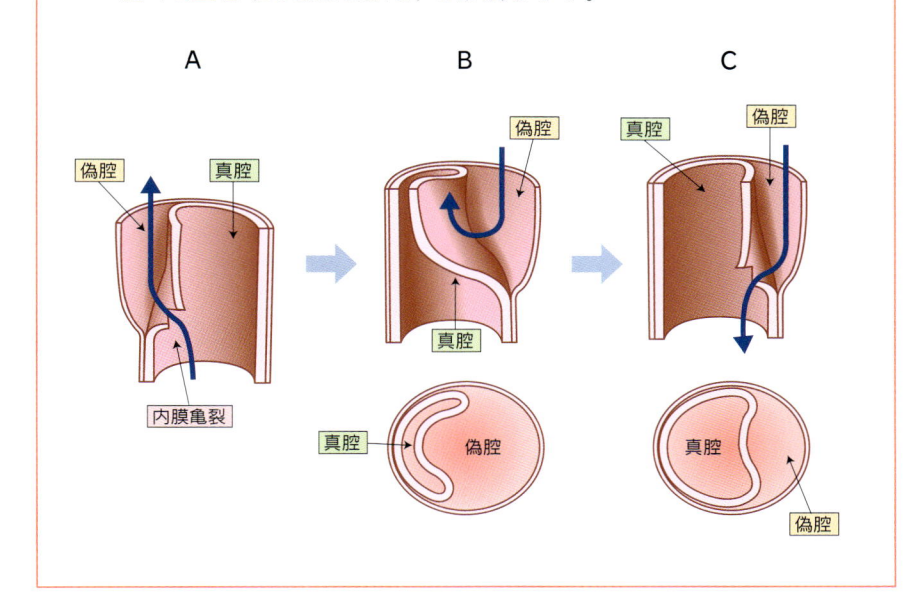

病型

　2つの分類が広く用いられています。最初に作られたのがDeBakey分類（図2）で、I型は内膜亀裂が上行大動脈基部にあり、解離が上行・弓部・下行（胸部〜腹部の）範囲に及ぶものをさします。II型は内膜亀裂が上行大動脈基部にあり、解離は上行大動脈のみに限局するもので

す。III型は内膜断裂が近位下行大動脈にあるもので、さらにIIIa型：胸部下行大動脈に限局する解離するもの、IIIb型：胸部下行大動脈から腹部大動脈や腸骨動脈に解離が波及するものにわけます。III型解離で逆行性に上行大動脈解離が中枢側に及んだものは逆行性III型解離と表現します。最近より多く用いられるのはStanford分類（図3）で、A型は上行大動脈に解離があるすべての解離で、弓部・下行への解離の波及は問いません。弓部や下行大動脈の

図1　急性大動脈解離進展様式

A：内膜の亀裂から血液が中膜を裂くように流入し、偽腔を形成します。
B：Reentryが形成されるまでは偽腔の血流は行き場がないため滞留し、真腔を圧迫します。
C：Reentryが形成されると偽腔の血流はスムーズに流れ、真腔と偽腔の2重管（Double Barrel）を形成します。

表1　大動脈解離の危険因子

高血圧
中膜壊死
マルファン症候群
大動脈二尖弁
大動脈縮窄症
鈍的外傷
妊娠
結合組織病変

第4章 血管の病気

内膜断裂からの逆行性解離も含みます。B型は上行大動脈に解離を認めず、胸部下行大動脈が解離しているものです。生命予後を決める一番の因子は上行大動脈に解離をみとめるかどうかで、内膜亀裂の位置は造影CTなどの画像検査でも必ずしも同定可能ではないので、Stanford分類を用いることが多くなりました。

疫学

近年、診断法の進歩に伴い大動脈解離の手術症例は増えています（表2）。胸部外科学会の学術調査では2008年にはStanford Aに対する手術が4,027例、Stanford Bに対する手術が986例ありました。剖検症例による調査での年齢分布では男女とも70才代がもっとも多いです（図4）。

自然歴（図5）

上行大動脈に解離のある患者Stanford type Aでは、発症48時間以内では一時間に1％死亡するとされます。外科的に治療されなければ発症2週間で約半数、発症3カ月で大半（90％）は死亡するので、意識障害などの禁忌条件がなければ緊急手術の適応になります。DeBakey IIIあるいはStanford typeBでは内科治療での早期死亡率は低く、外科治療との差がないため基本的に降圧、安静など内科治療の適応になります。急性大動脈解離の早期死亡の主たる原因は、心嚢腔や胸腔に大動脈が破裂することによります。冠状動脈起始部、腕頭動脈あるいは腹部の血管が、解離腔の血腫や大動脈内膜の全周解離による重積からの閉塞などによる死亡もあります。

図2　DeBakey分類

Type I型：内膜亀裂が上行大動脈基部にあり、解離が上行・弓部・下行（胸部〜腹部の）範囲に及ぶもの
Type II型：内膜亀裂が上行大動脈基部にあり、解離は上行大動脈のみに限局するもの
Type III型は内膜断裂が近位下行大動脈にあるもの
　IIIa型：胸部下行大動脈に限局する解離するもの
　IIIb型：胸部下行大動脈から腹部大動脈や腸骨動脈に解離が波及するもの

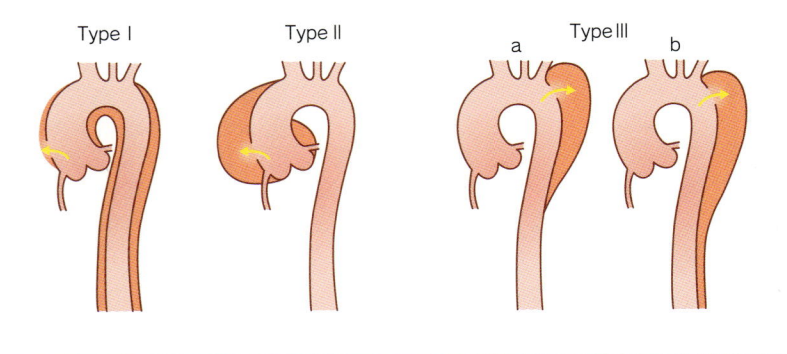

図3　Stanford分類

Type A型：解離が上行大動脈にあるもの。内膜亀裂の場所は問わない
Type B型：解離が下行大動脈に限局するもの

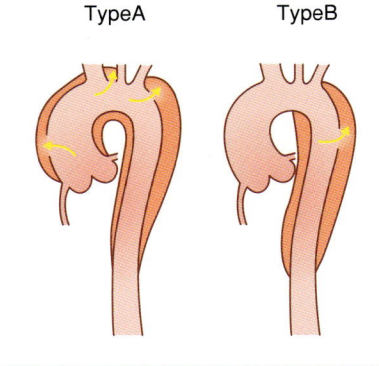

表2　大動脈解離の手術症例数

年度	患者数	手術件数	剖検数／年
1998		2,222	380
1999	10,000	2,518	373
2000		2,849	403
2001		2,966	405
2002	9,000	3,319	383

図4　大動脈解離剖検件数の年齢別頻度（1998-2002年度）

大動脈解離剖検数の年齢別頻度を示します。年齢の上昇にともなって剖検数も増加し、男女とも70才代が最も多くなっています。

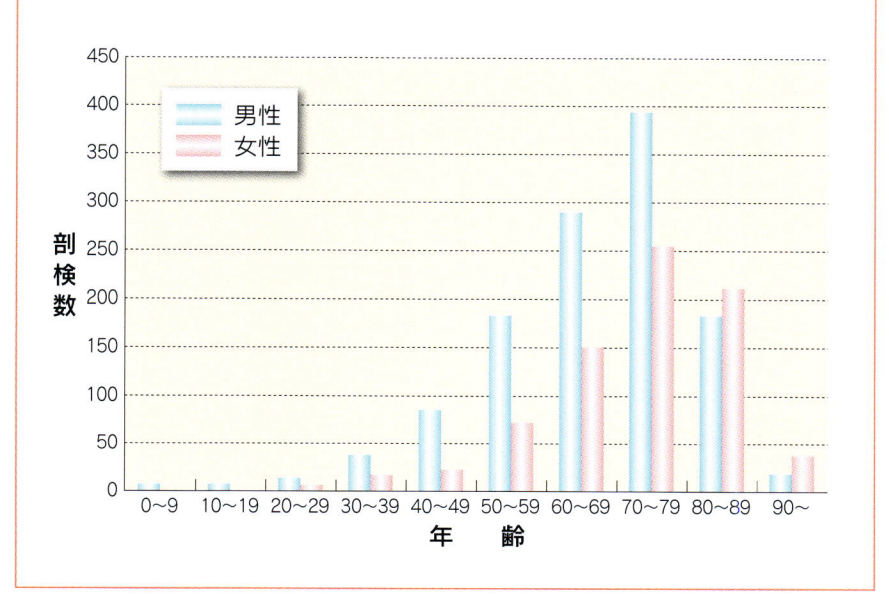

図5　急性大動脈解離の自然歴

Stanford type Aでは、発症48時間以内では1時間に1%が死亡し、発症1カ月で57%が死亡します。
Stanford typeBでは、内科治療での早期死亡率は低く、発症1カ月の死亡率は9%となっています。

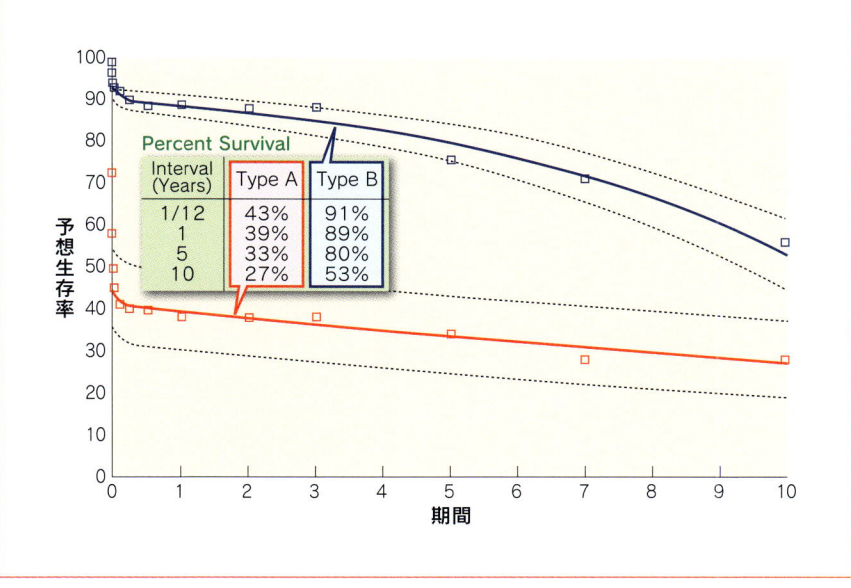

Interval (Years)	Type A	Type B
1/12	43%	91%
1	39%	89%
5	33%	80%
10	27%	53%

症状

通常、突然始まる激烈な胸背部痛で発症します。痛みは解離の進展にともない移動していくことも多いです。高齢者で痛みがはっきりしない場合もありますが、多くはかって経験したことがないような激烈な痛みと表現されるので、このような場合は急性大動脈解離あるいは大動脈瘤の破裂を疑わなければなりません。

解離にともなう胸痛以外にも、広範囲の血管に、①偽腔拡大や分枝の断裂による大動脈および分枝の狭窄・閉塞（図6）、②大動脈破裂による心タンポナーデ・ショック、③大動脈拡張による周囲臓器圧迫という3つの病変がおこるために多彩な症状、病態を示します（図7）。また発症直後から経時的な変化を起こすために動的な病態を呈します。

偽腔拡大や分枝の断裂による大動脈および分枝の狭窄・閉塞に伴う症状

胸痛：冠動脈狭窄や閉塞にともなう狭心痛、心筋梗塞に伴う房室ブロックや低血圧。

意識障害、片麻痺、一過性脳虚血発作：弓部分枝の狭窄による脳梗塞を伴う。

対麻痺：肋間動脈の閉塞による。

腎不全、肝不全、腸管虚血：腹部分枝血管の狭窄、閉塞。

下肢虚血：大動脈そのものの狭窄、腸骨動脈の閉塞。

大動脈弁閉鎖不全：解離腔がValsalva洞に及んで大動脈弁輪交連部が逸脱することにより起こる。

大動脈破裂による心タンポナーデ・ショック

心囊内の上行大動脈が破裂すれば心タンポナーデによるショックになる（死亡の第一原因）、胸腔に破裂すれば血胸になります。

大動脈拡張による周囲臓器圧迫

反回神経麻痺による嗄性、食道圧迫による嚥下困難、気管圧迫による呼吸困難になります。

診断

最も大事なことは問診から急性大動脈解離を疑うことで、その上で診断のために身体所見を取り、画像診

第4章 血管の病気

図6 大動脈分枝の閉塞機序

A：分枝は真腔および偽腔より灌流される　B：偽腔圧迫により分枝は機能的に閉塞　C：枝は偽腔より灌流される　D：分枝も解離を起こし閉塞

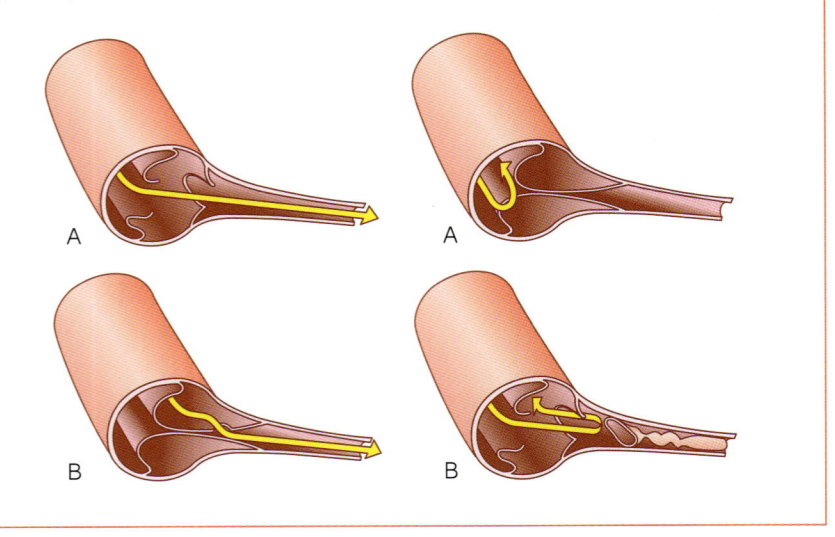

図7 急性大動脈解離に伴う症状

急性大動脈解離に伴う全身の諸症状としては、破裂に伴う心タンポナーデ、胸腔出血、後腹膜出血、腹腔出血および、分枝狭窄・閉塞に伴う心筋梗塞、脳梗塞、腎不全、下肢虚血が起こります。

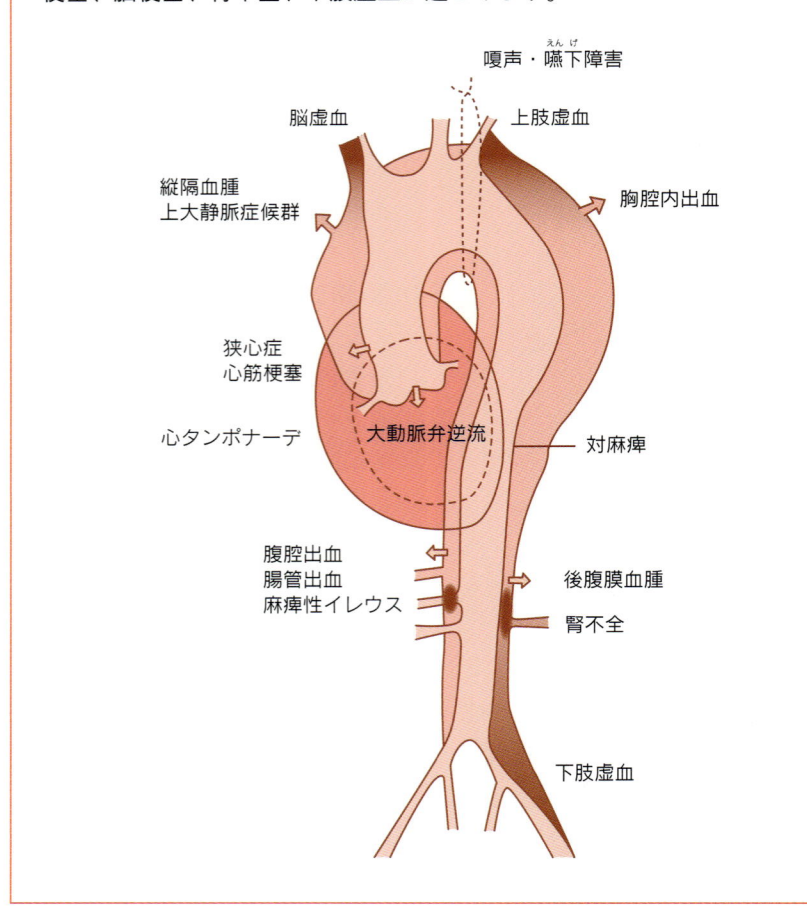

断法を組んでいくことです。

身体所見

聴診：解離が大動脈基部のValsalva洞までおよび大動脈弁閉鎖不全になると逆流性拡張期雑音を聴取します。

四肢血圧：解離により四肢の血圧に差が出ることも多いです。

画像診断

胸部X線写真：胸部X線写真では上行大動脈のかなりの拡張は胸骨後面のスペースに生じるので、大動脈のシルエットは正常のことが多いです。

X線CT：急性大動脈解離ではもっとも重要な検査法であり、アレルギーなどに禁忌がない限り造影を行って、解離の範囲、エントリーの位置、分枝の狭窄・閉塞の有無を確認しなければなりません。

MRI：造影剤は不要であるが、空間分解はX線CTに劣り、撮像に時間がかかることが問題で、急性解離が疑われる症例ではX線CT撮像が優先されます。MRIおよびMRAで、エコー、X線CT、血管造影と同等の情報が得られます。

超音波検査：

経胸壁心エコー検査は、心電図でST上昇を認めても急性大動脈解離に伴う冠動脈閉塞もあるので、まず経胸壁心臓エコー検査を行い、大動脈基部を観察し、Intimal flapの有無、大動脈弁閉鎖不全の有無を評価します。

経食道エコーは術中の評価として重要です。経胸壁では観察困難な下行大動脈の情報も得られます。

術中大動脈直接エコー（epiaortic scanning）は上行や下行大動脈の直接エコーで、内膜のflapを検出できる最も正確な検査法です。

外科治療の適応と手術成績

　意識障害を伴わなければ、Stanford A型の急性大動脈解離は緊急手術の適応となります。外科治療の目的は、急性大動脈解離に伴う臓器虚血、大動脈破裂から死亡することを予防することで、広範に広がった解離腔をなくすことではありません。そのためには偽腔への入り口であるEntryをなくすことが最重要になります。従ってEntryが上行大動脈にあれば上行大動脈置換、大動脈弓部以降にあれば上行弓部置換大動脈人工血管置換術を行います。

上行大動脈人工血管置換

　上行大動脈に内膜亀裂のある症例が適応になります。超低体温循環停止下に末梢側に鉗子をかけずに吻合するOpen distal anastomosisで行います。不可逆性の中枢神経障害のある場合のみ手術禁忌となります。

上行弓部大動脈人工血管置換

　内膜亀裂が弓部に存在するときは上行弓部大動脈人工血管置換を行います。

　体外循環併用超低体温循環停止が欧米では一般的です。15～18℃で30～40分の循環停止は許容範囲です。focal or diffuseの脳障害が主な合併症で3～18％に起こります。循環停止に逆行性脳灌流法を併用することで、多少の循環停止時間の安全限界が延びます。我が国では選択的脳分離体外循環法を用いる施設が多いです。

下行大動脈人工血管置換術

　Stanford B（DeBakey III）の急性大動脈解離ではまず内科療法が選択されますので、手術適応は破裂、臓器虚血の合併、慢性期の大動脈瘤径拡大（>60mm）に限られます。

図8　胸部造影CT（71才女性）：ECG ST上昇

　上行大動脈は全周性に解離し、真腔は偽腔により圧迫され冠動脈入口部狭窄により心電図でST上昇を認めました。

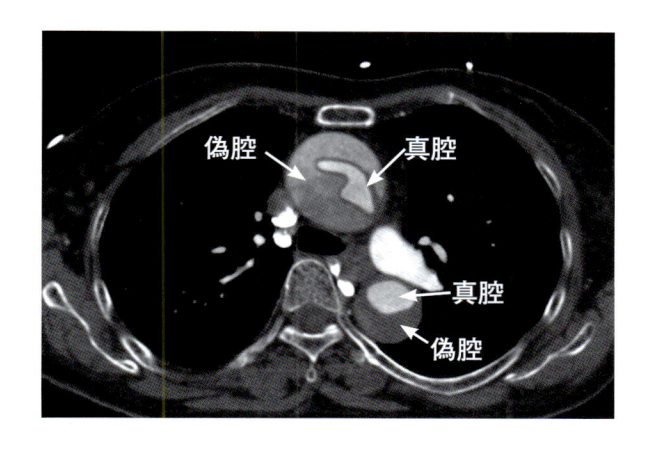

図9　腹部造影CT（71才女性）：左総腸骨動脈閉塞

　左総腸骨動脈の真腔は閉塞、偽腔は血栓閉塞しています。右総腸骨動脈は開存しています。

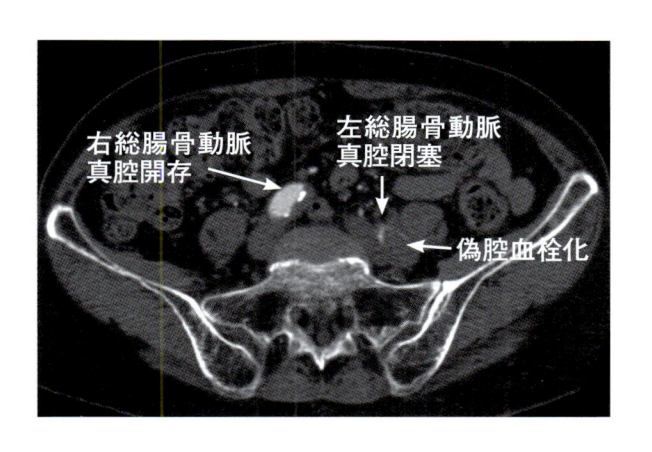

　急性大動脈解離の特殊な例として穿通性の動脈硬化潰瘍・壁内血腫あるいは早期血栓閉塞型の解離があります。このタイプの手術適応に関しては十分な検討がなされませんが、上行大動脈の径が大動脈径が50 mm以上あるいは血腫の径が11 mmを超える例では高危険群と考えられ、手術を考慮します。

手術成績

　基本的に術前状態が手術成績を左右します。安定した術前状態で手術が行われれば手術死亡は5％未満ですが、実際には多くの症例で臓器虚血、心タンポナーデ、大動脈弁閉鎖不全、ショックなどの症状を有しており、2008年胸部外科学会の学術集計では全体として病院死13％でした。

第4章　血管の病気

動脈疾患④

血管炎症候群

梶波　康二

血管炎症候群とは

　大動脈およびその基幹分枝・肺動脈・冠動脈の非特異的炎症を主な病変とする疾患を大動脈炎症候群（高安病、高安動脈炎、脈なし病、とも言う）と呼び、金沢大学眼科の高安右人教授によって興味ある網膜所見を呈することではじめて記載されたことでも知られています。その後の研究により共通の発生機序を持つ類縁疾患を「血管炎症候群」として総称するようになりました。血管炎症候群は罹患血管のサイズから大型血管炎、中型血管炎、小型血管炎に分類されます。大型血管炎は大動脈および四肢・頭頸部に向かう最も大きい分枝の血管炎で、高安動脈炎と側頭動脈炎が含まれます。中型血管炎は各内臓臓器に向かう主要動脈とその分枝の血管炎で、結節性多発動脈炎と川崎病が含まれますが、バージャー病もこの範疇に入ります。小型血管炎は細動脈・毛細血管・細静脈の血管炎で、時に小動脈も障害の対象となります。

大動脈炎症候群

　大動脈中膜にリンパ球が浸潤し、その構造を破壊するとともに、膠原線維増生や石灰化を来たす疾患です。性差が著しく、1：9で女性、特に20～40歳代の女性に好発します。また東アジアに高頻度に見られ、日本人患者は年間100～200人が発症し、総患者数は約5,000人と推測されています。大動脈では内膜に線維性肥厚が生じ内腔が狭くなるとともに、いわゆる粥状動脈硬化が生じます。血管壁の炎症による全身および局所症状と、血管病変による二次的な障害（虚血・出血・弁機能不全など）が見られますが、障害される動脈の部位によって訴えや症状は多彩です。

病因

　病因は不明ですが、膠原病の一部が類縁疾患と考えられること、特定のHLAハプロタイプが高頻度に見られることから、何らかの自己免疫異常を背景に発症すると推測されています。

症候（表1）

　全身症状としては炎症の反映として、発熱・全身倦怠感などが挙げられますが、いずれも本疾患に特異的とは言えません。発熱は38℃～39℃の高度の発熱が多く、スパイク熱の型をとることが多く見られます。高度の発熱が持続するため体重減少を伴うことが多くあります。

　これに対し血管病変による二次的な障害は局在性が高く、それによってもたらされる症候は全身にわたり多彩です。逆にこのような多彩な症状と全身の炎症性症状がこの疾患の特徴とも言えます。表2にまとめた初診時の訴えの種類とその頻度の統

表1　大動脈炎症候群の病変と症候

病変部位	症候
頸動脈・脳動脈 →	めまい・失神発作・霧視・頭痛
網膜動脈 →	視力障害・失明
―乳頭周囲の動静脈吻合：花環状吻合（高安眼底）	
上肢動脈 →	脈拍異常、脱力、感覚障害
鎖骨下動脈虚血 →	subclavian steal snydrome
冠動脈 →	狭心症・心筋梗塞
大動脈弁 →	大動脈弁閉鎖不全
肺動脈 →	肺梗塞（胸痛や血痰）
腸間膜動脈 →	腹痛・虚血性腸炎
腎動脈 →	高血圧
下肢動脈（上肢に比べてまれ） →	脈拍異常、間歇性跛行、感覚障害

図　大動脈炎症候群患者の病変の広がりに基づいた病型分類とその頻度

（日本循環器学会「循環器病の診断と治療に関するガイドライン、血管炎症候群の診療ガイドライン」図6より参考に作成）

腹部に病変を有する症例（Ⅲ、Ⅳ、Ⅴ）は約4分の1にすぎません。

タイプごとの患者数

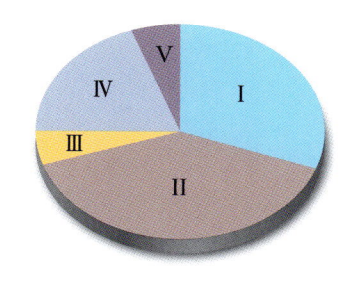

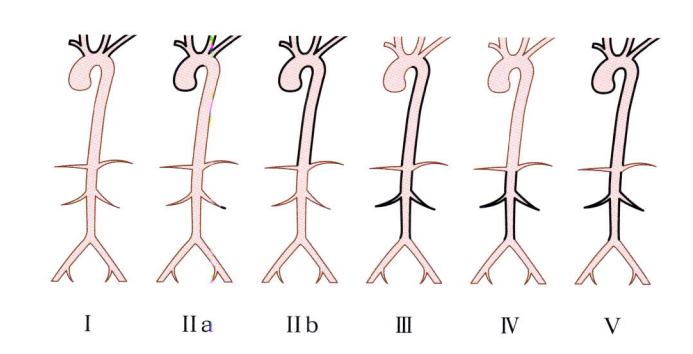

Ⅰ　Ⅱa　Ⅱb　Ⅲ　Ⅳ　Ⅴ

計も、これを支持しています。

いまだ原因は未解明ですが、病変の分布は大動脈弓とその主要分枝が中心で、腹部大動脈に病変を持つ症例は全体の約4分の1に過ぎません（図）。初診時の訴え（表2）として上半身のものが多いことはその反映と言えます。

検査所見

血液検査では炎症反応（白血球増多、CRP高値、血沈亢進、γグロブリン高値など）が見られるとともに、凝固線溶系の亢進が見られます。大動脈の炎症を表わす特徴的な検査項目はありません。

血管病変の評価は、CTやMRIなど非侵襲的なものを優先し、狭窄や閉塞、瘤形成、さらには側副血行路を評価します。近年はポジトロンCT（PET）が血管壁の炎症を検出できることが知られるようになり、炎症の局在と活動性の評価法としてその有用性が期待されています。

診断

画像診断によって大動脈とその第一次分枝に閉塞性あるいは拡張性病変を多発性に認め、炎症反応が陽性であれば診断できます。またこれら動脈病変が明らかであれば、炎症反応が陰性であっても大動脈炎症候群を強く疑います。ただし、動脈硬化症、炎症性腹部大動脈瘤、血管性ベーチェット病、梅毒性中膜炎、細菌性動脈瘤などを否定する必要があります。

治療

炎症の鎮静化と血管病変によって生ずる血流障害対策が中心となります。炎症に対しては副腎皮質ステロイド投与が基本であり、炎症反応鎮静化後は漸減さらには中止可能になる場合も少なくありません。

動脈狭窄など血流障害が懸念される場合は、抗血小板薬の投与が必要です。カテーテル治療や外科的バイパス手術については、炎症の非活動期に行うのが原則です。病変が広範な場合は縫合不全などの懸念があり、適応は慎重に決定する必要があります。

予後

MRAやCTなど画像診断検査の普及により早期発見・早期治療が可能となり、予後が著しく改善しています。予後を決定する重要な病変は、腎動脈狭窄、大動脈縮窄、大動脈弁閉鎖不全、動脈瘤などで、それらを有する症例では早期からの適切な内科治療および適応例では適切な外科治療を検討すべきです。

なお、若年女性に多い疾患であることから、妊娠・出産については、炎症所見がなく、また、主要な臓器に障害がなく心機能に異常がなければ基本的には可能であると考えられています。ただし出産を契機に血管炎再燃の可能性が指摘されていることから、厳重な管理が望ましいと思われます。

表2　大動脈炎症候群患者の初診時の愁訴

手のしびれ・疲労・脈なし	72％
全身倦怠・違和感、発熱	67％
めまい、失神	65％
動悸発作	55％
高血圧	45％
頸部痛	38％
視力障害	24％

第4章 血管の病気

動脈疾患⑤

川崎病

高　永煥

川崎病の心血管障害

　小児の後天性の心疾患の第1位は、これまではリュウマチ性心疾患が占めていましたが、近年川崎病による心血管障害が取って代わるようになりました。川崎病による心血管障害のほとんどは図にみられるような冠動脈障害です。後述するように川崎病の主体は全身の血管炎でありますが、最も強い炎症は冠動脈で起こります。川崎病による血管炎はそのほとんどが冠動脈にみられます。冠動脈以外の心障害として弁膜症、心筋炎、心膜炎を引き起こします。冠動脈障害は川崎病急性期の一過性の拡大を含めますとその40％にみられます。その程度は軽度の拡大から図でみられるような巨大瘤形成までさまざまで、重症度により自然歴は異なります。軽度の拡大は一過性で急性期を過ぎると消退し、画像上は正常化します。瘤形成をしたものでは、小さなものは自然退縮するものがほとんどですが、まれに狭窄性病変を残します。臨床上問題となるのは中等度以上の瘤で、特に8 mm以上の瘤形成の場合には将来的に完全閉塞の危険性があり、心筋梗塞や突然死の原因となり厳重な管理が必要となります。このような冠動脈病変の発生をいかに迅速に、正確に診断するかが重要になってきます。冠動脈障害の最適な診断法は選択的冠動脈造影（CAG）であることはいうまでもありませんが、川崎病の場合その対象が乳幼児であることより検査の侵襲性からも全例に行うことは不可能であり、経時的に繰り返し行うことが必要不可欠であることからも現実的ではありません。そこで出現したのが本邦で開発され、普及した断層心エコー法です。断層心エコー法は、川崎病にみられる冠動脈障害の特徴が左右冠動脈の起始部に起こりやすいこと、病初期は拡大性病変であることから、心エコー専門医でなくとも比較的容易に描出可能です。また、侵襲性もなく繰り返し行えることから、川崎病急性期の弁膜病変や心筋病変を含めた心血管障害の検出において心エコー法は有用かつ唯一の診断ツールであります。そのデータの集積により、川崎病冠動脈障害の自然歴が明らかになりました。冠動脈障害は起始部だけではなく末梢にも見られることがありますが、幸いにも末梢のみに孤立性に見られることはほとんどありません。心エコーで冠動脈起始部に明らかな変化が見られたときにはCAGの適応となり、その際に末梢性の変化も発見されます。自然歴をみる上で瘤形成をみた場合には狭窄性病変に移行することがあり、心エコー法だけでは不十分であり、経時的CAGが必要となります。現在では図B、図Dのような3次元CTも成人の虚血性心疾患同様CAGに劣らない解像度をもち、有力な診断ツールとなっています。被曝という問題は未だ残されていますが侵襲性が少なく外来で行えるため経過をみる上で有用です。小児期から長期にわたって経過観察が必要な川崎病の心血管病変をみていく上で欠かせない検査法です。

　冠動脈以外でも内胸動脈、腎動脈、腋窩動脈、腸骨動脈にも瘤が形成されることは極めてまれで、そのほとんどは冠動脈瘤に合併しており、血管造影の際に発見されます。

　冠動脈障害以外の心障害のうち弁膜症は複合的な要素がかかわって起こることがあります。最も多いのが弁膜炎によっておこる僧帽弁逆流です。その程度はリュウマチ性疾患に比べて軽微であり、急性期に一過性にみられ臨床的に問題になることもほとんどなく、遠隔期に閉鎖不全を残すこともまれです。しかし、虚血による乳頭筋不全や腱索断裂によって起こる場合には重篤になることがあり注意が必要です。大動脈閉鎖不全の報告もまれですがみられます。心筋炎も軽度ですが急性期にCKやBNPの上昇がみられ、その値が重症度のメルクマールとなります。まれに急性期に収縮障害を来し心不全となることがあり注意を要しますが、遠隔期に心筋症を認めた報告はこれまでにはありません。心膜炎につい

図 重篤な冠動脈障害を残した川崎病例遠隔期の選択的冠動脈造影での所見

A 左冠動脈瘤所見

起始部から前下行枝、回旋枝の分岐部（この部位は川崎病冠動脈瘤の好発部位）に巨大動脈瘤、前下行枝末梢に中等度の瘤を認めます。

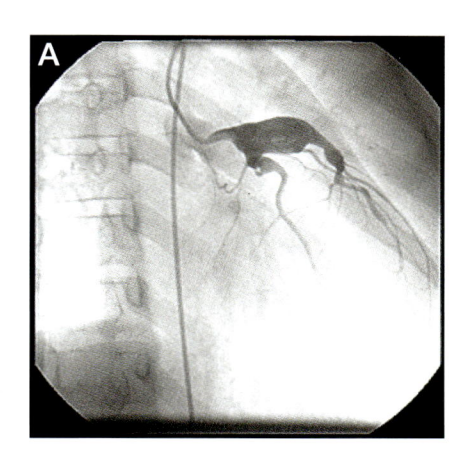

B 3次元CTによる左冠動脈瘤所見

選択的冠動脈造影と同様の所見が認められます。

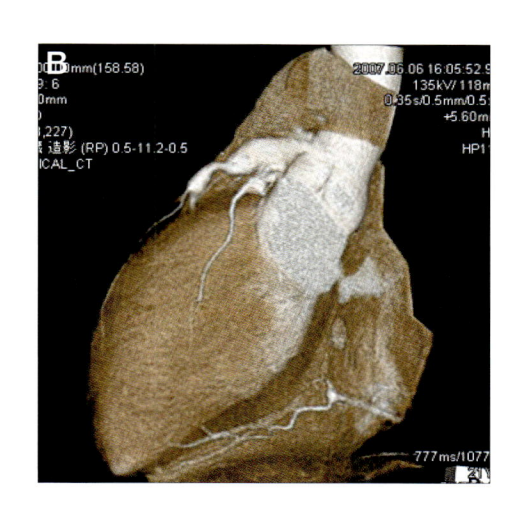

C 右冠動脈瘤所見

起始部に巨大動脈瘤およびその末梢に中等度の瘤を認めます。

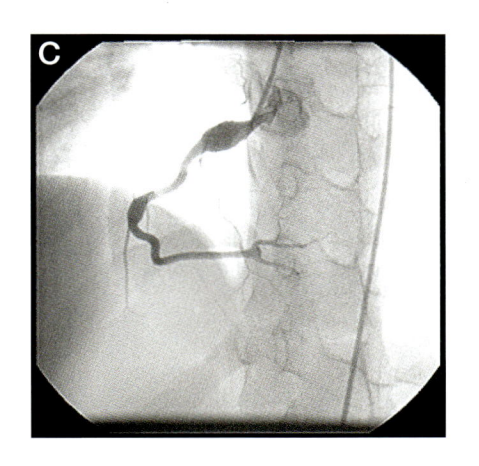

D 3次元CTによる右冠動脈瘤所見

選択的冠動脈造影と同様の所見が認められます。

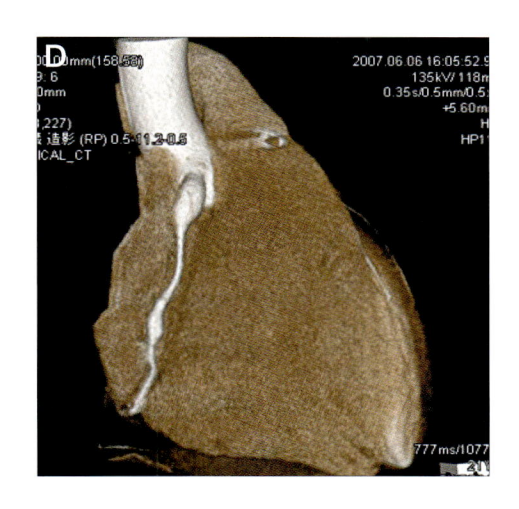

ては一過性の心のう液の貯留を認めますが心タンポナーデまでになることはほとんどなく、遠隔期に拘束性障害を来した報告もありません。

今後の課題として川崎病冠動脈障害がその軽重にかかわらず、動脈硬化の危険因子となるかどうかです。明らかな冠動脈障害を残したものは厳重な管理がなされていますが、急性期から画像上明らかな異常が見られなかった、あるいは軽微であった症例が将来において動脈硬化のリスクファクターとなるのかどうか川崎病の概念が明らかにされてから40年余りが経過し、初期の症例が壮年期にかかり今後のデータの集積が必要です。

そもそも川崎病とは

　川崎病とは乳幼児に好発する原因不明の冠動脈を中心とする中小動脈の血管炎を随伴する急性熱性疾患です。主要な臨床症状は、1）5日以上の発熱、2）発疹、3）眼球結膜の充血、4）頸部リンパ節腫脹、5）口唇の発赤およびイチゴ舌、6）手足の硬性浮腫および膜様落屑です。診断は主要6症状のうち5症状を認めた場合か4症状プラス心エコーないしCAGにて冠動脈拡大や冠動脈瘤を認めた場合とされています。しかし、主要症状が少なくても冠動脈障害を認めた場合には川崎病不全型としてとらえられています。いまだ原因が不明であること、後天的に冠動脈瘤を含めた冠動脈障害を来す疾患が小児においては川崎病以外ではまれであることによりこのように取り扱われています。

その治療法は

　川崎病急性期の治療と残存した心血管障害に対する治療に大別されます。急性期においては冠動脈障害をいかに未然に防ぐか、すなわち他の血管炎を来す疾患同様炎症をいかに早期に抑えるかにかかっています。γグロブリン大量療法とアスピリンの併用が一般的ですが、これらの治療に不応の症例が10％ほどみられ、それらに対してはステロイド療法が薦められています。ステロイドの使用は歴史的にみても功罪相半ばであり、使用時期、使用法を厳密にする必要があります。しかし、これにも不応な例がみられ、血漿交換療法、他の免疫抑制剤の使用などが試みられています。いずれにしても対症療法であるため限界があります。

心血管障害に対する治療

　冠動脈後遺症を残した遠隔期の治療は成人における冠動脈疾患と同様で、内科的には抗血小板療法、抗凝固療法が主体です。狭窄性病変に対しては経皮的カテーテルによる冠動脈形成療法、巨大瘤や閉塞性病変に対してはバイパス術などの外科治療の対象となります。カテーテル治療を行うか外科治療を行うかは川崎病における血管障害の特性、自然暦を考慮し選択されなければなりません。川崎病の場合には好発年齢が4歳以下であり、よって手術年齢が若く、術後の余命は成人の虚血性疾患例に比し非常に長い。ステントを含めたカテーテル治療にしても、バイパス手術にしても開存率を十分考慮し、患児それぞれに適した治療法の選択が必要です。

Q & A

問：川崎病の心血管障害とは？

答：血管炎に起因する冠動脈瘤がそのほとんどです。

問：その冠動脈障害に対する治療法は？

答：成人の動脈硬化性冠動脈障害と同様で、内科的治療、カテーテル治療、バイパス手術に分かれます。

第4章 血管の病気

静脈疾患①

静脈疾患

四方　裕夫

静脈壁の構造

基本的には動脈壁と同じですが支持組織（内膜、中膜、外膜）の厚さが異なります（図1）。

血液は凝固能と線溶能を併せ持ちますが、血管は血液の導管であって詰まっては困るために、様々な抗血栓性物質が内皮細胞より分泌されています。このためからだの中で最大の臓器（内分泌機能をもつもの）は血管であると言われています。

静脈は血流が遅くても内皮細胞から活発に抗血栓物質、血管拡張物質が産生され抗血栓性に富みますが、静脈が血栓閉塞すれば末梢からの静脈血流はより鬱滞し、循環障害が発症します。この場合の循環障害とは虚血ではありません。

一方動脈は通常、血流は速くて大きな血栓の成長はなく、血栓は生じないようになっておりますが、何らかの機序で動脈血栓閉塞が生じると末梢側組織は虚血に陥り最終的には壊死を来します。

人工血管は異物であり向血栓であるために血流を保つためには抗凝固剤や抗血小板剤などが不可欠となります。

主な血管内の凝固の制御機構としては、1) Tissue factor pathway inhibitor (TFPI)、2) Protein C (PC) +Protein S (PS)、3) Antithrombin (AT) があげられます。

静脈壁でも深部と表在の静脈壁の性質が若干異なります。

深部静脈壁は中膜平滑筋が薄く、内圧および外圧を受けなければ拡張または収縮しません。

一方表在静脈壁は中膜平滑筋が厚く圧変化以外に外的刺激によっても拡張または収縮します。温暖暴露や平滑筋弛緩剤（エストリン）で拡張し、寒冷暴露や平滑筋収縮在（エルゴタミン）で収縮します。

下肢静脈還流量の8割は下肢深部静脈、2割が下肢表在静脈と言われています。

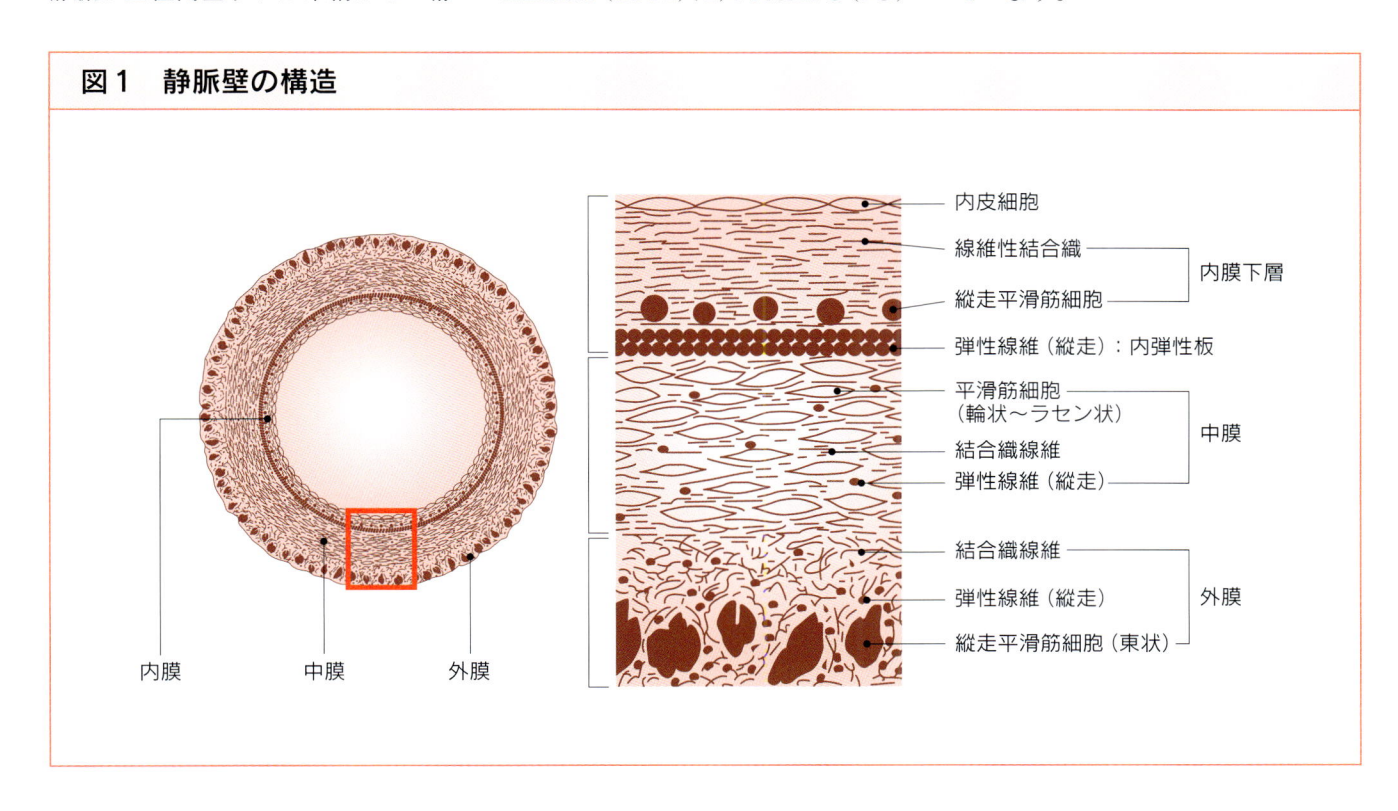

図1　静脈壁の構造

内膜／中膜／外膜

内皮細胞
線維性結合織 ┐
縦走平滑筋細胞 ┘内膜下層
弾性線維（縦走）：内弾性板

平滑筋細胞（輪状～ラセン状）┐
結合織線維　　　　　　　　├中膜
弾性線維（縦走）　　　　　┘

結合織線維　　　　　　┐
弾性線維（縦走）　　　├外膜
縦走平滑筋細胞（束状）┘

第4章 血管の病気

静脈血は立位の場合、重力に逆らって心臓まで戻ってこなければなりません。このため静脈の還流機序としては一方弁である二葉弁構造の静脈弁がありますが、還流の促進機能として筋肉内の静脈壁を圧迫する筋肉ポンプがあり大きな働きをしています。

静脈は抗血栓性に富みますが様々な原因で静脈内に血栓が形成されることがあります。その理由として1856年にR. Virchowが提唱した3大誘因があります。

①血流の停滞 ②静脈内皮障 ③血液凝固能の亢進ですが勿論それぞれが独立して存在する場合もありますが多くの場合これらが複雑に重なり合って静脈内血栓が生じます（表1）。

しかしこれらの危険因子は等しいわけでなく危険因子のレベルには強弱があります（表2）。

静脈疾患には非閉塞性静脈疾患と閉塞性静脈疾患があります。

非閉塞性静脈疾患としては、静脈瘤、venous aneurysm、動静脈瘻、静脈線維症、静脈拡張症血管腫など（図2）の病態があります。

venous aneurysmとは静脈の拡張性病変の中で、静脈の蛇行や延長を伴わずに限局性に拡張したものを言います。

閉塞性静脈疾患としては表3の病態があります。

非閉塞性静脈疾患

非閉塞性静脈疾患の中で最も数が多いのは静脈瘤です。

下肢静脈瘤

一次性静脈瘤（静脈弁不全に起因する静脈拡張）と二次性静脈瘤（直接の原因が静脈弁不全ではない静脈拡張）があります。例えば深部静脈閉塞などに引き続いて続発性に出現するもの

一次性静脈瘤の分類

伏在静脈瘤（saphenous type）
側枝静脈瘤（segmental type）
網目状静脈瘤（reticular type）
クモの巣状静脈瘤（web type）
交通枝（Dodd交通枝、Boyd交通枝、Cockett交通枝）の弁不全によっ

表1　静脈血栓症の3大誘因

	後天性	先天性
1. 血流の停滞	長期臥床 肥満 妊娠 心肺疾患（うっ血性心不全、慢性肺性心など） 全身麻酔 下肢麻痺 下肢ギプス包帯固定 下肢静脈瘤	
2. 静脈内皮障害	各種手術 外傷、骨折 中心静脈カテーテル留置 カテーテル検査・治療 血管炎 抗リン脂質抗体症候群 高ホモシステイン血症	高ホモシステイン血症
3. 血液凝固能の亢進	悪性疾患 妊娠 各種手術、外傷、骨折 熱傷 薬物（経口避妊薬、エストロゲン製剤など） 心筋梗塞 感染症 ネフローゼ症候群 炎症性腸疾患 骨髄増殖性疾患、多血症 発作性夜間血色素尿症 抗リン脂質抗体症候群 脱水	アンチトロンビン欠損症 プロテインC欠損症 プロテインS欠損症 プラスミノゲン異常症 異常フィブリノゲン血症 Ⅶ因子欠乏 組織プラスミノゲン活性化因子インヒビター増加 トロンボモジュリン異常 活性化プロテインC抵抗性 プロトロンビン遺伝子の点変異（G20210A）

静脈疾患

表2　静脈血栓塞栓症の付加的な危険因子の強度

危険因子の強度	危険因子
弱い	肥満 エストロゲン治療 下肢静脈瘤
中等度	高齢 長期臥床 うっ血性心不全 呼吸不全 悪性疾患 中心静脈カテーテル留置 癌化学療法 重症感染症
強い	静脈血栓塞栓症の既往 血栓性素因 下肢麻痺 下肢ギプス包帯固定

血栓性素因：先天性素因としてアンチトロンビン欠損症、プロテインC欠損症、プロテインS欠損症など、後天性素因として抗リン脂質抗体症候群など。

図2　非閉塞性疾患静脈疾患

動静脈瘻　　後天性：穿刺によるもの。例えばカテーテル検査時の穿刺
　　　　　　医原性：例えば血液透析のシャント（盗血症状による指潰瘍）、治療後（右）

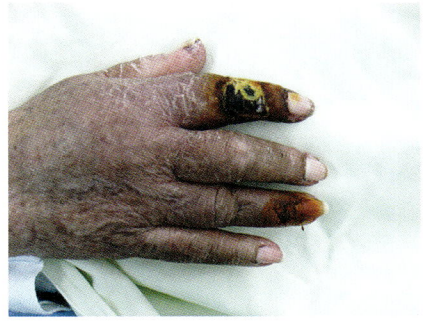

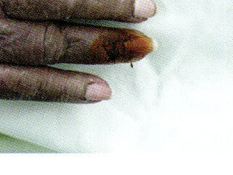

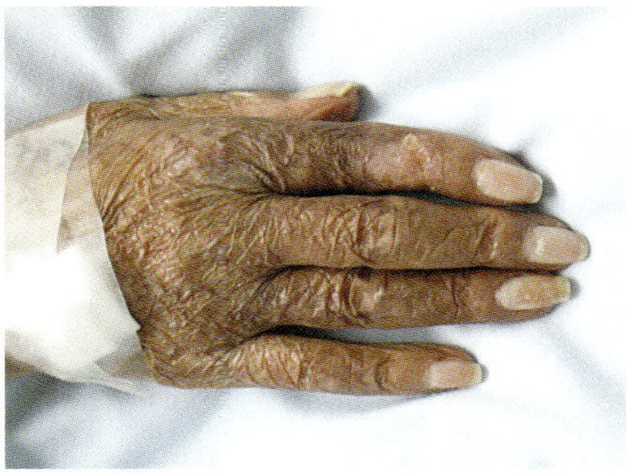

先天性血管腫　　　陰部 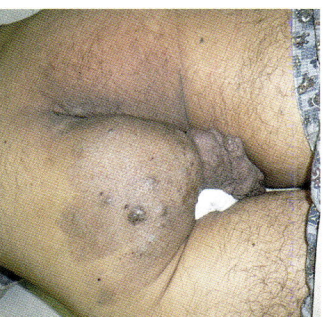　　　　　　　　　　　　臀部

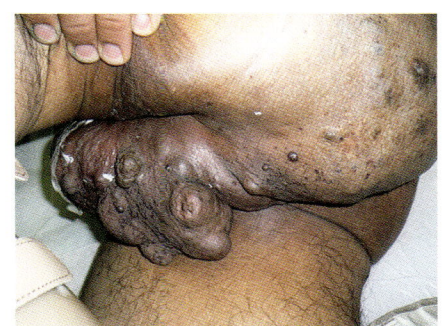

第4章 血管の病気

表3 閉塞性静脈疾患（VTE）

- ●表在性静脈血栓＝血栓性静脈炎
- ●静脈炎後症候群
- ●深部静脈血栓症
    - 上大静脈症候群
    - 下大静脈症候群
    - Budd Chiari 症候群など
    - 鎖骨下静脈閉骨下静脈塞症（Paget -Schroetter syndrome）
    - 労作性血栓症（effort thrombosis）
    - 腸骨静脈圧迫症候群（Iliac compression syndrome）
    - Nuts cracker 症候群

図3 下肢表在静脈の名称

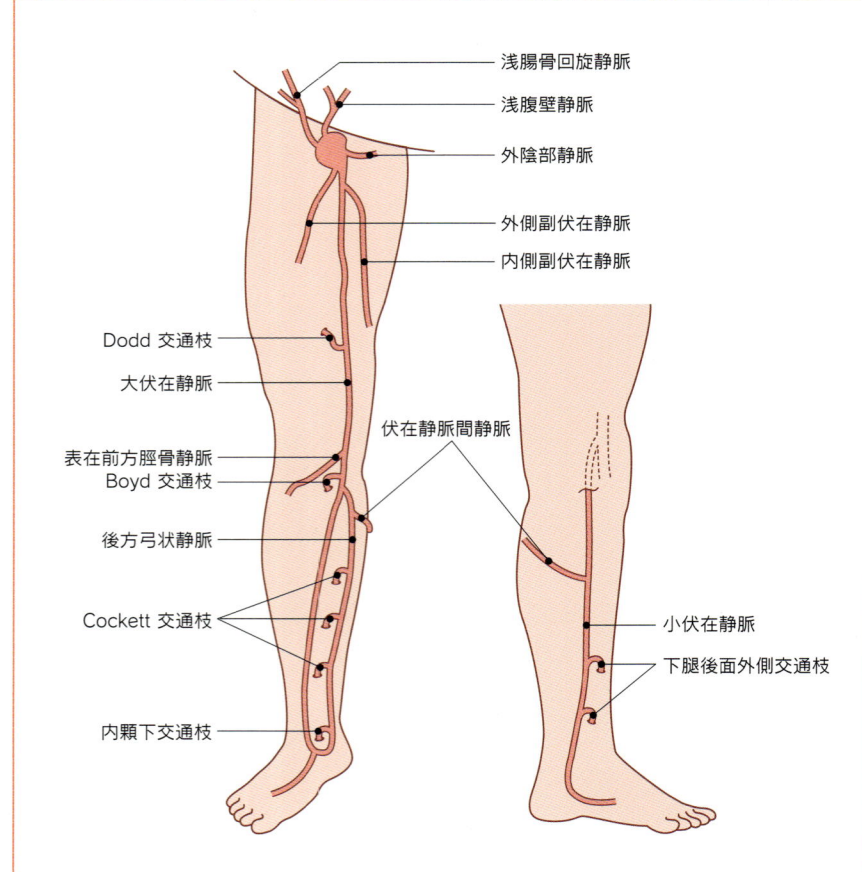

（図中ラベル：浅腸骨回旋静脈、浅腹壁静脈、外陰部静脈、外側副伏在静脈、内側副伏在静脈、Dodd 交通枝、大伏在静脈、表在前方脛骨静脈、Boyd 交通枝、後方弓状静脈、伏在静脈間静脈、Cockett 交通枝、内顆下交通枝、小伏在静脈、下腿後面外側交通枝）

ても出現します。これらを不全交通枝といいます。

原因としては、①静脈弁の脆弱性の遺伝性因子の関与 ②長時間の立位作業 ③下腹部に力を入れる筋肉労働 ④妊娠（出産回数、年齢、遺伝）の関与が考えられます。

症状は、①皮下静脈怒脹 ②下腿重圧感、易疲労、鈍痛 ③軽度下腿・足背腫脹 ④夜間痙攣（腓腹部）⑤血栓性静脈炎 ⑥色素沈着および皮膚硬結（browny induration）⑦潰瘍形成があります。

表在静脈としては大伏在静脈、小伏在静脈、浅腹壁静脈、外陰部静脈、浅腸骨回旋静脈、外側・内側副在静脈、後弓状静脈、表在前方脛骨静脈などがあります（図3）。

血栓が器質化し→やがて瘢痕→再管形成→静脈還流が部分的に回復→しかし静脈弁機能消失→静脈逆流が出現します。さらに重篤が進めば→続発性静脈瘤が出現し→下肢うっ血症候群（色素沈着、浮腫、硬結（browny induration）、皮膚潰瘍）などの症状が出現します（図4）。その他緊満痛（bursting pain）残存、歩行時労作時症状は増悪します。ここに至っての治療は困難となりますが、保存的療法：長時間の歩行や運動を避けるなど、弾性ストッキング装着の励行で症状の増悪化を予防します。

診断

Pertes検査：不全穿通枝の有無、深部静脈の開存性を診る。

Pertes検査の手技：大腿中央部ゴム駆血→15秒足踏み→怒脹消退＝深部静脈開存

Trendelenburg検査：大伏在静脈が大腿静脈に流入する部位の弁および不全穿通枝の有無を診る。

Trendelenburg検査の手技：緊縛

図4 下肢うっ血症候群、皮膚潰瘍

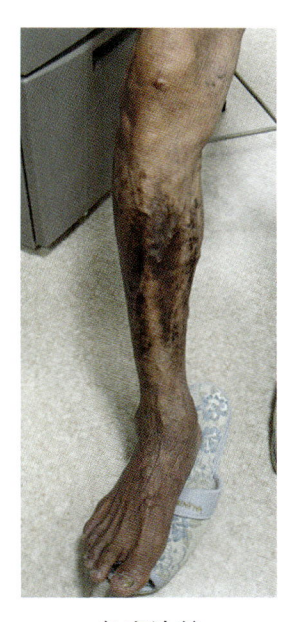

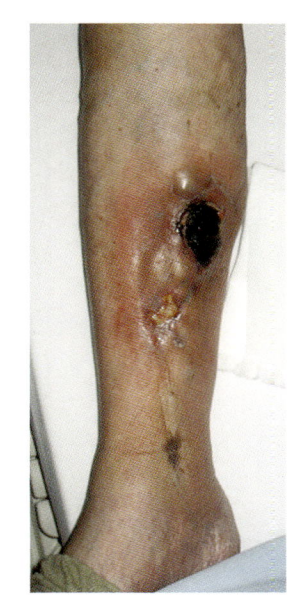

色素沈着　　　皮膚潰瘍

試験→怒脹（＋）＝交通弁不全または深部静脈閉塞。

緊縛試験→怒脹（－）→膝窩圧迫解除→怒脹（＋）＝大、小伏在弁不全。

→怒脹（－）＝大伏在弁不全。

打診検査（Percussion検査）：拡張静脈の中枢側の叩打の波動が下部に伝導されるかどうかを調べる

静脈造影：侵襲的検査であるが、全貌を確実にとらえ得るドプラ検査、Duplex scan検査

空気容積脈波検査：座位、立位、臥位などの肢位で下腿の容積変化を空気充満カフの容積変化でとらえる。静脈の機能を測定する。

VFI（venous filling index）、VEF（venous ejection fraction）、RVF（residual volume fraction）など。

静脈圧（足背皮下静脈）直接測定：運動して静脈圧低下⇒筋肉ポンプ。正常＝静脈弁正常。

ストレインゲージ脈波法（下腿周囲測定）

静脈瘤の治療
治療法

手術：伏在静脈抜去術＝ストリッピング、静脈瘤切除、不全穿通枝結紮、不全静脈弁形成術。

弾性ストッキング：圧勾配あるストッキング（圧30 mmHg）

1) 日常生活の改善
   長時間の立位を避ける。下肢運動を行う（筋肉ポンプの活用）、就寝時下肢挙上など
2) 弾性ストッキングの装着
3) 硬化療法：古今さまざまな硬化剤が瘤に注入された。

硬化剤：
① 洗浄性硬化剤 pollidocanol
② 浸透性硬化剤 hypertonic saline
③ 化学的硬化剤 ex polyiodinate
   昔塩化鉄、高張食塩水（コンクライトNa、NaCl 10%）など

④ 弁不全静脈の結紮（高位結紮）、切離。

5) 静脈抜去術（ストリッピング）
6) 静脈血管内治療：レーザー、ラジオ波などによる焼灼術。レーザー治療は今年（2011年より保険適応）（図5）。ラジオ波はまだ保険適応となっておらず当院も参加した治験レベル（図6）。

閉塞性静脈疾患には表在（表4）と深部に大きくわけることが多いですが、血栓形成の部位で深部と表在に分けることが多いですが、これらをまとめてVTE（venous thromboembolism）と呼ぶこともあります（表3）。

表在静脈血栓が深部静脈血栓症を発症、さらに肺血栓塞栓症を発生させることは極めてまれです。

深部静脈閉塞

上大静脈症候群（Superior vena cava syndrome）

病態

右上葉の原発性、転移性肺がんが75～80%ですが、その他に悪性リンパ腫、縦隔腫瘍、大動脈瘤、縦隔洞炎、外傷などがあります。

症状

静脈うっ滞症状：上半身腫脹、チアノーゼ、眼瞼浮腫

中枢神経症状：頭痛、失神発作、眩暈、眼球突出、視力障害、難聴（いわゆるwet brain syndrome）を呈します。

その他には呼吸症状として呼吸困難、胸部圧迫感、胸痛、咳嗽、血痰があります。

副側血行路症状として胸壁皮下静脈怒脹、venous stars（前胸部皮下静脈星状怒脹）があります。

第4章　血管の病気

図5　レーザー焼灼術（EVLA）術中写真

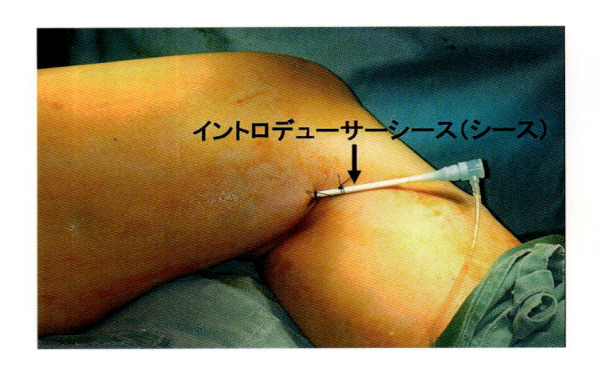

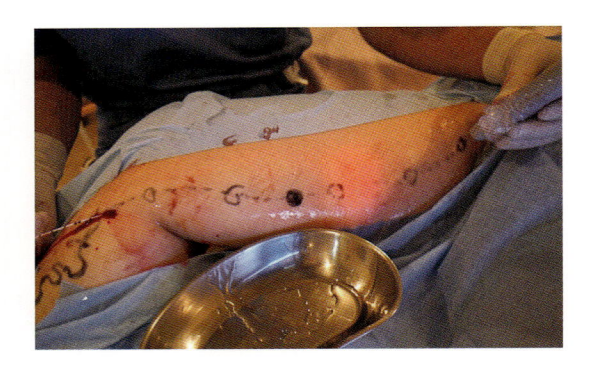

イントロデューサーシース（シース）

図6　高周波焼灼術（RFA）の静脈閉塞略図

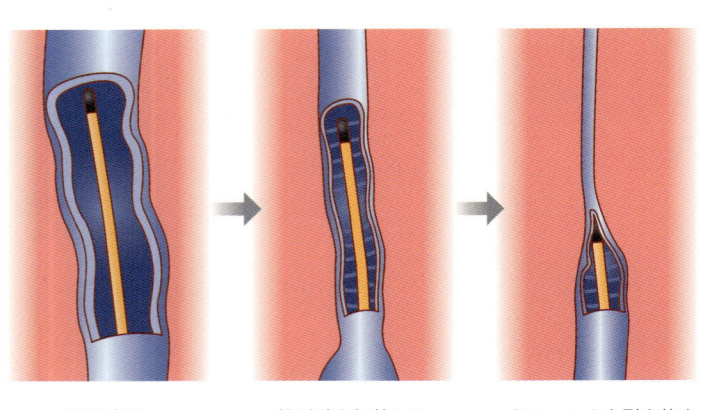

静脈内に　　　　静脈壁を加熱して　　カテーテルを引き抜き
カテーテルを挿入　　収縮させる　　　　静脈を閉塞させる

表4　表在静脈閉塞疾患

- 多くは点滴など医原生に発症
- 抗リン脂質抗体症候群（APS）、血栓性血管炎（バージャー病）（TAO）に合併症として出現
- Buerger病：主症状の一部として出現
  主症状　1）口腔粘膜再発性潰瘍
  　　　　2）皮膚症状（結節性紅斑様皮疹、皮下血栓性静脈炎、毛嚢炎様皮疹）
  　　　　3）眼症状（光彩毛様体炎、網膜結膜炎）
  　　　　4）外陰部潰瘍
- Mondor病：胸腹部から上肢にかけてみられる表在性血栓性静脈炎
  　　　　　　乳房下部から季肋部にかけて縦走する。30〜60歳、有痛性索状物
- 特発性（原因不明）APS、TAO、Buerger病などがない
- ワーファリンの副作用
  皮膚壊死：ワーファリン投与により早期にプロテインC活性の低下が生じ、一過性の過凝固状態となり微少
  　　　　　血栓を生じて皮膚壊死が生じる
  　　　　　　＊プロテインC、プロテインSもビタミンK依存抗凝固因子
- 静脈瘤によって静脈鬱滞 ⇒ 静脈血栓形成 ⇒ 血栓性静脈炎
  表在静脈血栓が肺血栓塞栓症を発生させることは極めてまれ

静脈疾患

図7 下大静脈閉塞

先天性プロテインC欠損症例

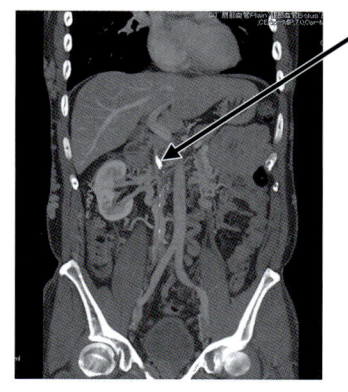

IVC閉塞
Caput medusa（メデューサの頭）

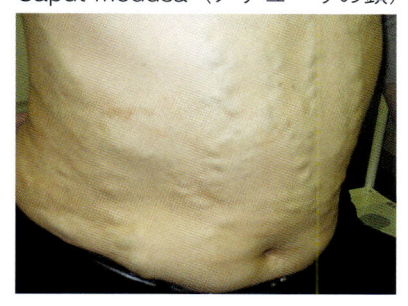

診断

胸部X線、CT：肺野異常陰影、縦隔拡大陰影、原因別異常陰影

上大静脈造影：両側肘静脈より造影剤注入（閉塞、狭窄、副側血行路形成）、静脈圧測定（正常12 cm H_2O）

治療

原因疾患の治療と血行再建（圧迫物摘除、バイパス術、ステント挿入）

下大静脈症候群（Inferior vena cava syndrome）

下大静脈の閉塞、狭窄、閉塞により下半身が静脈うっ血する病態でBudd-Chiari症候群を含むこともありますが、狭義にはBudd-Chiari症候群とは肝静脈閉塞症をいいます。

病態

1. 血栓性閉塞：腸骨、大腿静脈血栓または血栓性静脈炎の上行性波及（腎静脈分岐部以下が多い）。（図7）
2. 周囲からの圧迫：腫瘍圧迫（下大静脈壁筋層から発生する平滑筋肉腫）
3. 膜様閉鎖：先天性の場合もありますが後天性の場合もあります。
4. 悪性腫瘍の直接浸潤（副腎、腎がん）による閉塞もあります。

閉塞部位で症状が異なります。

下部：腎静脈合流部末梢側下大静脈閉塞

両下肢浮腫、腹壁静脈怒脹、静脈瘤、下肢潰瘍。

中部：腎静脈合流部から肝後部までの下大静脈閉塞

腎静脈血栓、ネフローゼ（蛋白尿、低蛋白血症、高コレステロール血症）

症状

上部：肝静脈合流部中枢側下大静脈閉塞

1. 浅腹壁静脈系
2. 下腹壁静脈系
3. 上行腰静脈系
4. 椎骨静脈叢系

治療は原因疾患の治療、血栓に対する治療、腹水著明例では利尿剤投与などが行われます。

膜様閉鎖に対してはFinger fracture method、その他自家静脈移植術、人工血管バイパス術、ステント挿入など様々な方法が行われています。

肝部下大静脈閉塞症（Budd-Chiari Syndrome）

病因としては膜性閉塞、血栓性閉塞、肝がんによる閉塞があげられます。

側副血行路には胃冠状静脈系、臍静脈系が主な側副路です。

初発症状として下肢静脈瘤、肝機能障害、下肢浮腫、肝腫脹、腹水、浮腫が見られ、進行すれば、両側下肢著明静脈瘤、浮腫、静脈炎、湿疹、色素沈着、難治性下肢潰瘍、さらに腎うっ血持続（蛋白尿）、肝・門脈系うっ血性変化（肝硬化、脾腫、食道静脈瘤）（図7右）を来します。このころには腹水、caput medusa（肋骨弓越え乳首の高さまで。門亢症；両肋骨弓～両鼠径靭帯）を伴います。予後は不良です。肝不全、消化器出血、肝がんなどが主な死因です。

鎖骨下静脈閉塞症（Paget-Schroetter syndrome）

別名労作性血栓症（effort thrombosis）とも呼びます。健康な若年男性に特発する原発性の鎖骨下静脈閉塞（図8）

原因

頸部、肩甲部、上肢の過伸展や過激な上肢運動さらに前斜角筋、鎖骨下筋、鎖骨、第一肋骨による鎖骨下静脈の損傷などと言われています。右側が左側より多いとされています。

症状

患上肢の腫脹、緊迫感、鈍痛、チアノーゼ、前胸部鎖骨上窩静脈怒脹が見られます。

治療

血栓症の治療が行われるが血行再建は行われないことがほとん

第4章　血管の病気

図8　異時性鎖骨下静脈閉塞

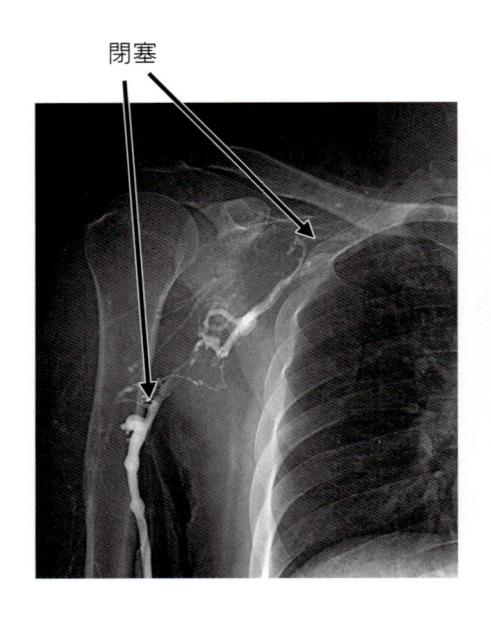

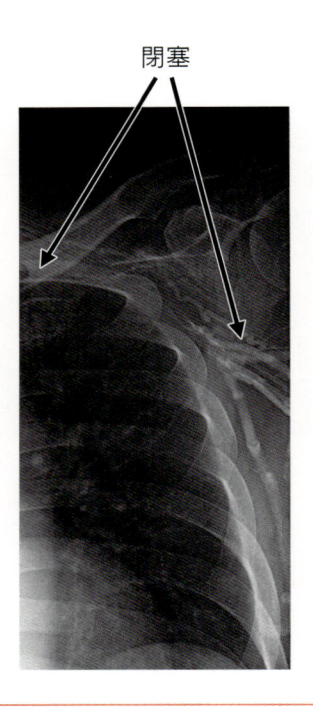

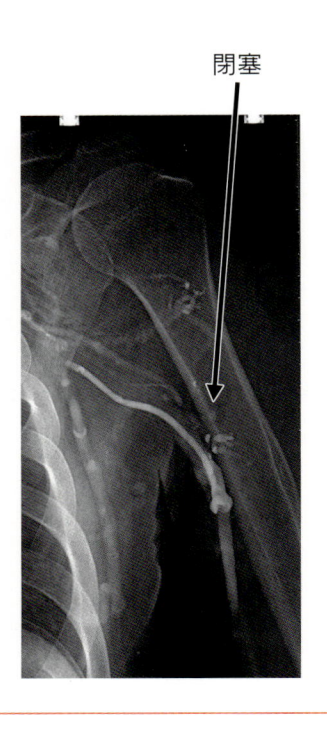

閉塞　　　　　　　　閉塞　　　　　　　　閉塞

図9　胸郭出口症候群（第一肋骨異常）

第一肋骨の異常による腋窩動脈の圧迫

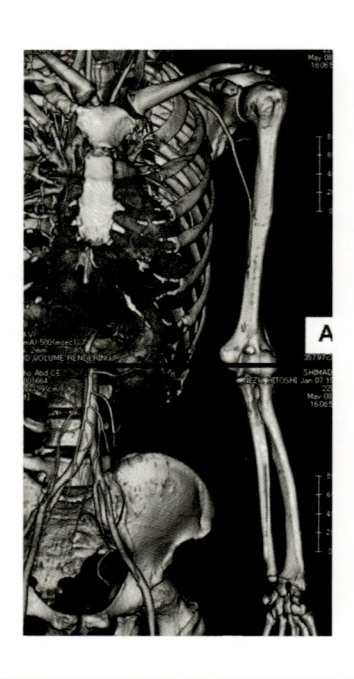

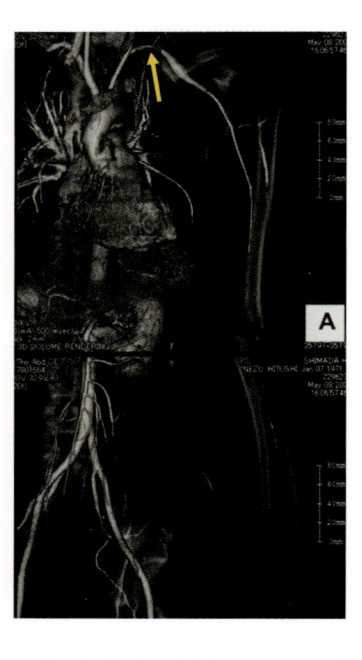

どです。現在では胸郭出口症候群（Thoracic outlet syndrome）の中に包括されることが多く、Ⅰ～Ⅴ型に分類されます（図9）。

腸骨静脈圧迫症候群（Iliac compression syndrome）

病因

　一次的病因として右総腸骨動脈の左総腸骨静脈圧迫があり、その他に静脈外膜周囲帯（periadventitious band）（二次的病因）の存在や静脈内膜癒着または膜様物（intimal synechiae. intial webs）（二次的病因）が挙げられる。

症状

　自覚症状は軽度であるが、長時間の歩行・起立で左下肢に限局する腫脹が出現し、安静で消退する。

治療

　原因の除去である圧迫解除術であ

静脈疾患

図10　急性下肢深部静脈閉塞

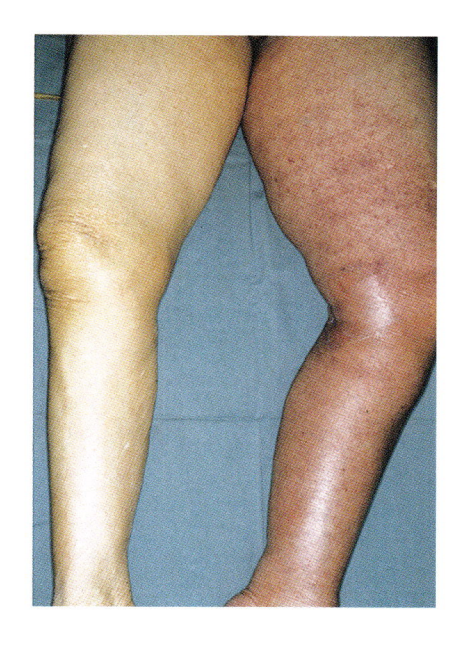

- 急激に生じる患肢の腫脹
- 腫脹は全周性で血栓部位より末梢に生じる
- うっ血により変色を認める
- 側副血行として表在静脈の怒脹を認めることもある
- 患肢の疼痛、痺れ、重量感などの自覚症状を伴う明らかでないこともある
- 症状は立位や歩行で増悪する

表5　深部静脈血栓症（DVT）の超音波画像診断

検査法	感度	特異性
Dダイマー	97%	42%
AaDO2（肺胞気-動脈血酸素分圧較差）	90%	19%
ヘリカルCT	86%	93%
MRA	77%	87%
心エコー　経胸壁	68%	89%
心エコー　経食道	70%	81%
心電図 ECG：洞性頻脈、SIQⅢ、右脚ブロック、肺性P	87%	50%以下

り、①直達解除術　②膜様物（血栓）除去術　③流出路変更（Palma手術）④椎体削除術　⑤筋膜吊下術　⑥シリコン架橋術など、様々な方法がある。

Nuts cracker症候群

腎静脈が大動脈と上腸間膜動脈に挟まれて腎静脈圧が高くなり血尿を呈する。痩せた人に多いとされている。

深部静脈血栓症（deep vein thrombosis: DVT）と肺塞栓症（pulmonary embolism: PE）

肺塞栓症の60〜80％は下肢の深部静脈血栓症からの発症といわれています。PEが致命的となるのは急性右心不全を引き起こすためです。右室の心筋は左室の心筋に比し薄いために急激な心負荷に耐えられないためです。見逃されがちですが上肢のDVTは下肢よりPEが比較的高頻度に発症します。

深部静脈血栓症

DVTを発症しやすい状態（危険因子）としては前述の表1と危険のレベルの強弱（表2）を考慮する必要があります。

DVTの症状は（図10）に挙げました。

腸骨・浅大腿静脈血栓症（近位側DVT）は若年者発症、突然下肢全体が腫脹、疼痛あり。再発は少ないとされています。一方下腿の深部静脈血栓症（遠位側DVT）は高齢者・術後患者に多く、無症状のことが多く、時に腓腹筋痛を伴います。こちらは再発が多いとされています。鑑別診断で全身性浮腫を来すものとしてうっ血性心不全、ネフローゼ症候群、肝硬変、栄養失調などがある。

局所性浮腫を来すものとしてリンパ浮腫、蜂窩織炎、激症型β溶血性連鎖球菌感染などがあり鑑別しなければなりません。

検査・診断法ですが比較検討を行った結果（表5）ガイドラインにあるように感度のよいDDダイマーでスクリーニングを行い、高い特異性を示す肺動脈CECTで確定診断を行います。

血液検査での診断は、LDH→上昇、血清ビリルビン値→上昇、AST→正常。これらの血液学的検査結果は急性肺塞栓症の3徴と言われますが頻度は高くはありません。やはりDVTの血液検査で重要となるのは凝固線溶検査です。

TAT（トロンビン抗トロンビン複合体）→上昇、FDP→上昇、AT→減少、DDダイマー→上昇、血栓の

225

第4章 血管の病気

図11 深部静脈血栓症（DVT）の超音波画像診断

カラードプラによる開存（健側）静脈と閉塞（患側）静脈像

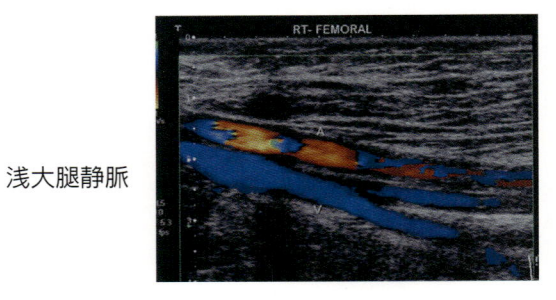

健側　　　　　　　　患側

浅大腿静脈

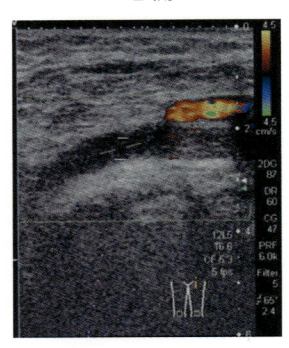

膝窩静脈

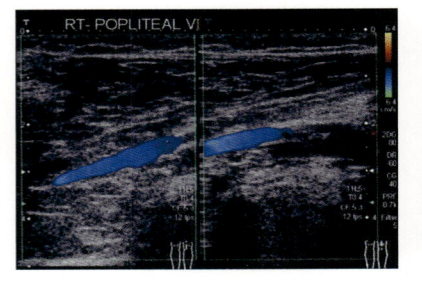

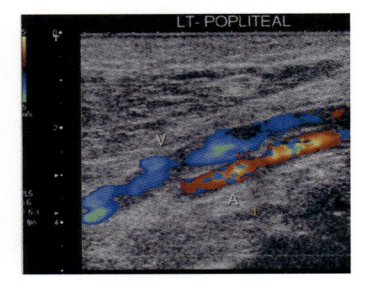

図12 静脈造影CT画像

深部静脈血栓症の造影CT（静脈相）

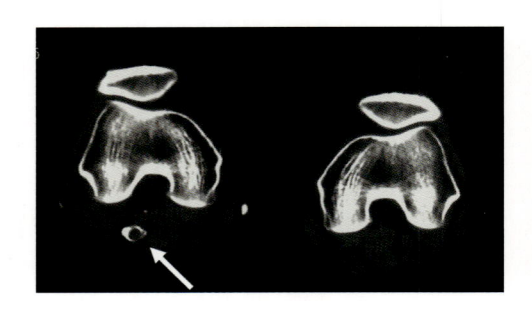

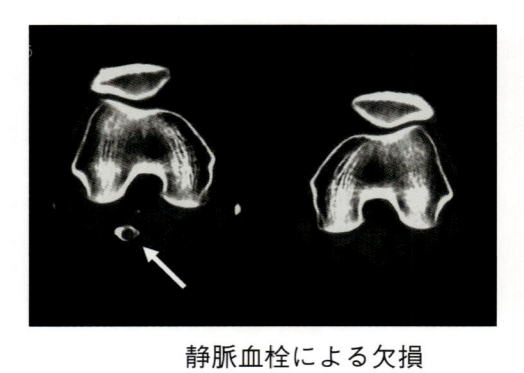

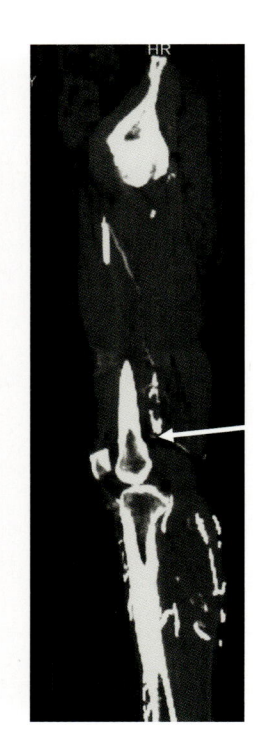

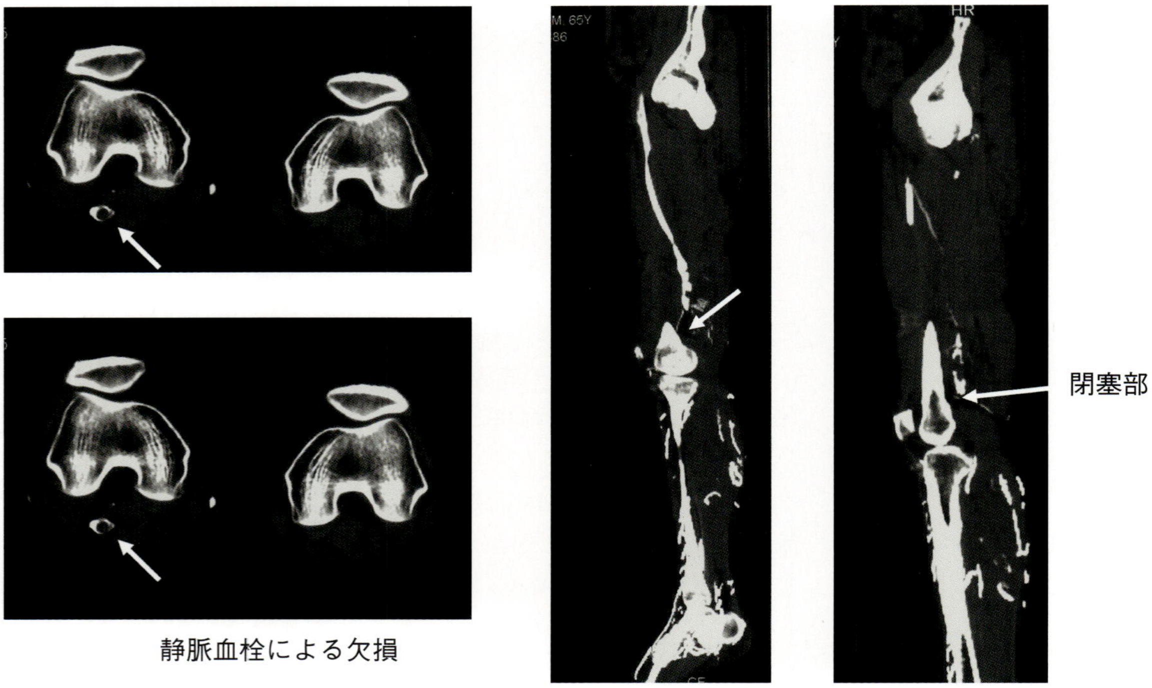

静脈血栓による欠損

閉塞部

226

図13　静脈造影　血栓症（大腿）

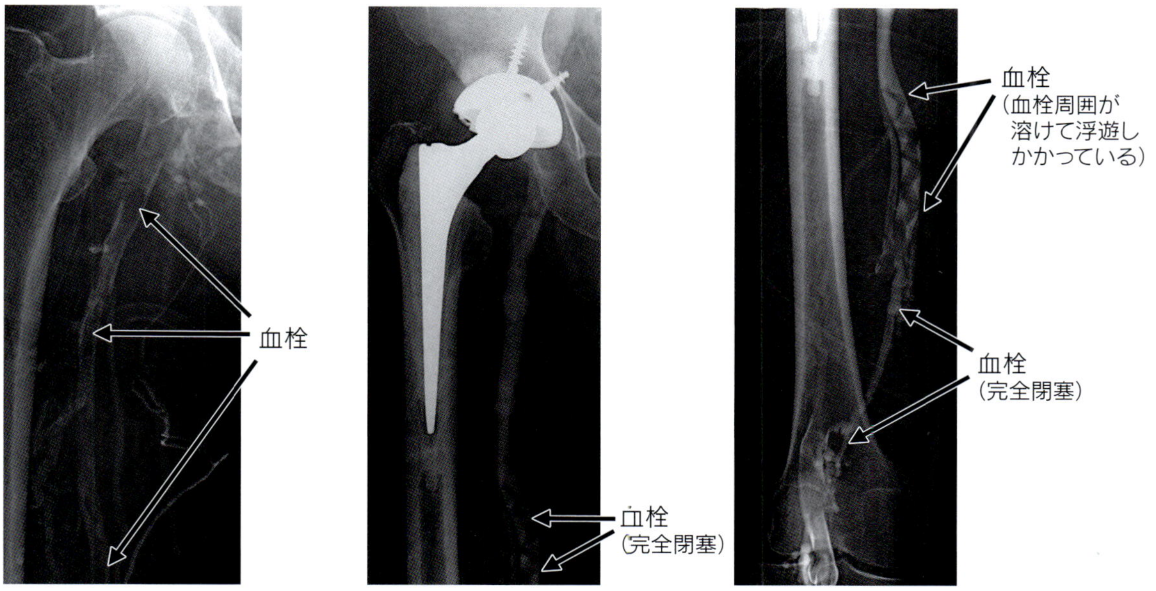

急性期を捕らえる凝固分子マーカーFMC/SF（可溶性フィブリンモノマー複合体）上昇があります。

DVTの画像診断として現在主流は超音波です。静脈内に血栓が存在すればカラードプラで血流を検知できず、エコープローブでの圧迫で静脈が虚脱しないことがわかります（図11）。他には肺動脈造影CT、静脈造影CT（図12）、血流アイソトープ（99mTc-MAA）での血流シンチと、かつてgold standardと言われた静脈脈造影（図13）があります。

前述しましたが、静脈は抗血栓性に富む血管ですがその血管に血栓形成に陥る結果となったのは、①血流の停滞　②静脈内皮障　③血液凝固能の亢進の関与があるからです。勿論それぞれが独立して存在する場合もありますが多くの場合これらが複雑に重なり合って静脈内血栓が生じます（表1）。

手術、炎症、敗血症、悪性疾患など状態のとき、生体防御反応を惹起するmediatorで生体非常事態を告げる、反応mediatorは「alarmin」と呼ばれています。最もよく作用や動態が解明されている分子がHMGB1（high mobility group box-1）です。細胞から貯蔵物質（histamine, serotonine etc）を放出したり、侵襲に対する細胞レベルヒエラルギーを持った反応であり、炎症と凝固は密接な関係（凝固線溶系反応と炎症反応のクロストーク）が少しずつ判明してきました。

したがって手術におけるDVT予防が重要となってくるのです。現在では日本循環器学会、日本静脈学会などが作成したVTE予防ガイドラインがあります。

DVTが発症した場合の対処もガ

表6　早期型妊娠高血圧症候群重症患者の基礎疾患

慢性高血圧症	38.9%
抗リン脂質抗体症候群	28.4%
プロテインS欠損症	24.7%
高ホモシステイン血症	17.7%
活性化プロテインC抵抗性	16.0%

第4章 血管の病気

図14 永久型（回収）下大静脈フィルター

留置時

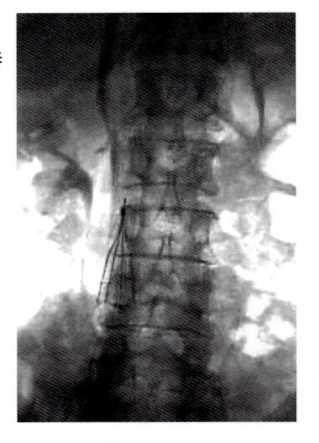

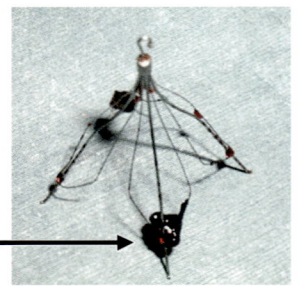

フィルターに付着した血栓

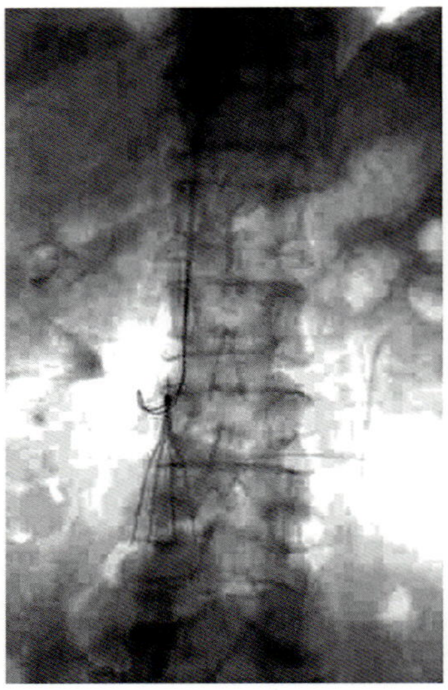

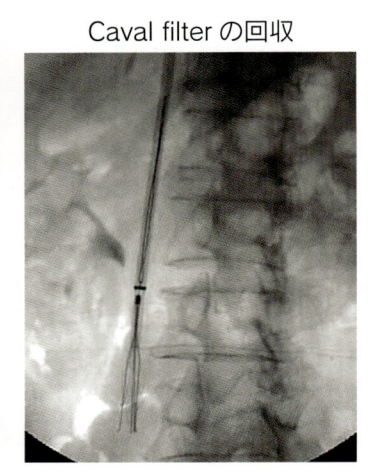

回収した Guenther Tulip filter
2週以内の回収が望ましい

Caval filter の回収

図15 一時的下大静脈フィルター

鎖骨下静脈より穿刺法によって留置できる一時的フィルター

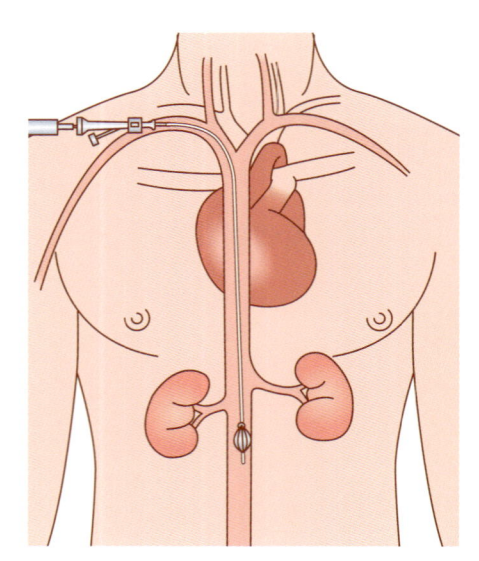

バスケットフィルターの閉じた状態（上）と拡げた状態（下黄色部分）

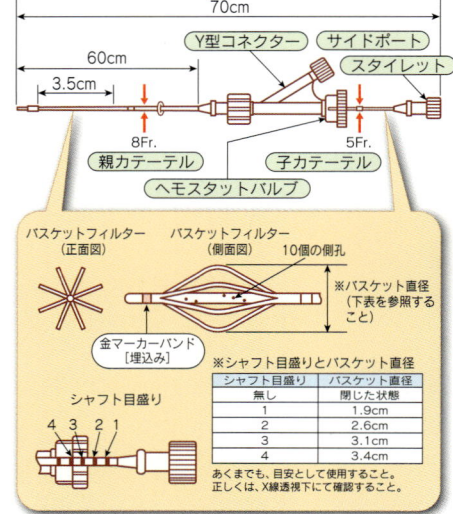

穿刺挿入時には閉じており、留置する部位で拡げる

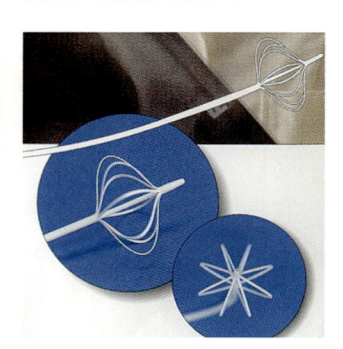

シャフト目盛り	バスケット直径
無し	閉じた状態
1	1.9cm
2	2.6cm
3	3.1cm
4	3.4cm

あくまでも、目安として使用すること。
正しくは、X線透視下にて確認すること。

一応の留置機関：2週間以内

イドラインに記載されていますが抗凝固療法がきほんであり、線溶療法は予後を改善したというエビデンスが現在得られていません。DVTに続発するPEの対策として下大静脈フィルター留置がありますが、一次的なものと永久的なフィルター留置があります。（図14、15）しかしそれぞれ問題がないわけではありません。

永久フィルター留置は体内異物留置、フィルターの移動、破損、血管損傷などの報告があり、一次的フィルター留置に関してはフィルター内に血栓が捕捉されていた場合の対処、留置期間の制限などの問題があります。

非常事態ではないのですが妊婦は凝固に傾いています。その理由としては妊娠中の血液凝固線溶系の変化があります。①血液性状が凝固有意となっている ②下肢静脈の血流鬱滞がある ③帝王切開時には血管内皮を損傷しやすいなどとなっています。そのため肺塞栓症は妊産婦死亡の主たる原因となっております。本邦ではDVT発症は妊娠初期に多く、PEは妊娠後期に多いことが報告されています。詳細はプロテインCに関して妊娠産褥期に活性化プロテインC（APC）に対する感受性が低下していること、プロテインSに関しては妊娠中は遊離型プロテインS（プロテインCの補酵素）の血中レベルが低下していることが分かってきました。早発型妊娠高血圧症候群重症患者には表6の疾患が基礎にあることが分かっています。

急性肺血栓塞栓症

発症1か月以内においてはアメリカでは年間50〜60万人が死亡しているとされ、以前より重視されてきました。一方本邦では近年発症の数が増してきたとはいえ欧米の約1/10〜1/50に過ぎず、注目されてきませんでした。

2004年の報告では4,106人の死亡が報告がされています。

慢性肺血栓塞栓症

急性期の生存例の約0.1〜0.5％が慢性移行するとされていますが、この急性から慢性病態の割合は、肺血管床は線溶能が高く、ほとんどの血栓性塞栓を処理する能力があるからとされています。数か月から数年の無症状期間（honeymoon period）があり、6か月以上にわたって肺血流分布、肺循環動態の異常が大きく変化しないものを肺動脈性肺高血圧症（詳細な定義は別章に譲ります）と定義されます。慢性肺血栓塞栓症の男女比は1：2.8となぜか女性に多いとされています。鑑別疾患として特発性肺動脈性高血圧症があります。

肺塞栓症（pulmonary embolism: PE）

病態

DVTに合併した肺塞栓症（PE）の症状としては表7があります。この内呼吸困難、胸痛、血痰はPEの古典的3徴候と呼ばれますが実際は血痰の症状はまれです。

急性PE

血栓性塞栓による機械的肺血管床閉塞により低酸素血症となり、血栓よりchemical mediator（ブラディキニン、セロトニン、ヒスタミンなど）が放出されます。これらのmediatorにより血管透過性の亢進、肺血管攣縮が一斉に進行します。閉塞により血管抵抗は急激な上昇を来しますが更に攣縮による血管抵抗増加して急性右心負荷が出現します。さらに増悪進行すれば右心室機能が低下しつ

表7 深部静脈血栓症（DVT）に合併した肺塞栓症（PE）

症状	長谷川ら(n=224)	肺塞栓症研究会(n=579)
呼吸困難	76%	73%
胸痛	48%	43%
発熱	22%	10%
失神	19%	22%
咳嗽	16%	11%
喘鳴	14%	記載無し
冷汗	8%	24%
血痰	記載無し	5%
動悸	記載無し	21%

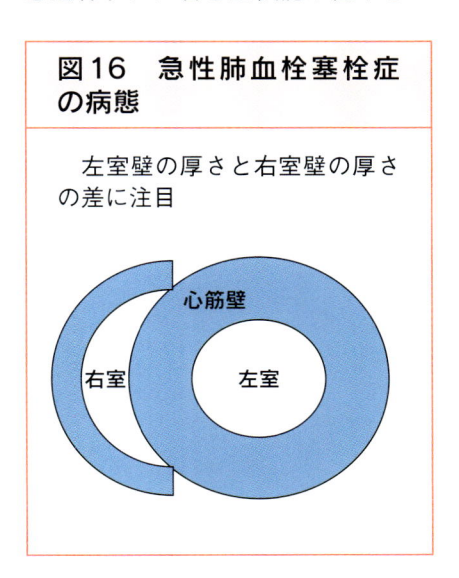

図16 急性肺血栓塞栓症の病態

左室壁の厚さと右室壁の厚さの差に注目

第4章　血管の病気

図17　急性肺動脈血栓塞栓症例

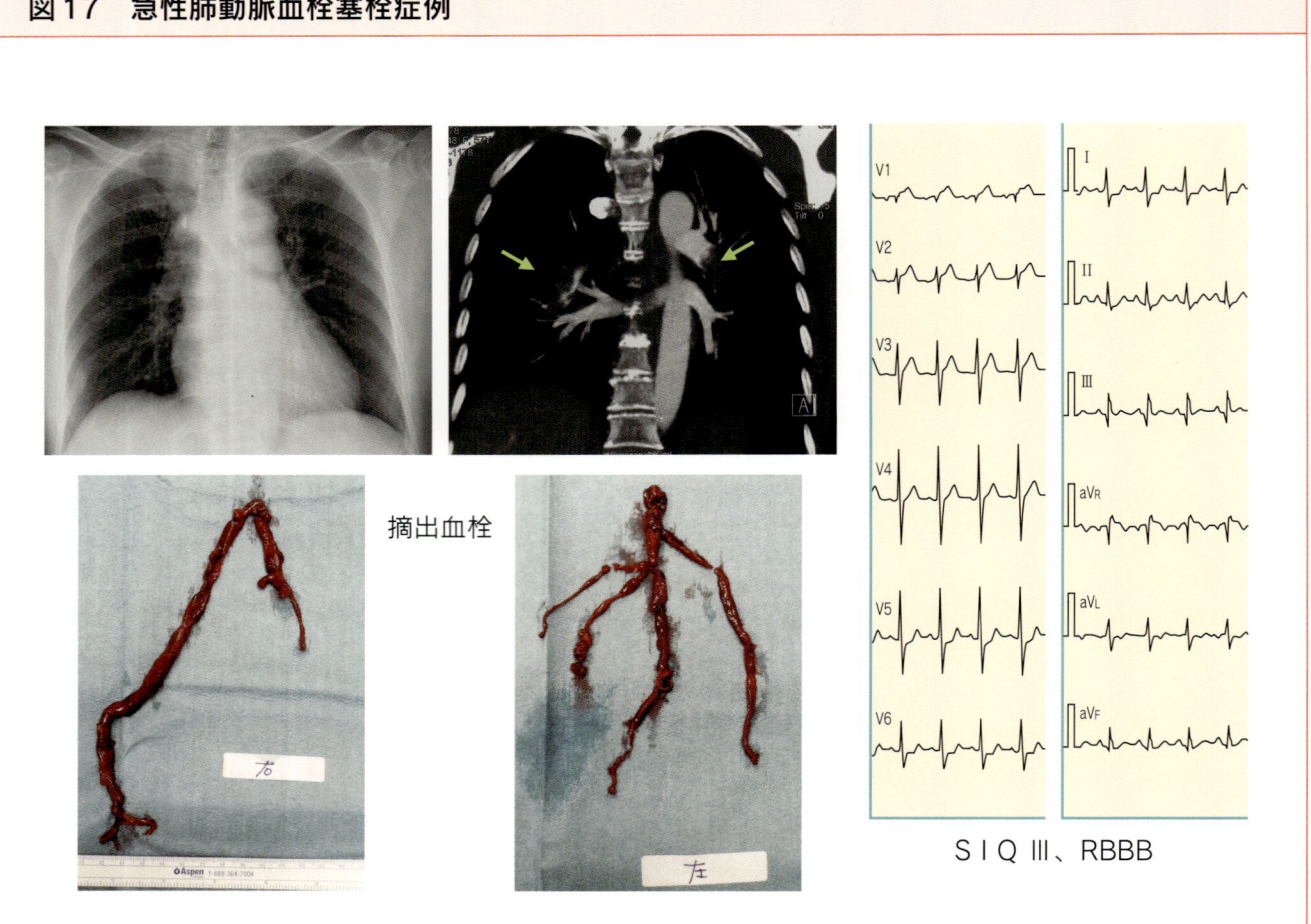

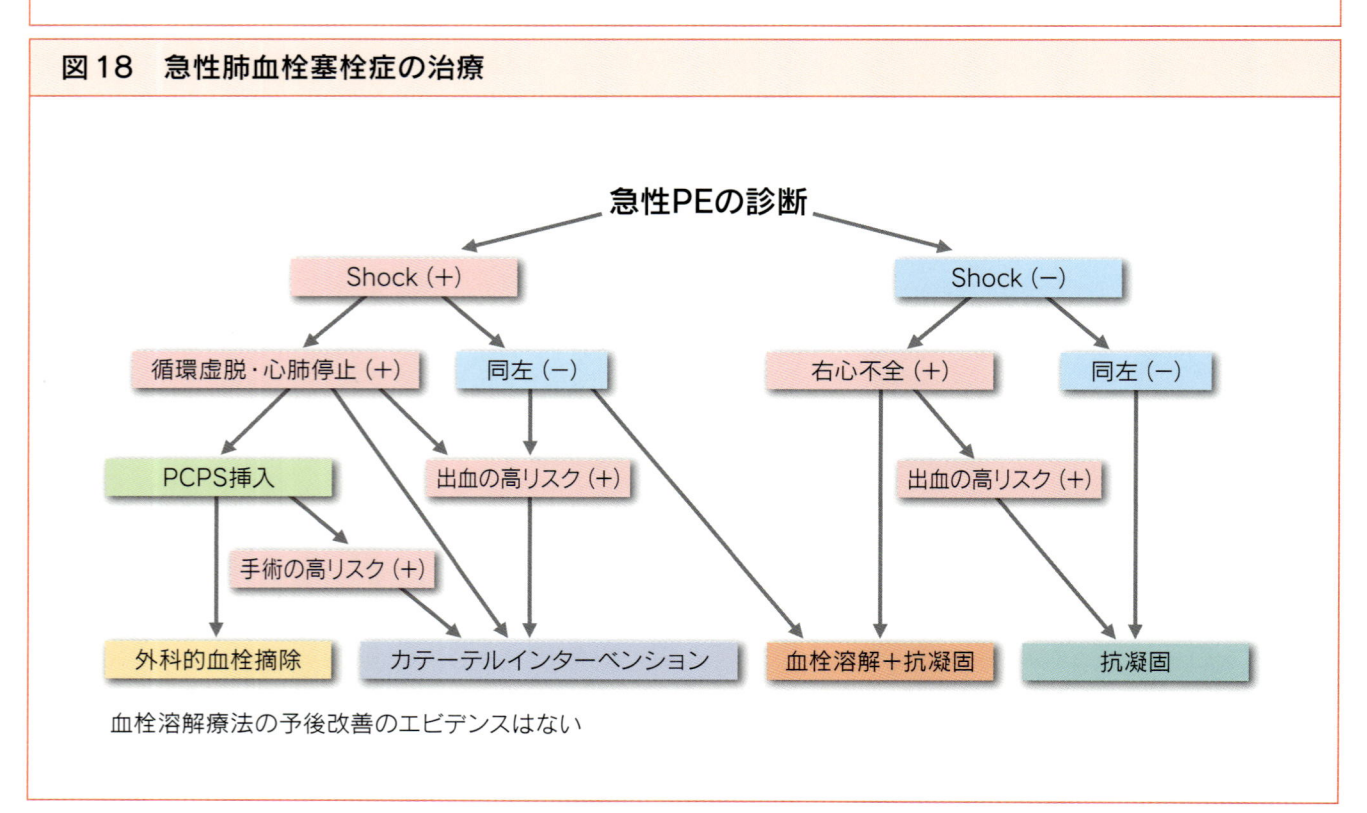

摘出血栓

SⅠQⅢ、RBBB

図18　急性肺血栓塞栓症の治療

急性PEの診断

Shock（＋）　　　　　　　　　　Shock（－）

循環虚脱・心肺停止（＋）　同左（－）　　　右心不全（＋）　同左（－）

PCPS挿入　　出血の高リスク（＋）　　　出血の高リスク（＋）

手術の高リスク（＋）

外科的血栓摘除　　カテーテルインターベンション　　血栓溶解＋抗凝固　　抗凝固

血栓溶解療法の予後改善のエビデンスはない

いには右室不全となり心拍出低下し死亡に至る重篤な病態です。左心室心筋壁厚と右心室心筋壁厚の違いに注目してください（図16）。ショックを来した場合には開心術での肺動脈内の血栓摘除術となります（図17、18）。

慢性PE

血栓性塞栓による機械的肺血管床閉塞、器質化血栓となり肺動脈の慢性的閉塞となり肺動脈の緩助な血管抵抗の上昇となり肺高血圧症を呈するようになると予後は不良です。

代表的な抗凝固剤ワルファリン

ワルファリン投与でvit K依存の凝固因子Ⅱ、Ⅶ、Ⅷ、Ⅸ、Ⅸの抑制だけでなく、vit K依存の抗凝固因子であるプロテインS、Cの産生も抑えます。

凝固因子の半減期には差があります。Ⅱ因子→約60〜72時間、Ⅶ→約6時間、プロテインC→約6時間とされています。

ワルファリン単独投与の初期はⅡ因子の作用が残り、さらに抗凝固因子が抑制されてかえって凝固亢進状態となりDVT、PEの増悪が危惧されます。Ⅱ因子が減少するまでの5日間はヘパリンを併用することを原則とします。

代表的な抗凝固剤Warfarin

（欧米はWarfarin-Naであるが本邦はWarfarin-K）

ライセンスを持っているWisconsin Almni Research Foundationとcoumarinから名付けられた。カナダや北部アメリカで若い元気な食欲の旺盛な牛が急に出血し、血が止まらなくなってバタバタ死亡していった。

1922年、Schofieldが腐ったスウィートクローバーを牛に食べさせることが原因と報告した。スウィートクローバーは成育も良く収量も豊富で牧草としては優れている。ムラサキウマゴヤシ（この中にビタミンKが含まれていた）を食べさせると出血が止まることが解ってきました。

1930年、Wisconsin大学の生化学者Linkが農夫Ed Carlsonの「牛がこの病気で全滅しそうだ」との依頼で腐ったスウィートクローバー100ポンドと、固まらない牛の血液が入ったミルク缶とスウィートクローバーを食べて死んだ若い雌牛をトラックに積んでました。

これを受けたLinkは、腐ったスウィートクローバーからdicoumarolを単離しさらにその誘導体のWarfarinを合成しました。最初は殺鼠剤として使用されMeyerやButtらによって応用が進められました。

植物中のビタミンK（ビタミンK_1）は葉緑素の中で光合成時のエネルギー変換反応の中心的な役割を果たしている。クロレラは緑藻植物であり葉緑素を多量に含んでおり、その中に多量のビタミンKを含んでいます。

納豆はビタミンKをそれほど多く含んでいるわけではありません。納豆菌が腸内でビタミンKを産生するために納豆は禁止となるわけです。

第4章 血管の病気

静脈疾患②

肺高血圧症

石田　良子

概念

　肺高血圧症とは、心臓から肺へと血液を送る肺動脈が分岐し細くなった小動脈がなんらかの要因で細くなることにより、肺で酸素がうまく取り込めず、肺動脈の血圧（肺動脈圧）が高くなる病気です。体内の酸素が不足する低酸素血症を生じ、易疲労性・労作時呼吸困難の症状が出現します。平均肺動脈圧が25 mmHgをこえた状態を肺高血圧症と定義しています。右心室が収縮するときの圧力は、正常で15～30/0～8 mmHg（平均肺動脈圧：12～16 mmHg）と低く、高い圧力に耐えるようにはできていません。肺動脈の圧力が上昇することで、肺へ血液を送り出す心臓の右心室の機能が低下し、全身の静脈血が肺へと送り出されなくなることで、全身に血液がうっ滞し、むくみ・倦怠感・肝機能障害などの症状

図　正常な血液循環と肺高血圧症の状態

　正常では、呼吸によって空気中の酸素（O_2）は肺で血液中に溶け込み、二酸化炭素（CO_2）を呼出します。肺で酸素が多く取り込まれた血液は、肺静脈から左心房、左心室へと戻り、全身へと送り出されます。全身で酸素が消費され、二酸化炭素が産生されて全身の静脈を経由して、右心房へ戻ります。右心房から、右心室へ、右心室から、肺動脈を経由して肺へ送られ、肺で二酸化炭素を呼出します。肺高血圧症では、右心室から肺へと血液を送る通り道である、肺動脈の圧力が高くなることにより、全身から右心房・右心室に帰ってくる血液が肺へと送り出しづらくなることで、右心室・右心房、ひいては全身に血液が鬱滞し、右心室は疲弊してしまうことで、右心不全が生じます。

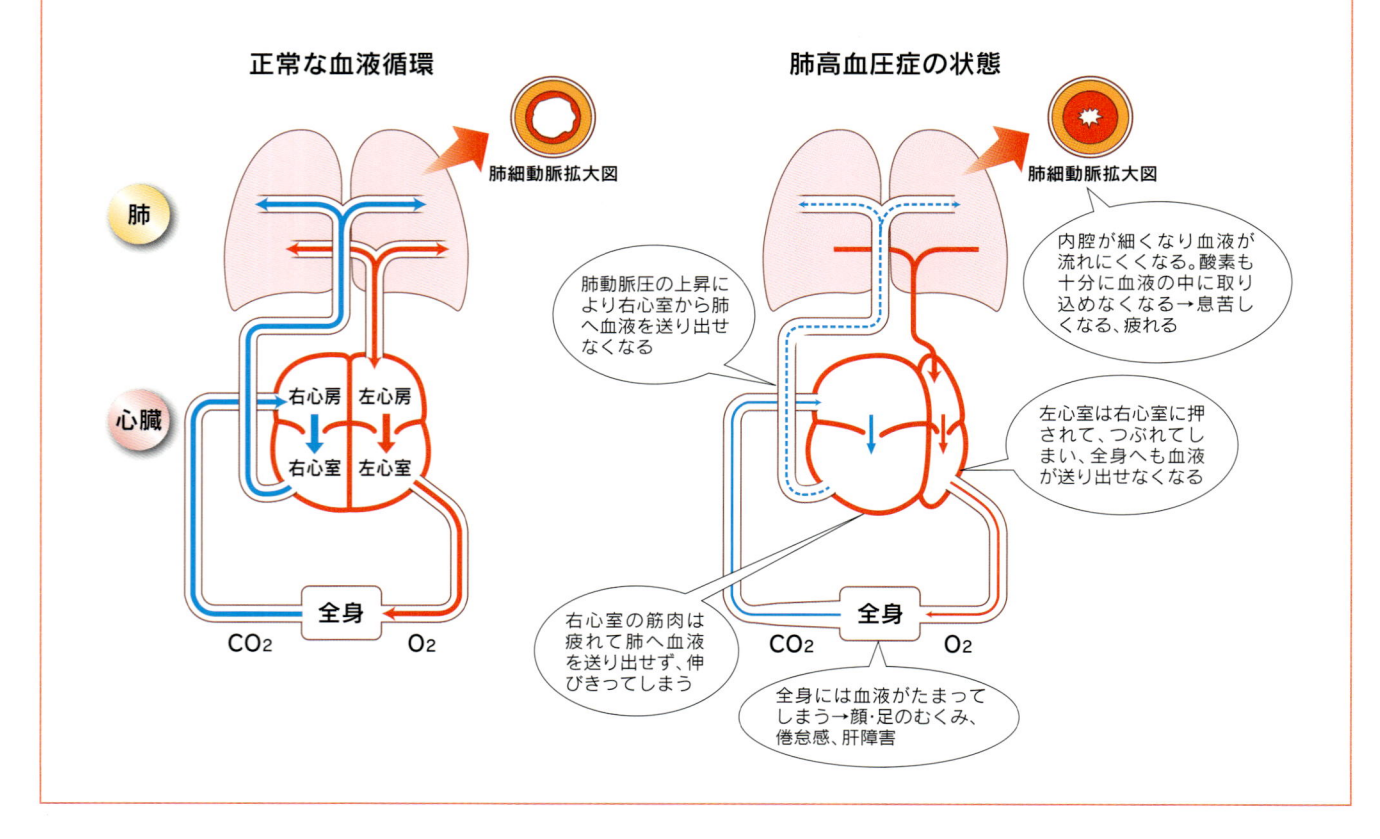

（右心不全）を呈することとなります（図）。

症状

労作時呼吸困難、易疲労性、倦怠感、胸痛、失神、咳嗽、血痰が出現し、病院に受診される方が多い病気です。症状は、程度によって米国・ニューヨーク心臓協会（NYHA）分類とWHOが作成した分類に分けられ、その程度は治療の効果判定にも使用されます。

クラスⅠ：肺動脈圧は上昇しているが、自覚症状がないため日常の生活・運動が可能な状態です。心臓の機能も問題がなく、通常は発見されにくい状態です。

クラスⅡ：強い運動を行ったときに、息切れ、動悸、胸痛、疲労感などの症状がでます。息切れは肺高血圧症の典型的な症状で、異常を感じ病院に受診し、病気が診断されることが多くなります。

クラスⅢ：日常生活の範囲も階段を数段上がる程度の軽い運動で息切れ、動悸、呼吸困難、むくみ、疲労感、めまい、チアノーゼなどの症状が出現します。咳、失神などの症状がおきることもあります。クラスⅡ・Ⅲでは家事・通勤・通学も可能ですが、同年代の健康な人と同じペースでは労作ができません。体調に応じて休息をとりながら、もしくは仕事の量・時間を軽くして、身体への負担を少なくするようにしなければなりません。

クラスⅣ：安静にベットに横になっていても、呼吸困難などの症状が出現します。軽度の労作（歩行・着衣・食事など）でも失神をおこすこともあり、十分な注意が必要です。

診断のために行う検査および検査所見

心電図検査：心拍数、不整脈の有無、右室肥大の有無、心臓が動くためには心内の刺激伝導路という特殊な神経伝導路があり、これらの障害の確認も行います。具体的な所見としては、右室起電流増加によってQRS complexで右室肥大所見：V1のR波増高、R/S>1、右室圧負荷・肥大を反映したⅡ・Ⅲ・aVFとV1〜3にストレイン・パターンを認め、右房負荷所見：Ⅱ、Ⅲ、aVF、V1、V2 でのP波増高、V1での2相性のP波を有する。

胸部X線：肺動脈の拡大、肺の状態、心臓の拡大を調べます。具体的な所見としては、右室左・拡大による左第4弓、右第2弓の突出、心胸郭比の拡大、肺動脈拡張による左第2弓の突出と肺動脈下行枝の拡大を認めます。心電図・胸部X線を行い、肺高血圧症を疑われると、心エコー検査が施行されます。

心エコー：超音波を用いて心臓の動き、形、大きさ、弁の逆流、血流を調べます。痛みはなく、放射線の使用もせず、繰り返し施行しても体への負担がない検査です。治療の状態を把握するためにも頻回に行われる検査になります。具体的な所見としては、右室拡大と三尖弁逆流から推定される肺動脈収縮期圧の上昇、右室収縮を反映する三尖弁収縮期変位の低下を認めます。また、労作時呼吸困難、倦怠感などの症状を引き起こす他の病気：左室疾患、僧帽弁疾患、心内シャントの有無も確認することができる。

肺高血圧症の確定診断には右心カテーテル検査（第2章心臓カテーテル検査、72頁参照）が必須です。この検査は、侵襲的な検査であり、入院して行うのが通常です。頸部、肘部、もしくは足の付け根の部分（鼠径部）を局所麻酔し、血管内にスワン・ガンツカテーテルという特殊なカテーテル（管）を挿入することによって、肺動脈圧・心内の圧力・力などを測定します。カテーテルのサイズは、直径2.7 mm程の細いサイズであり、検査後にカテーテルは抜去します。重症で治療効果の判定が必要な場合には、体内に留置しておくこともあります。平均肺動脈圧が25 mmHg以上、肺動脈楔入圧が15 mmHg以下であれば前毛細血管性肺高血圧症であり、左心系由来の肺高血圧を否定できます。カテーテル検査時には、心臓内に正常では認められない交通がある病気（心内シャント）についても検査することが可能です。

また、採血検査を行って、心臓の負担を表す指標となるBNPを測定することで心不全の重症度、膠原病のマーカー、肝臓や腎臓の機能を測定し肺高血圧症の原因となる病気の有無も確認します。動脈からの採血検査の分析を行う動脈血液ガス分析検査を行い低酸素血症の程度を判定し、6分間の歩行を行える距離を測定（6分間歩行検査）して、現在の心肺能力を判定します。体内の酸素の取り込みの状態は、経皮的酸素飽和度（指先・爪の部分を機械で簡単に測定できます。痛みはありません）測定を行うことでもわかります。

病状や、肺高血圧症の病気の原因として疑われる病気がある場合には以下のような検査を行うこともあります。

胸部CT・胸部MRIなどで心臓や肺の形態、肺血栓・肺塞栓の有無、

第4章　血管の病気

肺実質病変の程度、広がりがわかります。

肺血流シンチグラフィーは、放射性同位元素（アイソトープ）を静脈より注射し、肺内の血流を専用のカメラで撮像することで肺血流を調べることができる検査です。肺高血圧症の原因となる、肺動脈の閉塞がないか確認できます。

肺機能検査は、口に専用のマウスピースを加えて、普通の呼吸、もしくは検査技師の指示に従い努力呼吸をしていただくことによって、肺から出入りする空気の量や速さ、肺の機能を調べる検査です。

分類

肺高血圧症は、障害部位に基づいて解剖学的に4つに分類されます。障害部位による分類は、発症機序による分類と考えることができ、分類が決定されることで大きな治療方針も決まってきます。4つの大分類の後で、さらに細かい原因を確定することが、より詳細な治療方法の選択や予後の推定に必要不可欠なものとなります（表）。

肺動脈圧性肺高血圧症

肺動脈の0.1〜0.04mm前後の肺動脈が障害され、中膜が肥厚し内膜が増殖して内腔が狭くなります。労作時の肺動脈血流は4〜5倍に増加しますが、血管壁がしなやかで内腔が広がることで肺動脈圧はわずかにしか上昇しないのに対し、肥厚し硬化した血管壁となる肺動脈圧性肺高血圧症では肺動脈圧は上昇します。肺動脈血管床の70%前後までの障害では安静時の肺動脈圧は上昇しませんが、それ以上では安静時肺動脈圧が上昇し、肺高血圧症と診

表　肺高血圧症の分類：ダナポイント分類2008

1. **肺動脈性肺高血圧症（PAH）**
   1.1. 特発性肺動脈性肺高血圧症（IPAH）
   1.2. 遺伝性肺動脈性肺高血圧症（HPAH）
       1.2.1. BMPR2
       1.2.2. ALK1、endoglin（遺伝性出血性毛細血管拡張症合併あるいは非合併）
       1.2.3. 不明
   1.3. 薬物および毒物誘発性
   1.4. 他の疾患に関連するもの
       1.4.1. 結合組織病
       1.4.2. HIV感染症
       1.4.3. 門脈圧亢進症
       1.4.4. 先天性心疾患
       1.4.5. 住血吸虫症
       1.4.6. 慢性溶血性貧血
   1.5. 新生児遷延性肺高血圧症
1'. **肺静脈閉塞性疾患（PVOD）および／または肺毛細血管腫症（PCH）**
2. **左心疾患による肺高血圧症**
   2.1. 収縮障害
   2.2. 拡張障害
   2.3. 弁膜症
3. **肺疾患および／または低酸素による肺高血圧症**
   3.1. 慢性閉塞性肺疾患
   3.2. 間質性肺疾患
   3.3. 拘束型閉塞型の混合型を示すその他の呼吸器疾患
   3.4. 睡眠呼吸障害
   3.5. 肺胞低換気症
   3.6. 高地への慢性曝露
   3.7. 成長障害
4. **慢性血栓塞栓性肺高血圧症（CTEPH）**
5. **原因不明の複合的要因による肺高血圧症**
   5.1. 血液疾患：骨髄増殖性疾患、脾摘
   5.2. 全身疾患：サルコイドーシス、肺ランゲルハンス細胞組織球症：リンパ脈管筋腫症、神経線維腫症、血管炎
   5.3. 代謝疾患：糖尿病、ゴーシェ病、甲状腺疾患
   5.4. その他：腫瘍塞栓、線維性縦隔洞炎、透析中の慢性腎不全

断されます。特発性肺動脈性肺高血圧症（idiopathic pulmonary arterial hypertension : IPAH）が最も頻度が多く、膠原病性肺高血圧症（connective tissue disease pulmonary hypertension : CTDPH）、先天性疾患による肺高血圧症（congenital heart disease pulmonary hypertension : CHDPH）、肝疾患による肺高血圧症が続きます。

左心疾患による肺高血圧症

あらゆる左心疾患はある程度重症となると肺高血圧症を生じます。右心室から肺循環を通して左心房に血液を還流させるには約8mmHgが必要とされますが、左心疾患が進行して左房圧が17mmHgまで上昇したとすると、平均肺動脈圧は17+8=25mmHgとなり、肺高血圧症の定義に合致することとなります。治療は原因疾患（左心疾患）の治療を行うことです。

肺疾患による肺高血圧症

低酸素血症による肺動脈攣縮が肺高血圧症の主な原因とされています。肺疾患の重症度に応じて肺動脈圧は上がりますが、肺高血圧症の程度は軽く、多くは十分な酸素投与で改善がみられることが多いです。ゆえに、治療方法は原疾患の治療および在宅酸素療法（HOT）が適応されます。

慢性肺血栓塞栓症による肺高血圧症

主肺動脈が分岐し、左右肺動脈となり、さらに区域枝へ分岐し、区域枝は亜区域枝に分岐する。さらに分岐した肺動脈は肺血管床を形成する。慢性肺血栓塞栓症は、亜区域枝の分岐あたりまでに血栓塞栓を生じ、血栓が器質化して壁肥厚を起こし、狭窄・閉塞したことで狭窄を呈するに至り肺高血圧症を呈します。血栓の好発部位は、これらの分枝までで、それより末梢側は開通していることが判明しています。したがって、治療法としては亜区域枝の分枝より中枢側の血栓内膜摘除術を行って狭窄・閉塞を解除することにより、肺高血圧症は改善します。これより末梢の病変が主体の症例では、手術適応から外れます。血行動態が重症化すると予後も不良となるため、適切な時期に手術適応の有無を決定することが必要となります。

治療

肺高血圧症の原因となる疾患、例えば、膠原病などの基礎疾患があれば膠原病の治療をしつつ、肺高血圧症の治療も並行して行う必要性があります。肺高血圧症は治癒する可能性が低い病気であり、患者の数も決して多い病気ではなく、肺高血圧症を専門とする医師も少ないのが現状です。経験豊かな専門医の診断・治療、および必要とあればセカンドオピニオンも行い、患者自身が納得し、主治医と治療に対する歩みをともにし、信頼関係を築きながら行っていく必要性があります。日常生活、治療薬、治療にかかる費用など、あらゆることについて遠慮をせず、主治医、看護師、ソーシャルワーカーなどに相談してください。

薬物治療について

プロスタサイクリン持続静脈注射薬（エポスロステノール）

プロスタサイクリンとは血管拡張作用をもつお薬です。プロスタサイクリンの点滴薬は、体内に入り3～6分という短い時間でお薬としての力が半減してしまいます。そのため、24時間持続的に投与し続ける必要性があります。薬物を注射して投与するためのカテーテルを体内に植え込む必要性があり、薬の管理も患者自身で行っていただく部分もあります。もちろん、24時間体制で病院・民間企業の支援があります。お薬を始める場合は、入院して導入をすることが原則です。重症な患者に使用することが多いお薬です。

プロスタサイクリン誘導体徐放製剤（ベラプロストナトリウム）

プロスタサイクリンの内服薬で、お薬の効果が持続するように作られています。比較的軽症の患者に使用されます。

エンドセリン受容体拮抗薬（ボセンタン・アンブリセンタン）

エンドセリンとは、強力な血管収縮作用と血管壁を作っている筋肉である血管平滑筋細胞の分裂促進・増殖作用を有する、血管壁で作られる物質です。エンドセリンの作用を妨げる内服薬です。

カルシウム拮抗薬

高血圧の治療にも用いられる血管を拡張させる作用のある内服薬です。治療に反応・奏功する患者、治療効果の低い患者もいるため、治療前に効果があるか判定する検査をすることもあります。

肺高血圧症による心不全状態が出現していれば、食事療法として塩分制限を行い、浮腫みを軽減させる利尿薬、心臓の収縮力を高める強心薬の使用を行います。また、肺血管に血の塊（血栓）ができやすくなるため、血栓防止のために抗凝固薬（ワルファリン）、抗血小板薬（アスピリ

ン）を内服します。

酸素吸入療法

低酸素血症（体内・血液中の酸素量が少なくなること）によって、肺の血管は攣縮を生じるため、肺高血圧症はさらに悪化します。酸素はこれらの攣縮を予防し、血管を拡張させる作用があるため酸素の吸入を行うことは非常に有用な治療になります。自宅でも簡単に酸素を使用できる機械、外出時などの携帯用の酸素ボンベがあります。酸素吸入療法は保険診療で可能です。

肺移植

薬物療法で効果が現れない重症な患者に対する最終的な治療方法です。移植は現在の日本では、脳死肺移植・生体肺移植ともに行われていますが、その数は少ないのが現状です。移植後は拒絶反応をおさえ、体内で正常に機能するために免疫抑制剤・ステロイド製剤などの内服を行う必要性があります。

医療費の助成制度について

肺高血圧症の治療費の負担を減らすために、社会的な制度がありますので保健所や病院のソーシャルワーカーに相談ください。個々のケースにより、複数の支援制度を利用できる場合もあります。治療は健康保険が適応となりますが、公的助成制度によって負担を軽減することができます。主だった具体的な制度としては、特定疾患治療研究事業、身体障碍者手帳、自立支援医療（更生医療）があります。対象、申請のための手続き先など、それぞれ異なっていますので、主治医・ソーシャルワーカーにご相談ください。

第4章 血管の病気

リンパ管疾患

四方　裕夫

リンパ浮腫とは

　動脈で組織に流入する全量を100％とすると静脈は90％、残り10％がリンパ液（組織液）とされます。そのリンパ液の流れる管がリンパ管です。何らかの障害によってリンパ液の流れが停滞貯留したものがリンパ浮腫です（図1）。リンパの輸送障害に組織間質内の細胞性蛋白処理能力不全が加わり高蛋白性の間質液が貯留した結果起きる臓器や組織の腫脹です。

　リンパ浮腫には表1、図2などがあります。

　症状としては、初期には浮腫は軽度ですが、次第に硬さが増し（蛋白質に富む組織液が貯留し、皮膚・皮下組織線維化、角化が増強します）、さらに増悪すると象皮症（elephantitis）となります。痛いなどといった感覚的愁訴は少ないものの、美容的問題が主で、本人が非常に悩む疾患です（図3、4）。

　続発性の症例は潜伏期間が長く、広島での経験では3年〜26年でしたが金沢医科大学での最長潜伏期間は32年で、最長記録を塗り替えました。昭和39年子宮がん手術、術後32年目に右下肢リンパ浮腫出現、44年目左下肢にリンパ浮腫が出現した症例です。

　鑑別疾患としては炎症、蜂窩織炎、静脈うっ滞、深部静脈血栓症、心不全、低蛋白性浮腫、水腫などがあります。

図1　血液とリンパ液

何らかの障害によりリンパ液の流れが停滞貯留し、逆流が起こると浮腫になります（右図）。

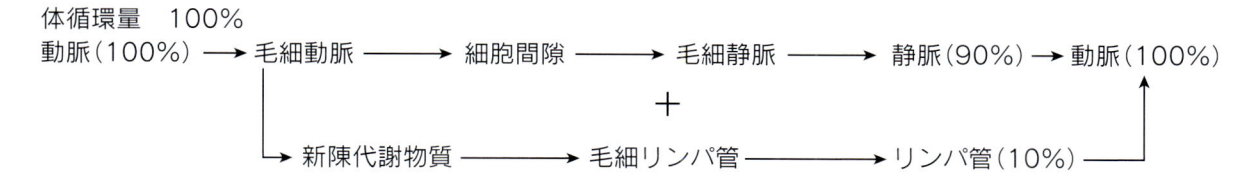

体循環量　100％
動脈（100％）→毛細動脈→細胞間隙→毛細静脈→静脈（90％）→動脈（100％）
　　　　　　　　　＋
　　　　　　→新陳代謝物質→毛細リンパ管→リンパ管（10％）→

正常／手術などでリンパ管が損傷した場合

皮下組織内、リンパ末端、組織間液、フィラメント、リンパ毛細管、前集合管、リンパ管へ、集合リンパ管

通常／太くなる／手術などで切除・破損／弁が閉まらない

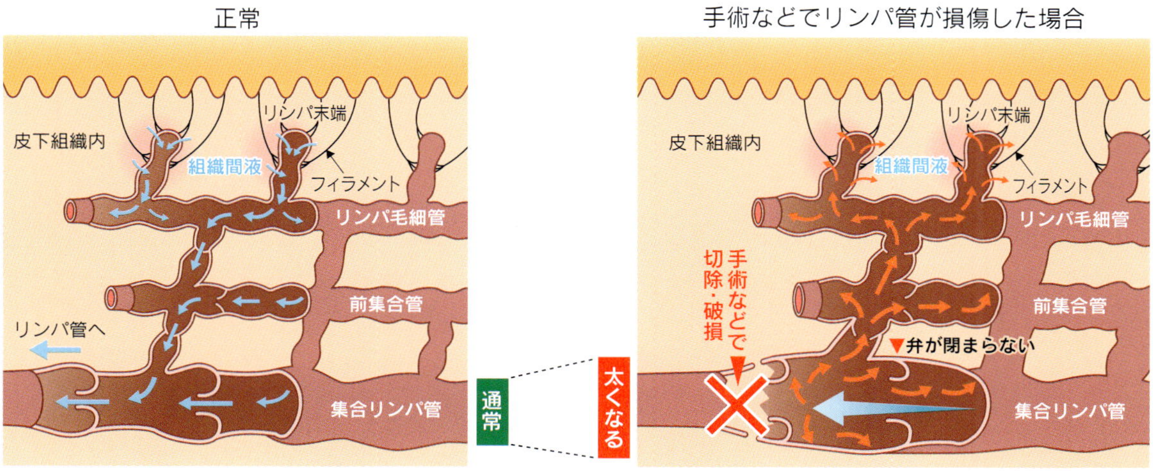

※正常な流れがストップし、逆流が起こると浮腫になる

第4章　血管の病気

リンパ浮腫の検査・診断法

浮腫肢の診断には定点周径測定、排水法（前脛骨部圧迫）、CT法、組織インピーダンス法、MRI法などがあります。

リンパ浮腫の診断としてはRI lymphoscintigraphy（図4）や、組織クリアランス法などがありますが多くは視診と排水法で行われることが多いようです。

手術法選択の診断として吻合するリンパ管または閉塞部を同定するために色素などを用いてリンパ管造影が行われますが、閉塞部位の同定には現在はRI lymphoscintigraphyで行います。

合併症としては繰り返す蜂巣織炎（リンパ管炎とも呼ばれます）があります。まれに患肢にリンパ肉腫発生（Stewart-Treves症候群）することがあります。

治療としてのリンパ浮腫の保存的療法

①下肢の高挙（重力ドレナージ）、②理学療法（リンパドレナージ：Földi法）、③感染の予防、④間質浮腫の軽減目的に圧迫、弾力ストッキング、空気圧迫装置があります。

間質貯留蛋白質の低減としてベンゾピロン（非抗凝固作用クマリン系）、漢方（牛車腎気丸、五苓散、紫苓湯など）が挙げられた過去がありますが、現在は有効な薬剤はないとされています。

表1　様々なリンパ浮腫

遺伝性リンパ浮腫	Milroy病
原発性リンパ浮腫	(a) aphasia 型 (b) hypoplasia 型 (c) hyperplasia 型
続発性リンパ浮腫	下肢：子宮・膀胱がん等の手術および放射線療法、炎症、後腹膜線維症等 　　　他に寄生虫（フィラリア）など 上肢：乳がん術後、下肢：子宮癌術後が多い。

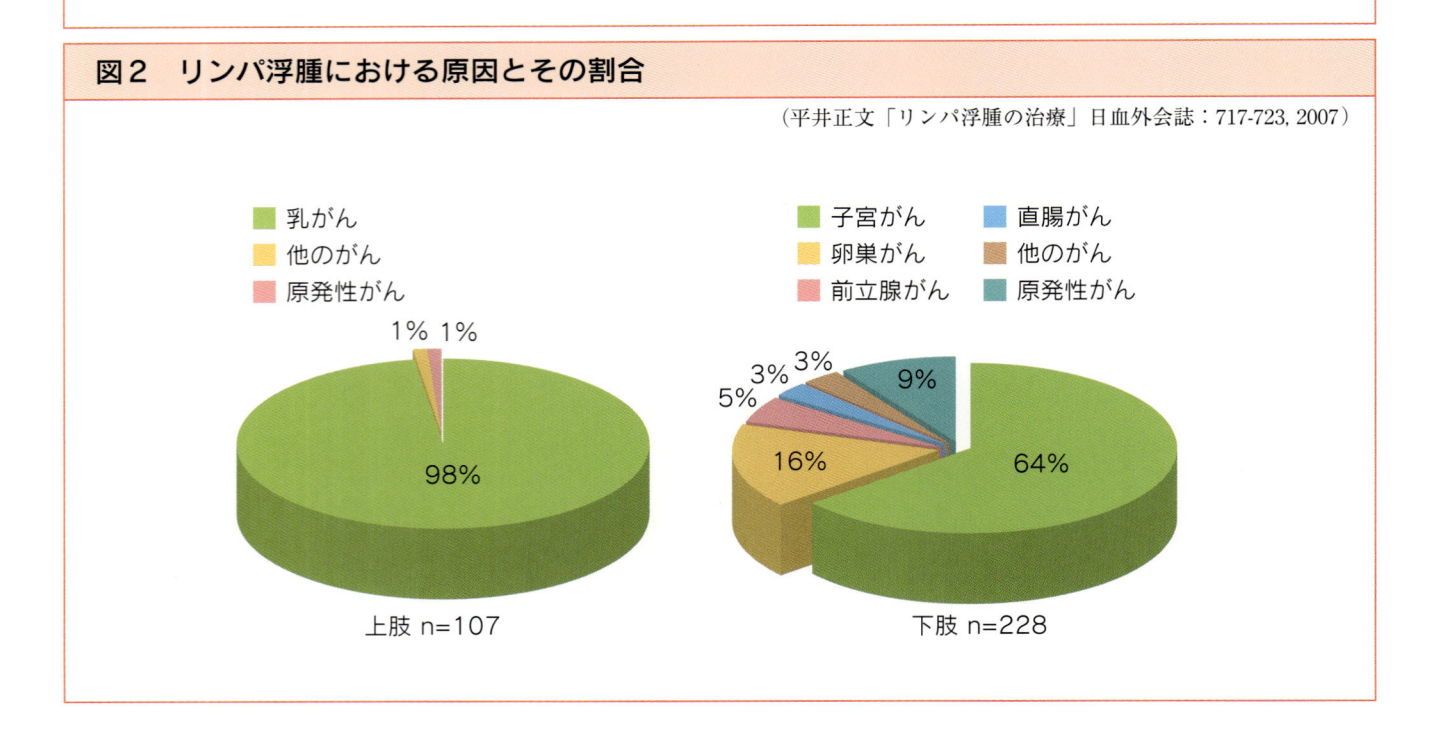

図2　リンパ浮腫における原因とその割合

（平井正文「リンパ浮腫の治療」日血外会誌：717-723, 2007）

上肢 n=107
- 乳がん 98%
- 他のがん 1%
- 原発性がん 1%

下肢 n=228
- 子宮がん 64%
- 卵巣がん 16%
- 前立腺がん 5%
- 他のがん 3%
- 直腸がん 3%
- 原発性がん 9%

図3　リンパ浮腫の症状

むくみ、だるさ・疲れやすい、皮膚の硬化（象皮症）、皮膚割れ、多毛、剛毛、痛み、しびれ、運動障害、ADL障害、易感染性（繰り返すリンパ管炎）、リンパ漏、その他

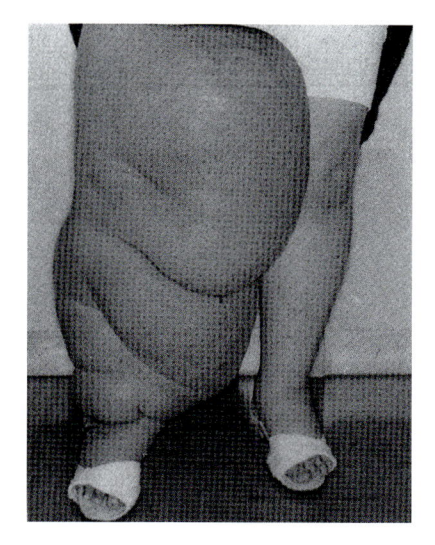

旭川医科大の症例：手術拒否

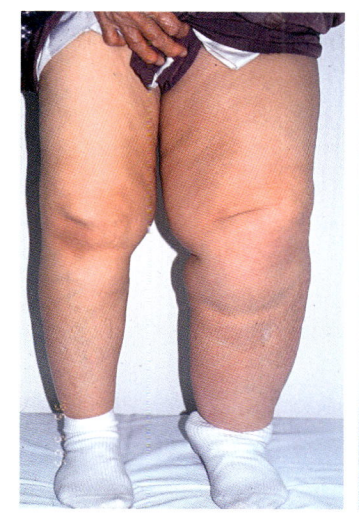

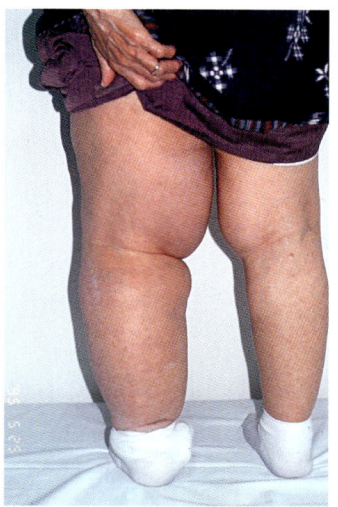

自験例：子宮がん術後症例

図4　アイソトープを用いたリンパ管グラフィー

右下肢にリンパのうっ滞が認められます。

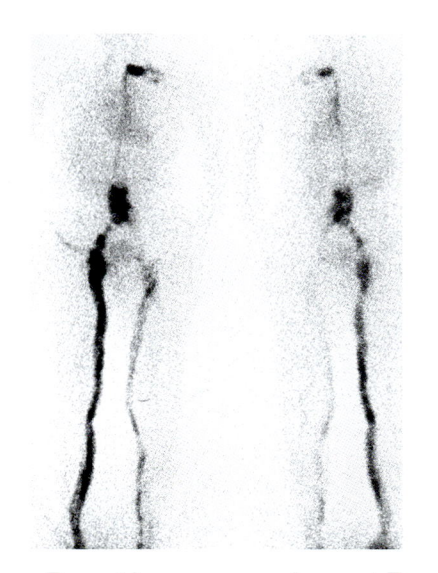

R　ant L　　　L　post R

表2　リンパ球動注療法（広島大学病院での経験）

対　　象：男 3、女 28例

年　　齢：36～74歳、平均 60.6歳

原 疾 患：原発性 2例
　　　　　膀胱がん術後　4例（術後放射線療法 3例、化学療法 1例）
　　　　　子宮がん術後 22例（放射線療法 22例）
　　　　　乳がん術後　　3例

浮腫部位：左下肢 12例
　　　　　右下肢 16例
　　　　　両下肢、左上肢 3例

潜伏期間：3～26年

症　　状：腫大のみ 24例、腫脹＋疼痛 4例、腫大＋蜂窩織炎 4例

第4章　血管の病気

⑤リンパ球動注療法（加藤法）：自家のリンパ球を採取して患肢の動脈に注入して間質の蛋白処理を促進する。しかし効果が一時的で繰り返しが必要、コストがかかるなどの問題点があります（表2）。

⑥皮膚合併症の治療が重要となってきます。湿疹・皮膚炎の治療、過剰角化皮膚の切除リンパ水疱、リンパ漏瘻のリンパ管結紮などを行います。

⑦二次性リンパ浮腫に対する療法
保存的；生活指導、弾力ストッキング、ハドマー、リンパ球動脈注入法（加藤ら）に加えて外科的療法が選択されることがある。

①切除誘導法：Thompson（図5）、Charles法や、②リンパ誘導法：Handley-Gorrman法（木綿糸、絹糸など）、R.W.H. Phoらの手術さらに、③切除法、④リンパ管再建法（リンパ管―静脈吻合、リンパ節―静脈吻合（図6）、リンパ管―腸間膜吻合（図7）、大網―リンパ誘導法などです。しかし一般的に④以外の手術療法は有効性に疑問が残ります。

急性期リンパ浮腫と慢性期リンパ浮腫の治療の方針について（表3）に挙げました。

図5　Thompson手術

右下肢の巨大化したリンパ浮腫に対する手術

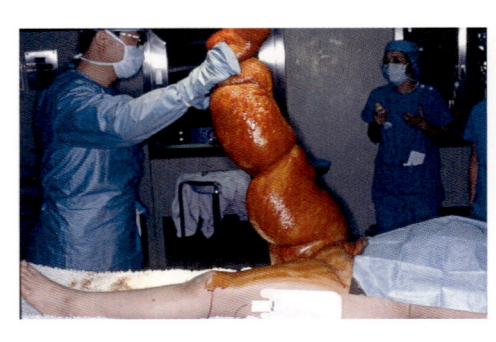

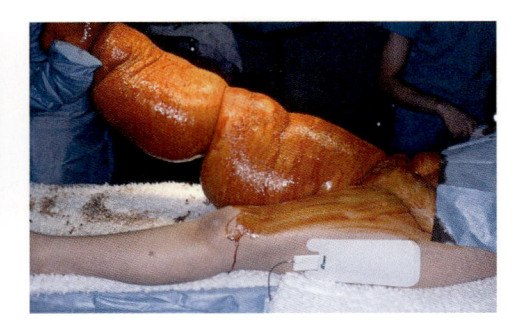

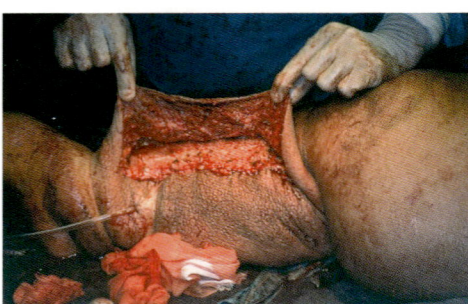

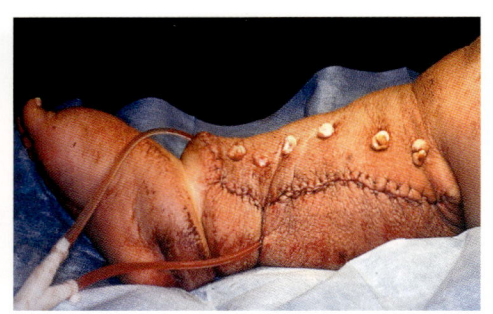

リンパ管疾患

図6　リンパ管静脈吻合術の種類

リンパ管と静脈の各種吻合

マイクロサージャリー　pull through 法　direct v-ly anastomosis

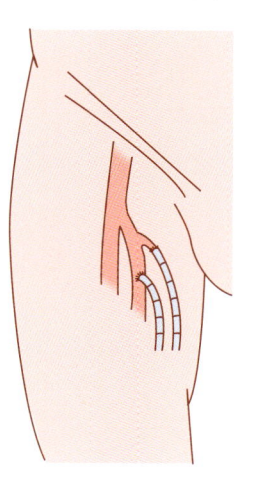

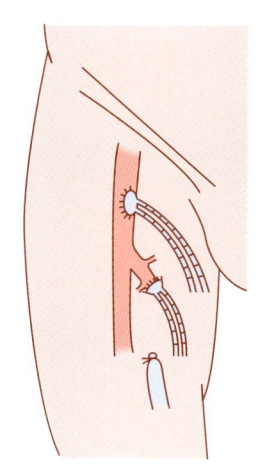

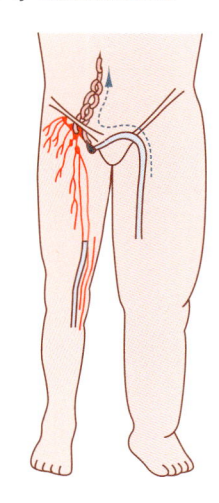

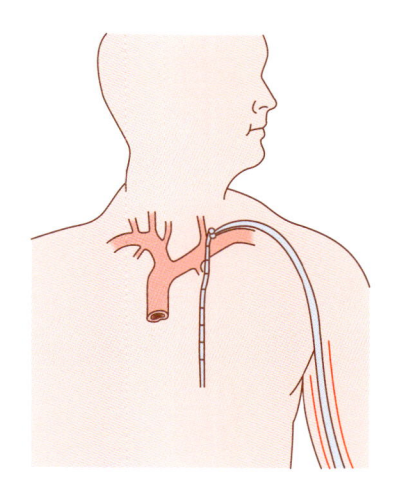

図7　腸間膜を用いた誘導

リンパ管と腸間膜の吻合

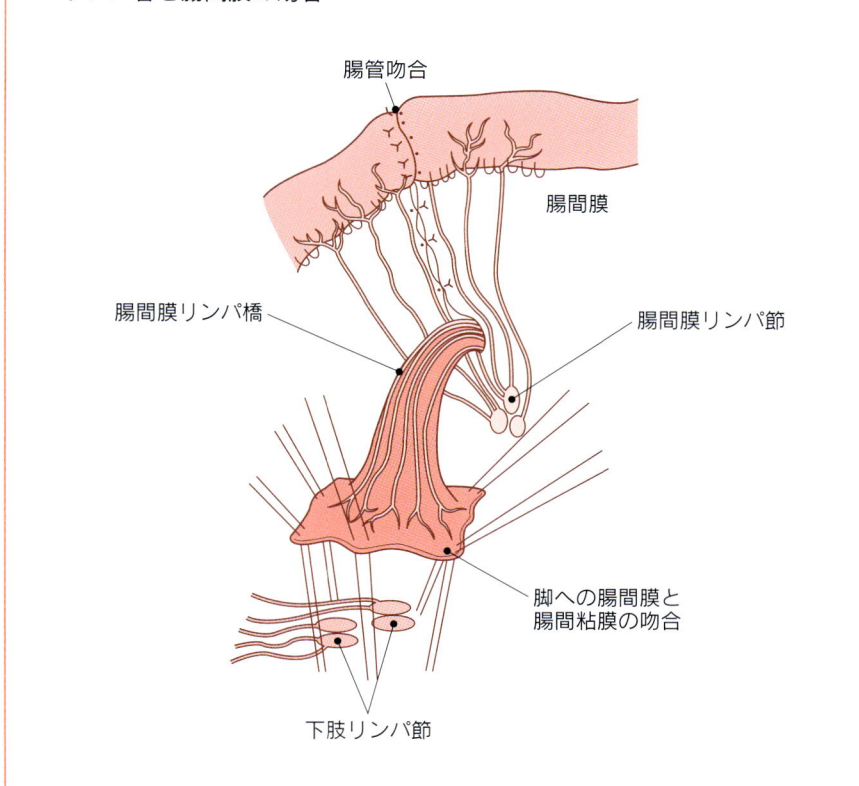

- 腸管吻合
- 腸間膜
- 腸間膜リンパ橋
- 腸間膜リンパ節
- 脚への腸間膜と腸間粘膜の吻合
- 下肢リンパ節

241

表3　リンパ浮腫の治療

Ⅰ．急性炎症期
1. 炎症を完全に治す（抗生物質、抗アレルギー剤、皮膚病・外傷を治療する）
2. 抗炎軟膏塗布、弾力包帯で軽く圧迫する（炎症の軽快と共に包帯を次第に強くする）
3. 上肢はベッドの横に枕、下肢は布団を置き、患肢を挙上する

Ⅱ．慢性期
1. 他動的、自動的マッサージを行い、習得する（1日数回）
2. ヘパリン様物質入り軟膏塗布の後、弾力包帯で強く圧迫（手指、足趾はテーピングする）
3. 波動マッサージ器の使用を覚える（1日2回）
4. 患肢の自動・他動運動
5. 就寝時の患肢吊り上げ（上肢）、挙上（下肢）

Ⅲ．退院準備期
1. スリーブ・グローブ、ストッキングを自分で着用する
2. 自己マッサージに習熟（手掌、柔捻マッサージ）
3. 減圧体操の習得
4. 波動マッサージ器購入を検討

Ⅳ．自宅管理法
1. 皮膚を清潔に保つ（消毒、クリーム塗布、マッサージの励行）
2. 1日1回周径測定と記録（増悪原因の追求と圧迫の強化）
3. 患肢の下垂を避ける
4. 入浴時のマッサージと体操
5. 太りすぎないようにする（塩分を控え、高脂血症の治療）

第5章
血圧異常

高血圧
  本態性高血圧 …………………………………………………… 244
  二次性高血圧 …………………………………………………… 251
低血圧・調節異常
  低血圧 …………………………………………………………… 257
  血管調節異常・起立性低血圧 ………………………………… 260

第5章 血圧異常

高血圧①

本態性高血圧

北川　泉

はじめに

　我が国の高血圧症患者は、約4,000万人にのぼると推定されています。血圧値が高いほど、脳卒中、心筋梗塞、心疾患および慢性腎臓病（CKD）の罹患率と死亡率とは高くなります。国民の食塩摂取量は依然として1日11 g程度と、摂取量の多い状態が続いており、一方で心血管疾患発症の重要な要因であるメタボリックシンドロームの頻度も増しています。高血圧未治療患者の割合は高く、若年者では8～9割にのぼり、さらには治療を行っている高血圧患者の約半数が管理不十分と推定されています。疫学的データからの推定によると、収縮期血圧水準が2 mmHg低下すれば、脳卒中罹患率は6％、虚血性心疾患は約5％減少し、1年間の死亡者数では脳卒中9,000人、虚血性心疾患4,000人程度減少します。ゆえに生活習慣の修正を視野にいれ、強力な高血圧管理が必要となります。高血圧の治療においては、2009年の日本高血圧学会ガイドライン（JSH2009）（表1）が発表され、それに基づき治療方針が決められます。高血圧の定義は、140/90 mmHg以上とされています。分類は表1に示すように、ⅠからⅢ度に分けられます。治療の判断は、血圧レベルに加えて、予後影響因子（表2）から得られるリスク層別化（表3）に応じて治療計画を立てます。そして生活習慣改善をすべての患者に徹底させながら、降圧目標（表4）達成のために必要に応じて薬物療法が開始されます。

表1　成人における血圧値の分類（mmHg）

（日本高血圧学会, 高血圧ガイドライン作成委員会 編「高血圧ガイドライン2009（JSH2009）」ライフサイエンス出版, 2009に基づき作成）

分類	収縮期血圧		拡張期血圧
至適血圧	<120	かつ	<80
正常血圧	<130	かつ	<85
正常高値血圧	130-139	または	85-89
Ⅰ度高血圧	140-159	または	90-99
Ⅱ度高血圧	160-179	または	100-109
Ⅲ度高血圧	≧180	または	≧110
（孤立性）収縮期高血圧	≧140	かつ	<90

原因

　高血圧の原因は、本態性高血圧と二次性高血圧に分けられ、90％は本態性です。二次性高血圧とは高血圧を来す原因が明らかなもので、頻度は10％程度と言われていますが、近年それ以上の頻度である可能性が指摘されています。適切な治療により治癒が期待できる場合があり、二次性高血圧はすべての高血圧患者の診療において念頭におかねばなりません。特に若年者の高血圧や、高齢者でも急激な血圧上昇を来した場合などは、二次性高血圧を疑い検査を進める必要があります。

診断・治療の手順

　高血圧診療の進め方は、血圧測定、病歴、身体所見、検査所見から二次性高血圧を除外し、危険因子、臓器障害、心血管病、合併症を評価します（表2）。降圧療法は生活習慣の修正（第一段階）と降圧治療（第二段階）により行われます（図）。

血圧測定

　診察室血圧測定はカフを心臓の高さに保ち、安静座位の状態で測定し

表2　高血圧管理計画のためのリスク層別化に用いる予後影響因子

（日本高血圧学会，高血圧ガイドライン作成委員会 編「高血圧ガイドライン2009（JSH2009）」ライフサイエンス出版，2009に基づき作成）

A. 心血管病の危険因子

高齢（65歳以上）
喫煙
収縮期血圧、拡張期血圧レベル
脂質異常症
　　低HDLコレステロール血症（＜40mg/dℓ）
　　高LDLコレステロール血症（≧140mg/dℓ）
　　高トリグリセライド血症（≧150mg/dℓ）
肥満（BMI≧25）（特に腹部肥満）
メタボリックシンドローム※1
若年（50歳未満）発症の心血管病の家族歴

糖尿病
　　空腹時血糖≧126mg/dℓ　あるいは
　　負荷後血糖 2時間値≧200mg/dℓ

※1 メタボリックシンドローム：予防的観点から以下のように定義する。正常高値以上の血圧レベルと腹部肥満（男性85cm以上、女性90cm以上）に加え、血糖値異常（空腹時血糖110-125mg/dℓ、かつ/または糖尿病に至らない耐糖能異常）、あるいは脂質代謝異常のどちらかを有するもの
※2 eGFR（推算糸球体濾過量）は日本人のための推算式、eGFR＝194×Cr$^{-1.094}$×年齢$^{-0.287}$（女性は×0.739）より得る

B. 臓器障害／心血管病

脳　　脳出血・脳梗塞
　　　無症候性脳血管障害
　　　一過性脳虚血発作

心臓　左室肥大（心電図、心エコー）
　　　狭心症・心筋梗塞・冠動脈再建
　　　心不全

腎臓　蛋白尿（尿微量アルブミン排泄を含む）
　　　低いeGFR※2（＜60mℓ/分/1.73m²）
　　　慢性腎臓病（CKD）・確立された腎疾患（糖尿病性腎症・腎不全など）

血管　動脈硬化性プラーク
　　　頸動脈内膜・中膜壁厚＞1.0mm
　　　大血管疾患
　　　閉塞性動脈疾患
　　　（低い足関節上腕血圧比：ABI＜0.9）

眼底　高血圧性網膜症

表3　診察室血圧に基づいた脳心血管リスク層別化

（日本高血圧学会，高血圧ガイドライン作成委員会 編「高血圧ガイドライン2009（JSH2009）」ライフサイエンス出版，2009に基づき作成）

リスク層 （血圧以外のリスク要因）	正常高値血圧 130-139/85-89mmHg	I度 高血圧 140-159/90-99mmHg	II度 高血圧 160-179/100-109mmHg	III度 高血圧 ≧180/≧110mmHg
リスク第一層 （危険因子がない）	付加リスクなし	低リスク	中等リスク	高リスク
リスク第二層 （糖尿病以外の1-2個の危険因子、メタボリックシンドローム※がある）	中等リスク	中等リスク	高リスク	高リスク
リスク第三層 （糖尿病、CKD、臓器障害／心血管病、3個以上の危険因子のいずれかがある）	高リスク	高リスク	高リスク	高リスク

※リスク第二層のメタボリックシンドロームは、予防的観点から以下のように定義する。正常高値以上の血圧レベルと腹部肥満（男性85cm以上、女性90cm以上）に加え、血糖値異常（空腹時血糖110-125mg/dL、かつ/または糖尿病に至らない耐糖能異常）、あるいは脂質代謝異常のどちらかを有するもの、両者を有する場合はリスク第三層とする。

表4　降圧目標

(日本高血圧学会, 高血圧ガイドライン作成委員会 編「高血圧ガイドライン2009（JSH2009）」ライフサイエンス出版, 2009に基づき作成)

若年者・中年者	130/85mmHg 未満
高齢者	140/90mmHg 未満
糖尿病患者 CKD患者 心筋梗塞後患者	130/80mmHg 未満
脳血管障害患者	140/90mmHg 未満

図　初診時の高血圧管理計画

(日本高血圧学会, 高血圧ガイドライン作成委員会 編「高血圧ガイドライン2009（JSH2009）」ライフサイエンス出版, 2009に基づき作成)

高血圧の管理計画は、血圧測定、病歴、身体所見、検査所見を行い、二次性高血圧を除外して、リスク層別化に用いる予後影響因子（表2）を確認の上、生活習慣病の指導をし3つのリスクに層別化（表3）し、治療方針が決定されます。

```
血圧測定、病歴、身体所見、検査所見
        ↓
二次性高血圧を除外
        ↓
危険因子、臓器障害、心血管病、合併症を評価
        ↓
生活習慣の修正を指導
     ↓    ↓    ↓
 低リスク群  中等リスク群  高リスク群
     ↓       ↓           ↓
3ヵ月以内の指導で  1ヵ月以内の指導で  直ちに
140/90mmHg以上   140/90mmHg以上   降圧薬治療※
なら降圧薬治療    なら降圧薬治療
```

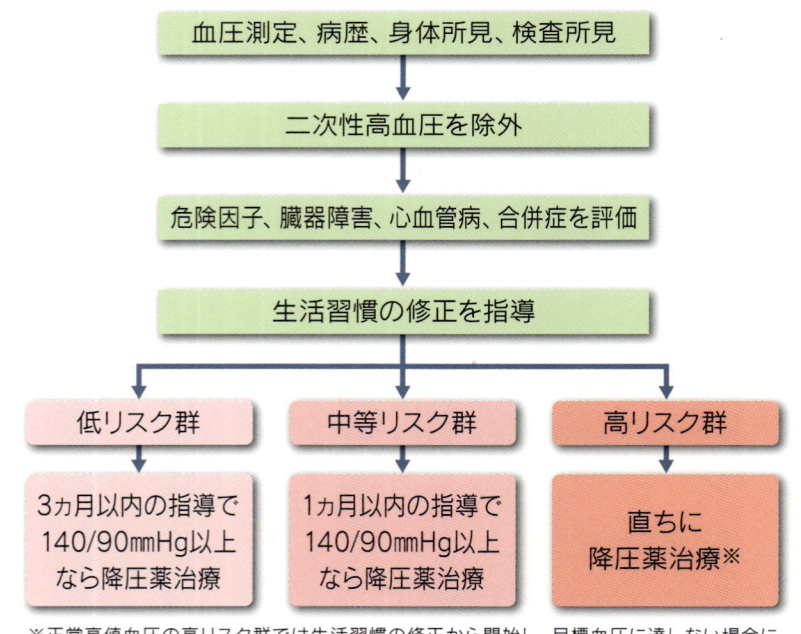

※正常高値血圧の高リスク群では生活習慣の修正から開始し、目標血圧に達しない場合に降圧薬治療を考慮する

ます。1〜2分間隔をおいて複数回測定し、安定した値（測定値の差が5 mmHg未満を目安）を示した2回の平均値を採用します。少なくとも2回以上の異なる機会における診察室血圧値が140/90 mmHg以上のとき高血圧と診断します。これまでの高血圧診断は診察室血圧に基づいていましたが、現在の高血圧診療は診察時血圧と診察室以外の家庭血圧と24時間自由行動化血圧（ABPM）のダブルスタンダードで治療方針に役立てます。高血圧の基準値は診察時血圧では140/90 mmHg以上、家庭血圧で135/85 mmHg以上、ABPMでは130/80 mmHg以上と異なります。家庭血圧とABPMは白衣高血圧、仮面高血圧、早朝高血圧、血圧変動パターン（dipperやnon-dipper、extreme dipper、riser）診断のみならず、薬効の持続時間の判断に有用です。特に家庭血圧は、日常環境下での測定値を知り得ることができ、再現性にもすぐれ、診察室血圧よりも予後予測能が高いことがわかっています。また2011年の家庭血圧測定の指針においては、「まず家庭血圧測定をする」ことが最も大切であることが記載されていることからも高血圧のすべての患者に定期的な家庭血圧測定がされるべきと考えます。ABPMは、血圧日内変動がわかり、特に夜間血圧、つまり睡眠時血圧を明らかにできるメリットがあります。夜間血圧が昼間血圧より10％以上低下するdipper（正常に変動するタイプ）とそれ以外の日内変動異常のあるnon-dipper（夜間降圧が日中降圧と比較して10％未満）、riser（夜間血圧が上昇する）、extreme dipper（夜間20％の過度降圧を示す）タイプではと臓器合併症、予後が悪

いことが報告されています。その変動の異なる理由については、様々な要因が考えられています。

＊言葉の定義についての説明

白衣高血圧─診察時血圧が上昇しており、非医療環境での血圧値が正常血圧状態にあるもの

仮面高血圧─診察時血圧は正常であり、非医療環境での血圧値が高血圧状態にあるもの

早朝高血圧─家庭において早朝、起床後に測定した血圧値は高いが、診察室では正常血圧値を呈するものと考えられている。起床によって血圧が急激に上昇するサージ型と就寝中から血圧が上昇し起床後にも高血圧が持続している夜間高血圧型の2種類に分けられ、その診断にはABPMが必要になります。

家庭血圧測定

家庭血圧測定条件に関しては2011年に日本高血圧学会より家庭血圧測定の指針（第2版）が提示されています。家庭血圧測定には、ある個体で聴診法との較差が5 mmHg以内であることが確認された上腕カフ・オシロメトリック装置を用います。朝は起床後1時間以内、排尿後、座位1～2分の安静後、降圧薬服用前、朝食前に、また晩は就床前、座位1～2分の安静後に測定することが推奨されています。就床前の測定は、飲酒や入浴の影響を受けることもありますが、血圧測定のアドヒアランスを高めることが重要であり、飲酒や入浴の影響が考えられる時間帯での測定であれば、その旨を血圧値と同時に記録します。その他、薬効評価の目的で、夕食前、晩服薬前測定なども適宜指示します。もし可能ならば、深夜（睡眠時）血圧、勤務時間帯血圧も測定します。家庭血圧は朝晩1機会にそれぞれ1～3回ずつ、原則として連日測定します。未服用時は少なくとも週5回、血圧安定期には週3日間、降圧薬変更時は少なくとも週5日の測定が必要です。1機会にあまりに多くの測定頻度を求めると、測定の継続率は低下します。また通常の患者は1機会に複数回測定することが多く、最も低い値を医師に報告する心理的傾向があります。家庭血圧の世界の基準の根拠となったいくつかの臨床疫学研究では朝・晩それぞれ一回ずつの測定を行っています。また1機会の測定値の平均値に高い再現性のあること、また1機会1回の測定の平均値と複数回測定の平均値との差がわずかしかないことが本邦の研究で証明されています。これは一回の測定でも良いことを意味しています。集計と評価の対象は、朝一回目の血圧、晩の血圧の一回目の血圧の、ある期間にわたる平均値を用いて評価することを基本とします。また記録されたすべての値は評価の対象となることから、すべての測定値を記録・集計することが望ましいです。指用の血圧計は不正確で、手首血圧計は使用が容易ですが、水柱圧補正が困難であること、また手首の解剖学的特性から動脈の圧迫が困難である場合があり不正確になることが多く、現状では家庭血圧測定には、上腕用を使用します。

病歴聴取

過去の血圧レベル、高血圧と罹病期間と治療経過、降圧薬の有用性と副作用を確認します。家族歴として、高血圧、糖尿病、心血管疾患の発症の有無と発症年齢に加え、高血圧リスクにつながる生下時の体重・幼少時の体重増加、ならびに妊娠歴のある女性では妊娠時の高血圧、糖尿病、蛋白尿を指摘されたことがないか聴取します。生活習慣についての確認も重要であり、運動習慣、睡眠習慣、食事内容、嗜好や飲酒などの飲酒習慣、喫煙などの有無について確認します。抑うつ傾向、ストレス度などの性格、精神心理状態についても質問することが望ましいです。また二次性高血圧を示唆する情報に関して表6のような点に留意します。さらに脳血管障害、心臓疾患、腎疾患、末梢動脈疾患の臓器障害を示唆する所見にも留意します。

身体診察

安静・座位の血圧、脈拍のほか、血圧の左右差、血圧と脈拍の起立変動を確認します。また体格指数（BMI）の算出や腹囲測定など、肥満に関する評価を行います。身体所見で大事なことは、高血圧に伴う動脈硬化や臓器合併症の有無と二次性高血圧を示唆する所見を確認することです（表5）。

検査

初診時に必須な一般検査としては、尿検査、血算、血液生化学（空腹時血糖、尿素窒素、クレアチニン：Cr、尿酸、総コレステロール、トリグリセリド、HDL-コレステロール、LDL-コレステロール、AST、ALT、γ-GTP、Na、K、Cl）、胸部X線撮影、12誘導心電図が挙げられます。さらに血清Cr値を元に日本人のための推算式であるeGFR（推算糸球体濾過量）＝$194 \times Cr^{-1.094} \times 年齢^{-0.287}$（女性は×0.739）を算出する。さらに推奨検査として糖代謝や炎症マーカーの評価、二次性高

表5 主な二次性高血圧。示唆する所見と鑑別に必要な検査

(日本高血圧学会,高血圧ガイドライン作成委員会 編「高血圧ガイドライン2009 (JSH2009)」ライフサイエンス出版, 2009に基づき作成)

原因疾患	示唆する所見	鑑別に必要な検査
腎実質性高血圧	蛋白尿、血尿、腎機能低下、腎疾患既往	血清免疫学的検査、腎超音波・CT、腎生検
腎血管性高血圧	若年者、急な血圧上昇、腹部血管雑音、低K血症	PRA、PAC、腎血流超音波、レノグラム、血管造影
原発性アルドステロン症	四肢脱力、夜間多尿、低K血症	PRA、PAC、副腎CT、負荷検査、副腎静脈採血
クッシング症候群	中心性肥満、満月様顔貌、皮膚線条、高血糖	コルチゾール、ACTH、腹部CT、頭部MRI
褐色細胞腫	発作性・動揺性高血圧、動悸、頭痛、発汗、神経線維腫	血液・尿カテコールアミンおよびカテコールアミン代謝産物、腹部超音波・CT、MIBGシンチ
甲状腺機能低下症	徐脈、浮腫、活動性減少、脂質、CPK、LDH高値	甲状腺ホルモン・自己抗体、甲状腺超音波
甲状腺機能亢進症	頻脈、発汗、体重減少、コレステロール低値	甲状腺ホルモン・自己抗体、甲状腺超音波
副甲状腺機能亢進症	高Ca血症	副甲状腺ホルモン
大動脈縮搾症	血圧上下肢差、血管雑音	胸(腹)部CT、MRI・MRA、血管造影
脳幹部血管圧迫	治療抵抗性高血圧、顔面けいれん、三叉神経痛	頭部(延髄)MRI・MRA
睡眠時無呼吸症候群	いびき、昼間の眠気、肥満	夜間睡眠モニター
薬剤誘発性高血圧	薬物使用歴、治療抵抗性高血圧、低K血症	薬物使用歴の確認

表6 臓器障害の検査指標

(日本高血圧学会,高血圧ガイドライン作成委員会 編「高血圧ガイドライン2009 (JSH2009)」ライフサイエンス出版, 2009に基づき作成)

脳	頭部MRI(T1、T2、T2*、FLAIR)	無症候性脳梗塞、深部白質病変、微小脳出血
	MRアンジオグラフィー※	主幹脳動脈・頸動脈の狭窄、脳動脈瘤
	認知機能テスト	軽度認知症(Mini-mental state examination: MMSE)スコア≦26点、長谷川式簡易認知機能検査スコア≦25点
	抑うつ状態評価試験	(軽度)抑うつ状態(GDSスコア≧10点：BDI＞≧10点)
心臓	心電図	左室肥大(Sokolow-Lyon基準、Cornel voltage基準、Cornel Product、ストレイン型)、QT時間の延長、QT dispersionの増大、異常Q波、心房細動
	心臓エコー	左室心筋重量係数、左室相対的壁肥厚、左室駆出分画、左室拡張能、心房経
	冠動脈MDCT※	石灰化病変、冠動脈狭窄、プラーク評価
	心臓MRI※	左室肥大、左房肥大
腎臓	推算糸球体濾過量[eGFR(mℓ/分/1.73m²)]	慢性腎臓病(CKD)
	尿検査(蛋白尿)	
	尿中アルブミン排泄量※1	微量アルブミン尿(スポット尿)＞3mg/gクレアチニン
血管	頸動脈エコー	内膜・中膜肥厚(IMT)、max IMT(異常：＞1.0mm)、プラーク、狭窄病変
	足首・上腕血圧比(ABI)	末梢動脈疾患(ABI＜0.9)
	脈波伝播速度(PWV)	頸動脈・大腿動脈(cf)-PWV、上腕・足首(ba)-PWV
	増幅係数(AI)※	頸動脈AI、橈骨動脈AI
	内皮機能検査※	血流依存性血管拡張反応
自律神経	起立試験	起立性低血圧、起立性高血圧
	24時間自由行動下血圧測定	夜間血圧下降減弱(non-dipper型)、夜間血圧上昇(riser型)

※特殊検査　※1尿中アルブミン測定の保険適応は早期糖尿病性腎症にかぎられている

血圧の精査、臓器障害の評価を行います。二次性高血圧の推奨スクリーニング検査として、早朝安静臥位30分後の採血にて血漿レニン活性、アルドステロン、コルチゾール、ACTH、カテコールアミン3分画の測定、24時間尿中メタネフリン3分画、カテコールアミン3分画などのホルモン検査と腹部超音波検査などがあります（表6）。

生活習慣の修正を指導

患者の評価を行っている間にすべての高血圧患者に生活習慣修正に向けた患者指導を行います（表7）。生活習慣の複合的な修正はより効果的であります。

リスクにあわせた降圧治療

JSH2009ではリスクの程度に応じて（図5）のように降圧薬治療開始時期を勧めています。降圧目標は（図4）に示すように種々の病態によってそれぞれ異なった血圧値を薦めています。糖尿病、心血管病やCKDは高リスクであり、生活習慣の修正と同時に降圧療法を開始します。

降圧薬治療は、積極的治療や禁忌もしくは慎重投与となる病態や合併症の有無に応じて、適切な降圧薬を選択します（表8）（表9）。α遮断薬は大規模介入試験のエビデンスに欠けることからJSH2009ではα遮断薬は主要降圧薬から外れ、第一選択薬としてはカルシウム（Ca）拮抗薬、アンジオテンシン受容体拮抗薬（ARB）、アンジオテンシン変換酵素（ACE）阻害薬、利尿薬、β遮断薬の中から選択します（表9）。2剤の併用としてはRA（レニンアンジオテンシン）系阻害薬＋Ca拮抗薬、RA系阻害薬＋利尿薬、Ca拮抗薬＋利尿薬、Ca拮抗薬＋β遮断薬が推奨されます。3剤の組み合わせは、もし利尿剤が使用されていなければ少量の利尿剤を追加することが推奨されます。降圧薬の使用上の原則は、1日朝1回投与の薬物投与で、低用量から開始し、24時間にわたって降圧することが重要であり、1日2回

表7 生活習慣の修正事項

（日本高血圧学会、高血圧ガイドライン作成委員会 編「高血圧ガイドライン2009（JSH2009）」ライフサイエンス出版、2009に基づき作成）

減　塩	6g/日未満
食塩以外の栄養素	野菜・果物の積極的摂取※ コレステロールや飽和脂肪酸の摂取を控える 魚（魚油）の積極的摂取
減　量	BMI（体重[kg]÷身長[m]^2）25未満
運　動	心血管病のない高血圧患者が対象で、 中等度の有酸素運動を中心に 定期的に（毎日30分以上）行う
節　酒	エタノールで　男性20-30mℓ/日以下 　　　　　　　女性10-20mℓ/日以下
禁　煙	

生活習慣の複合的な修正はより効果的である

※重篤な腎障害を伴う患者では高K血症をきたすリスクがあるので、野菜・果物の積極的摂取は推奨しない。糖分の多い果物の過剰な摂取は、特に肥満者や糖尿病などのカロリー制限が必要な患者では勧められない。

表8 主要降圧薬の積極的適応

（日本高血圧学会、高血圧ガイドライン作成委員会 編「高血圧ガイドライン2009（JSH2009）」ライフサイエンス出版、2009に基づき作成）

	Ca拮抗薬	ARB/ACE阻害薬	利尿薬	β遮断薬
左室肥大	●	●		
心不全		●※1	●	●※1
心房細動（予防）		●		
頻脈	●※2			●
狭心症	●			●※3
心筋梗塞後		●		●
蛋白尿		●		
腎不全		●	●※4	
脳血管障害慢性期	●	●	●	
糖尿病/MetS※5		●		
高齢者	●※6	●	●	

※1少量から開始し、注意深く漸増する　※2非ジヒドロピリジン系Ca拮抗薬　※3冠攣縮性狭心症には注意　※4ループ利尿薬　※5メタボリックシンドローム　※6ジヒドロピリジン系Ca拮抗薬

第5章　血圧異常

投与法が好ましいこともあります。副作用の発現を抑え、降圧効果を増強するためには多くの場合併用療法が必要となります。最近は、ARBと利尿剤、ARBとCa拮抗薬の合剤が出ており、処方を単純化することは薬剤アドヒアランスの上昇が期待できます。治療抵抗性高血圧（3剤以上継続しても、目標血圧が下がらない場合）においては、白衣高血圧、服薬継続の不良、体液の増加、降圧薬の不適切な選択や他剤の服用による降圧薬の減弱や二次性高血圧を見逃していることもあるので注意が必要です。

表9　主要降圧薬の禁忌もしくは慎重使用例

（日本高血圧学会，高血圧ガイドライン作成委員会 編「高血圧ガイドライン2009（JSH2009）」ライフサイエンス出版，2009に基づき作成）

	禁　忌	慎重使用例
Ca拮抗薬	徐脈（非DHP系）	心不全
ARB	妊娠 高K血症	腎動脈狭窄症※
ACE阻害薬	妊娠 血管神経性浮腫 高K血症	腎動脈狭窄症※
利尿薬 （サイアザイド系）	痛風 低K血症	妊娠 耐糖能異常
β遮断薬	喘息 高度徐脈	耐糖能異常 閉塞性肺疾患 末梢動脈疾患

※両側性腎動脈狭窄の場合は禁忌

Q&A

問：降圧薬は、生涯服薬と心配する人がいますが、休薬減量はできるのでしょうか？

答：高血圧は進行性の疾患であり、継続して降圧薬を内服していただくのが一般的です。降圧療法により目標とする降圧レベルに達した後に降圧薬の種類や量を減量できることや、休薬しても血圧が再上昇しない方もおられます。大事なことは減量、休薬をすることではなく、高血圧状態が持続すると管理が不良となり心血管事故につながることがあるので、まずはしっかり降圧することでそれらを予防することができることを理解しておかなければいけません。決して自分勝手に休薬することはしないで、必ず担当の先生に相談して方針を決めてください。

第5章 血圧異常

高血圧②

二次性高血圧

中川　淳

二次性高血圧とは？

高血圧の患者の多くは、血圧が高くなる原因を特定することはできません。おそらくそれは、遺伝や環境が複雑に絡み合って起こってくるのであり、いわば血圧上昇そのものが病気と考えられる状態です。このような原因不明の高血圧は、本態性高血圧と呼ばれます。

それに対して、明らかに特定できる原因があって血圧が高くなっている場合があります。その原因は特定の病気であることが多く、血圧上昇はそれらの病気の症状のひとつとして理解できます。このような原因が明らかな高血圧は二次性高血圧と呼ばれ、原因に応じて治療法や予後が大きく異なる点で注意が必要です。原因を取り除く（原因疾患を治療する）ことで、高血圧が治ってしまう場合も少なくはありません。

血圧調節機構から見た二次性高血圧

どのような原因があると血圧は上昇するのでしょうか？　それを理解するため、私たちの血圧はどのように調節されているのかをまず見てみましょう（図1）。

おおまかに言って私たちの血圧は、心臓から送り出される血液の量（心拍出量）と全身の血管の締まり

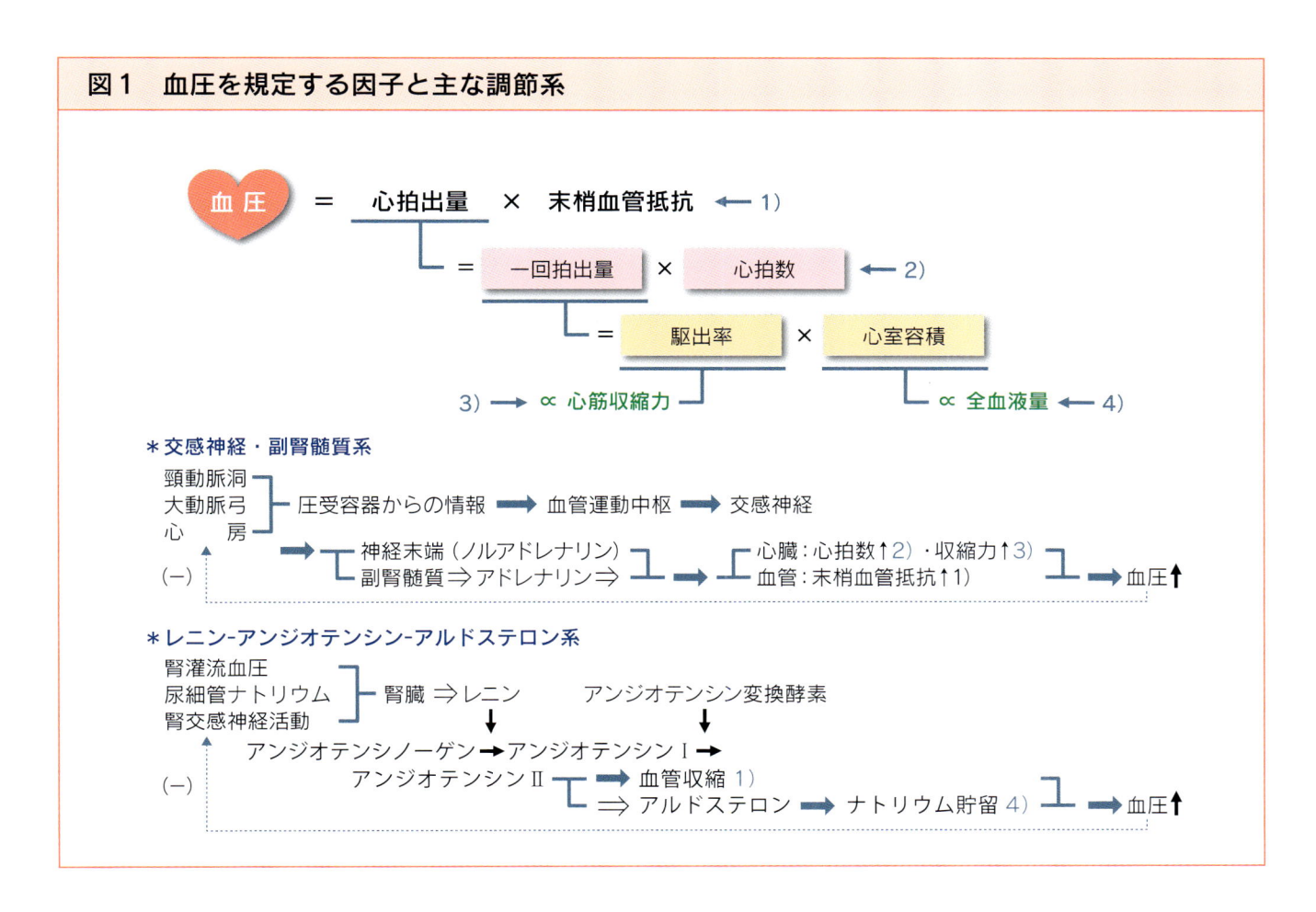

図1　血圧を規定する因子と主な調節系

血圧 ＝ 心拍出量 × 末梢血管抵抗 ← 1)
　　　＝ 一回拍出量 × 心拍数 ← 2)
　　　　　　＝ 駆出率 × 心室容積
　　　　　3) → ∝ 心筋収縮力　　∝ 全血液量 ← 4)

＊交感神経・副腎髄質系

頸動脈洞／大動脈弓／心房 ─ 圧受容器からの情報 ⇒ 血管運動中枢 ⇒ 交感神経
→ 神経末端（ノルアドレナリン）／副腎髄質 ⇒ アドレナリン ⇒ 心臓：心拍数↑2)・収縮力↑3)／血管：末梢血管抵抗↑1) ⇒ 血圧↑
(−)

＊レニン-アンジオテンシン-アルドステロン系

腎灌流血圧／尿細管ナトリウム／腎交感神経活動 ─ 腎臓 ⇒ レニン
アンジオテンシノーゲン → アンジオテンシンⅠ → （アンジオテンシン変換酵素）→ アンジオテンシンⅡ ⇒ 血管収縮 1)
⇒ アルドステロン ⇒ ナトリウム貯留 4) ⇒ 血圧↑
(−)

具合（末梢血管抵抗）とによって決定されます。心拍出量が多いほど、末梢血管抵抗が高いほど、血圧は高くなります。心拍出量は血液の流量とも理解できますから、圧＝流量×抵抗となり、電気に例えればオームの法則と同じです。心拍出量は心臓が1回に送り出す血液の量（1回拍出量）と心拍数の積であり、1回拍出量は心臓に流れ込んでくる血液の量と心臓の収縮力によって決まり、心臓に流れ込んでくる血液の量は全身の血液量の影響を受けます。こうした因子に様々な影響を及ぼし、血圧を一定に保とうとする2つの大きな調節系が知られています。ひとつが交感神経・副腎髄質系であり、もうひとつがレニン-アンジオテンシン-アルドステロン系です。

交感神経・副腎髄質系は、中枢神経内にある血管運動中枢と呼ばれる部位の働きにより調節されていますが、血管を収縮させることで末梢血管抵抗を増やし、心臓の収縮力と心拍数を増すことで心拍出量を増加させます。一方、レニン-アンジオテンシン-アルドステロン系は、主として腎臓が感知する血圧の低下によりレニン分泌が増加することで一連の反応が開始され、アンジオテンシンIIが血管を収縮させて末梢血管抵抗を増やす一方、アルドステロンが体内に塩分と水分を貯留させ全身の血液量を増やします。これらの調節系は、その結果として血圧が上昇すると、上昇した血圧自体が一連の反応を停止するように働くことで（ネガティブフィードバック）、血圧が上がり過ぎるのを防いでいます。

以上の因子や調節系のどこかに異常が生じることで二次性高血圧が発症します。例えば、腎臓の機能が低下して不要な塩分・水分を排泄することができなくなれば、血液量が増加して血圧が上昇します（腎実質性高血圧）。大動脈弁閉鎖不全症では血液の逆流を補ってなお全身に必要な血液を心臓が送り出す必要があるため、また甲状腺機能亢進症では過剰な甲状腺ホルモンの働きにより心収縮力と心拍数が増加することで、心拍出量が増して血圧が上昇します。しかし、これらの病気は高血圧以外に種々の症状が存在し、血圧そのものが受診の契機となることは多くはありません。注意しないといけないのは、血圧以外の症状がないか、あっても病気とは考え付かないような症状を示す場合です。以下にそうした病気を、血圧が上昇する仕組み、症状や発見される経緯、治療の順にみていきましょう。

様々な二次性高血圧

腎血管性高血圧

腎臓に血液を送る血管（腎動脈）に狭窄が生じると、例え全身の血圧が正常であっても、腎臓が感知する血圧が低くなるため、レニン分泌が亢進します。その結果、レニン-アンジオテンシン-アルドステロン系全体が亢進して高血圧を引き起こします。腎動脈狭窄の原因としては、高齢者における動脈硬化（図2）が最も多いものですが、若年者では線維筋性異形成と呼ばれるものがあり、また大動脈炎症候群という血管の炎症による場合は年齢を問わず女性に多く見られます。

高血圧以外の症状がない場合がしばしばですが、動脈硬化によるものならその他の部位の動脈硬化による症状（例えば下肢血管なら歩行時の脚の痛み）を伴ったり、大動脈炎症候群では発熱を伴ったりする場合があります。血流の低下した腎臓は萎縮するため、腹部超音波検査やCT（図2A, B）による腎臓の大きさの左右差で発見されることが多いのですが、注意深い医師が腹部の血管雑音に気付いて発見される場合もあります。

治療は、カテーテルによる血管内手術や開腹による人工血管置換術により、狭窄のある腎動脈の血行を再建することです（図2D）。腎機能が低下する前に発見され、血行再建が成功すれば高血圧は治ります。

褐色細胞腫

副腎髄質や交感神経の神経節から腫瘍が発生し、交感神経・副腎髄質系の昇圧物質であるカテコールアミンを分泌します（図3）。正常とは異なり、腫瘍からの分泌は、神経による調節を受けずに過剰となり、血圧が上昇します。患者の約10％が副腎外腫瘍（交感神経節からの発生）によるものであり、約10％が両側副腎に腫瘍があり、約10％が悪性、約10％が家族性に発症することから、"10％病"のあだ名があります。

カテコールアミンの作用は単に血圧調節のみにとどまらず、体内の糖や脂肪の代謝、熱産生、消化管運動など多岐にわたるため、症状も高血圧（hypertension）以外に、高血糖（hyperglycemia）、代謝亢進（hypermetabolism）、発汗過多（hyperhidrosis）、頭痛（headache；以上"5H"と呼ばれます）、動悸・頻脈、手の震え、悪心・嘔吐、便秘・腹痛など多彩です。また、腫瘍からの分泌が発作的に生じると、カ

二次性高血圧

図2　動脈硬化性腎動脈狭窄による腎血管性高血圧の画像所見

腹部CT（A、B）で左腎臓が右腎臓に比べて萎縮しており、造影効果も減少しています。血管造影では左腎動脈起始部でほぼ途絶しています（C；赤矢頭）。カテーテル治療によるステント留置で血管が拡張しました（D；黄矢頭）。なお、腹部大動脈にも動脈硬化による強い変化が認められます（C、D；ピンク矢印）。

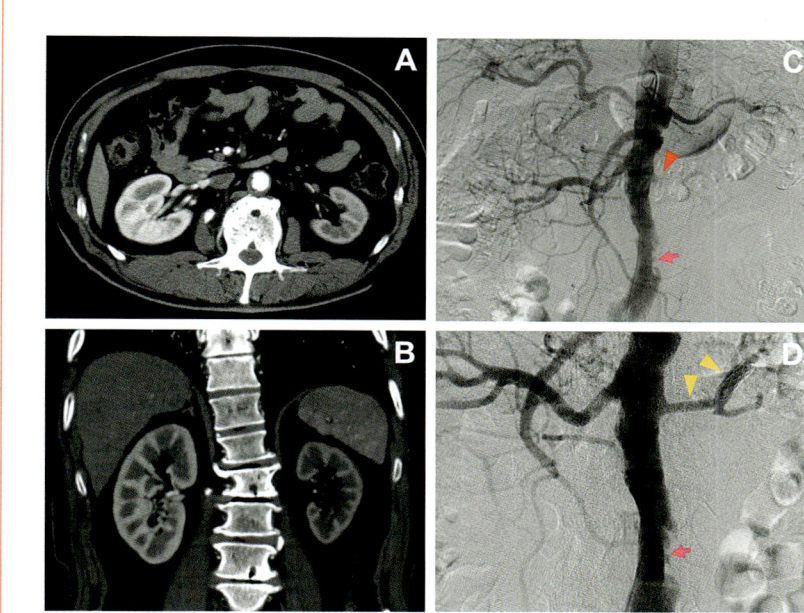

図3　褐色細胞腫の腹部CT像（A 単純；B 造影）と摘出腫瘍割面肉眼所見（C）

褐色細胞腫の腫瘍は比較的大きなものが多く、内部には壊死や囊胞、あるいは血流の豊富な部位が混在し、不均一に観察されます。

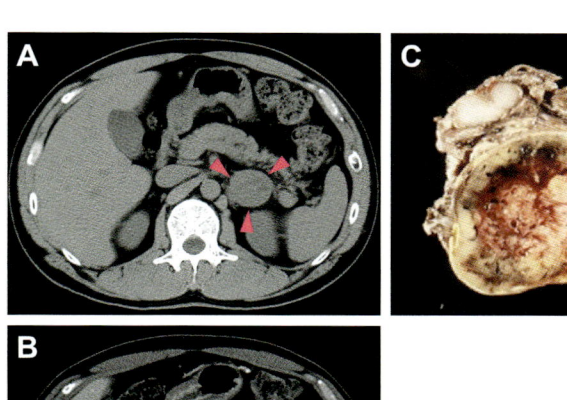

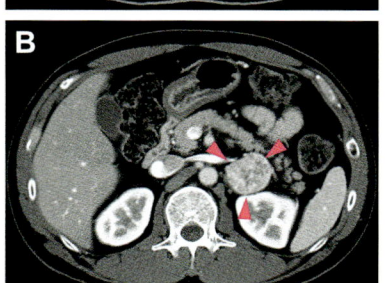

テコールアミンの作用は短時間に発現するため、これらの症状が発作的に出現します。

治療は手術による腫瘍切除であり、完全に切除されれば、多くの症状とともに血圧も改善します。ただし、手術中の血圧変動が大きく、簡単な手術ではありません。術前にカテコールアミンの血管収縮作用を遮断する薬剤を使用して、十分な血圧コントロールを行っておくことも重要です。

原発性アルドステロン症候群

アルドステロンは副腎皮質の一番外側、球状層と呼ばれる部位で産生されますが、この部位より腫瘍（図4）もしくは過形成という病態が発生しアルドステロンを分泌します。その結果、体内に塩分（ナトリウム）と水分が貯留して血圧が上昇します。体液量の増大を反映して腎臓からのレニン分泌は抑制されますが、正常とは異なり、レニンが低くなっても腫瘍からのアルドステロン分泌は止まりません。

アルドステロンは体内にナトリウムを貯留するのと交換にカリウムを体外に排泄するため、高血圧以外に血中カリウムの低下による症状を伴うことがあります。四肢の筋力低下、手足の痺れ、尿濃縮力低下による多尿・多飲などですが、常にこうした症状が出現するとはかぎりません。最近の研究により、原発性アルドステロン症で低カリウム血症を伴うことはむしろ少なく、多くの症例では高血圧以外の症状は存在しないことが明らかとなってきました。このような場合、本症を発見するには、血液中のレニンとアルドステロンを測定する以外はありません。

第5章　血圧異常

> **図4　原発性アルドステロン症（アルドステロン産生腫瘍）の腹部CT像（A単純；B造影）と摘出腫瘍割面肉眼所見（C）**
>
> アルドステロン産生腫瘍は比較的小さなものが多く、脂肪成分が豊富なためCT値は低く、血流も乏しいため造影効果は認められません。肉眼所見では卵黄を思わせる鮮やかな黄色が特徴です。

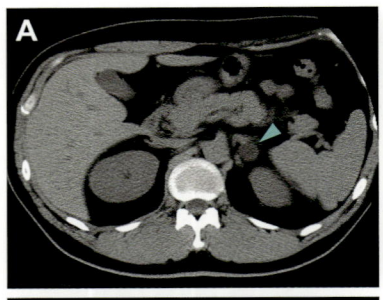

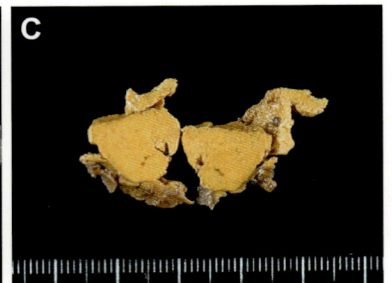

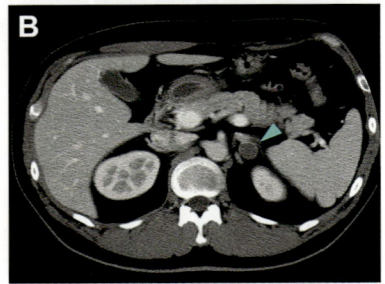

　アルドステロンが腫瘍から分泌されているのであれば、手術で腫瘍を切除することにより高血圧を治すことが期待できます。ただし、原発性アルドステロン症の腫瘍は小さいことが多く、通常のCTやMRIでは検出できないことがしばしばです。このため、カテーテルを用いて副腎静脈から直接採血を行い（副腎静脈サンプリング）、左右それぞれの副腎静脈血中アルドステロン濃度を測定することで、左右いずれの副腎に腫瘍が存在するかを決定して手術を行います。副腎静脈サンプリングで左右差が認められなければ、過形成か両側副腎に腫瘍が存在するかのいずれかとなり、通常、手術は行われません。こうした場合、あるいは当初より手術を希望されない場合には、アルドステロンの働きを遮断する薬剤により血圧コントロールを図ります。

クッシング症候群

　正常副腎皮質でアルドステロンが産生される球状層の内側には束状層と呼ばれる部位があり、ここからはコルチゾールという体をストレスから守るホルモンが分泌されます。このホルモンは、正常では脳の下に付着している下垂体という組織から分泌される副腎皮質刺激ホルモン（ACTH）により分泌が調節されていますが、副腎皮質に腫瘍が発生しACTHとは無関係にコルチゾールを分泌することがあります。一方、下垂体に発生したACTH産生腫瘍や、全く関係ないはずの腫瘍からのACTH分泌（肺がんなどによる異所性ACTH症候群）により、正常副腎からのコルチゾール分泌が増加する場合もあり、これらを総称してクッシング症候群と呼びます。コルチゾールは濃度が高くなるとアルドステロン同様、ナトリウムを貯留してカリウムを排泄、血圧を上昇させる働きがあるため、高血圧が発症します。

　その他、コルチゾールの作用は糖・脂質・蛋白代謝の他、全身の組織に広く多岐に及び、クッシング症候群は極めて特徴的で多彩な症状を呈します。顔は満月のように丸くなり（満月様顔貌）、体幹に脂肪が沈着する一方（肩につくと水牛様脂肪沈着）、四肢は筋委縮により細くなります（中心性肥満）。皮膚は薄くなり皮下出血斑が生じやすく、お腹など急速に太くなった部位に妊娠線に似た赤色皮膚線条が出現、にきびが増え多毛となります（図5）。糖尿病、骨粗鬆症、イライラなどの精神症状、女性では無月経、小児では成長障害もよく見られる症状です。

　治療にはまず、腫瘍の存在が副腎か下垂体か異所性かを正しく診断することから始まります。腫瘍の存在部位が確認され、手術により完全に切除されれば全ての症状は治りますが、腫瘍が発見されない場合や、発見されても手術で取りきれない場合には、副腎でのコルチゾール合成を阻害する薬剤を使用します。

先端巨大症

　下垂体はACTHの他、種々のホルモンを分泌しますが、身長を伸ばす成長ホルモン（GH）も下垂体から分泌されるホルモンです。下垂体に発生するACTH産生腫瘍がクッシング症候群の原因のひとつであることを説明しましたが、下垂体に発生

二次性高血圧

図5　クッシング症候群患者の全身像

この患者では満月様顔貌が著明で、水牛様脂肪沈着も見てとれます。お腹には赤色皮膚線条が認められ、両腕の採血部位に皮下出血斑が残っています。単なる肥満ではなく、治療可能な病気の症状であるということが重要です。

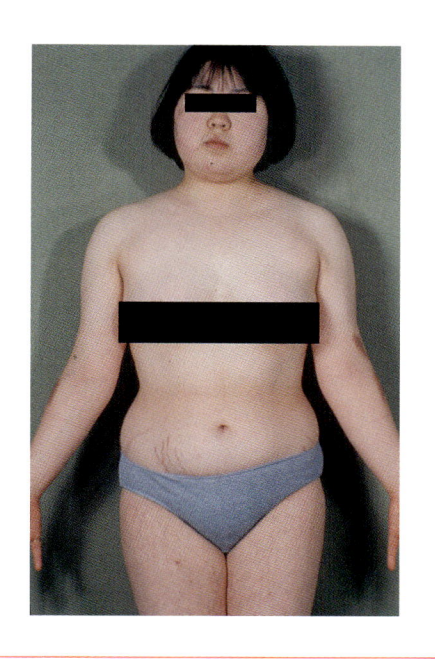

したGH産生腫瘍により引き起こされるのが先端巨大症です。GHはアルドステロンとは異なる作用により体内にナトリウムと水分を貯留して高血圧を起こします。

先端巨大症の特徴的な症状は、プロレスラーなど格闘家にしばしば見られる眉弓や下顎が突出した特異な顔貌の変化（図6）と、手足の体積の増大です。舌が大きくなるため話し声が聞きづらく、喉が狭くなり睡眠時無呼吸の原因となることもあります。糖尿病の原因ともなります。

腫瘍が小さいうちに発見されれば手術で完治が可能ですが、顔つきが変わったり、指輪や靴が合わなくなったりすることが病気の症状だと認識されることが少ないため、発見の遅れることが多いのが残念です。

図6　先端巨大症患者の顔貌

程度はさまざまですが、どの患者も眉弓（眉毛の生えている部位）がもり上がり、下顎が突き出ています。鼻も大きく、唇が大きくなったり（左端上）、顎が歪んで咬み合わせが悪くなったりもします（咬合不全；中央上）。変化の比較的少ない場合もありますが（右端下）、病気の症状としての顔つきの変化です。治療により、ゆっくりと以前の顔つきに戻っていきます。

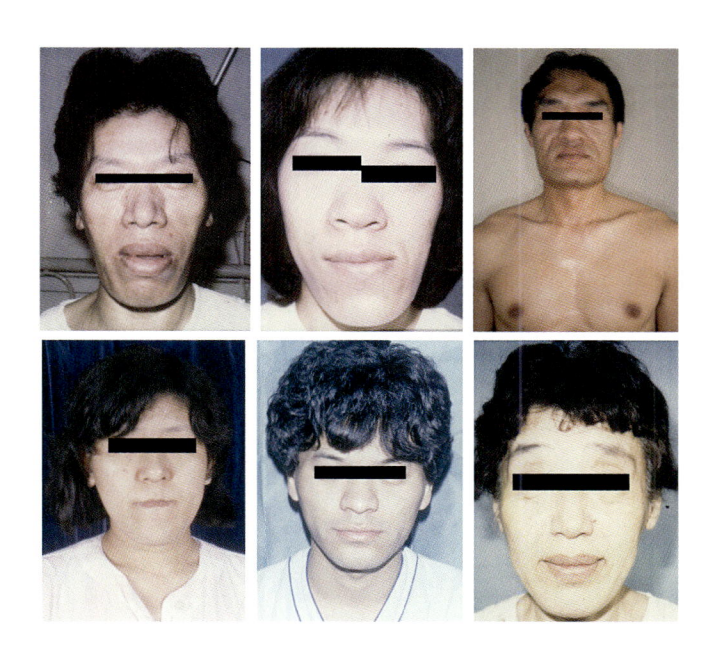

第5章 血圧異常

Q&A

問：二次性高血圧はよくある病気ですか？

答：腎機能低下による腎実質性高血圧などを別にすれば、『様々な二次性高血圧』で述べたような疾患はまれとされてきました。例えば先端巨大症の我が国の年間発生率は100万人あたり3～4例とされています。しかし近年、原発性アルドステロン症が高血圧患者の5～10％をも占めるとの報告が数多く発表されています。我が国でも1,020例の高血圧患者中6％が原発性アルドステロン症であったとの報告があります。同じ論文のなかで、腎血管性高血圧が0.5％、褐色細胞腫が0.6％、クッシング症候群が（潜在性を含めて）2％と報告されています。まれかどうかにかかわらず、「治せる高血圧を見逃さない」という注意が医師には求められますし、原発性アルドステロン症に関しては、高血圧と診断された患者全例で一度は血中レニン、アルドステロンが測定されるのが望ましいと思われます。

第5章　血圧異常

低血圧・調節異常①

低血圧

大黒　正志、森本　茂人

低血圧

低血圧とは、血圧が正常よりも低い状態であり、一般に収縮期血圧（最高血圧）100 mmHg以下の場合をいいます。血圧が低いこと事態は病気ではありません。しかし、低血圧になると、疲れやすくなり、倦怠感や肩こり、頭痛やめまい、立ちくらみといった症状を引き起こし、日常生活に支障を来すことがあります。また、低血圧の人は血液の流れが悪いので、最悪の場合は血管が詰まり、脳梗塞や心筋梗塞などの疾患を引き起こすことも考えられます。原因疾患の有無を探りながら生活習慣の工夫をすることで、低血圧症状の改善がみられます。

病態

低血圧には、おもに本態性低血圧、症候性低血圧（二次性低血圧）、起立性低血圧があります。本態性低血圧は、原因となる疾患が認められないのに、立っていても横になっていても、常に血圧が低く、めまいや立ちくらみ、全身倦怠感などがみられる慢性的な低血圧です。低血圧症の約9割がこれにあたります。症候性低血圧は、何らかの疾患や薬が原因で血圧が低くなり、症状はその原因疾患により異なります。起立性低血圧は、横になったり座ったりしているときは正常な血圧ですが、急に体を起こしたり、立ちあがったりしたときに血圧が下がり、めまいや立ちくらみなどを起こします（起立性低血圧は次の項目で解説していますので、本項では割愛します）。血圧が低くても症状を伴わない場合は、体質性低血圧と呼びます。

原因

血圧低下の原因となる心拍出量の低下や、末梢血管抵抗および循環血液量の減少は、心機能や水分摂取量によって影響されます。また、心拍出量や末梢血管抵抗は交感神経の緊張によって血圧を上昇させます。逆に、副交感神経の緊張は、血圧を低下させます。

本態性低血圧は、遺伝的なものや体質などが原因といわれていますが、まだはっきりと解明されていません。自律神経のバランスが崩れ、交感神経よりも副交感神経が優位になったり、血管の反応性低下により血圧を維持できないためと考えられます。

症候性低血圧には、心臓、内分泌、神経、代謝、薬物などさまざまな原因となる疾患が考えられます（表1）。

臨床症状

低血圧の臨床症状は、全身倦怠感、立ちくらみ、動悸、手足の冷え感、めまい、失神、食欲不振、便通異常など様々です（表2）。症候性低血圧では、原因となる疾患によって症状の現れ方が異なります。急性に低血圧症状を引き起こすものとして、出血、脱水などの循環血液量の減少や、敗血症性ショック、心筋梗塞、心不全などによる心機能低下、重篤な不整脈、薬物中毒などがあります。また、内分泌や代謝疾患、神経疾患においては、慢性的な低血圧症状である場合が多い。

診断

本態性低血圧は、体位に関係なく安静時に血圧低下が持続し、特別な原因疾患がみとめられない場合に診断されます。原因疾患を診断するためには、血液検査、尿検査、胸部X線、心電図などの一般検査を行います。引き続き必要があれば、心疾患検査、内分泌検査、神経疾患検査を行います。

症候性低血圧では、原因疾患を診断することが大切です。まず、上記一般検査で、貧血症、糖尿病、感染症、不整脈や薬物中毒などの鑑別を行います。次に、心疾患、内分泌疾患および神経疾患について各種の検査で、低血圧の原因となる疾患を診断します（表3）。

治療

低血圧の治療目的は昇圧ではなく症状の緩和です。低血圧の原因となっている疾患があれば、まずその除去・改善を行います。原因疾患の治療が適切になされれば、症状の改善がみられます。また、低血圧の誘因となる薬剤があれば減量、中止し

第5章 血圧異常

ます（医師と十分に相談する必要があります）。

また、低血圧の治療として「生活習慣の改善」と「体力づくり」などの指導が行われますが、多くはこの日常生活の工夫で改善がみられます（表4）。それでも効果がみられない場合には、薬物療法を行いますので、専門医（内科、循環器科など）に相談しましょう。

薬物療法

日常生活の工夫で症状の改善が認められない場合に、薬物療法を開始します。治療の目的は昇圧ではなく、

表1 症候性低血圧の原因疾患

心臓疾患	心筋梗塞、心不全、心筋症、狭心症、心筋炎、大動脈弁狭窄症、心タンポナーデ、不整脈、アダムス・ストークス症候群
内分泌疾患	副腎不全（アジソン病）、甲状腺機能低下症、下垂体機能低下症、高ブラジキニン血症、バーター症候群、低血糖
神経疾患	シャイ・ドレーガー症候群、オリーブ橋小脳萎縮症、パーキンソン病、多発性硬化症、脊髄空洞症、脳腫瘍、脊髄断裂、糖尿病性神経症
代謝疾患	低ナトリウム血症、低タンパク血症
薬　　物	降圧薬、利尿薬、交感神経遮断薬、抗不整脈薬、亜硝酸製剤、抗てんかん薬、抗うつ薬、抗パーキンソン薬
その他	栄養失調、寝たきり、アルコール中毒、ビタミン欠乏、敗血症、出血、脱水、貧血

表2 低血圧の臨床症状

全身症状	全身倦怠感、脱力感、易疲労感、立ちくらみ、起床困難
循環器系症状	動悸、息切れ、前胸部圧迫感、手足の冷え感
精神神経症状	めまい、失神、頭痛・頭重感、不眠、耳鳴り、肩こり
消化器系症状	悪心、食欲不振、腹部膨満感、便通異常

表3 症候性低血圧の原因疾患診断検査

一般検査	血液検査、尿検査、胸部X線、心電図
心疾患検査	心エコー検査、ホルター心電図、24時間血圧、運動負荷試験
内分泌検査	血中ホルモン測定、内分泌機能検査（甲状腺・副腎機能等）
神経疾患検査	頭部CT・MRI、起立負荷試験、自律神経機能検査

症状の緩和・軽減です。投薬は症状の改善がみられる最小の投薬量とします。

α1受容体刺激薬（塩酸ミドドリン）、内因性ノルアドレナリン増強薬（メチル硫酸アメジニウム）、ノルアドレナリン前駆物質（ドロキシドパ）、副腎皮質ホルモン（フルドロコルチゾン）などが処方されます。

表4　生活療法

急な動作を避ける	起立時などゆっくりと動作を行うことで、立ちくらみを防ぎます。
早寝早起き	規則正しい睡眠で休息をとりましょう。早く起きてシャワーを浴び、朝食をきちんと摂ることで交感神経の働きが良くなります。
食事と栄養	栄養バランスに気をつけ、特に良質のタンパク質（肉、魚、乳製品など）、ミネラル（野菜、果物、海藻など）、豆製品を摂るようにしましょう。また過度のアルコール摂取は避けましょう。
水分と塩分摂取	水分摂取は体の循環血液量を増やします。また塩分は胃と腸における水分吸収を助けます。
適度な運動	血液の循環が良くなります。十分な水分も摂りましょう。
入浴	温かいお湯につかることで血液の循環が良くなります。
弾性ストッキング	適度に脚を締め付ける弾性ストッキングは、血液や老廃物などが足にたまるのを防ぎます。

Q&A

問：低血圧で困っています。朝起きにくく、冷え症と肩こりもひどいです。改善法について教えてください。

答：低血圧であること自体は病気ではありません。しかし日常生活に支障を来すような症状があれば改善をはかります。低血圧の原因となっている疾患があれば、まずその除去・改善の必要があります。原因疾患の治療が適切に行われれば、症状の改善がみられます。原因疾患がない場合は、日常生活の工夫で低血圧からくる不快な症状は軽減することができます。例えば、いつもより夜少し早く寝るなど、毎日少しずつ睡眠リズムを変えていきます。起床時に入浴したり、シャワーを浴びるのも身体の機能を活発にするのに効果的です。また、水分と塩分の補給を欠かさず適度な運動をしましょう。ウォーキングや体操などの軽いものでも毎日続けることが大切です。食事は三食栄養バランス良く摂り滋養をつけましょう。特に、良質のタンパク質やミネラル、豆製品などは、低血圧に有効です（表4参照）。

第5章　血圧異常

低血圧・調節異常②

血管調節異常・起立性低血圧

岩垂　瑞穂

　ヒトの自律神経系は、起立などの体位変換時にも脳への血流を保つために、血圧を一定に維持し、脳循環を保とうとする調節機能があります。しかし、さまざまな要因でこの調節機能が十分に作動せず、立位時に血圧が低下して、めまい、立ちくらみ、失神などが生じるものを起立性低血圧と呼びます。さらに、起立性低血圧を病態に含む起立性調節障害として神経調節性失神（neurally-mediated syncope: NMS）があり、失神の原因として重要です。

図1　血圧調節

　心臓と血管の調整を行う血管運動中枢は延髄にあり、アクセル役の交感神経は脊髄経由で、ブレーキ役の副交感神経は第10脳神経である迷走神経経由で、それぞれ心臓および血管を調節しています。
　図右に記載されているように、立位では血液量の下方移動が起き、心臓への静脈還流減少を介して心拍出量低下がもたらされ、結果として血圧低下が生じます。このような変化は、大動脈弓や頸動脈洞に存在する圧センサーから迷走神経や舌咽神経経由で延髄の血管運動中枢に信号として伝達され、必要に応じて交感神経と副交感神経が調節に働きます。

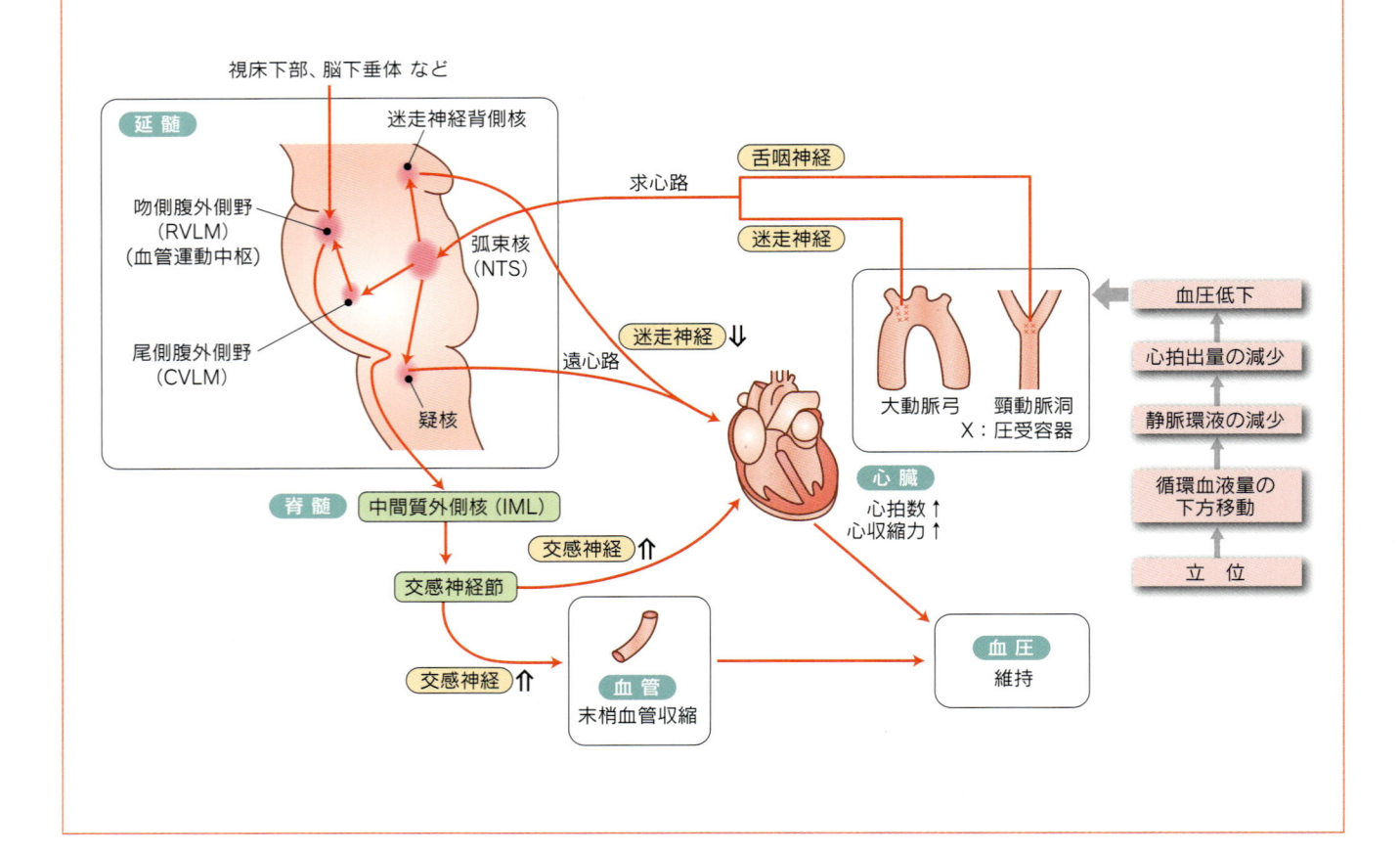

表1 起立性低血圧の原因

神経原性	純粋自律神経機能失調、中枢性疾患（パーキンソン病、多系統萎縮症など） 糖尿病やアミロイドーシスなどの全身疾患、自己免疫疾患、加齢など
非神経原性	心疾患（心筋梗塞、大動脈弁狭窄症など） 脱水（循環血液量減少）、発熱（血管拡張） 下肢静脈瘤や長期臥床による筋萎縮（静脈内血液貯留）
薬剤性	利尿薬、β遮断薬、α遮断薬、硝酸薬、抗うつ薬、抗精神薬、睡眠薬など

起立性低血圧

病態

臥位から立位に体位変換すると、血液の500～700 mlが下肢や腹部に移行し、心臓への静脈還流が低下して心拍出量が低下します。通常は神経性および体液性の種々の代償機構が働いて、心拍数増加、心収縮力増加、末梢血管収縮が生じ、起立後も血圧が維持されます（図1）。しかし、この代償機構が十分に作動しない場合に起立性低血圧となります。

原因

起立性低血圧の原因としては、神経原性と非神経原性に大きく分類されます（表1）。神経原性とは、中枢・末梢神経あるいは神経終末や血管自体の障害などのため、自律神経による血管の調節が不十分となるものです。非神経原性とは、心肺疾患によるものや、出血、脱水など血液量の減少によるもの、また長期臥床による筋萎縮などにより、静脈内に血液が貯留した場合にも起こります。その他としては、薬剤性の場合などがあります。

症状

起立時の血圧低下により脳血流の低下を生じ、頭痛、眼前暗黒感、時には失神を認めます。また血圧低下に対する代償的自律神経反射が過度となり、動悸、気分不快、嘔気、四肢冷感、胸痛などの症状も起こる場合があります。

診断

1）血液検査：糖尿病の有無や、各種ホルモン値の検査を行い、また貧血や脱水の有無を確認します。

2）心電図、ホルター心電図検査：不整脈による低血圧を除外します。

3）画像検査：胸部X線検査で心拡大などの心疾患を、CTやMRIで脳神経疾患や大血管疾患を除外する必要があります。

4）24時間血圧測定：常に低血圧が存在するのか、一過性の低血圧なのか、また発作時の状況を確認するのに有用です。

5）心エコー検査：心疾患を除外するために必要です。

6）トレッドミル検査：運動によって誘発されるものかどうかをみるために行います。

7）起立試験（Schellong試験）：安静臥位で血圧と脈拍を測定し、その後静かに起立させ、直後から1分おきに血圧と脈拍を測定します。起立後3分以内で収縮期血圧20 mmHgあるいは拡張期血圧10mm Hg以上の低下を認めた場合に、起立性低血圧と診断されます。

8）Head up tilt試験：「神経調節性失神」の項を参照してください。

9）心臓カテーテル検査、電気生理学的検査：心疾患や不整脈が疑われる場合に行われます。

10）脳波：失神を来した場合、てんかん発作の可能性もあるために行われます。

治療

1）原因・誘因の除去：まず、脱水・過食・飲酒などの誘因を避けなければなりません（表2）。また誘因となる薬剤の中止・減量を行います（その場合は、医師と十分に相談してから薬剤を調節する必要があります）。

2）非薬物療法：まずゆっくり体位変換することが重要です。特に高

第5章 血圧異常

表2 起立性低血圧の誘因

- 長時間の立位
- 長時間の座位
- 臥位からの急激な起立などの体位変換
- お風呂などの高温の環境
- 発熱
- 排尿・排便時のいきみ
- 過呼吸
- 飲酒
- 肉体的消耗
- 炭水化物の多い食事

齢者では転倒防止の意味からも30秒程度かけるようにしてください。また、塩分摂取の増加、水分を1日に2.0〜2.5リットル程度摂取することが勧められます（心疾患を有する場合は、医師と相談の上行ってください）。弾性ストッキングの装着も有用です。その他、治療法を表3にまとめました。

　3）薬物治療：α刺激薬（塩酸ミドドリン、メチル硫酸アメジニウムなど）、やエリスロポエチン、鉱質ステロイド薬、エルゴタミンなどがあります。

神経調節性失神（neurally mediated syncope: NMS）

概念

失神を来す原因として、神経調節性失神、情動失神、状況失神（排尿、排便、咳嗽、嚥下、採血時、運動時失神など）、頸動脈洞症候群などの神経反射性失神があります。失神を来す原因として、もっとも頻度の高いものです。

病態

立位により静脈還流が減少すると心拍出量が減少し、血圧が低下します。すると、頸動脈や大動脈弓の圧受容器を介して交感神経活動が亢進し、副交感神経活動が低下します。そして、心拍数、心収縮力が増加

表3 起立性低血圧の治療

（「治療　見逃されやすい低血圧症」に基づき作成）

① 離床時、腹帯を着用する。
② 体調不良の際にコップ2杯の冷水を飲む。上半身を10度以上に挙上する。
③ 腰部以下の筋肉を約30秒間収縮させる（つま先立ち、下肢交差、前屈、片膝つきなど）。
④ 原因薬剤の中止。および薬物治療
⑤ 過食、急激な体位変換、高温、過度の運動、熱い風呂などの要因を避ける。運動不足を避け、適度な運動も行う。
⑥ 水分や塩分を十分摂取する。

表4 神経調節性失神の分類

① 心臓抑制型（cardioinhibitory type）：徐脈をきたすもの
② 血管抑制型（vasodepressor type）：血圧低下をきたすもの
③ 混合型（mixed type）：徐脈と血圧低下の両方をきたすもの

し、血圧が低下しないように作動します。その結果、左室機械受容器が刺激され、副交感神経活動を亢進させて徐脈を来し、交感神経活動を低下させて血管拡張により血圧が低下し、失神を来します。

症状

長時間の立位など同一姿勢を維持しているときに、失神を来します。発作直前に前駆症状として、頭重感や頭痛、嘔気、眼前暗黒感などの症状を自覚することがあります。失神の時間は比較的短いものです。また、予後は比較的良好と言われています。症状の出現様式によって、表4のように分類されます。

診断

1）血液検査や画像検査、心電図検査、心エコー検査などにより、その他の疾患を除外します。

2）Head up tilt試験：20分程度の安静臥位の後に、ベッドを60～80度の角度に上げ、心電図、血圧を測定します。20～45分間継続し、変化がない場合は、さらに薬物負荷（ニトログリセリンやイソプロテレノール）を行い、15～20分間観察します。失神が誘発されれば陽性です。

治療

1）非薬物療法

生活指導：塩分補給や水分補給を行い、脱水に注意し、長時間の立位や肉体的（睡眠不足や過労）・精神的ストレスなどの誘因を避けます。

失神回避法：眼前暗黒感や嘔気などの前駆症状を認めた場合には、失神回避法を行います（表5）。

起立調節訓練法（tilt training）（図2）：壁にもたれて、頭、背中は壁に密着させ、踵を15 cmぐらい離して立ちます。10～30分を1日に1～2回行います。こうすることで、失神の再発予防に効果的です。

2）薬物療法；β遮断薬、α交感神経刺激薬、ジソピラミド、鉱質ステロイド薬、セロトニン再吸収阻害薬（SSRI）などがあります。

3）ペースメーカー治療：薬物治療で効果がない場合、心停止を伴う心臓抑制型で、ペースメーカー治療が考慮される場合があります。

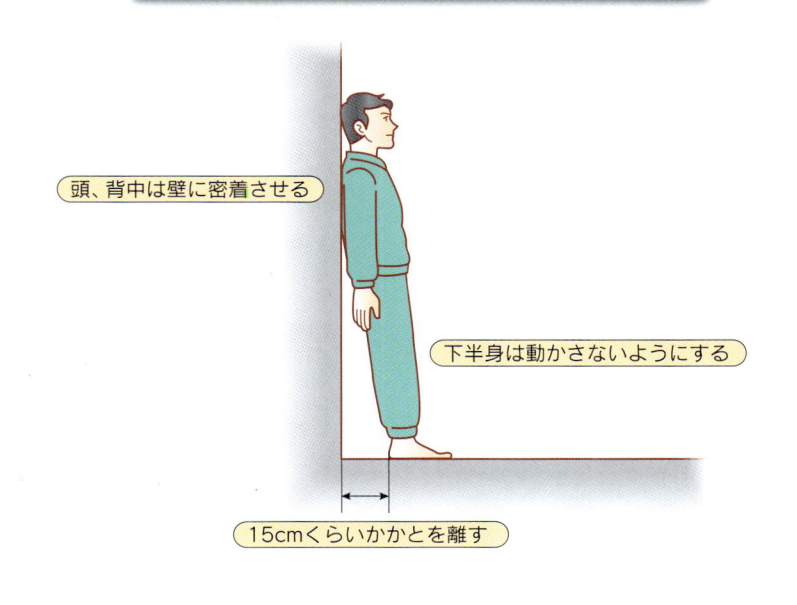

表5　失神回避法

- 臥位、もしくは座位になる
- 立ったまま足を動かす
- 足を交差させて力を入れる
- 両手を組み引っ張る
- お腹を曲げる

図2　起立調節訓練法（tilt training）

神経調節性失神に対する再発予防法の一つで、心臓と血管の調節機構の過敏に対し「慣れ」を促す訓練と言えます。

できるだけゆったりと静かな環境で行う

- 頭、背中は壁に密着させる
- 下半身は動かさないようにする
- 15cmくらいかかとを離す

Q&A

問：高血圧で薬を飲んでいますが、起立時にめまい感があります。薬のせいでしょうか？

答：薬剤性の起立性低血圧の可能性を考えてみる必要があります。薬剤の中でも、起立性低血圧を起こしやすい薬剤とそうでない薬剤がありますので、自己判断で薬を中止せず、主治医とよく相談することが第一です。また、起立時に症状を認めたからといって、起立性低血圧とは限りません。不整脈などの心疾患や神経疾患などの別の疾患がかくれている場合もありますので、自己判断せず、まずは主治医に状況を説明し、相談することが重要です。

第6章
新しい医療技術

心臓移植 ……………………………………………………………… 266
テーラーメード薬物療法 ……………………………………………… 274

第6章　新しい医療技術

心臓移植

坂東　興

はじめに

　世界で初めての心臓移植は、1967年12月3日に南アフリカのケープタウンで行われましたが、その歴史は、1905年、後にノーベル賞を受賞した数少ない外科医の一人であるAlexis Carrelが、仔犬の心臓を成犬の頸部に埋め込んだ実験にさかのぼります。その後、約半世紀にわたって数多くの研究が積み重ねられた結果、1960年代前半には、Stanford大学のShumwayらにより、ヒトへの心臓移植が可能な段階にまで、その技術は高められました。第1例目の心臓移植以降、1968年には日本も含め、世界の52施設で102例の心臓移植が行われましたが、1年以上の生存例がなかなか得られないことから、一旦そのブームは去り、1970年代には、年間多くとも50例以下の手術が行われるにとどまり、そのほとんどはStanford大学で行われていました。しかし、この間に行われた拒絶反応の診断法の確立に関する地道な研究の成果が、1981年に発見された新しい免疫抑制剤（サイクロスポリン）の効果と結びついて、心臓移植の成績は一挙に向上し、現在では年間3,300例以上の心臓移植が世界中の施設で行われています（図1）。

心臓移植の適応

　それでは、心臓移植の適応となるのは、どのような疾患でしょうか？
　心臓移植が必要な疾患として、従来の内科的、外科的治療法では救命ないし延命の期待が持てない重症心疾患と定義されています。具体的には拡張型心筋症（図2）および拡張相

図1　心臓移植の経年的変化（1982-2008年）

（J heart lung tansplant 2010; 29: 1083-1141pに基づき作成）
International Society for Heart-Lung Transplantationに登録された世界各国における心臓移植手術の経年的変化

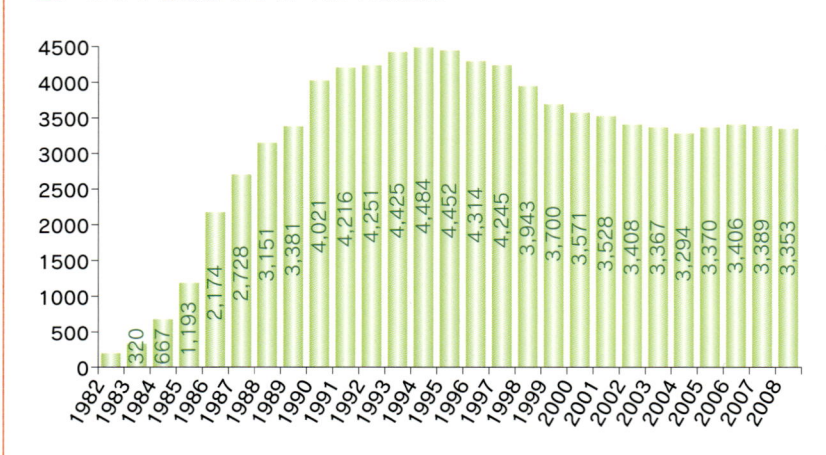

図2　正常心と拡張型心筋症の肉眼的病理所見

　正常心の左心室ははラグビーボール型であるのに比べ、拡張型心筋症ではバスケットボール型となっています。

正常　　　　　　　拡張型心筋症

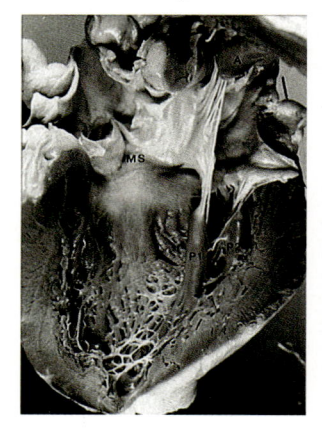

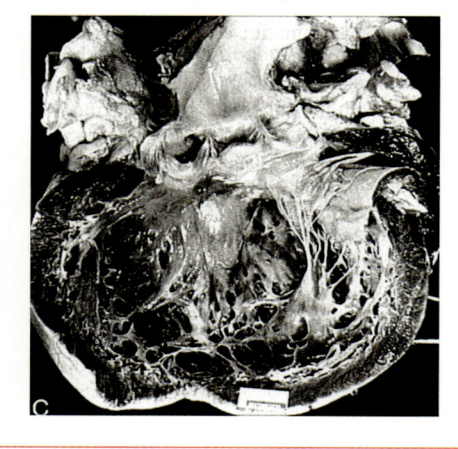

の肥大型心筋症が約75％を占め、その他虚血性心疾患に続き、日本循環器学会及び日本小児循環器学会の心臓移植適応検討会で承認する心臓疾患が適応となります（図3）。具体的な適応条件としては、1）不治の末期的心不全で長期間または繰り返し入院治療を必要とする症例、2）β遮断薬及びACE阻害薬を含む従来の治療法ではNYHA3度ないし4度から改善しない症例、3）現存するいかなる治療法でも無効な致死的重症不整脈を有する症例があげられます。年齢的には、60歳未満が望ましく、本人および家族の心移植に対する十分な理解と協力が得られることが必須条件となります。こうした症例であっても、表1に示す除外条件が重なりますと心臓移植の適応からは外れます。心臓移植レシピエントの適応決定は、各施設内の検討会及び日本循環器学会心臓移植適応検討会の2段階審査をへて公式に適応を決定いたします。この後、日本臓器移植ネットワークの待機リストに登録されることになります。

臓器提供から移植まで

レシピエントの決定

それでは、実際にドナーが発生した時に、どのようにして待機患者の中からレシピエントを決定するのでしょうか？

最優先の要素として、虚血許容時間が4時間以内であることがあげられます。虚血時間というのは、ドナーから心臓を摘出し、搬送され、レシピエントに植え込み、移植された心臓に血流が再開されるまでの時間で、これまでの研究と臨床経験から、この許容時間が4時間を超えると、心臓移植の成績が落ちることが分かっています。

第2の要素はレシピエントの医学的緊急度です（表2）。補助心臓、IABP、人工呼吸が必要であったり、カテコラミンなどの強心剤の持続的投与を必要とするため、現在入院中の患者をStatus 1と呼び、こうした緊急性の高い患者の方が、自宅待機で移植を待っている患者（Status 2）より優先権が高くなります。第3の要素として血液型の一致があげられます。この際、血液型が全く一致している（ABO Identical）のが原則ですが、O型のドナー心をその他の血液型のレシピエントに移植する

図3　心臓移植希望登録症例の内訳

日本臓器移植ネットワークに登録された心臓移植希望症例の疾患内訳
（1997.10〜2008.10.17）

症例　84
性別　男性：女性　72：12
年齢　34.0±14.8 yrs（5〜59才）
疾患

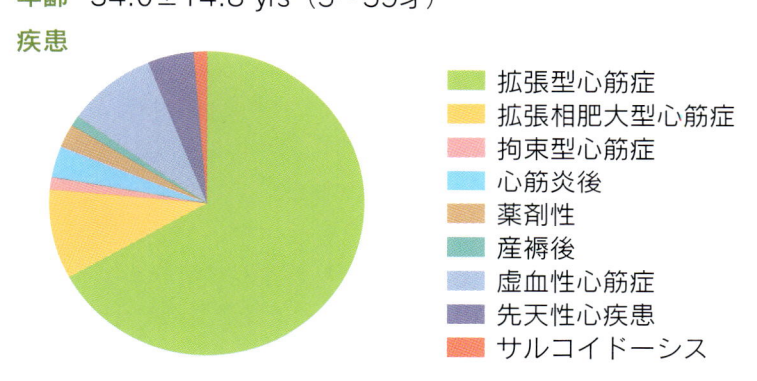

- 拡張型心筋症
- 拡張相肥大型心筋症
- 拘束型心筋症
- 心筋炎後
- 薬剤性
- 産褥後
- 虚血性心筋症
- 先天性心疾患
- サルコイドーシス

表1　心臓移植レシピエントの除外基準

除外条件

A　絶対的除外条件
1. 肝臓、腎臓の不可逆的機能障害
2. 活動性感染症（サイトメガロウイルス感染症を含む）
3. 肺高血圧症（肺血液抵抗が血管拡張薬を使用としても6wood単位以上）
4. 薬物依存症（アルコール性心筋疾患を含む）
5. 悪性腫瘍
6. HIV（Human Immunodeficiency Virus）抗体陽性

B　相対的除外条件
1. 胃機能障害、肝機能障害
2. 活動性消化性潰瘍
3. インスリン依存性糖尿病
4. 精神神経症（自分の病気、病態に対する不安を取り除く努力をしても、何ら改善が見られない場合に除外条件となることがある）
5. 肺梗塞症の既往、肺血管閉塞病変
6. 膠原病などの全身性疾患

第6章　新しい医療技術

表2　心臓移植における医学的緊急度

（心臓）

Status 1	次の（ア）から（エ）までの状態のいずれかに該当すること （ア）補助人工心臓を必要とする状態 （イ）大動脈内バルーンパンピング（IABP）を必要とする状態 （ウ）人工呼吸を必要とする状態 （エ）ICU、CCU等の重症室に収容され、かつ、カテコラミンなどの強心薬の持続的な点滴投与が必要な状態
Status 2	待機中の患者で、上記以外の状態
Status 3	Status 1、Status 2で待機中、除外条件（感染症等）を有する状態のため一時的に待機リストから削除された状態

（ABO Compatible）場合も可能性としてあります。最後の要素として、待機期間が長い者を優先することになっています。

ドナーの適応と除外基準

ドナーの適応は、1）年齢が60歳以下であることが望ましく、男性45歳、女性50歳以上では、冠状動脈に異常がないことを確認することになっています。2）また心臓の機能として、ドーパミン10μg/kg/min以下で収縮期血圧が90mmHg以上あることが望ましいとされています。除外基準としては、レシピエントの基準と同様、全身性、および心臓における活動性感染症や悪性腫瘍は禁忌とされていますが、さらにドナー心臓特有の条件として、病歴に心疾患や病的不整脈がないことがあげられ、心停止や心嚢穿刺の既往があるときには慎重に検討する必要があります。

心臓移植手術（ドナー心臓の摘出とレシピエントへの植え込み）

ドナー心臓の摘出

ドナー心臓の摘出は、多くの場合、肝臓、腎臓、肺など他の臓器の摘出とともに行われます。まず、開胸、開腹し、各々の臓器の摘出の準備を整えます。心臓の場合、上行大動脈に心筋保護液を注入するカニューラを挿入し、上行大動脈、上大静脈、下大静脈の剥離を進め、いつでも摘出ができる体制をとります。他の臓器の摘出準備ができ次第、図4-Aのように上行大動脈を遮断し、心筋保護液を注入しながら、4℃前後に冷却した生理食塩水を心臓の周囲にかけ、冷却します。同時に下大静脈を切離、上大静脈を結紮、切離します。次いで、肺動脈を切離し、心臓を脱転して（図4-B）左心房の切離を行います。最後に上行大動脈周囲を剥離しドナー心臓を取り出します。

取りだした心臓は生理食塩水に漬け、2重にしたプラスチックバッグの中に保存します。（図4-C）最後に氷の入ったクーラーに保存し、清潔を保ったまま、搬送します。

レシピエントへの植え込み

まず、通常の体外循環を確立し、上行大動脈を遮断、心筋保護液を用いずに、病んだレシピエント心を摘出します。右心房からアプローチし、右心房、次いで心房中隔を切開し、左心房を切離します。上行大動脈、肺動脈を心臓近くで切離した後、最後に下大静脈、上大静脈を切り離して心臓を摘出します。

その後、搬送してきたドナー心臓をプラスチックバッグから取り出し、上行大動脈、肺動脈の吻合部のサイズが合うようにトリミングを行います。縫合する順番としては、まず左心房（図5-A）、次いで肺動脈、大動脈の順に進み、虚血時間が4時間に迫っている時は、この時点で、大動脈遮断を解除します。最後に右心房を縫い完成します（図5-B）が、この縫合にはShumway-Lowerの原法（図6-A）と上大静脈、下大静脈同士を縫うbicaval法（図6-B）があります。最近では、三尖逆流の予防目的でbicaval法が多く用いられています。

心臓移植後の合併症、検査、治療

合併症

手術直後の合併症として、出血、脳梗塞、不整脈、呼吸器、腎機能不全、肝機能不全があげられますが、他の心臓手術とその頻度に差はありません。心臓移植特有の合併症として、拒絶反応と感染症がありますが、これに関しては、その治療とともに

図4 ドナー心臓の取り出し

(Baumgartner WA, Kasper E, Reitz BA, Theodore J Eds. Heart and Lung Transplantation, second edition より参考に作成)

A：上行大動脈を遮断し、心筋保護液を注入。下大動脈を切離

- 無名動脈
- 上大静脈切離
- 心筋保護液
- 下大静脈
- 心筋保護液
- 大動脈
- 生理食塩水
- 下大静脈テーピング

B：左心房を切開

- 右心室
- 左心室
- 左心房
- 肺静脈切離
- 心膜
- 下大静脈

C：取り出したドナー心臓の保存

- 生理食塩水
- 生理食塩水
- 生理食塩水
- 氷

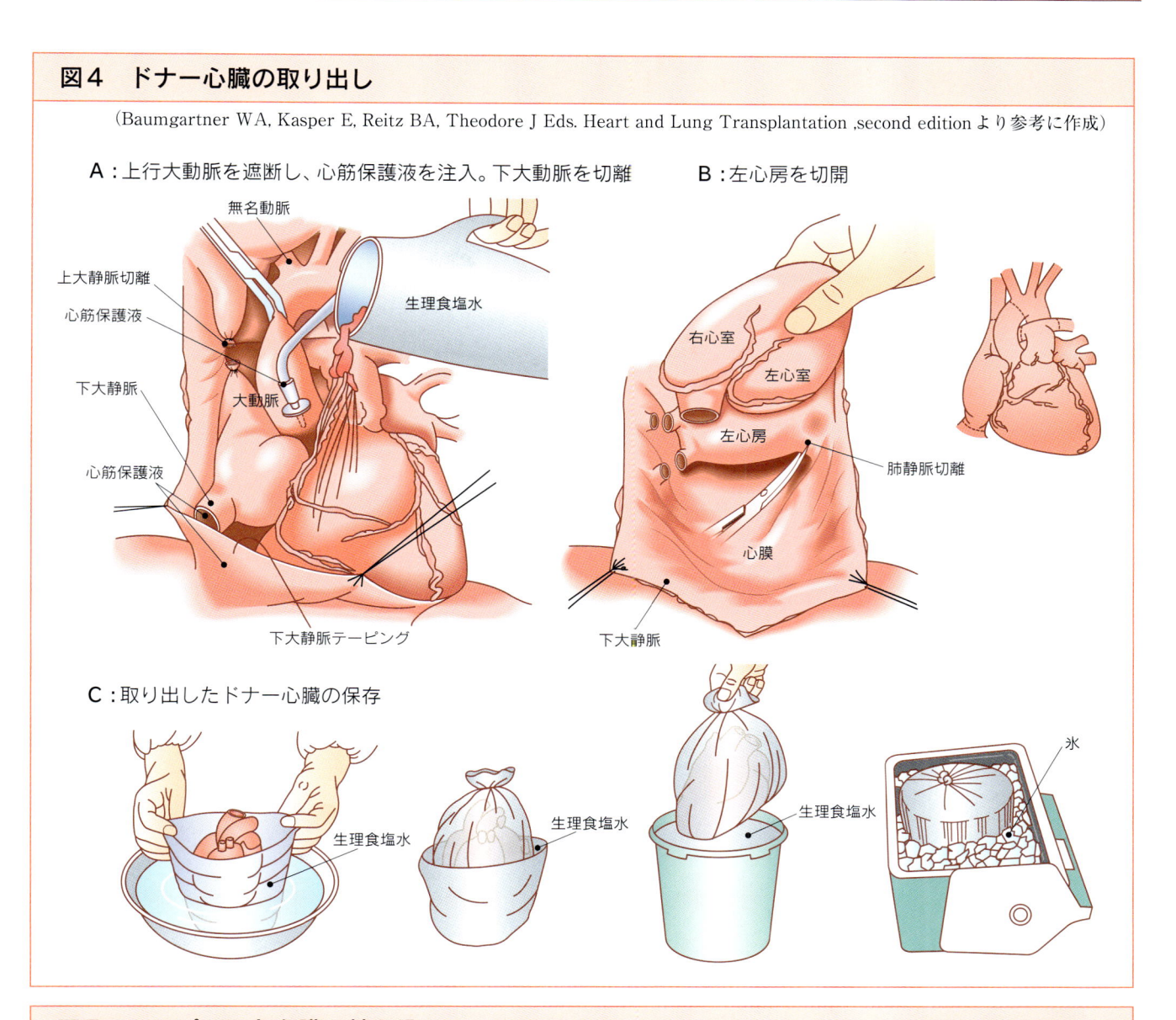

図5 レシピエント心臓の植え込み

(Baumgartner WA, Kasper E, Reitz BA, Theodore J Eds. Heart and Lung Transplantation, second edition より参考に作成)

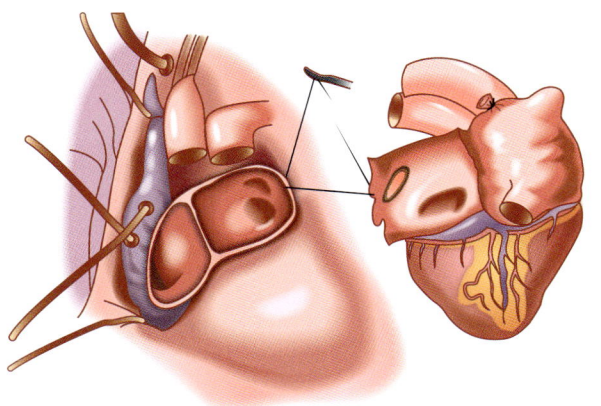

A：左心房から縫い始める

B：肺動脈、右心房を吻合して終了

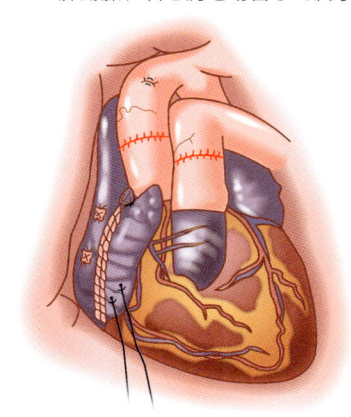

第6章　新しい医療技術

図6　心臓移植の手術法

1998年までは、多くの施設で右心房で吻合するShumway-Lowerの原法が行われていましたが、その後、三尖弁逆流の予防等の目的で、上大静脈、下大静脈同士を吻合するBicaval法を用いる施設が増えてきています。

A：Shumway-Lowerの原法　　B：Bicaval法

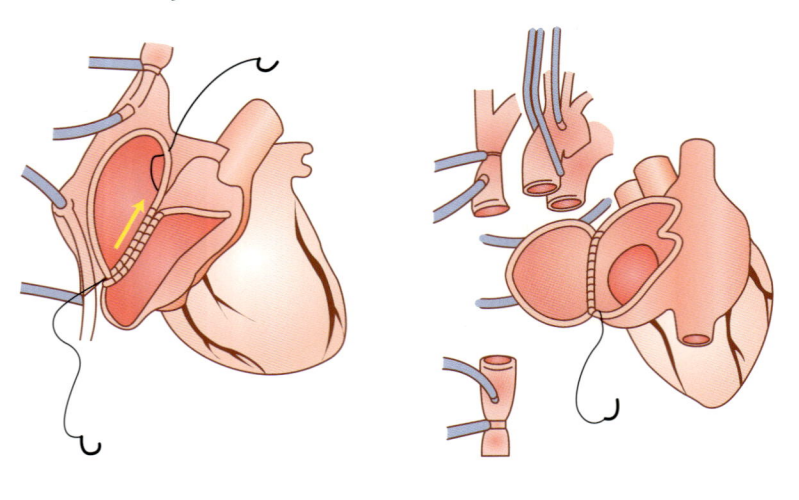

表3　定期検査一覧表

（大阪大学臓器移植医療部のホームページに基づき作成）

	3ヶ月以内	6ヶ月以内	1年以内	1年以降
採血	◎	○	●	●
免疫抑制剤血中濃度	◎	○	●	●
腎機能検査	◎	○	●	●
肝機能検査	◎	○	●	●
止血機能検査	○	○	●	●
細菌培養検査	◇	◇	□	□
CMV mRNA PCR	◎	○	●	■
胸部X線	◎	●	●	◇
心電図	◎	●	●	◇
心エコー検査	◎	●	●	◇
心カテーテル検査	○	●	□	■
心筋生検	○	●	■	■
冠動脈造影-IVUS	○		1年目	■
運動耐用能検査	◇	◇	■	■
123-1MIBCシンチ		◇		■

◎ 1回／週　○ 1回／2週　● 1回／月
◇ 1回／3ヶ月　□ 1回／半年　■ 1回／年

後に述べます。

検査

心臓移植後の定期検査を表3に示します。移植後3カ月以内は、特に拒絶反応や感染症が起こりやすく、週に1度から2週に1度の割合で諸検査を行います。免疫抑制剤による合併症のための検査として、シクロスポリンやプログラフの血中濃度、腎機能、肝機能検査があり、感染症による合併症のための検査としては、細菌培養検査、CMV（サイトメガロウイルス検査）、胸部X線があげられます。また拒絶反応の診断のための検査としては、心電図、心エコー、心臓カテーテル、心筋生検、冠動脈造影、冠動脈内超音波検査（IVUS）があります。

拒絶反応の診断と治療
急性拒絶反応

急性拒絶反応の症状として、1）発熱（その多くは微熱）、2）全身倦怠感、3）体重増加または浮腫があげられますが、その多くは非特異的なもので、拒絶反応に特有の症状はありません。しかし、重症の場合は心機能が低下し、心不全の症状が出てきます。

急性拒絶反応の診断のための検査として、心筋バイオプシーがあげられます。1970年代に確立され、現在でも最も信頼度の高い検査です。図7に示しますように、外頸静脈から経静脈的にカテーテルを挿入し、心室中隔から筋肉の一部を採取して、病理標本を作成します。その結果、心筋の配列の乱れなどが全くなく、好中球の浸潤も見られない拒絶反応なしの（ISHLT-0）（図8）状態では、追加の治療は行わず、軽度の

心臓移植

好中球浸潤（ISHLT-1a）がみられる状態では、現在内服中の免疫抑制剤を増量して経過を観察します。また好中球の浸潤が中等度以上みられる状態（ISHLT-IIIa）では、大量のステロイドの静脈内投与を3日間（ステロイドパルス療法）行います。治療終了後、2～4日目に再度心筋バイオプシーを行い、拒絶反応が収まったかどうか、検討します。パルス療法を2度行っても改善しない場合には、OKT3やATGなど他の強力な免疫抑制剤を追加することになります。

慢性拒絶反応

移植後6カ月以降に、び慢性に冠状動脈に起こってくる硬化性病変のことをさし、移植後5年で約20～30％の人が罹患するといわれています。高血圧や高脂血症、サイトメガ

図7　心筋バイオプシーの方法

（Baumgartner WA, Kasper E, Reitz BA, Theodore J Eds. Heart and Lung Transplantation, second edition より参考に作成）

急性拒絶反応の診断には、現在でも心筋バイオプシーがGold Standardとして用いられています。

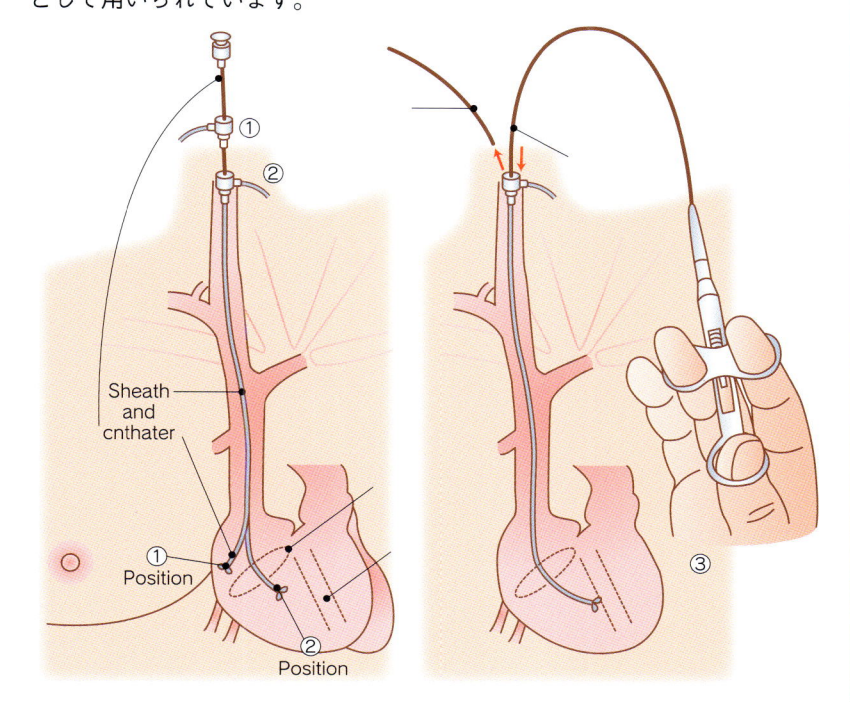

図8　心筋バイオプシーの病理所見

心筋バイオプシーの病理所見により、急性拒絶反応の程度を診断します。心筋の配列の乱れや好中球の浸潤の程度によりグレード分類されています。

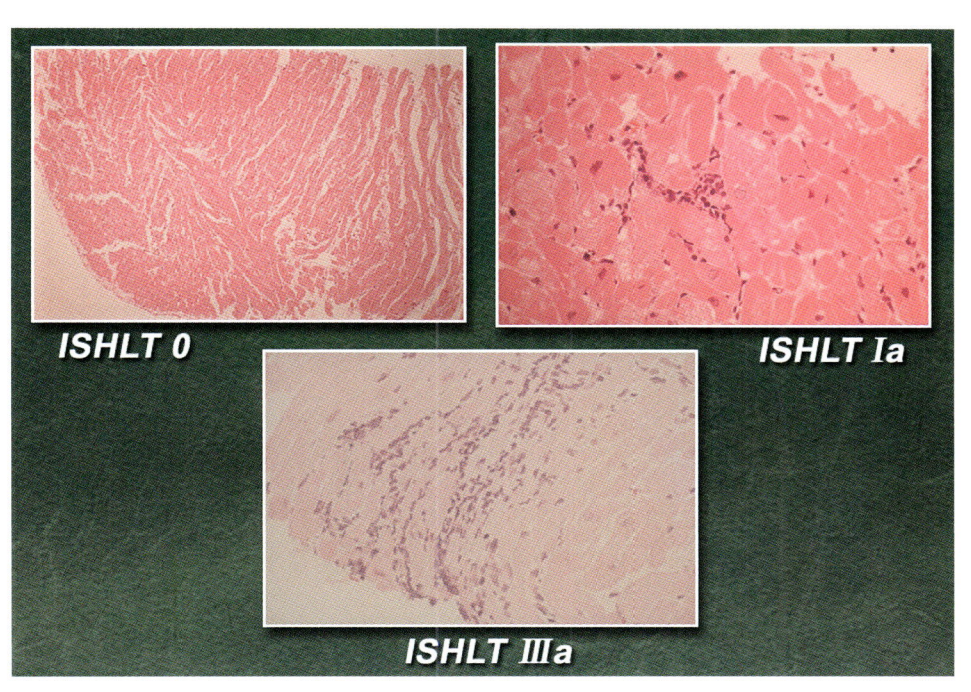

ISHLT 0　　ISHLT Ia　　ISHLT IIIa

第6章 新しい医療技術

ロウイルス感染が、その頻度を促進するといわれていますが、根本的なメカニズムは未だわかっていません。冠状動脈造影検査と冠動脈内超音波検査により診断しますが、確立された予防法や治療法が存在しないのが現状です。

感染症

心臓移植後、免疫抑制剤の投与により、感染症によりかかりやすい状況となります。移植後の感染症は、特に免疫抑制剤の使用量が多い移植後3カ月以内に発生することが多く、時に肺炎、敗血症などの重篤な感染症に陥ることがあります。初期の症状は、発熱や全身倦怠感など拒絶反応の症状と紛らわしいことも多く、胸部X線やCT、細菌培養やウイルスの抗体価測定により、迅速かつ的確に診断をつけることが大切です。

移植後1カ月以内は、表在性・黄色ブドウ球菌などの細菌感染症が多く、1～3カ月はサイトメガロウイルスやヘルペスウイルスなどのウイルス感染症や真菌性感染症、それ以降はアスペルギルスやクリプトコッカスなどいわゆる日和見感染症が中心となります。

いずれの場合も、原因となる感染源と病原体の特定により、的確な抗菌薬や抗ウイルス薬、抗真菌薬などの投与が重要です。

日本における心臓移植の成績と問題点

臓器移植法が施行された1997年10月から2010年12月まで、約13年間の間に89例の心臓移植が行われ、これまでの死亡は3例で、残り86名は現在も生存中です。その5年生存率は90％を超え、世界心・肺移植学会（ISHLT）のregistryのデータの5年生存率70％を大きく上回っています。

この好成績の原因として、我が国では欧米に比べ虚血性心疾患や複雑心奇形に対する心移植がほとんどないこと、また心移植の開始が遅かった分、免疫抑制剤や術後管理の進歩の恩恵にあずかっていることなどがあげられます。

では、欧米と比較して日本の心臓移植の問題点はどこにあるのでしょうか？

図9　心臓移植：日米の比較

臓器移植法改正（2010年）以前の我が国と米国における心臓移植の比較。我が国の症例数の圧倒的な少なさと2年以上に及ぶ待機時間の長さに注目

	日本	US
移植症例数	64/11年 (5-10/年)	2200/年
虚血性疾患	7％	45％
非虚血性疾患	93％	45％
Status 1	100％	62％
機械的補助	82％	27％
Status 1待機期間	760日	56日

図10　人口100万人あたりの脳死下臓器提供者数

我が国の臓器移植法改正（2010年）以前の各国における脳死下臓器提供者数は、米国の200分の1、韓国の8分の1にしか過ぎません。

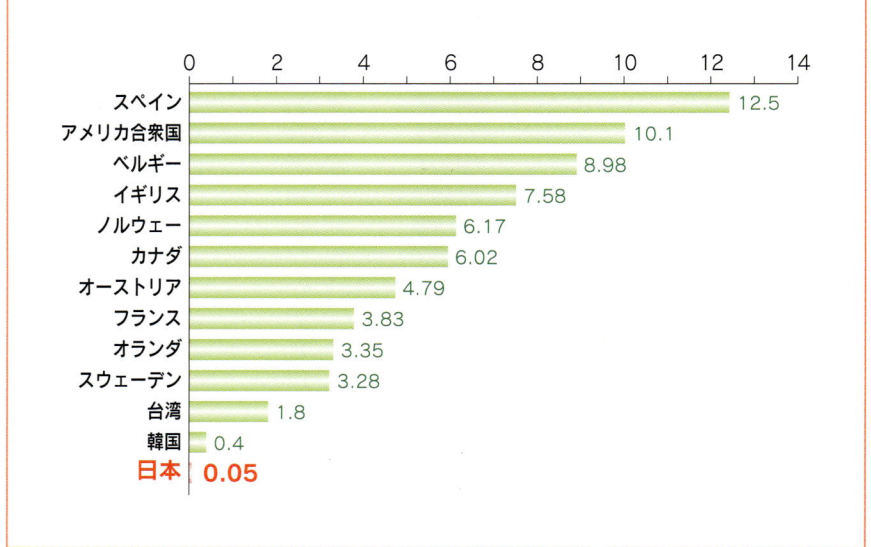

スペイン	12.5
アメリカ合衆国	10.1
ベルギー	8.98
イギリス	7.58
ノルウェー	6.17
カナダ	6.02
オーストリア	4.79
フランス	3.83
オランダ	3.35
スウェーデン	3.28
台湾	1.8
韓国	0.4
日本	0.05

2008年の時点における日米の比較（図9）を見てみますと、日本では11年間わずか64例の心移植が行われたのに対し、米国では毎年2,200例前後の移植が行われています。日本では全例が、病院に入院して待機しているいわゆるStatus 1でないと心移植が受けられないのに対し、米国でStatus 1の患者の移植は約2/3であり、残り1/3は自宅待機の患者です。一番極端なのは、Status 1での平均待機期間が、我が国で760日と2年以上であるのに対し、米国では56日と2カ月足らずで心臓移植受けられることです。

この差はいったいどこからくるのでしょうか？　一番の原因は図10にあるように、脳死下臓器提供者数が諸外国に比べ、我が国では圧倒的に少ないことがあげられます。人口100万人あたりでみますと米国が10.1人であるのに比べ、我が国ではその1/200の0.05人しかありません。臓器提供が圧倒的に少ないことが、いわゆる海外渡航移植を助長する大きな原因となっていたのでした。

こうした現状を打開するために、平成22年7月17日に改正臓器移植法が施行されました。

これにより臓器提出の要件として、本人の臓器提供の意思が不明であっても、遺族が書面によりこれを承諾する場合でも臓器を摘出することが可能となりました。また改正前の法律では、小児は15歳以上の方の本人の意思表示が必要であり、15歳未満の臓器摘出は不可能でしたが、改正法により、家族の書面による承諾があれば、15歳未満の方からの臓器提供が可能となりました。この改正により、それ以前の年間提供者数が3例～13例であったのに比べ、改正法施行後の半年足らずで29例の脳死下臓器提供があり、飛躍的な増大を遂げています。しかしながら、15歳未満の臓器提供はほとんどなく、子供を失った家族の承諾を得ることの困難さや虐待を受けて死亡した児童から臓器提供がないようにと病院側がさらなる配慮をしている現実が浮き彫りにされています。

さらに、今後爆発的に増えることが予想される60歳以上の高齢者における末期心不全は、心移植の対象にならず、埋め込み型の補助心臓のさらなる開発、再生医療を用いた新しい心不全治療の開発が待たれるところです。

Q & A

問：移植された心臓は、移植される前の心臓とどのようにちがうのでしょうか？

答：通常の移植される前の心臓は、交感神経により心拍数が増え、逆に副交感神経により、心拍数が抑えられますが、移植された心臓では、中枢神経と交感神経、副交感神経との経路が切断されているため（除神経という）、心拍数が交感および副交感神経により直接コントロールされることはありません。通常の心拍数は60～100/minが正常とされていますが、移植された心臓では、これより早く90～110/min前後となります。神経の代わりに心拍数をコントロールするのは、アドレナリンなどのホルモンです。ホルモンの作用は交感・副交感神経による直接作用より時間がかかるので、運動を開始しても心拍数があがるまで10分程度かかることもあります。

　もうひとつの特徴は、除神経の結果、冠動脈狭窄による狭心症の場合でも痛みを感じることがない場合がほとんどであることです。したがって、前述の慢性拒絶反応による冠動脈狭窄の場合も狭心痛を起こすことなく突然死を招くこともあり、定期的な冠動脈造影やIVUSによる評価が大変重要になってくるのです。

第6章　新しい医療技術

テーラーメード薬物療法

斉藤　竜平

テーラーメード医療とは

　これまで医療は疾患中心であり、疾患の原因を検索したりその治療法を開発することに医療の労力の大半が費やされてきました。しかし同じ疾患でも患者個々によってその程度、罹患期間は様々であって、必ずしも同じ病気の患者に同じ治療法・薬物療法を行うことがベストではないことが近年認識されています。特に薬物療法については合併する疾患、生活習慣、さらには遺伝的背景によりその効果・効能は著しく異なってくることがあり、個々人に最適な治療計画を行うことは難しく、その治療効果の個人差には十分な観察が必要であると言えます。個人差に注目したこのような医療はテーラーメード医療と呼ばれ、特に刻一刻と病態が変化しうる心・血管領域においてその薬物療法は大きな意味を持つと期待されています。

合併症による薬物の選択

　当然ながら、腎機能の低下した患者に腎臓から排泄される薬物は使用できません。同じように肝機能障害のある患者には、肝代謝の薬物の投与はできるだけ避けるべきです。また心筋梗塞や狭心症の患者において、血管内膜を安定化する作用を持つため特に汎用されているHMG-CoA還元酵素阻害薬、その中でも非常に優れた安定化作用を持つとされるピタバスタチン、ロスバスタチンなどのいわゆるstrong statinは、免疫抑制剤のシクロスポリンを内服していると、横紋筋融解症という重篤な副作用を引き起こすとされ、併用は禁忌とされています（表1）。

ライフスタイルによる薬物の選択

　多くの薬は原則日1回、朝食後もしくは日3回、毎食後といった内服

表1　臨床上好ましくない結果をもたらす薬物相互作用

（鈴木正彦「薬理学」改訂2版, 第1章 薬理学の基礎知識 4-薬物効果に影響を及ぼす要因, 医学芸術社に基づき作成）

薬物1	薬物2	相互作用
ジギタリス製剤	チアジド系またはループ利尿薬（フロセミド）	ジギタリス中毒（不整脈）
経口抗凝血薬（ワルファリン）	非ステロイド性抗炎症薬（アスピリン、インドメタシン）	出血傾向
経口血糖降下薬（トルブタミド）またはインスリン	非ステロイド性抗炎症薬またはβ遮断薬、またはアルコール	低血糖
ハロタン（全身麻酔薬）	エピネフリン	心室性不整脈
アミノ配糖体系抗生物質（ストレプトマイシン、ゲンタマイシン）	ループ利尿薬（フロセミド）	腎障害、耳毒性
テトラサイクリン系抗生物質ニューキノロン系抗菌薬	制酸薬（アルミニウム・カルシウム・マグネシウム含有）	各抗生物質の効力減弱
フェノバルビタール	ワルファリンなど	ワルファリンなどの効力減弱
シメチジン	ワルファリンなど	ワルファリンなどの効力増強
ニューキノロン系抗菌薬	非ステロイド性抗炎症薬	けいれん

の仕方をします。通常、日1回内服する薬剤は朝食後に内服するのが一般的ですが、動脈硬化の原因となるコレステロールは主に夜間に肝臓で合成されるため、その合成を阻害するHMG-CoA還元酵素阻害薬はそれに合わせ夕食後に内服するのが有効とされています。また心不全の患者が頻用する利尿剤は、内服後にトイレに行く回数が多くなるため、例えば60 mgの容量が1日の内服で必要な場合、20 mgづつ毎食後といった内服の仕方ではなく、朝食後40mg、昼食後20mg内服する方法を選択します。また社会的背景、例えば学校や職場などの周囲の生活環境がある場合、昼食事に内服することや、日3回毎食後の内服を避け、朝・夕食後の2回の内服で済む薬剤の選択を考慮することもあります。在宅高齢者の患者で、内服においてヘルパーさんなど介助者の介助が必要な場合も、介助可能な時間帯に合わせた内服の回数を設定することが要求されます。また、いたずらに内服回数を増やすことは、内服コンプライアンス（患者が内服を処方通りに飲むこと）の低下につながることにもなります。

かつて降圧薬の第一選択薬として、また現在も広く用いられているCa拮抗薬は、グレープフルーツに含まれるフラボノイドが同薬剤の肝臓での代謝酵素であるチトクローム（CYP）P3A4を阻害するため、グレープフルーツとの同時摂取により過度の血圧低下が認められることから、投薬の際には患者への説明が必要です。また同様の理由で、弁膜症手術後や心房細動の患者で血栓形成予防に広く用いられているワルファリンは、納豆菌により腸内で合成されるビタミンKによってその作用が拮抗されるため、ワルファリン療法施行中の患者には、納豆（およびクロレラ、青汁も）摂取しないよう食事指導することが必要です（表2）。

テーラーメード医療における遺伝子診断

ワルファリンは、日本のみならず世界中で広く使用されてきた薬剤ですが、血液凝固能、年齢、合併症、飲食物、併用する薬剤などによりその至適投与量には大きな個人差があります。至適投与量より多い量を投与して、薬剤の効果が過剰発現することは、脳出血や消化管出血など生命の危険を脅かしかねない重篤な副作用へとつながる恐れがあります。ワルファリンは、ビタミンK依存性の凝固因子を阻害し抗凝固作用を発現する薬物であり、その代謝酵素であるチトクローム（CYP）2C9および標的分子であるビタミンKエポキシド還元酵素複合体1（VKORC1）の遺伝子多型がその至適投与量に大きく影響していることが、近年明らかに

表2　臨床上好ましくない薬物と食物・嗜好品の相互作用

（鈴木正彦「薬理学」改訂2版,第1章 薬理学の基礎知識 4-薬物効果に影響を及ぼす要因,医学芸術社に基づき作成）

薬物	食品・嗜好品	相互作用
ワルファリン	納豆*、クロレラ食品、緑黄野菜などビタミンKを含む食品	ワルファリンのビタミンK拮抗作用と競合し効果減弱
テトラサイクリン系抗生物質 ニューキノロン系抗菌薬	牛乳や乳製品などカルシウムを多く含む食品	薬物の吸収障害により効果減弱
ニフェジピン シクロスポリン	グレープフルーツジュース	グレープフルーツジュースに薬物代謝酵素の阻害物質が含まれており、効果増大
テオフィリン、ペンタゾシン、ベンゾジアゼピン系薬物	喫煙	喫煙により薬物代謝が亢進し効果減弱
ケトコナゾール（抗真菌薬） セフェム系抗生物質の一部 スルホニル尿素剤（血糖降下薬）	アルコール	アセトアルデヒド脱水素酵素阻害作用により、二日酔い症状（顔面紅潮、嘔気、頭痛）発現
中枢神経系抑制薬	アルコール	協力作用により薬物の抑制作用増大

*大豆自体にビタミンKは少ないが、納豆菌が腸内でビタミンKを産生する。

第6章　新しい医療技術

されています。このように遺伝子を調べることで、投薬量や薬の副作用、それに一部の疾患の発病の可能性、疾病への関連性を予測・診断したりすることが可能です。しかし実際に臨床の現場でそのことを応用するには、事前に遺伝カウンセリングが必要で、カウンセラーの体制づくりも急務であり、費用対効果の面もあることからまだまだ活発な議論が必要です。一方で適切な診断のうえに個人個人に最も適した治療薬・治療法を選択することは、疾患の重症化を防ぎ、患者本人の一日も早い社会復帰を実現することにつながります。

日本における今後のテーラーメード医療

これまで、日本のみならず世界ではレディメード医療（診断された患者に対しまず1つの薬を投与し、臨床効果に乏しい場合、順次他の薬を投与していく。事前予測は難しく、薬の効果判定までに時間がかかる一方、場合によっては副作用だけが顕著に発現し命に関わることになるケースもあります）が行われてきました。テーラーメード医療の普及により、①個人個人にあわせた治療法・治療薬の選択により治療効果が高まる一方、副作用が軽減する　②これまで製品化が困難であったまれな体質の人にだけ効果のある医薬品の開発の可能性が高まる　③治療効果が高いと思われる治療薬のみを投与することにより投薬数の減少、ひいては医療費の減少につながることが期待されます。すでに欧米の製薬会社では、テーラーメード医療向け抗がん剤などが一部製品化されています。日本でもこれまで政府や大学などの研究機関を中心に遺伝子に関する研究が行われてきました。また、最近、製薬会社やバイオ企業など民間企業が連携してテーラーメード医療の研究開発を行いつつあります。欧米人と日本人の遺伝情報はかなり異なっており、知的所有権の問題からも、日本人の遺伝暗号は日本独自に研究し把握しておく必要があると言えます。ただしそのためには、プライバシーの保護や個人情報の厳密な管理、インフォームドコンセントや倫理面・費用の問題（誰が費用を負担するか）など明確にすべき問題が多く存在するのも確かです。

Q&A

問：病気には"環境要因"というものがあると聞きました。遺伝子の解明だけで、すべての病気を克服ことができるのでしょうか？

答：すべての病気が遺伝情報・遺伝子の解明だけで克服できる訳ではありません。病気や個人によって、"環境要因"と"遺伝子要因"が関わる比率は大きく変わってきます。"環境要因"と"遺伝子要因"のいずれか一方が病気の発症に強く影響しているものもあれば、がんや動脈硬化（ともに日本人の死因の大部分を占め、近年食生活の欧米化により大腸がんの発生率が上昇しており、また高血圧、高脂血症、糖尿病、喫煙といった生活習慣病は動脈硬化の危険因子となります）のように両者が複雑に絡み合っているものもあります。遺伝子に関する正確な知識を身につけ、差別を生じさせないことが大切です。

第7章

家庭医（総合医）と心血管病の関連領域

栄養と心血管病	278
リハビリと心血管病	286
家庭医に必要なポイント	290

第7章　家庭医（総合医）と心血管病の関連領域

栄養と心血管病

中川　明彦

心血管疾患と栄養管理

心血管疾患は、循環器系の心臓と血管が主要因の病気で、近年、診断、治療、服薬処方の研究が発展し、検査法、治療法、予防法、食事療法等は日進月歩しています。

食事療法とは、その治療をしている臓器器官に負担がかかる栄養素を制限し、その治療を効率よくすすめるための一環の管理です。医師の治療方針に準じた個々の食事療法を実践するためには、栄養教育、栄養指導を受け、さらに自己の学習により治療以前の食習慣の問題点を考え、改善、実行し、継続することが大切です。

医学の祖と称される古代ギリシアの医師であるヒポクラテス（紀元前460年頃～紀元前370年頃）は、生命と心臓の関係を「非常に強靭な筋肉から成り・・・心臓の内腔は人の命をもたらしている」と説いています。また「栄養物は体の部位の本性と本来の機能に応じて成長させ、栄養物は個々にみていくと、組成が良いものと組成が悪いものとがある。大切なことは効力がほどよく及ぶように量を定める・・・」と生体と栄養との因果関係を残しています。『ヒポクラテス集典』には医学における食事療法は、起源は古く、食としての栄養の組成量の重要性、過剰と不足は病気の発症につながるということが治療の概念として用いられていました。

食事療法は、先代の医師の研究により治療の一環として行われ、現在も原点は同じであります。現在の食事療法は、主に日本循環器学会、関連学会である日本高血圧学会、日本動脈硬化学会、日本糖尿病学会等のガイドラインに準じた栄養管理が基本になっています。

日本循環器学会ガイドラインの治療・予防について栄養管理

心血管疾患の食事療法は、虚血性心疾患の一次予防ガイドライン（2006年改訂）（表1）の指針が治療と予防として用いられています。その指針は、アメリカ心臓協会（American Heart Association：AHA）米国の食事及びその他のライフスタイルから心血管疾患のリス

表1　虚血性心疾患の一次予防ガイドライン

（循環器病の診断と治療に関するガイドライン，2005年度合同研究報告，ダイジェスト版 虚血性心疾患の一次予防ガイドライン，2006年改訂版附表2, p9に基づき作成）

	目標	特記事項	欧米	日本
栄養	糖質エネルギー比 50%以上		III	VII
	脂肪エネルギー比 20・25%	たんぱく質エネルギー比 25-30%	III	VII
	脂肪酸摂取バランスに注意	不飽和脂肪酸：一価不飽和脂肪酸：多価不飽和脂肪酸＝3：4：3	III	VII
		n-6/n-3比＝3～4：1	III	VII
	食物繊維を十分に摂取	20-25g/日	III	VII
	食塩摂取10g/日未満	高血圧合併時は 6g/日未満	III	III
	抗酸化物質を摂取	ビタミンE、ビタミンC、カロテノイド、ポリフェノール	I	III
	ホモシステインを減らす	葉酸、ビタミンB2、ビタミンB6、ビタミンB12	III	VII
	ミネラルを不足なく摂取	カルシウム、マグネシウム、カリウム、セレン	III	III

エビデンスレベル：I（低い）～VII（高い）

表2　日本人の食事摂取基準 2010年版（厚生労働省）

健康な個人または集団を対象に栄養の欠乏や過剰を防ぎ、健康医師・増進に必要なエネルギーや栄養素を示したものですが、その一部を掲載しました。

- ビタミンB1　　：エネルギー代謝に関与
- ビタミンC　　　：抗酸化、心臓疾患系の予防
- ビタミンB6　　：アミノ酸代謝、神経伝達物質代謝
- ビタミンB12　　：酵素たんぱく質
- 葉酸　　　　　：減少するとホモシステインの蓄積
- ナトリウム　　：高血圧に関与　がんの一次予防
- カリウム　　　：高血圧の予防
- マグネシウム　：減少すると冠動脈のれん縮
- セレン　　　　：減少すると心筋障害・適量で抗酸化
- 脂肪酸　　　　：循環器疾患のリスク軽減

表3　栄養管理に関与する要因と医師のグレード別指示

（金沢医科大学病院　栄養指導マニュアル　2011年改訂）

	要因	医師から指示内容：Grade
病　気	治療、予防の栄養管理	グレード1：疾患に対する栄養管理指示なし
		グレード2：予防のため標準的な栄養管理指示あり
		グレード3：疾患による栄養管理制限指示あり
体　重	体重の増減	グレード1：特に指示なし
		グレード2：減らす指示あり
		グレード3：増やす指示あり
運　動	身体活動の制限	グレード1：日常的な身体活動の制限、指示なし
		グレード2：身体活動が負担となるため、制限の指示あり
		グレード3：理学療法の指導への指示あり

栄養管理とは、身体の状況に見合った食材の栄養素を摂取する（食べる）行為です。ヒトは、本来どのような食材をどれだけ食べるとよいのかという機能は、本能的に備わっていません。個々の好きな物を食し、満腹感を満たしています。そして、体に必要な栄養素の過不足が生じ、体重の増加や生活習慣病の発症要因となっています。栄養管理は、①食事について ②栄養について ③調理について ④実施 ⑤評価（反省）についての五段階で捉えるとわかりやすく理解できます（表4）。

心血管疾患の治療・予防のための栄養について

栄養を理解するための内容は、（ⅰ）必要エネルギー量と適正体重、各栄養素の役割、（ⅱ）1日の各栄養摂取量、（ⅲ）治療と予防のための制限される栄養素、以上の3項目になります。その項目の内容を理解することにより食事の計画、食材の選択、調理方法、食事の評価と実践につながります。

体重管理：適正体重は身体機能への負担を軽減

心血管病では、肥満や痩せは死亡率が高く冠危険因子の発症を促進することが明らかにされており、適正な体重を維持できるよう管理します。そのためには、運動あるいは身体活動などによる消費エネルギー量を高めるとともに、消費エネルギー量に見合ったエネルギーを摂取します。

これは、心血管病のない高血圧患者が対象で、中等度の強度の有酸素運動を中心に定期的に毎日30分以上を目標が有用とされています（日本高血圧学会）。

標準体重は、BMI：Body Mass Index（ボディ・マス・インデックス）で

クを低減させることを目的とした食事ガイドラインを参考に作成されています。さらにわが国の厚生労働省日本人の食事摂取基準（2010年版）（表2）を用いて、栄養管理を行います。

身体状況を知ることが栄養管理のスタート

心血管疾患の治療、または予防するための栄養管理をはじめるためには、まずは病気を理解し、生活習慣の一環である食生活を見直すことになります。

医師による病気、体重、運動（身体活動）についての指示内容により栄養管理の指針が決められます。その指示により、管理栄養士がその段階のグレードを確認し、栄養管理を実施します（表3）。

栄養管理をするためのステップ段階

第7章　家庭医（総合医）と心血管病の関連領域

表4　栄養管理を理解するための段階

（金沢医科大学病院　栄養指導マニュアル　2011年改訂）

段階	理解する内容
①食　事	1日3食の意義 1日3食の時間 1日3食の食事（主食、主菜、副菜）のバランス 食材（食品）の成分による簡易的な分類
②栄　養	必要エネルギー量と適正体重 各栄養素の役割、1日の各栄養摂取量 治療、予防のための制限される栄養素
③調　理	食材の調理方法 主食、主菜、副菜の調理方法の選択 朝食の計画は、前日から始める 1日3食の食事（主食、主菜、副菜）の計画を立案
④実　施	食材料の準備をする。 調理をする。 食事をする。
⑤評　価 （反省）	栄養管理による食事について評価（反省） ［ノートなど記録することにより食事記録することにより改善点が見つけやすくなります。］

図1　栄養素の分類

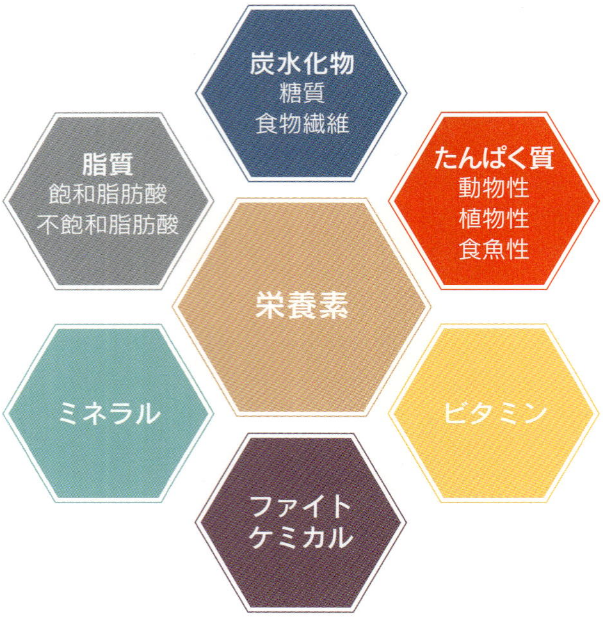

炭水化物（糖質、食物繊維）
たんぱく質（動物性、植物性、食魚性）
脂質（飽和脂肪酸、不飽和脂肪酸）
ミネラル
ビタミン
ファイトケミカル
栄養素

エネルギー供給源になる栄養素：糖質、たんぱく質、脂質
炭水化物：糖質＋食物繊維の総称
ファイトケミカル：ポフェノール、イソフラボン等、ビタミン、ミネラル以外に栄養成分

算出します。計算式は世界共通ですが、肥満の判定基準は国により異なります。

　日本肥満学会では、BMI22の場合を標準体重、25以上の場合を肥満、18.5未満である場合を低体重として、現在の体重を評価します。算出式は次のとおりです。
BMI＝体重（kg）÷身長（m）×身長（m）
例：身長160cm、体重60kgの場合
60kg÷（1.60m×1.60m）＝約23.4
BMIは、23.4になります。BMIを25未満にする。

心血管病予防のための栄養管理

炭水化物：総エネルギー量に対しての糖質エネルギー比は50～60％

　糖質はヒトの脳細胞、骨格筋などの有効なエネルギー源です。総エネルギー量の少なくとも50～60％が望ましいとされています。糖質を多く含む食品は、ごはん、パン、麺類、果物等があります。しかし、糖質エネルギー比が高くなると中性脂肪の増加をもたらすため、糖質を多く含む食品であるごはん、パン、麺類、果物、砂糖（お菓子類など）の摂取量が過剰とならないように注意します。

たんぱく質：総エネルギー量に対してのたんぱく質比は15～20％

　たんぱく質は、ヒトの細胞、ホルモン、酵素、遺伝子等の基質となります。総エネルギー量の15～20％が望ましいとされています。たんぱく質を多く含む食品として、動物性（肉類、卵類、乳類）、植物性（大豆）、食魚性（魚類）の三群があります。その三群のバランスが悪いとヒトの体でつくることのできない必須ミノ酸や必須脂肪酸などの有用な栄養素

が不足します。また動物性たんぱく質の摂取が増えると飽和脂肪酸やコレステロールの摂取が多くなり、動脈硬化の原因となります。

その最も良いバランスの割合は、動物性：植物性：食魚性＝10％：30％：60％で、動物性を減らし食魚性を多くとることが望ましいとされています。治療と予防の観点から動物性たんぱく質の割合は30％以上にならないようにします。

脂質：総エネルギー量に対しての脂質比は20〜25％

脂肪は、化学構造の特徴から単純脂質（中性脂肪、ろう）、複合脂質（リン脂質、糖脂質）、誘導脂質（ステロール）の3つに分けられます。単純脂質はエネルギー源として生体の脂肪組織中に存在し、食品中の脂肪の大部分を占めています。複合脂質は細胞膜を構成し、物質の透過を調節し、脳、神経組織、ステロールはコレステロール、胆汁酸、性ホルモン、細胞膜の構成成分などとして体内に広く分布しています。

脂肪は、たんぱく質食品である肉、卵、乳類、大豆、魚に多く含まれます（前項参考）。また食用油脂は、揚げ物、炒めも、加工品であるドレッシング、マヨネーズ、菓子、パン等に多く使われています。1日のバランスとしては、揚げ物の場合は1回／日が理想です。揚げ物より使用量の少ない炒めもの場合は、2回／日が目安です。サラダのドレッシングは、ノンオイルドレッシングを使うことが脂質の摂りすぎの予防になります。洋菓子、菓子類などは脂肪の過剰摂取の原因となります。

飽和脂肪酸と不飽和脂肪酸

中性脂肪の構成成分である脂肪酸は大きく分けて飽和脂肪酸と不飽和脂肪酸に分けられます。牛乳やバター、肉の脂には飽和脂肪酸が多く含まれており、中性脂肪やコレステロールなど血液中の脂質の濃度などに関与しています。高脂血症や動脈硬化の関連が高い脂肪酸です。マーガリンは植物性ですが飽和脂肪酸を多く含み、特にトランス脂肪酸が過酸化脂質となり、血管疾患の増悪要因とされています。オリーブ油に含まれるオレイン酸は一価不飽和脂肪酸が多く含まれ「善玉」とよばれるHDLコレステロールを増加させ総コレステロールを下げる働きがあります。脂肪酸のバランスは、飽和脂肪酸：一価不飽和脂肪酸：多価不飽和脂肪酸＝3：4：3が理想です。

多価不飽和脂肪酸と一価不飽和脂肪酸（図2）

多価不飽和脂肪酸にはn-6系やn-3系があり、体内で合成することができない必須脂肪酸が含まれています。心疾患やアレルギーへの関与は系列によって相反します。その比率は、n-6/n-3 ＝3〜4：1以上とされ、n-3系脂肪酸の抗動脈硬化作用があります。通常の食事に菓子類を過剰に食べるとn-6が増え、バランスが崩れます。

n-6系のリノール酸やアラキドン酸は、過剰に摂り過ぎるとHDLコレステロールが低下して動脈硬化につながりやすく、またアレルギー性疾患を悪化させます。多く含む食品は、紅花油やコーン油、ごま油、レバー、卵白、甲殻類などがあります。

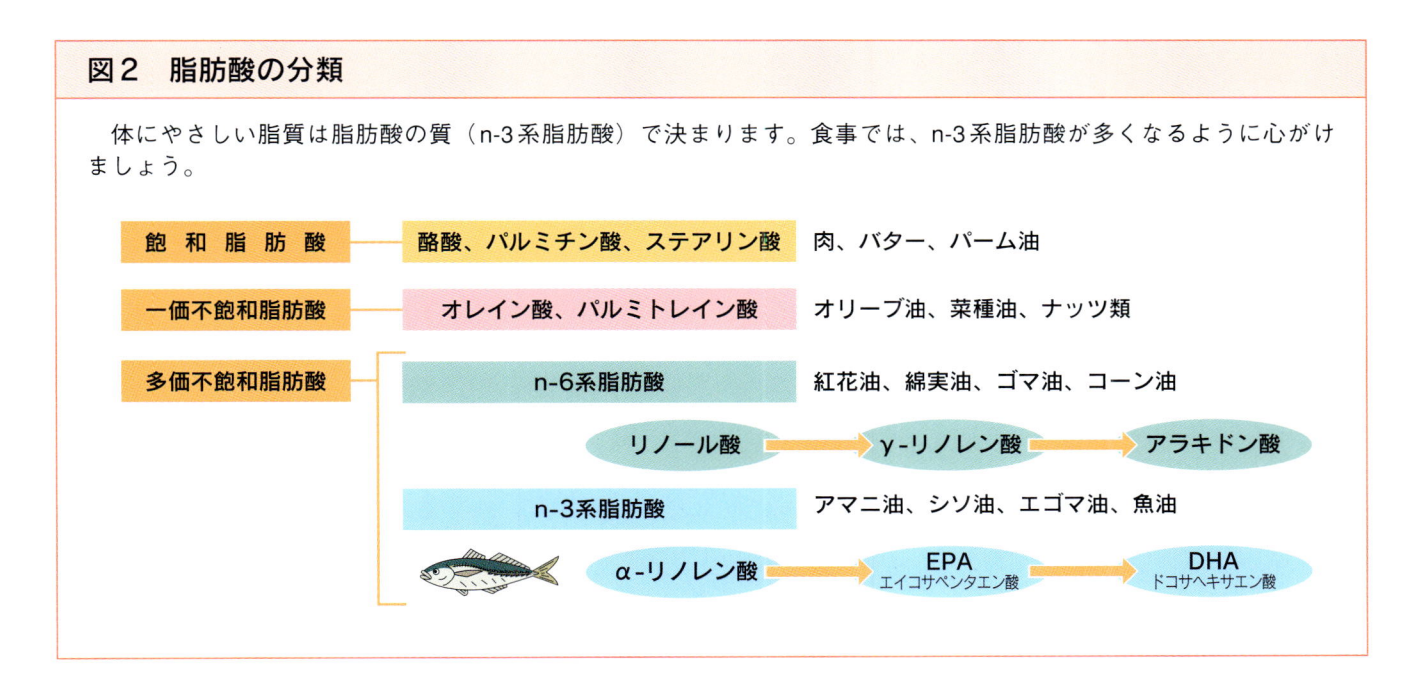

図2　脂肪酸の分類

体にやさしい脂質は脂肪酸の質（n-3系脂肪酸）で決まります。食事では、n-3系脂肪酸が多くなるように心がけましょう。

分類	種類	含まれる食品
飽和脂肪酸	酪酸、パルミチン酸、ステアリン酸	肉、バター、パーム油
一価不飽和脂肪酸	オレイン酸、パルミトレイン酸	オリーブ油、菜種油、ナッツ類
多価不飽和脂肪酸	n-6系脂肪酸	紅花油、綿実油、ゴマ油、コーン油
	リノール酸 → γ-リノレン酸 → アラキドン酸	
	n-3系脂肪酸	アマニ油、シソ油、エゴマ油、魚油
	α-リノレン酸 → EPA（エイコサペンタエン酸） → DHA（ドコサヘキサエン酸）	

n-3系のDHAやEPA、αリノレン酸には心疾患やアレルギーを予防する働きがあり、多く含む食品には青身魚、しそ油、えごま油などがあります。

健康を維持するためには、脂質を過不足なくとるだけではなく、脂肪酸のバランスも重要です。摂り過ぎると健康上の問題を招く飽和脂肪酸やリノール酸を多く含む食品をできるだけ控え、一価不飽和脂肪酸やn-3系の多価不飽和脂肪酸を多く含む食品を積極的にとることが望ましいとされています。調理の際は、一価不飽和脂肪酸を多く含むオリーブ油を用い、特にいわし、さんま、まぐろなど青身魚にはDHAやEPAが多く含まれているため、1日のたんぱく質食品の魚を多く摂ることが心血管疾患の予防になります（図3、4）。

コレステロール

脂質の一種であるコレステロールは、脳や神経組織、肝臓などに広く存在しており細胞膜の成分、ホルモン、胆汁酸、ビタミンD前駆体の原料として重要な物質です。コレステロールはリン脂質やタンパク質とともに「リポタンパク質」を構成し、血液中にも存在しています。これは大きく4種類に分類されます。なかでもLDLはコレステロールを肝臓から体の各組織に運び、HDLは組織中のコレステロールを肝臓に戻す働きをしています。また体に必要なコレステロールの約80％は肝臓で合成されています。食事からの摂取量が多いと、体内での合成量が減るようにうまく調節されています。血液中のコレステロールが過剰になると、高コレステロール血症を招きます。なかでもLDLコレステロールが増えすぎると、血管壁に入り込んで酸化され、酸化型のLDLに変わります。この酸化型LDLが血管壁にどんどんたまると動脈硬化が進行し、さらに動脈が狭まるため、心筋梗塞や狭心症などの心、脳血管疾患の可能性が高まります。

コレステロールは、食物繊維が多い野菜、海藻、きのこなどを十分に撮ると吸収が抑制されます。

血液中のコレステロール値が気になる方は、LDLを上昇させる動物性脂肪（肉の脂肪やバター、乳製品）は控えめにするとともに、肝臓での合成を促進する、エネルギー過剰状態に気をつけることが大切です。またDHAやEPAの摂取や、適度な運動はHDLを上昇させる作用があります。

コレステロールは、動物性たんぱく質に多く含まれています。前項2の1日のたんぱく質食品を摂る目安にすることにより予防になります。

高脂血症素因を有している場合には1日の食品コレステロール摂取量は、300 mg 程度に抑えるようにします。

食物繊維

食物繊維の目標摂取量は100 kcalあたり1gとして、日本人平均で1日20〜25 gとされています。食物繊維はコレステロールの吸収を抑制、粘調度の高い水溶性食物繊維（難消化性デキストリン：ペクチン、β-グルカンなど）は耐糖能の改善効果、LDLコレステロール低下作用、大腸がんの予防、排便効果、腸内細菌を整え、免疫効果等が多くの生理作用の有効性が報告されています。

食物繊維は、野菜、きのこ、蒟蒻、果物等に含まれています。野菜のビタミン、ミネラル、食物繊維の効用を評価すると1日の目安量は、500 g 以上（緑黄色野菜200 g 以上、淡色野菜300 g 以上）を目標にしましょう。現在、野菜350 g 以上／日（緑黄色野菜120 g 以上、淡色野菜130 g 以上）は、国民栄養調査による国民最低ラインの目標値であります。

塩分

食塩相当量にして1日6g未満の摂取量とします。食塩とは、ナトリウムイオンと塩素イオンが結合した塩化ナトリウム（NaCL）のことを言います。ナトリウムは、食塩のかたちで体内に摂取されています。ナトリウムに2.54を掛けると食塩相当量になります。ナトリウムの体内存在量は体重の約0.15％で、日本人は、食事から塩分を必要以上に摂っているので不足することはありません。高血圧を予防、改善するためには食塩相当量で1日6g未満が望ましいと言えます。

減塩するには味噌汁は具だくさんで1日1杯までとし、麺類の汁、漬物、佃煮類や加工食品を摂り過ぎないようにこころがけましょう。うす味の方法には、減塩醤油、だし割醤油（醤油と調味料を使わない天然のかつおだし等）、酢醤油、ケチャップ、ソースなどを利用するとよいでしょう。酸味（酢、柑橘類の果汁）、旨味（じゃこ、昆布、干しえび）、辛味（生姜、わさび、胡椒、カレー粉）などを使うと塩や醤油の使う量が減ります。

ビタミンC、E、セレン、マンガン活性酸素と抗酸化ビタミン、抗酸化物質

ビタミンは、生体内の代謝に関与する栄養素です。しかし、ヒトは体内でビタミンをつくることができないため、食物から摂らなければ、生体を維持することができなくなります。

栄養と心血管病

図3　ガイドラインに準じた場合の2000kcalの献立例

（金沢医科大学病院　栄養指導マニュアル　循環器内科編）

虚血性心疾患・予防のガイドラインの準じた場合、たんぱく質食品を魚、大豆と油脂にシソ油を使用した場合のモデル献立。
写真　ガイドラインの準じた場合、たんぱく質食品：魚、大豆を使用した場合のモデル献立
注意：治療によりワーワァリンを服薬している方は、納豆以外の大豆製品に代替しましょう。

（朝食）　　　　　　　　　（昼食）　　　　　　　　　（夕食）

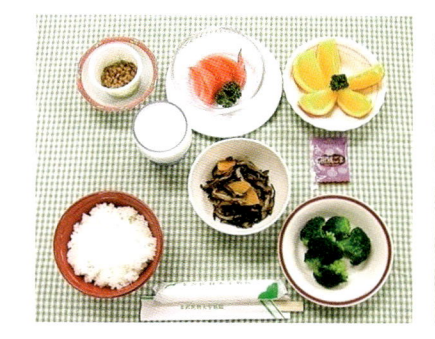

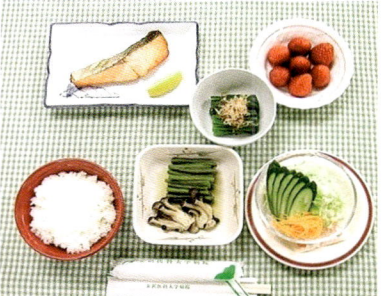

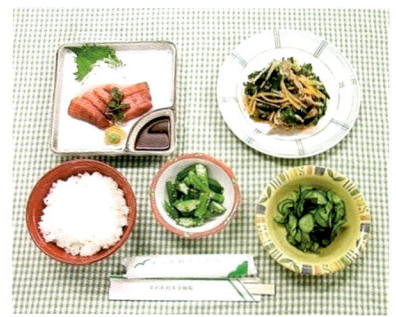

図4　虚血性心疾患・予防のガイドラインに準じた場合の食事の栄養素量

（金沢医科大学病院　栄養指導マニュアル　循環器内科編）

たんぱく質食品に魚、大豆製品を、調理油脂にシソ油を使用した場合の栄養素量。n-3系不飽和脂肪酸が多くなり、n-6系不飽和脂肪酸が少なくなります。

たんぱく質食品：大豆、魚　油脂：シソ油　調理後栄養素充足率

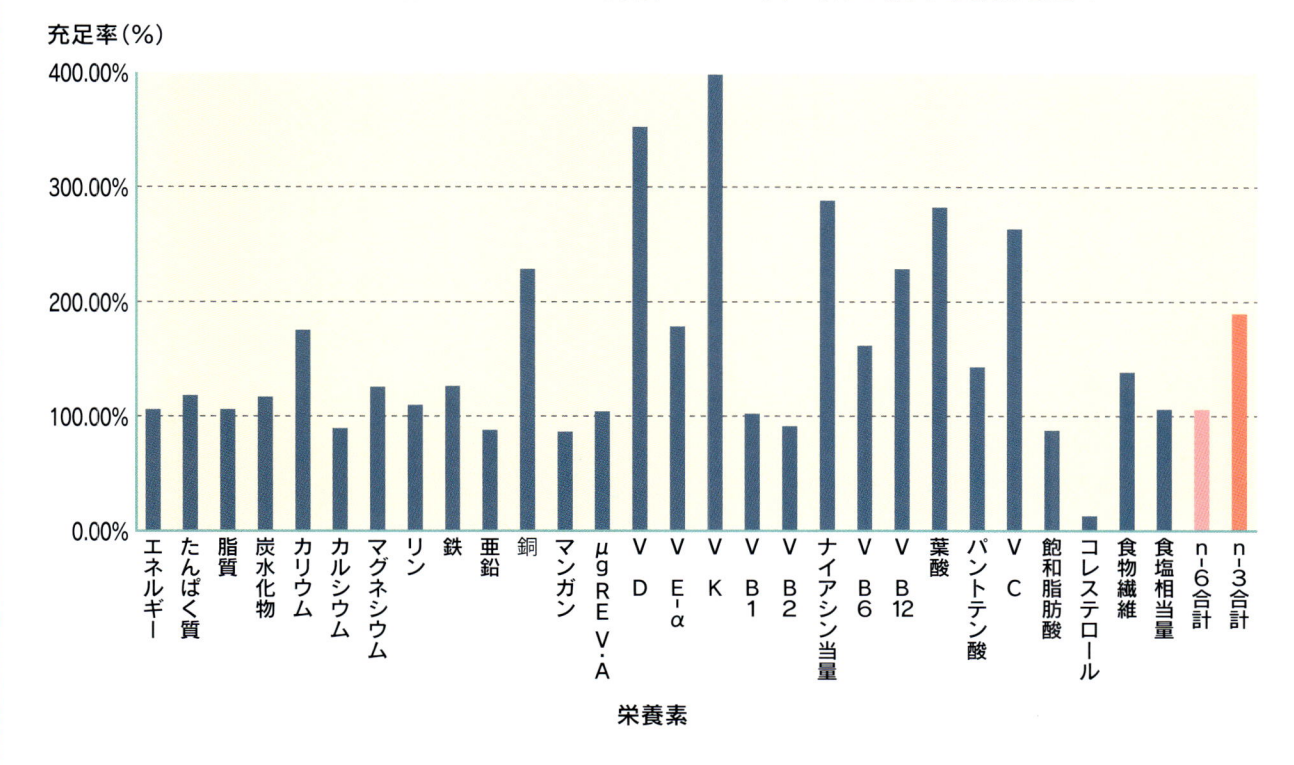

283

ヒトは、体内に酸素を取り込み、さまざまな代謝をしているため、その処理された後に活性酸素という不純物質が体内に放出されます。これを除去することで老化予防、病気の発症が軽減されることが報告されています。それを除去する物質を抗酸化物質と言います。その物質には、ビタミンC、ビタミンE、ミネラルであるセレン、マンガン、銅、そのほかのファイトケカル（ビタミン、ミネラル以外の栄養素）では、カロテノイド、ポリフェノール等があります。ビタミンCとビタミンEは、互いに細胞間の代謝に関与しているため、どちらかが体内に不足すると機能が低下します。現在、13種類のビタミンの摂取基準が決められています。このビタミン、ミネラルを総合的に不足しない食習慣にすることが必要です。多く含まれる食品には、果物、野菜があります。野菜は、調理をしたときの熱処理により食品中の含有量が減少するため、サラダ、酢物等の調理を1日2品以上は摂りましょう。果物は1日に100g～200g（例：みかん2個／日）摂りましょう。

ビタミンB6、B12、葉酸；たんぱく質代謝とビタミン

体の構成成分であるたんぱく質は、細胞の再生、傷ついた細胞の死滅（アポトーシス：遺伝的に組み込まれた消滅プログラム）等により常に代謝亢進されています。たんぱく質代謝にはビタミンB6、B12、葉酸が関与しています。このビタミンが不足すると体内のたんぱく質であるメチオニンの代謝過程でその一部がホモステインになり体内に蓄積し、特に心血管疾患に関与します（図5）。ホモシステインは、加齢とともに増え、近年ではホモシステイン増加と骨折の増加、活性酸素が発生、血管の硬化、血小板の凝集機能異常などの関連も報告されています。ビタミンB6、B12、葉酸は、魚、緑黄色野菜に多く含まれています。毎日バランス良く取り入れるように心がけましょう。

ビタミンB1；エネルギー代謝とビタミン

ビタミンB1は、骨格筋、心筋、脳のエネルギー代謝等に関与しています。ビタミンB1が不足すると体内の糖質がエネルギーに転換されず、身体機能の低下につながります。自動車のガソリンが燃焼できなくなり、エンストした状態です。特に労作活動の多い仕事、運動、スポーツの習慣、山登り、ハイキング等などのビタミンB1の潜在的不足にならないように注意をしましょう。

カリウム

カリウムは、体内で体重1kgあたり、約2g存在し、細胞の浸透圧の調整に関与しています。カリウムは、ナトリウムの排出を促します。

血圧降下作用、骨格筋の収縮作用、腎臓機能の排泄作用などを正常に保つ働きがあります。カリウム欠乏は、不整脈、心不全、手足のけいれんなどの原因となることもあります。カリウムは、一般的な食事量の野菜、果物を確実に摂取すれば、不足する可能性はありません。

マグネシウム

マグネシウムは、エネルギー代謝、たんぱく質合成など関与しています。体内の欠乏は、虚血性心疾患などの原因のひとつと考えられています。またマグネシウムが不足すると体内のビタミンB1濃度が低下することか報告されています。マグネシウムは、一般的な食事量を確実に摂取すれば、不足する可能性はありません。食事全体量の摂取が減った場

図5　ホモシステイン代謝経路

（Selhub J., Annu. Rev. Nutr., 19: 217-246, (1999), Finkelstein J. D., J. Nutr. Biochem., 1: 228-237, (1990), Castro R., Rivera I., Blom H. J., Jakobs C., Tavares de Almeida I., J. Inherit. Metabo. Dis., 29: 3-20, (2006)）

たんぱく質代謝には、ビタミンB6、B12、葉酸が関与しています。不足すると代謝不全となり、血中にホモシステインが放出され動脈硬化の原因になります。

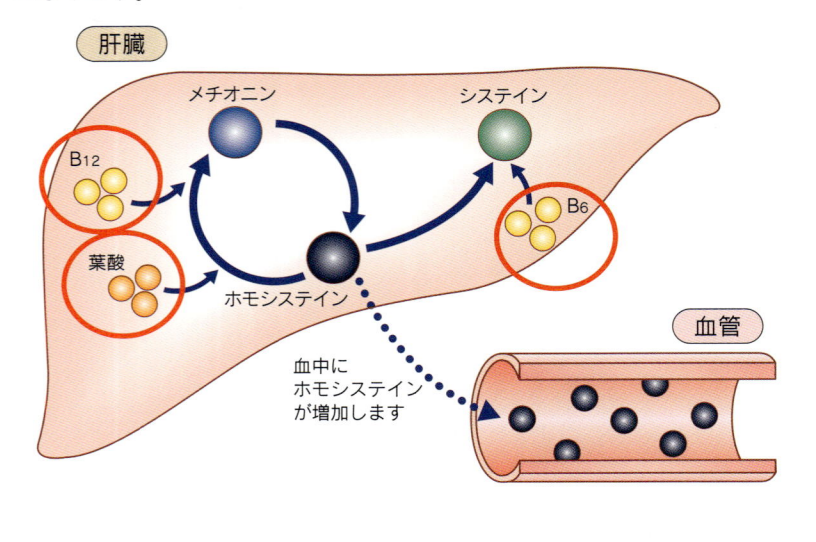

合には、不足する可能性があります。

カルシウム

カルシウムは、成人男性で約1kgあり、主に骨や歯としてヒドロキシアパタイト Ca5(PO4)3(OH) 形で存在しています。カルシウムは、細胞膜のカルシウムイオンとして、生体内のシグナルとしての生理的機能があります。

アルコール飲料制限

アルコールは糖質、脂質、タンパク質と同様に代謝過程においてエネルギーを発生します。(1gで7キロカロリー)アルコールは消化を必要とせず、水にも脂肪にも溶けやすいことから、すぐに胃や小腸で吸収され肝臓に運ばれます。肝臓では酵素の働きでアセトアルデヒド、酢酸へと分解され、最終的にはTCA回路(エネルギー産生回路)を経てエネルギーを発生し水と二酸化炭素になります。アルコールの代謝は肝臓が担っており、飲みすぎの習慣は肝臓に障害を引き起こします。最初に起こるのは、肝細胞内に中生脂肪が蓄積して、肝細胞が腫大して肝臓全体が腫れあがった状態です。これを続けると肝炎、肝硬変へと移行していきます。またアルコールは体内で尿酸をつくり尿酸の排泄を滞らせます。特にビールにはプリン体が多く含まれています。また肥満でも尿酸を代謝する機能が衰えて高尿酸血症を起こします。適量のアルコール(日本酒で1日1合以下)はHDLを上げる効果がありますが、多量の飲酒は逆にLDLを上昇させます。

アルコール摂取は適量であれば虚血性心疾患発症率を低下させますが、一方アルコール摂取量が多い(1日3杯以上)と血圧を高めることが報告されており、冠危険因子の増悪や肝障害をもたらす可能性があるため、アルコール摂取量が過量とならないようにします。

第7章　家庭医（総合医）と心血管病の関連領域

リハビリと心血管病

山本　千登勢

心大血管疾患とリハビリテーション

　心筋梗塞や狭心症、心臓手術の患者は心臓の機能が多少なりとも低下しています。これら心疾患の治療の基本は心臓の機能を少しでも改善させることです。この本のこれまでの章では、心臓と血管の様々な病気とその治療について、詳細に記載されていますが、心臓や血管という「臓器」ではなく、疾患を持った「人」に着目し、アプローチするのが心臓リハビリテーションです。

　例えば、薬物療法やカテーテルによる冠動脈の治療、バイパス手術や弁置換術を行って、心臓や血管の機能が改善しても、入院前の生活に戻るためには様々な壁があります。心臓の働きが低下した頃から、活動が制限され、治療のために安静を強いられることがあり、運動能力や身体の調節機能も低下しています。どの程度の活動をしても大丈夫なのか分からない不安もあります。その壁を1つ1つ取り除いて、安心して生活が送れるようにお手伝いするのが、心臓リハビリテーションです。（図1）

　心臓リハビリテーションは低下した機能を安全な方法で回復させ、日常生活の活動が負担なくできる工夫や、疾患の再発を予防し、快適で質の良い生活を取り戻すためのものです。運動療法だけではなく、患者への教育、生活指導およびカウンセリングなどの活動プログラムに参加し、心臓や血管の病態を正しく理解し、症状・予後に関連するポイントをしっかりと押さえていく必要があります。

図1　心臓リハビリテーション

　入院後、苦しさはなくなったが、これまでのように仕事ができるのか？　再び胸痛が起きないのか？　などの不安が出てきます。心電図モニターなど監視下で運動することにより安全に活動量を増し、どの程度動いても大丈夫なのかという不安を解消することができます。

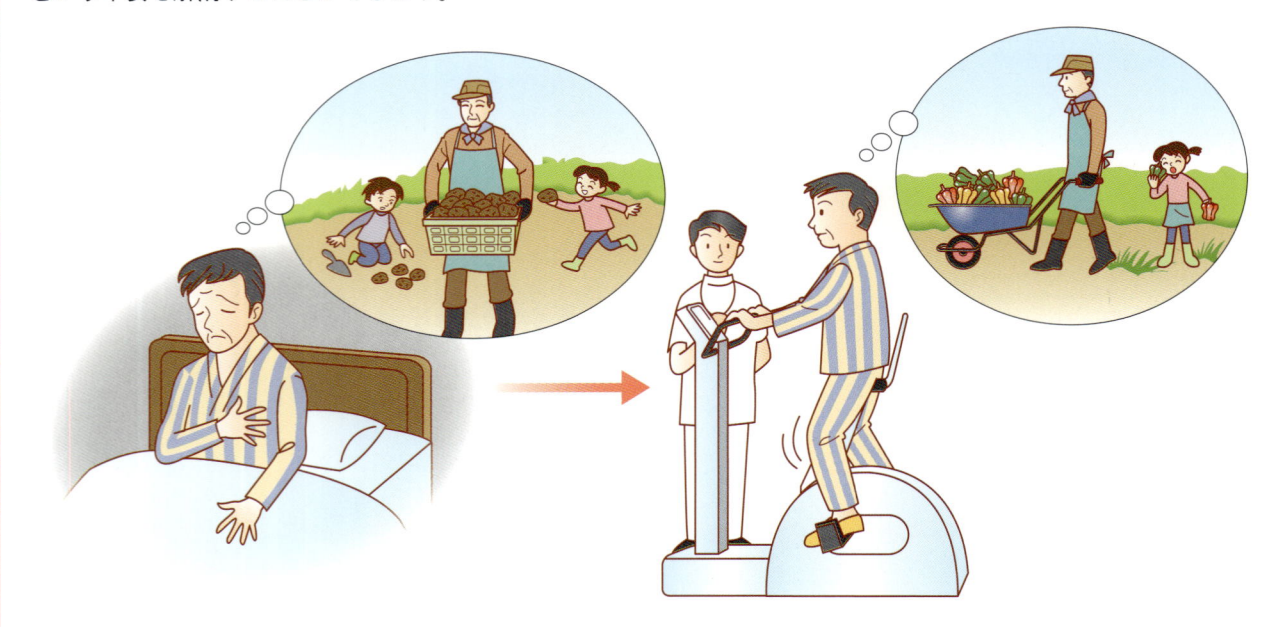

主な疾患のリハビリテーション

心筋梗塞と狭心症

　心筋梗塞とは冠動脈という心臓に酸素や栄養を運搬する動脈が完全に詰まり、血液の流れが閉ざされた状態をいいます。また、狭心症とは冠動脈が狭くなる、あるいはけいれんを起こすことで、一時的な虚血になった状態をいいます。どちらも、動脈硬化がその背景の中心であります。動脈硬化の原因となる因子を冠危険因子（表1）といい、これらを改善させれば再発予防につながります。

　1980年代から日本では心疾患のリハビリテーションがはじめられました。当初は心筋梗塞後の長期臥床によるデコンディショニング（活動が低くなることで起こる障害）の改善が中心でした。現在ではカテーテルでの直接的な治療が進歩し、安静期間も短くなり、患者教育と積極的な運動療法が進められるようになりました。

　心筋梗塞後、カテーテルによる検査・治療ののち、集中治療室（当院ではハートセンター）に入室します。ここでは薬物による治療とともに、観血的モニター監視下で、離床のためのリハビリが始まります。ベッドを起こす、座る、立ち上がる、便座や車椅子へ移乗する、歩くなど基本的な動作です。これら労作に伴う循環反応を心電図モニターや血圧測定などによって確認しながら、活動範囲を広げていきます。状態が安定すれば一般病棟へ移動し、徐々に活動性を上げていきます。歩行距離を伸ばし（図2）、筋力アップのための運動を行います（図3）。さらに耐久性をアップするために、6分間歩行距離、心肺運動負荷試験（CPX）の検査（図4）や、自転車エルゴメーターやトレッドミルを用いた運動を行います。運動と平行して、パンフレットを用いて、集団・個別で教育も始まります。当院では集団教育として「健やか教室」が週4回開催されています。①病気に対する正しい知識　②冠危険因子　③日常生活（入浴、排泄、二重負荷）、④喫煙、飲酒、水分摂取　⑤薬物療法　⑥減塩（栄養）指導　⑦ストレス　⑧運動療法の8項目について看護師・栄養士などのコ

図2　歩行訓練

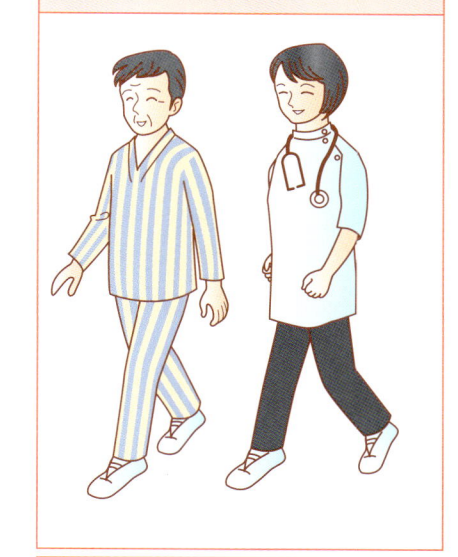

図3　筋力アップ運動

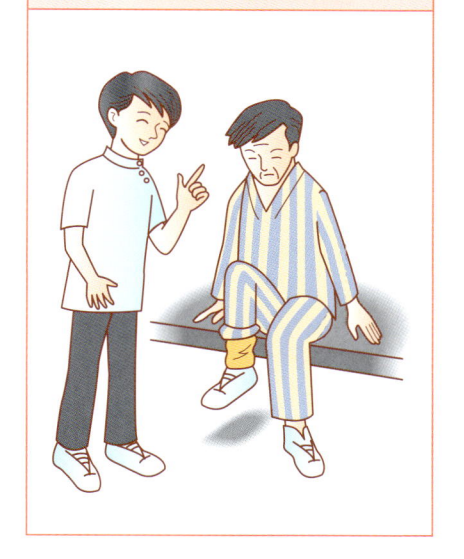

表1　冠危険因子

- 高血圧
- 糖尿病
- 高脂血症
- 肥満（内臓脂肪型）
- 運動不足
- 喫煙
- ストレス
- 性格（タイプA）
- 年齢
- 家族歴

図4　心肺運動負荷試験（CPX）の実際

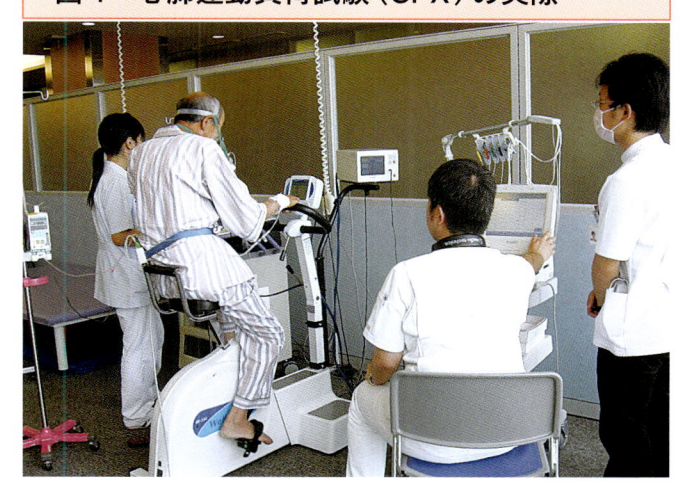

第7章　家庭医（総合医）と心血管病の関連領域

メディカルスタッフが担当しています。入院前の生活を振り返り、改善点を発見し、再発の予防に努めています。

開心術後

開心術とは冠動脈バイパス術、弁置換術、弁形成術、中隔欠損症に対する閉鎖術、心室瘤切除術、心臓内腫瘍切除術などを含みます。開心術の場合、手術時間が長く、麻酔を用いること、加えて人工心肺を用いて一時的に心臓を停止させて行う手術もあり、全身状態の機能低下が進みます。そのため、術前、術後翌日からリハビリが始まります。

術後の問題として　正中切開創による呼吸の抑制、上肢運動制限、術創部の痛みや全身麻酔の影響で、無気肺など呼吸器の合併症を起こすことがあります。そのため、術後早期離床が遅れがちになることがあります。

離床が遅れると、様々な障害がでてくるため、術前からリハビリを開始します。呼吸練習を開始し、創部を保護した呼吸、起居動作の指導を行い、術後翌日より安心してリハビリを行えるよう説明に伺います。そして、術後翌日から、集中治療室（当院ではハートセンター）で看護師、理学療法士（PT）によるリハビリが開始されます。術後呼吸器合併症や心臓への過負荷に注意しながら、心筋梗塞後のリハビリと同様に離床のためのリハビリ、耐久性アップの運動が進められます。

心不全

心臓は血液を全身に送り、全身の末梢組織に酸素や栄養を送っています。心不全とは、心臓が末梢組織の需要に応じられなくなった状態をいい、原因として心機能の低下が多くの場合でみられます。心不全の場合、心機能の低下のみならず、全身組織の機能異常が生じるため、血流低下や酸素供給不足、自律神経活性異常などから、動悸、息切れ、易疲労性などの症状がでてきます。急性増悪をきっかけに、入院し、治療を行いますが、リハビリは症状が安定した時期より開始します。心不全は全身の組織への血流低下を起こすため、骨格筋の血流も低下し、筋力の低下を引き起こします。運動を行うことにより、日常生活の動作が行いやすくなります。筋力増強運動や有酸素運動により日常生活活動の改善を行います。また、心不全に対する正しい知識を身につけ、心不全の急性増悪を防ぐための生活改善のための教育を行います。

具体的には塩分とカロリーの制限のための栄養指導、服薬指導、自己検脈、体重管理、増悪時の初期症状、日常生活での活動許容範囲の指導などです。

閉塞性動脈硬化症（ASO）

閉塞性動脈硬化症とは動脈硬化を原因とし、下肢が虚血に陥って症状が出現する疾患です。Fontaineの分類（表2）のⅡ度以上がリハビリの対象となります。特にバイパス手術や経皮的動脈再建術（PTA）を行わない場合は薬物療法と運動療法と教育が主体となります。リハビリの目的は歩行距離を増加し、QOL（生活の質）の向上を目指し、再発予防のため、原因となった動脈硬化危険因子の是正をはかることです。特に閉塞性動脈硬化症の場合は喫煙の関与が大きく、禁煙指導が必要です。また、日常生活では寒冷刺激も血流を障害させる原因となるので足の保温や保護の指導も大切です。有酸素運動と薬物療法により、側副血行路新生を促進します。

大動脈瘤・大動脈解離

大動脈瘤は大動脈壁一部の全周、または局所が拡張した状態であり、大動脈解離は大動脈壁が中膜のレベルで2層に剥離し、動脈走行に沿ってある長さを持ち二腔になった状態と定義されています。基礎疾患として高血圧があるため、手術による治

表2　Fontaineの分類

Fontaineの分類によりそれぞれの所見が見られます。

度	臨床所見
Ⅰ	無症候
Ⅱa	軽度の跛行
Ⅱb	中等度から重度の跛行
Ⅲ	虚血性安静時疼痛
Ⅳ	潰瘍や壊疽

療の前後、保存的治療でも血圧のコントロールが重要となります。手術による治療では、手術時間も長く、出血量も多いため、臥床期間が長くなりやすく、呼吸器合併症や嚥下障害も出現しやすく、開心術後のリハビリ同様、術前、術後翌日よりリハビリを開始しています。リハビリでは収縮期血圧が140 mmHgを超えないよう注意して運動を行います。また、保存的治療では、安静期間が長いため、デコンディショニングに対し、筋力増強運動を行います。運動や排便の際は血圧上昇を起こさないよう、息こらえを控える、減塩、血圧測定、ストレスなどの指導を行っています。

健やかな毎日のために

各疾患について具体的なリハビリ内容を記載しましたが、個々の疾患やその経過、そして個人の生活習慣や日常生活活動など様々です。一般的に耐久性改善には有酸素運動として、ウォーキングや自転車エルゴメーターを行いますが、膝などに整形外科的な問題が合併する場合は、歩行や自転車での運動が十分できない場合もあります。患者個々の状況について、多職種（医師、看護師、管理栄養士、薬剤師、ソーシャルワーカー、理学療法士、作業療法士、言語聴覚士）からの情報を総合して評価し、個人個人にあった目標、方法を用いてリハビリを行います。退院後の生活に学んだことを活かし、予防に役立てられるように、より良い生活習慣について学び、身につけ、実践していくのがリハビリテーションの意義です。

Q&A

問：退院後のリハビリテーション（慢性期）はどのようにしたらよいでしょうか？

答：入院中は生活のリズム、食事の内容（塩分、カロリー、栄養バランス）、運動、服薬、睡眠などが医師やコメディカルスタッフにより管理されています。退院後に、入院前と同じ生活に戻ると、胸痛の出現や再発の可能性が大きくなる場合もあります。入院中、退院後の生活での改善のポイントを把握し、生活を改めていく努力が必要です。

　例えば、薬の飲み忘れがたびたびあった→ 出来るだけ飲み忘れを少なくする。タバコを1日20本吸っていた→ 禁煙する。運動習慣が全くなかった→ 週3回20分の散歩を継続するなど。

　そして、自分の身体の変化に気がつくようになることが大切です。そのためには、血圧、体重、血糖値など毎日測定し記録することが大切です。その日の体調も◎、○、△、×等の記号で合わせて記録すると、自分の体調変化に気付きやすくなります。変化に気付いたら、診察日を待たずとも早めに医療機関に相談するなどして健康な状態を維持することが大切です。

第7章　家庭医（総合医）と心血管病の関連領域

家庭医に必要なポイント

梶波　康二

　循環器疾患は短時間に病状が変化し、場合によっては生命を脅かす事態に発展する可能性があることから、急性期に迅速かつ適切に対応する必要があります。その意味で家庭医と病院専門医の連携が重要であることは言うまでもないことです。

　一方、循環器疾患の多くは生活習慣病そのもの、あるいはそれらを背景として発症していることから、その長期管理においては、病院専門医よりも家庭医の果たす役割が大きいことも疑問の余地がありません。

　ここでは、循環器疾患における家庭医と病院専門医の連携について、その意義と重要性、今後の課題についてまとめました。

急性疾患の診断と治療

　急性心筋梗塞や不安定狭心症、さらに急性大動脈解離などは、分単位の迅速な対応が要求される重篤な疾患です。第1章の胸痛の項でも触れたように、症候の中で緊急性を示唆する事項があった場合は、速やかに病院専門医との連携を開始し、必要があると判断された場合、速やかで安全な患者の搬送が必要となります。従来用いられてきたFaxによる心電図転送に加え、最近は携帯電話を利用し写真撮影した形で、あるいはインターネットを使った電子情報として家庭医と病院専門医が結果を共有した連携診療へと発展しています。電子カルテの普及と相まって、今後ますます電子媒体を利用した連携が進むと思われます。

慢性疾患の管理

　高血圧は生活習慣病の代表です。さらに脂質異常症、糖尿病、肥満など、動脈硬化性心血管疾患の危険因子の多くは生活習慣への適切な対処なしには満足のいく管理は望めません。また心血管疾患全般の共通事項として、その管理は日常生活における活動量と深い関係を持っており、日常生活への介入・指導は基本的な事項であります。生活習慣は患者自身の社会的背景抜きには語れないものであり、その管理の成否の鍵は家庭医によるきめ細かな配慮と対策が握っていると言っても過言ではないでしょう。塩分摂取量の管理を例に挙げると、同居する家族の状況を十分把握し、場合によっては家族ぐるみで指導を行う必要が想定され、これは家庭医が最も得意とする診療分野であると思われるからです。保健行政とタイアップした地域ぐるみの管理体制をとっている区域も知られており、社会の高齢化と相まって、今後ますます必要性が高くなる連携であると思われます。

最先端治療による予後改善

　医学の進歩とともに次々に登場する最先端治療は、決して病院専門医だけの担当ではありません。カテーテルアブレーションの適応拡大による不整脈発作根治の治療成績向上や、ペースメーカ植え込み後にホームモニタリングシステムを利用した自宅での不整脈管理など、最先端の医療に関する情報を、適切かつリアルタイムに家庭医に提供することも病院専門医に求められる役割であります。他方、各患者の生活に根ざした要望を病院専門医に伝え、少しでも生活の質を向上させる治療へと結びつける橋渡し役を果たすことが、家庭医に求められる役割です。病院専門医と家庭医の有機的連携により、循環器疾患患者の生活の質が一層向上することに期待します。

索 引

索 引

記号・英数

- β遮断薬 249
- 6分間歩行距離 287
- 24時間自由行動化血圧（ABPM） 246
- ACC/AHAのガイドライン 130
- Adamkiewicz動脈 200
- AED 169
- AHA 114
- Balas分類 28
- bicaval法 268
- BNP 124,126
- Borgスケール 12
- Brugada症候群 160
- Buerger病 28
- CAST（Cardiac Arrhythmia Suppression Trial） 161
- CT検査 51
- DeBakey分類 207
- dip and plateau 185
- Dor法 120
- Ehler Danlos症候群 197
- Eigenmenger症候群 93
- ESC 114
- Fletcher-Hugh-Jones分類 12
- Fontaine分類 29,194,288
- Fontan型手術 88,93
- Forrester分類 73,125,127
- head-up tilt test 27
- Killip分類 125,127
- Kussmaul徴候 185
- Marfan症候群 197
- Maze手術 146
- MIRUの診断基準 21
- MRI検査 53
- Mモード心エコー法 64
- NIPPON DATA 81
- Nohria分類 127
- Nohriaらの臨床病型 125
- Nuts cracker症候群 225
- NYHA分類 12,267
- PAD（peripheral arterial disease） 28
- PCI 117
- PET検査 54
- PQ時間 59
- QOL（生活の質） 288
- QRS幅 60
- QT延長症候群 160
- Rutherford分類 29
- Shumway法 268
- Sicilian Gambit 164
- Stanford分類 207
- ST部分 60
- subclavian steal snydrome 212
- Swan-Ganzカテーテル 72
- Total cavo-pulmonary connection 92
- T波 60
- Tリンパ球 96
- Vaughan Williams分類 164
- Warfarin 231
- WPW症候群 159

あ

- 足関節－上腕血圧比（Ankle Brachial Pressure Index: ABPI） 194
- アテローム 95
- アテローム性動脈硬化症 95
- アナフィラキシーショック 20
- アルコール性心筋症 178
- アンジオテンシン受容体拮抗薬（ARB） 249
- アンジオテンシン変換酵素（ACE） 49
- アンジオテンシン変換酵素（ACE）阻害薬 249
- 安静狭心症 101
- 安定狭心症 101

い

- 異型狭心症 101
- 息切れ 10
- 異常自動能 45,156,162
- 異所性自動能 45
- 胃大網動脈 119
- 遺伝子診断 275

う

- 植込み型除細動器（ICD） 167
- 右室 32
- 右心カテーテル法 71
- 右心不全 122,233
- 右房 35
- 運動性脊髄誘発電位（MEP） 201
- 運動負荷心エコー 101

え

栄養管理 ……………………… 278
エコーフリースペース ………… 184
エンドセリン受容体拮抗薬 …… 235

お

横紋筋腫 ……………………… 187

か

回転性アテレクトミー（ロタブレーター） ……………………… 103
核医学検査 ………………… 53,101
拡張型心筋症 ……………… 171,267
拡張期血圧 ………………… 48,56
拡張機能 ……………………… 40
拡張不全 ……………………… 122
下肢静脈瘤 …………………… 218
下大静脈症候群 ……………… 223
下大静脈フィルター ………… 228
褐色細胞腫 …………………… 252
活動電位 …………………… 42,162
家庭医 ………………………… 290
家庭血圧 ……………………… 247
カテーテルアブレーション …… 167
カテーテル治療 …………… 110,213
仮面高血圧 …………………… 247
カラードプラ心エコー法 ……… 69
カルシウム（Ca）拮抗薬 ……… 249
川崎病 ……………………… 212,214
環境要因 ……………………… 276
間歇性跛行 ………………… 28,212
感染性心内膜炎 ……………… 150
冠動脈 ………………………… 32
冠動脈CT …………………… 101
冠動脈造影 ……………… 75,101,106
冠動脈バイパス術 ………… 103,114
冠動脈瘤 ……………………… 214
肝部下大静脈閉塞症（Budd-Chiari Syndrome） ……………… 223
冠攣縮 ………………………… 78
冠攣縮性狭心症 ……………… 101
関連痛 ………………………… 2

き

期外収縮 …………………… 7,157
偽腔 …………………………… 207
危険因子 …………………… 5,81
逆行性脳潅流 ………………… 200
急性心不全 ………………… 122,127
急性大動脈解離 ……………… 207
急性動脈閉塞症 ……………… 193
急性動脈閉塞の重症度分類 …… 28
狭心症 ……………………… 99,115,212
虚血性心疾患の一次予防ガイドライン … 278
虚血性僧帽弁閉鎖不全 ……… 114
虚血性腸炎 …………………… 212
拒絶反応 ……………………… 270
起立性低血圧 ……………… 25,257,261
起立調節訓練法（tilt training） … 263

く

クッシング症候群 …………… 254
グレン吻合 …………………… 88

け

経皮的冠動脈インターベンション（PCI） ……………………… 102
経皮的僧帽弁交連切開術（PTMC） … 144
激発活動 …………………… 157,162
血圧測定 ……………………… 50
血圧調節 ……………………… 48
血管炎症候群 ………………… 212
血管雑音 ……………………… 57
血管調節異常 ………………… 260
血管閉塞性ショック ………… 20
血行再建後症候群（MNMS） …… 29
結節性多発動脈炎 …………… 212
血栓除去用バルーンカテーテル（フォガティーカテーテル） ……… 193
血栓摘除術 …………………… 29
腱索 …………………………… 32
原始心筒 ……………………… 84
原発性アルドステロン症候群 … 253

こ

交感神経・副腎髄質系 ………… 252
抗凝固剤 ……………………… 231
高血圧 ……………………… 212,244
膠原病 ………………………… 212
高周波焼灼術（RFA） ………… 222
拘束型心筋症 ………………… 172
抗不整脈薬 …………………… 163
興奮旋回 ……………………… 46
興奮伝導系 …………………… 43
興奮伝導ブロック ……………… 45
呼吸困難 ……………………… 10
固有心筋 ……………………… 42

さ

細菌性心内膜炎	141
最高血圧	56
最小血圧	56
最大血圧	56
最低血圧	56
細動脈硬化症	96
鎖骨下静脈閉塞症（Paget-Schroetter syndrome）	223
鎖骨下動脈虚血	212
左室リモデリング	108
左心カテーテル法	73
左心不全	122
左房	35
酸化LDL	97
酸化ストレス	98
産褥性心筋症	179,180
三尖弁閉鎖不全	149

し

子癇	180
子癇前症	180
脂質コア	95
膝窩動脈瘤	192
失神	23,212
自動除細動器（AED）	108
自動体外式除細動器	169
自動能	42
脂肪酸	281
脂肪線条	97
収縮期血圧	48
収縮機能	40
収縮性心膜炎	184
収縮中期クリック	140
収縮不全	122
粥腫	95
粥状硬化症	95
循環血液量減少性ショック	20
傷害反応説	96
状況失神	25
症候性低血圧	257
上肢動脈瘤	192
上大静脈症候群	221
静脈管	85
ショック	19
ショックスコア	21
徐脈	152
徐脈頻脈症候群	153
視力障害	212
心Fabry病	175
心アミロイドーシス	176
心エコー法	63,106
心筋炎	181
心筋梗塞	212
心筋生検	182
心筋バイオプシー	271
真腔	207
神経原性ショック	20
神経支配	35
神経調節性失神	25,262
腎血管性高血圧	252
心原性ショック	20,108
人工血管置換術	203
人工弁	151
心雑音	58
心室圧―容積ループ	38
心疾患死亡率	80
心室細動	159
心室中隔欠損症	86,89
心室中隔穿孔	108,114
心室破裂	119
心室頻拍	7,158
心室瘤	119
心周期	37
心臓移植	266
心臓移植レシピエント	267
心臓再同期療法（CRT）	134,167
心臓サルコイドーシス	176
心臓腫瘍	186
心臓突然死	169
心臓由来遊離脂肪酸結合タンパク	106
心臓リハビリテーション	108
心タンポナーデ	182
心中隔形成	84
心電図	101,105
心肺運動負荷試験（CPX）	287
心拍出量	39,49
心破裂	108
深部静脈血栓症（deep vein thrombosis: DVT）	225
深部静脈閉塞	221
心不全	121
心房細動	7,158
心房粗動	7,157
心房中隔欠損症	86,89
心膜	32
心膜液ドレナージ	184
心膜炎	181
心膜開窓術	184
心膜切開術	184
心膜穿刺	184
心膜摩擦音	183
心ループ	84

す

随伴症状	4
スターリングの仮説	16
ステントグラフト	205
ステントグラフト内挿術	203, 205
ステント留置術	110

せ

生活習慣	81
生活習慣病	290
成人先天性心疾患	93
線維性被膜	95
選択的脳潅流	200
先端巨大症	254
先天性心疾患	87

そ

早期後脱分極	45
早朝高血圧	247
僧帽弁逸脱症	140
僧帽弁狭窄症	144
僧帽弁全閉鎖不全（MR）	147
僧帽弁置換術（MVR）	146
僧帽弁直視下交連切開術（OMC）	145

た

胎児循環	84
体質性低血圧	257
体性知覚電位（SSEP）	201
体性痛	2
大腿動脈瘤	192
大動脈炎症候群	212
大動脈弁狭窄症	148
大動脈弁閉鎖不全	149, 212
大動脈弁輪基部拡張（Annulo-Aortic Ectasia）	197
大動脈瘤	197
胎盤循環	85
大伏在静脈	117
高安動脈炎	212
高安病	212
たこつぼ型心筋症	178
単純X線検査	51
単心室	93
断層心エコー法	64

ち

チアノーゼ	87
チアノーゼ心疾患	86, 87
遅延後脱分極	45
チャネル電流	162
腸骨静脈圧迫症候群（Iliac compression syndrome）	224
超低体温	200

つ

対麻痺	200

て

低血圧	257
低電位	184
ティルト試験	27
テーラーメード医療	274
デコンディショニング	287

と

動悸	6
橈骨動脈	57, 119
洞性頻脈	7
洞停止	152
糖尿病性心筋症	178
洞不全症候群	152
洞房ブロック	152
動脈管	85
動脈管開存	89
動脈硬化	94
特殊心筋	42
突然死	93
特発性心筋症	171
ドナー心臓	268
ドプラ効果	68
ドプラ心エコー法	68
トロポニンT	106
転移性心臓腫瘍	188

な

内胸動脈	119
内臓痛	2
内皮細胞	94
内膜	94
内膜亀裂	207

に

二次性高血圧	244, 251
二次性心筋症	174
日本高血圧学会ガイドライン（JSH2009）	244

日本臓器移植ネットワーク……　267
乳頭筋断裂………………………108,114
乳頭状線維弾性腫………………　187
妊娠………………………………　213

ね
粘液腫……………………………　186
年齢調整死亡率…………………　 80

の
脳性ナトリウム利尿ペプチド（BNP）…　14

は
バージャー病……………… 28,195,212
肺移植……………………………　236
敗血症性ショック………………　 20
肺血栓塞栓症……………………　229
肺高血圧症………………………　232
肺梗塞……………………………　212
肺塞栓症（pulmonary embolism: PE）…　225
肺動脈圧性肺高血圧症…………　234
肺動脈内膜肉腫（肺動脈肉腫）…　188
バイパス手術……………………　213
白衣高血圧………………………　247
バルーン拡張術…………………　110
バルーン形成術…………………　114
パルスドプラ法…………………　 68

ひ
肥大型心筋症……………………171,267
非チアノーゼ疾患………………　 86

非チアノーゼ心疾患……………　 87
非閉塞性静脈疾患………………　218
ビュルガー病……………………28,195
病院専門医………………………　290
標準12誘導心電図………………　 59
頻脈性不整脈……………………　156

ふ
不安定狭心症……………………　101
不安定プラーク…………………　105
不応期……………………………　 42
副腎皮質ステロイド……………　213
腹部大動脈瘤……………………　202
浮腫………………………………　 15
不整脈原性右室心筋症…………　172
プラーク…………………………　 95
フラミンガム研究………………　123
フラミンガムの診断基準………　124
プロスタサイクリン……………　235

へ
平滑筋細胞………………………　 94
平均血圧…………………………　 48
閉塞性血栓性血管炎（TAO）　28,195
閉塞性動脈硬化症（ASO）…　28,194
ペースメーカー…………………44,166
ペースメーカー治療……………　154
弁逆流の重症度（Sellersの分類）…　74

ほ
房室伝導時間……………………　 59
房室ブロック……………………　153

泡沫細胞…………………………　 95
発作性上室性頻拍………………　157
発作性上室性頻拍症……………　 7
ホモシステイン代謝……………　284
ホルター心電図…………………　 59
本態性高血圧……………………244,251
本態性低血圧……………………　257

ま
マクロファージ…………………　 95
末梢血管疾患……………………　 28
末梢動脈疾患……………………　192
マルファン症候群………………　140
マンシェット……………………　 56
慢性心不全………………………122,130
慢性心不全治療のガイドライン…　130
慢性動脈閉塞症…………………　194
慢性肺血栓塞栓症………………　235

み
ミトコンドリア心筋症…………　174
ミトコンドリア病………………　174
脈圧………………………………48,56
脈なし病…………………………　212

め
免疫抑制剤………………………　266
メンケベルグ型中膜石灰化硬化症…　96

や
薬剤性心筋症……………………　177

薬剤溶出性ステント……………… 103

ゆ
疣腫…………………………… 141

よ
腰部脊柱管狭窄症………………… 28

ら
卵円孔………………………… 85

り
リウマチ熱……………………… 136
リエントリー…………………… 157, 162
利尿薬…………………………… 249
リポ蛋白質……………………… 97
両室ペーシング機能付き植込み式除細動器（CRT-D）……………… 167
両心不全………………………… 122
リンパ浮腫……………………… 238

れ
レイノー現象…………………… 196
レーザー焼灼術（EVLA）……… 222
レニン-アンジオテンシン-アルドステロン系…………………… 252
レニン-アンジオテンシン系 …… 49
連携診療………………………… 290
連続波ドプラ法………………… 68

ろ
労作狭心症……………………… 101
ローターブレーター…………… 113

図説 カラダ大辞典④
心臓と血管の病気

発行日	平成24年6月1日
編　集	図説 カラダ大辞典編集委員会
発　行	金沢医科大学 出版局 〒920-0293 石川県河北郡内灘町大学1丁目1番地 電話 076-286-2211（代） http://www.kanazawa-med.ac.jp
発　売	株式会社 紀伊國屋書店 〒163-8636 東京都新宿区新宿3丁目17番7号 電話 03-3354-0131（代）
印　刷	高桑美術印刷 株式会社 〒921-8042 石川県金沢市泉本町5丁目20番地 電話 076-241-5563（代）

本書の内容を無断で複写、複製、転載すると、著作権・出版権
の侵害となることがありますのでご注意ください。
落丁、乱丁本はお取替えいたします。
◎金沢医科大学 図説 カラダ大辞典編集委員会

ISBN978-4-906394-42-5